全国高职高专院校创新教材

供护理专业用

妇产科护理学

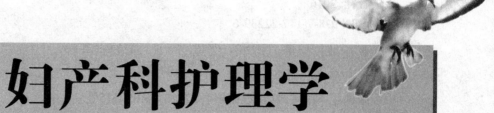

主　编　周立蓉　陈　路

副主编　叶　桦　李文婷　王珏辉　王　敏

编　者　（以姓氏笔画为序）

王　敏（聊城职业技术学院）

王风云（郑州澍青医学高等专科学校）

王珏辉（郑州铁路职业技术学院）

叶　桦（信阳职业技术学院）

李文平（四川卫生康复职业学院）

李文婷（惠州卫生职业技术学院）

杨　孜（商洛职业技术学院）

杨淑珍（河西学院医学院）

吴彩琴（许昌学院医学院）

陈　路（岳阳职业技术学院）

罗琳雪（右江民族医学院）

依娜双（西双版纳职业技术学院）

周　艳（仙桃职业学院医学院）

周立蓉（乐山职业技术学院）

庞　攀（河南理工大学）

黄　瑛（益阳医学高等专科学校）

彭　捷（周口职业技术学院医学院）

人民卫生出版社

图书在版编目（CIP）数据

妇产科护理学/周立蓉,陈路主编. —北京：人民卫生
出版社,2016

ISBN 978-7-117-22239-6

Ⅰ.①妇…　Ⅱ.①周…　②陈…　Ⅲ.①妇产科学-
护理学-高等职业教育-教材　Ⅳ.①R473.71

中国版本图书馆CIP数据核字（2016）第050515号

人卫社官网　www.pmph.com	出版物查询，在线购书	
人卫医学网　www.ipmph.com	医学考试辅导，医学数据库服务，医学教育资源，大众健康资讯	

妇产科护理学

主　　编：周立蓉　陈　路
出版发行：人民卫生出版社（中继线 010-59780011）
地　　址：北京市朝阳区潘家园南里 19 号
邮　　编：100021
E - mail：pmph @ pmph.com
购书热线：010-59787592　010-59787584　010-65264830
印　　刷：天津安泰印刷有限公司
经　　销：新华书店
开　　本：787×1092　1/16　印张：26
字　　数：649 千字
版　　次：2016 年 5 月第 1 版　2018 年 12 月第 1 版第 6 次印刷
标准书号：ISBN 978-7-117-22239-6/R・22240
定　　价：59.00 元
打击盗版举报电话：010-59787491　E-mail：WQ @ pmph.com
（凡属印装质量问题请与本社市场营销中心联系退换）

出版说明

为了认真贯彻十八届三中、四中、五中全会精神，进一步推进"加快发展现代职业教育"的战略决策，积极落实"创新、协调、绿色、开放、共享"的新时期发展理念，按照教育部《高等职业教育创新发展行动计划（2015—2018年）》文件精神，人民卫生出版社经过前期充分的调研论证，启动了临床医学、护理、助产专业全国高等卫生职业教育创新教材编写工作。

随着我国医药卫生事业和卫生职业教育事业的不断发展，高等卫生职业教育步入了"十三五"规划的谋划布局之年，"十三五"规划的发展理念成为了高等卫生职业教育改革发展的新指针。在本系列教材的调研、论证、组织、编写中，人民卫生出版社规划教材建设"三基五性三特定"的原则得到了坚持，教材质量控制体系是教材编写质量的基石，"创新"与"共享"成为了一以贯之的基本共识，增强学生的创新精神和实践能力是教材编写工作的重点，汇聚各省专家智慧与院校力量，在教材体系设计、内容构建与形式上做了一些尝试，成果有待检验。

本系列教材共55种，其中25种供高等卫生职业教育临床医学专业学生使用，30种供高等卫生职业教育护理、助产学专业学生使用，将于2016年6月前陆续出版。

全国高职高专创新教材目录

序号	教材名称	主编	适用专业
1	内科学	黄振元、邓雪松	临床医学
2	全科医学导论	周卫凤、李济平	临床医学
3	外科学	龙明、张松峰	临床医学
4	药理学	屈刚、梁建梅	临床医学
5	诊断学	覃雪、刘惠莲	临床医学
6	病理学与病理生理学	陈命家、易慧智	临床医学
7	临床医学实践技能	周建军、刘士生	临床医学
8	病原生物与免疫学	田维珍	临床医学
9	急诊医学	郭毅	临床医学
10	皮肤性病学	彭宏伟	临床医学
11	生物化学	杨友谊、孙厚良	临床医学
12	细胞生物学与遗传学	周灿、周长文	临床医学
13	医学伦理学	刘美萍	临床医学
14	生理学	杨宏静	临床医学
15	预防医学	静香芝、朱新义	临床医学
16	妇产科学	黄会霞、冯玲	临床医学
17	中医学	唐荣伟、章涵	临床医学
18	医学文献检索	刘方方	临床医学
19	医学心理学	孙萍、张茗	临床医学
20	儿科学	孟陆亮、刘奉	临床医学
21	医用化学	曹兆华、张玉军	临床医学
22	人体解剖学与组织胚胎学	陈地龙、胡小和	临床医学
23	眼耳鼻喉口腔科学	戴馨、郭丹	临床医学
24	康复医学	张建忠	临床医学
25	传染病学	韩永霞	临床医学

续表

序号	教材名称	主编	适用专业
26	妇产科护理学	周立蓉、陈路	护理
27	病理学与病理生理学	付莉、江桃桃	护理/助产
28	病原生物学与免疫学	王锦	护理/助产
29	传染病护理学	李钦	护理/助产
30	儿科护理学	臧伟红、王敬华	护理/助产
31	护理管理学基础	赵美玉、黄芳艳	护理/助产
32	护理礼仪与人际沟通	李毅	护理/助产
33	护理伦理与法律法规	崔香淑、苏碧芳	护理/助产
34	护理心理学基础	谷道宗、苑秋兰	护理/助产
35	护理学导论	马国平、何求	护理/助产
36	护士人文修养	王虹、曹伏明	护理/助产
37	护用药理学	王志亮、张彩霞	护理/助产
38	基础护理学	周更苏、王芳	护理/助产
39	急危重症护理学	邓辉、王新祥	护理/助产
40	健康评估	刘柏炎、乔俊乾	护理/助产
41	精神科护理学	贾慧	护理/助产
42	康复护理学	王左生、谭工	护理/助产
43	老年护理学	李彩福、杨术兰	护理/助产
44	内科护理学	郭梦安、潘长玲	护理/助产
45	人体解剖学与组织胚胎学	曹庆景、刘伏祥	护理/助产
46	社区护理学	郑延芳、张爱琴	护理/助产
47	生理学	任传忠、朱崇先	护理/助产
48	生物化学	郭劲霞	护理/助产
49	外科护理学	余晓齐、赖健新	护理/助产
50	眼耳鼻咽喉口腔科护理学	范珍明、毛静	护理/助产
51	营养与膳食	战则凤、宾映初	护理/助产
52	中医护理学	张文信、余利忠	护理/助产
53	妇科护理学	何俐、赵远芳	助产
54	助产学	王守军、祝青	助产
55	助产综合实训	卜豫宁、李耀军	助产

前 言

随着我国医药卫生事业和卫生职业教育的快速发展,高职高专护理学生的培养目标、方法和内容有了更高的要求,教材更新也在情理之中,为此人民卫生出版社组织编写了创新教材,《妇产科护理学》就是其中之一。本教材紧密围绕高职高专护理专业培养目标,以岗位为导向,以就业为目标,以技能为核心,以服务为宗旨,充分体现职业教育特色。

妇产科护理学作为护理专业的一门核心课程,是护理学的重要组成部分,同时也是国家护士执业资格考试的必考科目。教材编写结合我国目前高职高专教育和实践的现状,以整体护理为中心,以护理程序为框架,将妇产科临床医疗与护理知识进行了有机融合;着力构建具有护理专业特色和专科层次特点的课程体系,以职业技能的培养为根本,与国家护士执业资格考试紧密结合,力求满足学科、教学和社会三方面的需求;坚持"三基五性"的原则,做到理论知识"必需、够用"为度,更注重基本技能的培养;汲取国内经典教科书最新版本内容,结合我国护理实践现状,编者对教材的内容进行了认真编写,力求做到编排合理、内容精选、深浅适宜、详略有度、文字通顺、便于教学。

全书共26章,内容编排根据妇产科亚学科分类,按产科、妇科、计划生育及妇女保健的顺序排列,在产科中,再根据产前、产时、产后三个时段顺序排列,在各个时段内又按先生理后病理排列;在妇科中,根据普通妇科、妇科肿瘤、生殖内分泌顺序排列。在编写体例上,以整体护理为中心,体现护理专业特色,按照学习目标、概述、护理评估、常见护理诊断/问题、护理目标、护理措施、护理评价、健康教育的完整护理程序进行内容整合。大部分内容设置典型"案例引入",结合学习内容引发思考,贯穿于教、学、做的全过程;同时,还设置了"考点提示",对接护士执业资格考试大纲中的考点;设置"知识链接、拓展知识";在每章末设置"思与练",旨在培养学生综合应用所学知识解决实际问题的能力。

本教材的编写得到全体编者及其所在单位的大力支持,在此谨表最诚挚谢意!本教材在内容和编排上难免有不妥之处,殷切希望使用本教材的师生和妇产科护理同行们给予指正,以便再次修订时纠正和改进。

周立蓉　陈　路
2016年3月

目　录

第一章

女性生殖系统解剖与生理

学习目标

1. 掌握女性内、外生殖器官的构成及解剖特点,骨盆和骨盆底的解剖特点及临床意义。
2. 熟悉女性妇女一生的生理特点,按照年龄划分各个阶段及其特点,下丘脑-垂体-卵巢轴功能发育、成熟和衰退的过程。
3. 了解女性内外生殖器官的邻近器官及其临床意义。
4. 具有识别女性内、外生殖器官的能力;能够描述月经的临床表现并解释月经周期的调节。
5. 熟练掌握辨认女性内外生殖器以及解释女性生殖生理特点的技能。

案例导入

李某,女,28岁,已婚,自诉14岁第一次来月经,平时月经较规则,33~35天一次,每次持续7天左右,婚后有性生活,未避孕,婚后3年一直没有怀孕,故就诊。体格检查:一般情况尚好,体温37℃,呼吸32次/分,心率100次/分,心律齐。双肺呼吸音清,腹部平软,肝脾均未触及。妇科检查:外阴阴道发育正常,阴道通畅,有少量白带,宫颈轻度红色变化,大小正常,子宫前位,在耻骨联合上方可以扪及,双附件增厚,无压痛。

第一节 女性生殖系统解剖

案例思考 1-1

请结合本节学习,思考回答:
1. 什么是双附件,位置在哪里?
2. 李某的子宫大小是否正常?

一、概　　述

女性生殖系统包括内、外生殖器及相关组织。内生殖器位于骨盆内,骨盆的结构与形态和分娩密切相关。外生殖器又称外阴。

二、外　生　殖　器

女性外生殖器又称外阴,是女性生殖器官的外露部分,位于两股内侧间,前方为耻骨联合,后方为会阴,其中包括阴阜、大阴唇、小阴唇、阴蒂和阴道前庭(图1-1)。

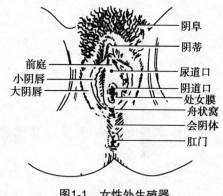

图1-1　女性外生殖器

（一）阴阜

阴阜(mons pubis)为耻骨联合前方隆起的脂肪垫。青春期该部皮肤开始生长阴毛,皮下脂肪逐渐丰富。阴毛为女性第二性征之一,成年女性的阴毛分布呈倒置的三角形,其疏密、精细、色泽因人或种族而异。

（二）大阴唇

大阴唇(greater lip of pudendum)为靠近两股内侧,起自阴阜、止于会阴的一对隆起的皮肤皱襞。两侧大阴唇前端为子宫圆韧带的终点,前端左右两侧相互联合形成大阴唇前联合,后端在会阴体前相融合,称为阴唇后联合。大阴唇外侧面与皮肤相同,皮层内有皮脂腺和汗腺,青春期长出阴毛;内侧面皮肤湿润似黏膜。大阴唇有很厚的皮下脂肪层,内含丰富的血管、淋巴管和神经。当局部受伤时,易发生出血,可形成大阴唇血肿。未婚妇女的两侧大阴唇自然合拢,遮盖阴道口及尿道口。经产妇的大阴唇因受分娩影响向两侧分开。绝经后妇女的大阴唇呈萎缩状,阴毛也稀少。

（三）小阴唇

小阴唇(lesser lip of pudendum)系位于双侧大阴唇内侧的一对薄皱襞。表面湿润,色褐、无毛,因富含神经末梢而极其敏感。两侧小阴唇前端相互融合,然后分为两叶包绕阴蒂,前叶形成阴蒂包皮,后端与大阴唇的后端会合,在正中线形成一条横皱襞,称阴唇系带。经产妇的阴唇系带受分娩影响已不明显。

（四）阴蒂

阴蒂(clitoris)位于小阴唇顶端联合处稍下方,与男性的阴茎海绵体组织同源,在性兴奋时可勃起。阴蒂部分为阴蒂包皮围绕,仅阴蒂头暴露于外阴,富含神经末梢,为性反应器官。阴蒂分为三部分,前端为阴蒂头,中为阴蒂体,后为两个阴蒂脚,附着于两侧耻骨支上。

（五）阴道前庭

阴道前庭(vaginal vestibule)为两侧小阴唇之间,由前方的阴蒂和后方的阴唇系带以及双侧小阴唇围成的菱形区域。在该区域内,前方有尿道外口,后方有阴道口。阴道口与阴唇系带之间有一浅窝,称舟状窝,又称阴道前庭窝,经产妇因分娩时阴唇系带撕伤,舟状窝也消失不见。阴道前庭内有以下结构:

1. 前庭球　又称球海绵体,位于前庭两侧,由具勃起性的静脉丛组成,其前部与阴蒂相接,后端膨大,同侧与前庭大腺相邻,表面覆盖有球海绵体肌。

2. 前庭大腺　又称巴氏腺,位于大阴唇后部,是一对大小如黄豆的腺体。其腺管细长,约1~2cm,向内侧开口于前庭后方小阴唇与处女膜之间的沟内。性兴奋时,可分泌黄白色黏液起润滑阴道的作用。正常情况下检查者不能触及此腺,若因感染等导致腺管口闭塞,可形成前庭大腺脓肿或前庭大腺囊肿。

3. 尿道外口　位于阴蒂头的后下方及前庭的前部,为一不规则的圆形,边缘折叠合拢,尿道的外口后壁上有一对尿道旁腺,其分泌物有滑润尿道口的作用,但此腺开口较小,易被细菌潜伏。

4. 阴道口及处女膜　阴道口位于尿道口后方,前庭的后部,其形状、大小常不规则,周缘覆盖有一层较薄的黏膜,称为处女膜。处女膜多在中央有一小孔,新月形或圆形,少数呈筛状或漏斗状。孔的大小及膜的厚薄因人而异,大者可容纳两指或缺如,小至不能通过指尖,甚至闭锁需要手术切开。处女膜多在初次性交时破裂,剧烈运动也可致其破裂,分娩时进一步破损,经阴道分娩产妇仅可见处女膜痕。

三、内生殖器

女性内生殖器包括阴道、子宫、输卵管及卵巢,后二者常被称为子宫附件(图1-2)。

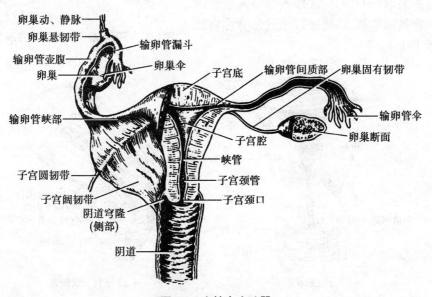

图1-2　女性内生殖器

(一)阴道

阴道(vagina)位于真骨盆中下部,是前壁短后壁长、上端宽下端窄的通道,是性交器官,也是排出月经血和娩出胎儿的通道。阴道前壁与膀胱和尿道相邻,后壁与直肠紧贴。阴道下端开口于阴道前庭后部的阴道口,阴道上端包绕宫颈,环绕子宫颈周围的组织称为阴道穹窿,按其位置分为前、后、左、右四部分,其中后穹窿较深,其顶端与直肠子宫陷凹贴接,后者是女性盆腔的最低位置,当该陷凹有积液时,临床上常通过阴道后穹窿穿刺术明确该陷凹处液体的性质,来诊断某些疾病或施行盆腔手术。阴道后壁长约10~12cm,前壁长约7~9cm,阴道壁由黏膜层、肌层和纤维层构成,阴道壁有很多横纹皱襞和弹力纤维,无分泌腺体,受性激素的影响周期性发生变化。生育年龄的妇女,阴道伸展性大,有利于分娩。幼女和绝经后妇女,因卵巢功能低下,阴道黏膜上皮薄、阴道皱襞少,伸展性差,易发生感染和创伤。

（二）子宫

子宫（uterus）位于骨盆腔中央,坐骨棘水平之上,上宽下窄呈倒置的梨形,呈前倾前屈位,前为膀胱,后为直肠,前面扁平,后面稍凸出,是产生月经和孕育胎儿的空腔器官,也是精子到达输卵管的通道。其大小、形态,依年龄或生育情况而变化,成年女性的子宫约重50g,长约7~8cm,宽4~5cm,厚2~3cm;宫腔的容量约5ml。子宫上部较宽,称子宫体,其上端隆凸部分,称子宫底;子宫底两侧为子宫角,与输卵管相通;子宫的下部较窄,呈圆柱状,称子宫颈;成人子宫体与子宫颈的比例为2:1,婴儿期为1:2;子宫体与子宫颈之间最狭窄的连接部分,在非孕期长约1cm,称子宫峡部;子宫峡部的上端为解剖学内口;下端为组织学内口。子宫颈主要由结缔组织构成,亦含有平滑肌纤维、血管及弹力纤维。子宫颈内腔呈梭形,称子宫颈管,成年妇女长约3cm,其下端称为子宫颈外口,开口于阴道,未产妇的子宫颈外口为圆形,经产妇受分娩的影响外口呈横裂状（图1-3）。宫颈下端伸入阴道内的部分称宫颈阴道部,在阴道以上的部分称宫颈阴道上部（图1-4）。

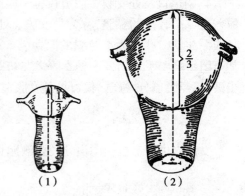

图1-3   不同年龄子宫体与子宫颈发育的比例

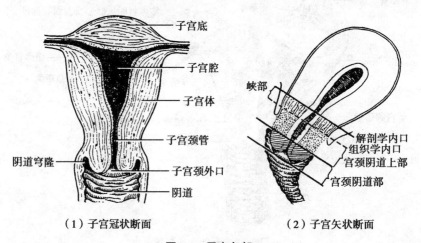

（1）子宫冠状断面　　　　　　（2）子宫矢状断面

图1-4   子宫各部

子宫体壁组织由外向内分3层:外层为浆膜层,最薄,为覆盖在子宫底及子宫体前后面的盆腔腹膜,前面在子宫峡部处向前反折覆盖膀胱,形成膀胱子宫陷凹;后面向下覆盖直肠,形成直肠子宫陷凹,为盆腔最低点,浆膜层与肌层紧贴;中层为子宫肌层,是子宫壁最厚的一层,非孕时厚约0.8cm,由大量编织状排列的平滑肌、少量弹力纤维与胶原纤维组成,分为3层:外层肌纤维纵行排列,子宫收缩始自该层;中层多交织如网,在血管周围呈"8"字形围绕血管,收缩时压迫血管可有效制止子宫出血,内层肌纤维环行排列,痉挛性收缩可形成子宫收缩环;内层为黏膜层,又称为子宫内膜,它分为功能层和基底层两部分,其中功能层又包括了致密层和海绵层,占内膜的2/3,从青春期开始,受卵巢激素影响,周期性脱落,形成月经,基底层是与子宫肌层紧贴的1/3内膜,不发生周期性脱落。子宫颈管黏膜上皮细胞受性激素影响,也发生周期性变化,子宫颈外口柱状上皮与鳞状上皮交界处,是子宫颈癌的好发部位。

子宫的韧带主要有圆韧带、阔韧带、主韧带与宫骶韧带4对,各韧带与骨盆底肌肉和筋膜共同支托,维持子宫处于正常位置:①圆韧带:因呈圆索状故得名。长约12cm,起于两侧子宫角的前面、输卵管近端的下方,在阔韧带前叶下向前外侧走行,到达两侧骨盆壁,再穿越腹股沟,终止于大阴唇前端,主要作用是维持子宫于前倾位,限制子宫向两侧倾斜。②阔韧带:是子宫浆膜层的延伸,为一对翼形的腹膜皱襞,分前后两层,由子宫两侧至骨盆壁,将骨盆分为前、后两部分,维持子宫处于盆腔正中位置;阔韧带上缘游离,内2/3包绕输卵管(伞端除外),外1/3包绕卵巢动静脉,形成骨盆漏斗韧带,或称卵巢悬韧带;卵巢内侧与宫角之间的阔韧带稍增厚,成为卵巢固有韧带;阔韧带中含有丰富的血管、神经、淋巴管及疏松结缔组织,称为宫旁组织;子宫动、静脉和输尿管均从阔韧带基底部穿过。③主韧带:又称子宫颈横韧带,在阔韧带的下方,横行于子宫颈两侧和骨盆侧壁之间,由坚韧的平滑肌与结缔组织构成,主要作用是固定子宫颈位置,防止子宫脱垂。④宫骶韧带:从子宫体与子宫颈交界处的后上侧方,向两侧绕过直肠达第2、3骶椎前面的筋膜,韧带含平滑肌和结缔组织,将宫颈向后上牵引,主要作用是间接保持子宫处于前倾的位置(图1-5)。

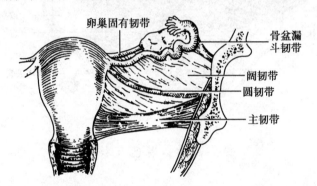

图1-5　子宫韧带

(三)输卵管

输卵管(fallopian tube)为一对细长而弯曲的肌性管道,其近端与子宫角相连,远端游离,但与卵巢接近,是卵子和精子相遇结合的场所,也是运送受精卵到子宫腔的通道,全长约8~14cm。根据形态,由近及远可将输卵管分为4部分:①间质部:通入子宫角肌壁内的部分,管腔最窄,长约1cm;②峡部:在间质部外侧的一段,细而直,管腔较狭窄,长约2~3cm;③壶腹部:在峡部外侧的部分,壁薄,管腔宽大而弯曲,正常情况下精子与卵子在此结合,是受精的部位,长约5~8cm;

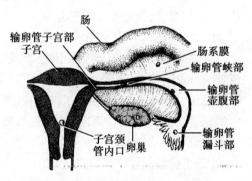

图1-6　输卵管

④伞部:形似漏斗,在输卵管的最外侧端,开口于腹腔,管口处有许多突起形如手指,有捡拾卵子的作用,长约1~1.5cm(图1-6)。

输卵管壁分3层:外层为浆膜层,是腹膜的一部分;中层为平滑肌层,由内环行和外纵行两层肌纤维组成,该层肌肉收缩可协助拾卵、运送受精卵及部分阻止经血逆流和感染扩散;内层为黏膜层,由单层高柱状上皮覆盖,上皮细胞中含有纤毛细胞,其纤毛向宫腔方向摆动,可协助孕卵的运行。输卵管肌肉的收缩和黏膜上皮的形态、分泌及纤毛摆动等活动,均在性激素的作用与影响下,呈周期性变化。

（四）卵巢

卵巢（ovary）为一对扁椭圆形的妇女性腺器官,主要有产生与排出卵子,并分泌女性激素的功能。其大小因个体及月经周期阶段的不同而不同,左右两侧卵巢的重量也不相同。成年女子的卵巢约为4cm×3cm×1cm大小,重约5~6g,呈灰白色,卵巢组织分为皮质与髓质两部分,皮质在外,其中含数以万计的原始卵泡和发育程度不同的卵泡及间质组织;髓质在卵巢的中心部分,内无卵泡,含有疏松的结缔组织及丰富的血管、神经、淋巴管及少量的平滑肌纤维(图1-7)。青春期卵巢开始排卵,表面逐渐变得凹凸不平;绝经后,卵巢萎缩变小、变硬。

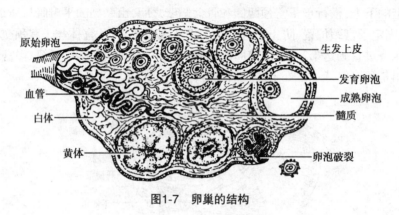

原始卵泡　　　　　　　　　　　　　　生发上皮
　　　　　　　　　　　　　　　　　　发育卵泡
血管　　　　　　　　　　　　　　　　成熟卵泡
白体　　　　　　　　　　　　　　　　髓质
黄体　　　　　　　　　　　　　　　　卵泡破裂

图1-7　卵巢的结构

四、血管、淋巴及神经

（一）血管

女性内外生殖器官的血液供应,主要来自卵巢动脉、子宫动脉、阴道动脉及阴部内动脉。各部位的静脉均与同名动脉伴行,但在数量上较动脉多,并在相应器官及其周围形成静脉丛,且互相吻合,故盆腔静脉感染易于蔓延。

（二）淋巴

女性生殖器官具有丰富的淋巴管及淋巴结,均与相应的血管相伴而行,其数目、大小和位置经常发生变化,淋巴液首先汇集进入沿髂动脉的各淋巴结,然后注入沿腹主动脉周围的腰淋巴结,最后汇入第二腰椎前方的乳糜池。女性生殖器官淋巴主要分为外生殖器淋巴与内生殖器淋巴两大组。当内、外生殖器发生感染或肿瘤时,往往沿各部回流的淋巴管传播,导致相应淋巴结肿大。

（三）神经

支配女性外生殖器官的神经主要为阴部神经,为躯体神经(包括运动神经与感觉神经),由第Ⅱ、Ⅲ、Ⅳ骶神经的分支组成,与阴部内动脉伴行,在坐骨结节内侧下方分为3支,分布于肛门、阴蒂、阴唇和会阴部。内生殖器官主要由交感神经和副交感神经支配,交感神经纤维自腹主动脉前神经丛分出,下行入盆腔分为两部分:卵巢神经丛及骶前神经丛,其分支分别分布到输卵管、子宫、膀胱等部。子宫平滑肌有自律活动,完全切除其神经后仍能有节律收缩,还能完成分娩活动。故临床上可见下半身截瘫的产妇也能顺利自然分娩。

五、邻 近 器 官

　　女性生殖器官与盆腔各邻近器官不仅位置相邻,而且血管、神经、淋巴系统也相互有密切联系(图1-8)。在疾病的发生、诊断和治疗方面互相影响,如当某一器官有病变时,如创伤、感染、肿瘤等,易累及邻近器官。

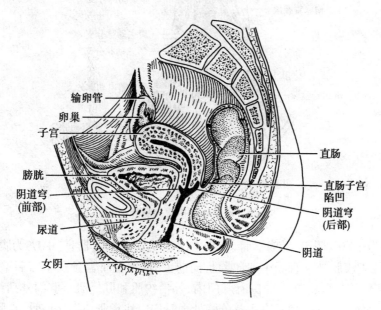

图1-8　女性生殖器官邻近器官

（一）尿道

　　尿道(urethra)为一肌性管道,位于阴道前、耻骨联合后,从膀胱三角尖端开始,穿过泌尿生殖膈,止于阴道前庭的尿道外口。长约4~5cm,直径约0.6cm,短而直,邻近阴道,故易发生泌尿系统感染。

（二）膀胱

　　膀胱(urinary bladder)为一囊状空腔肌性器官,位于子宫与耻骨联合之间。其大小、形状因盈虚及邻近器官的女性生殖系统解剖与生理概述情况而变化,膀胱壁由浆膜层、肌层及黏膜层构成。充盈的膀胱影响子宫与阴道的位置,在手术中易遭误伤,并妨碍盆腔检查,故妇科检查及手术前必须排空膀胱。

（三）输尿管

　　输尿管(ureter)为一对肌性圆索状长管,起自肾盂,开口于膀胱,长约30cm,粗细不一,最细部分的直径仅3~4mm,最粗可达7~8mm。输尿管在腹膜后,从肾盂开始,沿腰大肌下行(腰段),在骶髂关节处,经过髂外动脉起点的前方进入骨盆腔(盆段),并继续下行,至阔韧带基底部向前内方行,于宫颈外侧约2cm处,在子宫动脉下方与之交叉,然后再经阴道侧穹窿绕向前方进入膀胱底,在膀胱肌壁内斜行,最后开口于膀胱三角底的外侧角(图1-9)。在施行子宫切除结扎子宫动脉时,应避免损伤输尿管。

（四）直肠

　　直肠(rectum)位于盆腔后部,上接乙状结肠,下接肛管,从左侧骶髂关节至肛门,全长约

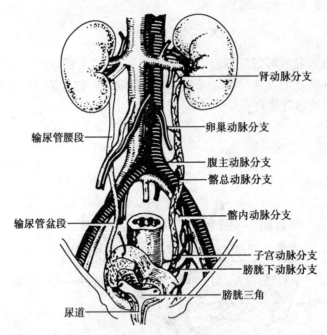

图1-9　输尿管与子宫动脉的关系

（图中标注：肾动脉分支、卵巢动脉分支、腹主动脉分支、髂总动脉分支、髂内动脉分支、子宫动脉分支、膀胱下动脉分支、膀胱三角、输尿管腰段、输尿管盆段、尿道）

15~20cm。前为子宫及阴道,后为骶骨,直肠上端1/3为腹膜间位器官,中1/3为腹膜外位器官,下1/3段全部位于腹膜外。直肠中段腹膜折向前上方,覆盖子宫颈及子宫后壁,形成直肠子宫陷凹。肛管长约2~3cm,在其周围有肛门内、外括约肌和肛提肌。肛门外括约肌为骨盆底浅层肌肉的一部分。因此,妇科手术及分娩处理时均应注意避免损伤肛管、直肠。

（五）阑尾

阑尾(vermiform appendix)位于右髂窝内。上连接盲肠,长约7~9cm,其位置、长短、粗细变化颇大,有的下端可达右侧输卵管及卵巢部位。妊娠时阑尾的位置可随妊娠月份增加而逐渐向上外方移位。因此,妇女患阑尾炎时可能累及子宫附件。

六、骨盆及骨盆底

骨盆(pelvis)是下肢和躯干之间的骨性连结,既是支持躯干和保护盆腔脏器的重要器官,也是胎儿娩出的必经的骨性产道。其大小、形态对分娩有直接影响。正常情况下,女性骨盆较男性骨盆宽,有利于胎儿娩出。

（一）骨盆的构成

1. 骨骼　骨盆由1块骶骨及1块尾骨和左右两块髋骨组成。骶骨由5~6块骶椎合成;尾骨由4~5块尾椎组成(图1-10)。每块髋骨又由髂骨、坐骨和耻骨融合而成;内面凹形,外面凸形,上缘向前方突出,形成骶岬,是骨盆内测量对角径的重要骨性标志,尾骨由4~5块尾椎合成。

2. 关节　骨盆的关节包括耻骨联合、骶髂关节及骶尾关节,耻骨之间由纤维软骨连结,称耻骨联合,骶骨和髂骨之间构成骶髂关节,在骨盆后方(图1-10)。骶尾关节为骶骨与尾骨的联合处,有一定的活动度。

3. 韧带　骨盆的关节和耻骨联合周围均有韧带附着,其中有两对重要的韧带,一对是骶骨与坐骨结节之间的骶结节韧带,一对是骶、尾骨与坐骨棘之间的骶棘韧带,骶棘韧带宽度

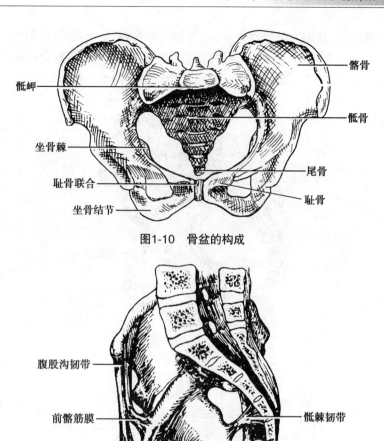

图1-10　骨盆的构成

图1-11　骨盆的韧带

即坐骨切迹宽度,是判断中骨盆是否狭窄的重要指标。妊娠期受性激素影响,韧带较松弛,各关节的活动性略有增加,有利于分娩时胎儿通过骨产道。

（二）骨盆的分界

以耻骨联合上缘、髂耻缘、骶岬上缘的连线为界,将骨盆分为假骨盆和真骨盆两部分,分界线以上部分为假骨盆,又称大骨盆,为腹腔的一部分;分界线以下部分为真骨盆,又称小骨盆(图1-12)。真骨盆的标记有:①骶骨岬:第一骶椎向前凸出,形成骶岬,它是骨盆内测量的重要依据点;②坐骨棘:坐骨后缘中点突出的部分,可经肛门或阴道检查触到,是分娩过程中衡量胎先露部下降程度的重要标志;③耻骨弓:耻骨两降支的前部相连构成耻骨弓,它们之间的夹角称为耻骨角,正常为90°~100°。骨盆的韧带。以上关节和耻骨联合周围均有韧带附着,以骶、尾骨与坐骨结节之间的骶结节韧带和骶、尾骨与坐骨棘之间的骶棘韧带较为重要(图1-11)。妊娠期受激素的影响,韧带松弛,各关节的活动略有增加,尤其是骶尾关节,分娩时尾骨后翘,有利于胎儿的娩出。

（三）骨盆的平面

一般人为地将骨盆分为三个与分娩有关的假想平面:①骨盆入口平面为真假平面的交界面,呈横椭圆形,前方为耻骨联合上缘,两侧为髂耻线,后方为骶岬;②中骨盆平面最狭窄,呈前后径长的纵椭圆形，其前为耻骨联合下缘，两侧为坐骨棘，后为骶骨下端；③出口平面由两个不在同一平面的三角形组成，前三角形的顶端是耻骨联合下缘，两侧为耻骨联合降支，后三角的顶端是骶尾关节，两侧为骶结节韧带，坐骨结节间径为两个三角形的共同底边（图1-13）。

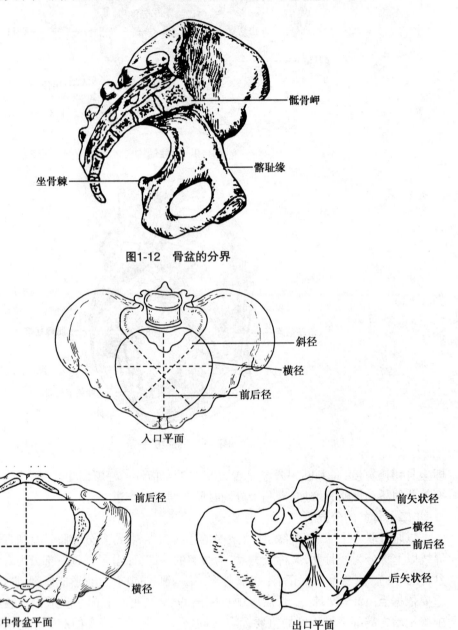

图1-12　骨盆的分界

图1-13　骨盆的平面

（四）骨盆的类型

骨盆的形态、大小因人而异，即使骨盆外径线的测量值接近，其外形和肌肉发育亦可不同，因此，没有两个绝对相同的骨盆。造成差异的因素有遗传、营养、生长发育、疾病等。通常按Callwell与Moloy的骨盆分类法，分为4种类型：①女性型；②男性型；③类人猿型；④扁平型。其中女性型骨盆宽，骨盆腔浅，结构薄且平滑，有利于胎儿的娩出。女性型骨盆在我国妇女骨盆类型中占52%~58.9%。

（五）骨盆轴与骨盆倾斜度

骨盆各假想平面中点连线形成的曲线称骨盆轴。妇女直立位时此轴上段向下向后，中段向下，下段向下前方形成一定弯曲度，分娩时胎儿沿骨盆轴娩出。女性直立时，骨盆入口平面与地平面形成约60°角，称骨盆倾斜度（图1-14）。

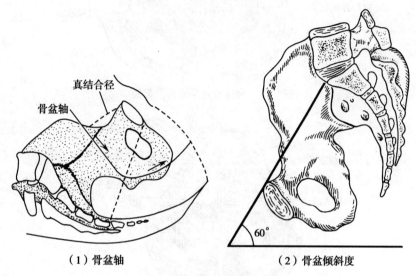

真结合径

骨盆轴

（1）骨盆轴　　　　　　（2）骨盆倾斜度

图1-14　骨盆轴及骨盆倾斜度

（六）骨盆底

骨盆底（pelvic floor）由多层肌肉和筋膜组成，封闭骨盆出口，但有尿道、阴道及直肠穿过。其主要作用是支持盆腔脏器并使之保持正常的位置。骨盆底的前面为耻骨联合下缘，后面为尾骨尖，两侧为耻骨降支、坐骨升支及坐骨结节。骨盆底有三层组织。

1. 外层　由会阴浅筋膜和3对肌肉及肛门外括约肌组成。会阴浅筋膜位于会阴部皮肤、皮下组织深面。深部球海绵体肌、坐骨海绵体肌、会阴浅横肌各1对及肛门外括约肌。这层肌肉的肌腱会合于阴道外口与肛门之间，形成中心腱（图1-15）。其中3对肌肉在尿生殖三角中线两侧分别构成两个三角形，肛门外括约肌位于肛门三角。

2. 中层　也称尿生殖膈，由上、下两层坚韧的筋膜及筋膜间的一对会阴深横肌及尿道外括约肌组成（图1-16）。会阴深横肌起于坐骨结节内面，止于中心腱；尿道外括约肌围绕在尿道周围。3块肌肉及其上下筋膜覆盖于骨盆出口的前三角，又称三角韧带。阴道和尿道穿过此膈。

3. 内层　也称盆膈。为骨盆底的最内层，由肛提肌及其上下筋膜组成，并为尿道、阴道及直肠贯通。每侧肛提肌又由3对扁肌组成，包括耻骨尾骨肌、髂骨尾骨肌和坐骨尾骨肌（图1-17）。肛提肌的主要作用是加强盆底的托力。

会阴分为广义和狭义两个概念。广义的会阴包括封闭骨盆出口的所有软组织，即前至耻骨联合下缘、两侧至耻骨降支、坐骨升支、坐骨结节、骶结节韧带，后至尾骨尖区域的软组织。从狭义上讲，仅指阴道口与肛门之间区域的软组织，包括皮肤、肌肉及筋膜，也是骨盆底的一部分，厚约3~4cm，由外向内逐渐变狭，呈楔状，表面为皮肤及皮下脂肪，内层为会阴中心腱，又称会阴体。妊娠期会阴组织变软，伸展性很大，有利于分娩。分娩时要保护此区，以免造成会阴裂伤。

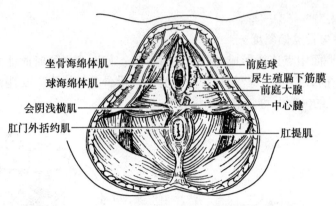

坐骨海绵体肌
球海绵体肌
会阴浅横肌
肛门外括约肌

前庭球
尿生殖膈下筋膜
前庭大腺
中心腱
肛提肌

图1-15　骨盆底外层肌肉及筋膜

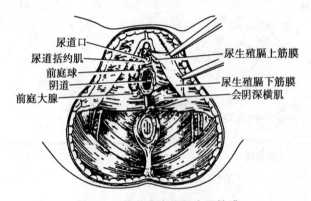

尿道口
尿道括约肌
前庭球
阴道
前庭大腺

尿生殖膈上筋膜
尿生殖膈下筋膜
会阴深横肌

图1-16　骨盆底中层肌肉及筋膜

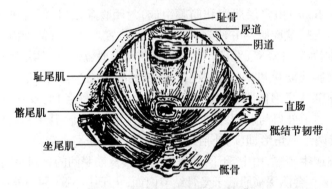

耻骨
尿道
阴道

耻尾肌
髂尾肌
坐尾肌

直肠
骶结节韧带
骶骨

图1-17　骨盆底内层肌肉及筋膜

第二节　女性生殖系统生理

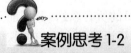

案例思考1-2

请结合本节学习,思考回答:

1. 李某的月经周期和初潮年龄分别是什么?

2. 李某月经是否规则?

一、概　　述

女性从出生到衰老是一个连续的生理过程,不同阶段具有不同的生理特征,其中以生殖系统的变化最为显著。生殖系统是女性身体中的重要构成部分,既有自己独特的生理功能,又与其他系统的功能相互联系,互相影响。妇女一生各阶段,按照年龄可以划分为新生儿期、幼年期、青春期、性成熟期、围绝经期和老年期几个阶段,虽无截然界限,可因遗传、环境、营养等因素影响而有个体差异。在下丘脑-垂体-卵巢轴的作用下,围绕着女性卵巢功能的发育、成熟和萎缩,每个阶段都形成了不同的生理功能与特征。

二、妇女一生各阶段的生理特点

1.新生儿期　指出生后4周内这一时期。女性胎儿在子宫内受到母体卵巢和胎盘所产生的性激素影响,出生时外阴较丰满,子宫内膜和乳房均有一定程度的发育。出生后数日内,阴道可有少量血性分泌物排出,即假月经;乳房可稍肿大,甚至分泌少量乳汁。这些生理现象短期均能自行消失,无需特殊处理。

2.儿童期　从出生4周至12岁左右这段时间。早期儿童体格生长发育很快,但因下丘脑-垂体-卵巢轴的功能处于抑制状态,激素分泌少甚至无,生殖器官仍处于幼稚状态,阴道狭长,无皱襞,阴道抗感染力弱,易发生炎症;子宫小,宫颈与宫体比例约为2∶1;输卵管弯曲且很细;卵巢长而窄,卵泡仅发育到窦前期就萎缩、退化,子宫及其附件均位于腹腔内。10岁后,下丘脑开始分泌促性腺激素释放激素(GnRH),卵巢内的卵泡在垂体促性腺激素的影响下开始发育,但仍然达不到成熟阶段,卵巢逐渐变成扁圆状;子宫及其附件逐渐向骨盆腔内下降,皮下脂肪堆积于胸、髋、肩部及耻骨前面,乳房也开始发育,开始出现女性特征。

3.青春期　是指从月经初潮至生殖器官发育成熟的阶段,世界卫生组织(WTO)规定青春期为10~19岁。这一时期是个体生长发育的重要时期,是从儿童向成年阶段的转变期。此阶段,身体迅速生长发育,随着激素的释放,在第一性征进一步发育的基础上,出现了第二性征。

(1)第一性征:女性内外生殖器官发育接近成熟,卵巢增大,卵泡开始发育和分泌性激素,促使生殖器从幼稚型变为成人型,表现为阴阜隆起,大、小阴唇变肥厚并有色素沉着,阴道变长变宽,黏膜变厚并出现皱襞;子宫增大,宫体与宫颈比例为2∶1,输卵管变粗,弯曲度减小;声调较高、乳房丰满、阴毛和腋毛的出现、骨盆宽大、皮下脂肪增多并出现女性分布等。此时已初步具有生育能力,但整个生殖系统的功能尚不完善。

(2)第二性征:第二性征是指除生殖系统以外女性所特有的征象:音调变高;乳房丰满而隆起;出现阴毛及腋毛,骨盆横径大于前后径,胸、肩部皮下脂肪增多,显现女性特有体态。

(3)月经:月经初潮是青春期的重要标志。月经来潮提示卵巢产生的雌激素足以使子宫内膜素达到青春期少女生理上有较大的个体差异,导致她们产生不同的心理反应,如产生自卑感或焦虑情绪,而且容易与周围的事情发生冲突。因此,社会、教师和家长应教育、引导她们理性地对待这些特征,使他们理解这些解剖、生理知识,接受自身变化。

4.性成熟期　又称生育期,该期的主要特征是卵巢功能成熟并分泌性激素,引起周期性排卵和行经,妇女具有旺盛的性和生育能力,生殖器官各部分均在激素的作用下发生周期性变化。一般从18岁开始，持续30年左右。

5. **围绝经期**　包括绝经前后的一段时期。此期一般始于40岁，历时10~20年，是妇女自有生育能力的性成熟期进入老年期的一个过渡时期，主要表现为卵巢功能逐渐减退，月经不规则，直至绝经，生殖器官开始逐步萎缩，丧失生育能力。

6. **老年期**　一般认为60岁以后的妇女即进入老年期。此阶段卵巢功能进一步衰退、生殖器官进一步萎缩退化。主要表现为雌激素水平低落，不能维持女性第二性征；容易出现感染，发生老年性阴道炎；骨代谢异常出现骨质疏松等，其他各脏器也容易发生疾病。

三、月经的临床表现

月经（menstruation）是女性性功能成熟的标志之一。在内分泌激素的周期性调节下，子宫内膜发生了从增生到分泌的反应。如不发生受精和孕卵着床，内膜则衰萎而脱落伴有出血，如此周而复始发生的子宫内膜剥脱性出血，称为月经。月经第一次来潮，称为初潮。初潮年龄约为11~18岁，多数为13~15岁，可以早至11~12岁。月经初潮的迟早受遗传、营养、气候、环境等因素影响。两次月经第1日的间隔时间，称为月经周期。一般为21~35天，平均28天。周期的长短因人而异，但每位妇女的月经周期有自己的规律性。每次月经持续的天数称为月经期，一般为3~7日。月经量约为30~50ml，每月失血量超过80ml为月经过多。月经除血液外，尚含有子宫内膜碎片、宫颈黏液及脱落的阴道上皮细胞等。月经血呈暗红色，其主要特点是不凝固，但在正常情况下偶尔亦有些小凝块。目前认为月经血在刚离开血液循环后是凝固的，但开始剥落的子宫内膜中含有一定量的激活因子，能激活血中的纤溶酶原，以致月经血呈液体状态。通常，月经期无特殊不适，不影响妇女的日常生活和工作，但由于盆腔充血，可以引起腰骶部酸胀等不适。个别可有膀胱刺激症状（如尿频）、轻度神经系统不稳定症状（如头痛、失眠、精神忧郁、易于激动）、胃肠功能紊乱（如食欲不振、恶心、呕吐、便秘或腹泻）以及鼻黏膜出血、皮肤痤疮等，但一般并不严重，不影响妇女的正常工作和学习。

四、月经周期的调节

女性生殖系统的生理特点之一就是它的周期性变化，月经则是这个周期性变化的重要标志。月经周期的建立不仅是青春期成熟的重要标志，同时也作为内生殖器已经发育成熟的指标。月经周期的调节主要通过下丘脑、垂体和卵巢的激素作用，称为下丘脑-垂体-卵巢轴。此轴又受中枢神经系统控制（图1-18）。

与月经周期调节相关的主要激素如下：

（一）下丘脑性调节激素及其功能

促性腺激素释放激素（gonadotropin releasing hormone，GnRH）为下丘脑弓状核神经细胞所合成和分泌，为下丘脑调节月经的主要激素。它主要使垂体合成和释放促黄体生成素，还具有调节和促使垂体合成和释放促卵泡素的作用，同时GnRH的分泌受垂体促性腺激素和卵巢性激素的反馈调节。

（二）垂体性调节激素及其功能

垂体在下丘脑分泌的（GnRH）的作用下合成并释放促卵泡素（FSH）和黄体生成素（LH），两种激素作用于卵巢，使之发生周期性变化，促进卵泡的发育，刺激成熟卵泡排卵，促进排卵后的卵泡变成黄体，并产生雌激素、孕激素。

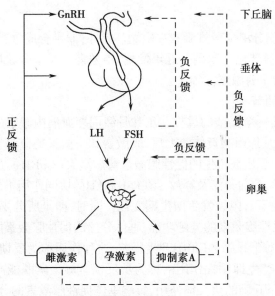

图1-18　下丘脑-垂体-卵巢轴之间的相互关系示意图

（三）卵巢产生的激素及其功能

1. 卵巢的周期性变化　卵巢具有产生卵子、排出卵子、分泌性激素的功能。从青春期开始到绝经前,卵巢在形态和功能上均发生周期性变化。女性新生儿出生时,卵巢内约有200万个卵泡,经历儿童期直至青春期,卵泡数下降只剩下30~50万个;在妇女一生中仅400~500个卵泡发育成熟并排卵,其余的卵泡发育到一定程度通过细胞凋亡机制自行退化,这个过程称卵泡闭锁。临近青春期,原始卵泡开始发育,形成生长卵泡。在许多生长卵泡中,每一个月经周期一般只有一个卵泡达到成熟程度,称成熟卵泡。随着卵泡的发育成熟,其逐渐向卵巢表面移行并向外突出,当接近卵巢表面时,该处表面细胞变薄,最后破裂,出现排卵。排卵多发生在两次月经中间,一般在下次月经来潮之前14日左右,卵子可由两侧卵巢轮流排出,也可由一侧卵巢连续排出。排卵后,卵泡壁塌陷,卵泡膜血管壁破裂,血液流入腔内形成血体,继而卵泡的破口由纤维蛋白封闭,残留的颗粒细胞变大,胞质内含黄色颗粒状的类脂质,此时血体变为黄体。

若卵子未受精,在排卵后9~10天黄体开始萎缩,血管减少,细胞呈脂肪变性,黄色消退,最后细胞被吸收,组织纤维化,外观色白,称为白体。排卵日至月经来潮为黄体期,一般为14天,黄体功能衰退后月经来潮,此时卵巢中又有新的卵泡发育,开始新的周期。

2. 卵巢分泌的激素　卵巢在LH及FSH作用下分泌雌激素、孕激素及少量雄激素。

（1）雌激素:雌激素的主要生理功能有:促进卵泡及子宫发育,使子宫内膜增生,增强子宫对催产素的敏感性;增加输卵管上皮细胞的活动;促进阴道上皮的增生、角化,使细胞内糖原增加;促进乳腺管增生;并促进体内水钠潴留及骨中钙质沉着等。

（2）孕激素:黄体酮是卵巢分泌的具有生物活性的主要孕激素。在排卵前,黄体酮主要来自肾上腺;排卵后,主要由卵巢内黄体分泌。孕二醇是黄体酮的主要降解产物,从尿中排出,因此,测定尿中孕二醇的含量可了解黄体酮的产生状况。黄体酮的主要生理功能有:使子宫肌松弛,降低妊娠子宫对催产素的敏感性,有利于受精卵在子宫腔内生长发育;使增生期子宫内膜转化为分泌期内膜,抑制输卵管节律性收缩;促进阴道上皮细胞脱落;在已有雌激素影响的基础上,促进乳腺腺泡发育;孕激素通过中枢神经系统有升高体温作用,正常妇女在排卵后基础体温可升高0.3~0.5℃。此特点可作为排卵的重要指标。此外,还促进体内水与钠的排泄等。

（3）雄激素：卵巢能分泌少量雄激素—睾酮。此外，卵巢合成雌激素的中间产物雄烯二酮，在外周组织中也能被转化为睾酮。近年发现，雄激素不仅是合成雌激素的前体，也是维持女性正常生殖功能的重要激素。

（四）月经周期的调节

月经周期的调节是一个复杂的过程。正常月经周期血液内激素的变化与卵巢、子宫内膜的关系如下：在前一月经周期黄体萎缩后，雌激素和孕激素的分泌量随之下降，解除了对下丘脑及垂体的抑制。下丘脑产生的促性腺激素释放激素（GnRH）通过垂体门静脉系统进入垂体前叶，促使FSH和LH的分泌及释放。在FSH和LH的协同作用下，卵巢中卵泡逐渐发育成熟，并产生雌激素，使子宫内膜发生增生期变化。同时，卵巢所分泌的性激素可以逆向影响下丘脑和垂体前叶促性腺激素的分泌功能，垂体分泌的促性腺激素能在GnRH的调节下分泌，又可通过血液循环对下丘脑的GnRH产生影响，这种作用称为反馈作用，其中，产生促进性作用的称为正反馈；产生抑制性作用的称为负反馈。雌激素既能产生正反馈，也能产生负反馈，孕激素通过对下丘脑的负反馈作用，影响垂体促性腺激素的分泌，雌、孕激素协同作用时，负反馈影响更显著（见图1-18）。卵泡发育成熟后，雌激素分泌量增多，体内雌激素水平在排卵前24小时出现第一个高峰，子宫内膜因此发生增生期变化，同时雌激素增多对下丘脑、垂体产生反馈作用，抑制FSH的产生，促进LH分泌增多并达到顶峰，触发排卵。排卵后雌激素水平暂时降低，随后黄体形成，分泌雌激素和孕激素，排卵后7~8天，黄体成熟，血液中的雌激素又出现第二个高峰。在它们的共同作用下，子宫内膜发生典型的分泌期变化。黄体分泌的大量雌激素和孕激素，又通过负反馈作用，抑制下丘脑、垂体，使FSH和LH分泌减少，黄体开始萎缩。黄体萎缩后，雌激素和孕激素分泌随之下降，子宫内膜得不到性激素的支持，发生坏死、脱落而月经来潮。

1. 调节激素的周期性变化（图1-19）

（1）FSH的变化：在卵泡期的前半期维持较低水平，至排卵前24小时左右出现一低峰式分泌，持续24小时左右呈直线下降。在黄体期维持较低水平，月经来潮前达最低水平，月经来潮时开始略有上升。

（2）LH的变化：卵泡期的前半期处于较低水平，以后逐渐上升，在排卵前24小时左右出现一陡峰，较FSH更高，也于24小时左右骤降。在黄体期维持较FSH略高的水平，至黄体后期逐渐下降，至月经前达最低水平。

（3）雌激素的变化：在卵泡早期，雌激素分泌量很少，随卵泡的发育，分泌量逐渐增高，至排卵前达到高峰。峰式分泌波较FSH之分泌峰略早，以后降低。在黄体期分泌量又渐增加，于排卵后7~8天黄体成熟时达第二高峰，以后逐渐降低，在月经前急剧降至最低水平。

（4）孕激素的变化：在卵泡期，孕激素量极微；排卵后随黄体的发育分泌量显著增加，排卵后7~8天，黄体成熟时达高峰；以后逐渐下降，至黄体后半期急剧下降，月经前达最低水平。

2. 子宫内膜的变化   卵巢激素的周期性变化，导致生殖器官发生相应的变化，其中子宫内膜的变化最为明显（图1-19）。现在一个正常月经周期28天为例，将子宫内膜的变化分期说明如下：

（1）增殖期：月经周期的第5~14天。行经时子宫内膜功能层剥落，随月经血排出，仅留下子宫内膜的基底层。在雌激素影响下，内膜很快修复，逐渐生长变厚，细胞增生。子宫内膜的增生与修复在月经期即已开始。

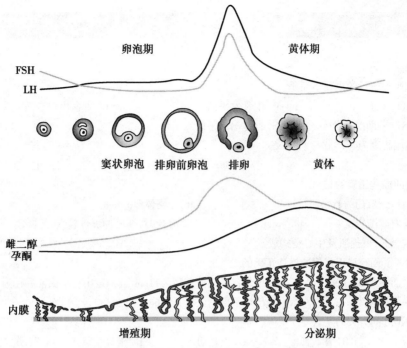

卵泡期　　黄体期

FSH
LH

窦状卵泡　　排卵前卵泡　　排卵　　　黄体

雌二醇
孕酮

内膜

增殖期　　　　　　分泌期

图1-19　卵巢、子宫内膜及调节激素的周期性变化

（2）分泌期：月经周期的第15~28天，与卵巢周期中的黄体期对应。排卵后，卵巢内形成黄体，分泌雌激素与孕激素，使子宫内膜在增殖期的基础上，出现期的变化。子宫内膜继续增厚，血管迅速增加，更加弯曲，间质疏松、水肿腺体增大，腺体内的分泌上皮细胞分泌糖原，为孕卵着床做准备。至月经周期的第24~28天，子宫内膜可厚达10mm，呈海绵状。

（3）月经期：月经周期的第1~4天。体内雌激素水平降低，已无孕激素存在。内膜螺旋小动脉开始节段性和阵发性收缩、痉挛，血管远端的管壁及所供应的组织缺血、缺氧，继而发生缺血性局灶性坏死，于是坏死的内膜剥落，与血液相混排出，表现为月经来潮。

3. 子宫颈的变化　子宫颈内膜腺细胞的分泌活动受雌、孕激素的影响，并有明显的周期性变化。月经过后，由于体内雌激素水平低，子宫颈黏液的分泌量也少。随激素水平不断增高，宫颈黏液分泌量也逐渐增多，并变稀薄透明，有利于精子通行。至排卵前黏液拉丝可长达10cm以上。取黏液涂于玻片，干燥后可见羊齿植物叶状结晶。这种结晶于月经周期的第6~7天即可出现，至排卵前最典型。排卵后，受孕激素影响，黏液分泌量减少，变混浊黏稠，拉丝易断，不利于精子通过，涂片干后，可见成排的椭圆体。

4. 输卵管的变化　在雌、孕激素的影响下，输卵管黏膜也发生周期性变化，但不如子宫内膜明显。

5. 阴道黏膜的变化　在月经周期中，随体内雌、孕激素的变化，阴道黏膜也发生周期性改变，其中阴道上段黏膜改变更为明显。在卵泡期受雌激素影响，黏膜上皮增生，表层细胞角化，以排卵期最明显。细胞内有丰富的糖原，糖原被阴道杆菌分解为乳酸，使阴道保持酸性环境，可以抑制致病菌的繁殖。排卵后，受孕激素影响，阴道黏膜上皮大量脱落，脱落细胞多为中层细胞或角化前细胞。临床上常根据阴道脱落细胞的变化，间接了解卵巢的功能。

（陈　路）

思 与 练

一、选择题

1. 下列影响胎头衔接的主要平面是
   A. 骨盆入口平面　　　　　　　B. 中骨盆平面　　　　　　　C. 骨盆出口表面
   D. 骨盆出口平面前三角　　　　E. 骨盆出口平面后三角

2. 正常骨盆倾斜度为
   A. 5°　　　　　B. 50°　　　　　C. 55°　　　　　D. 60°　　　　　E. 90°

3. 关于会阴的描述正确的是
   A. 从尿道口到肛门的软组织　　　　　　B. 会阴体厚5~6cm
   C. 由外向内逐渐变宽　　　　　　　　　D. 分娩时,会阴伸展性较大,易撕裂
   E. 由皮肤、部分肛提肌及中心腱构成

4. 女性骨盆各平面径线正常值的描述正确的是
   A. 入口平面横径为13cm　　　B. 中骨盆平面前后径11cm　　　C. 出口平面前后径为11.5cm
   D. 出口平面横径为8cm　　　　E. 出口平面后矢状径为6cm

5. 与胎儿娩出方向有关的是
   A. 坐骨棘　　　　B. 骨盆轴　　　　C. 坐骨切迹　　　　D. 坐骨结节　　　　E. 骨盆倾斜度

6. 女性青春期开始的标志是
   A. 乳房丰满　　　　　　　　　B. 月经初潮　　　　　　　　C. 出现阴毛和腋毛
   D. 音调变高　　　　　　　　　E. 胸部、肩部皮下脂肪增多

7. 下列**不是**维持子宫于正常位置的韧带的是
   A. 主韧带　　　　B. 骨盆漏斗韧带　　　C. 圆韧带　　　　D. 子宫骶骨韧带　　　E. 阔韧带

8. 正常月经周期的第5天,子宫内膜处于
   A. 月经期　　　　B. 增生期　　　　C. 分泌期　　　　D. 月经前期　　　　E. 月经后期

9. 正常成年女性月经周期规则,其排卵时间一般发生在
   A. 两次月经中间　　　　　　　B. 月经来潮后14天左右　　　　C. 月经来潮后18天左右
   D. 月经来潮前20天　　　　　　E. 以上都不是

10. 下列**不属于**女性生殖器官的邻近器官的是
    A. 输尿管　　　　B. 膀胱　　　　C. 阑尾　　　　D. 直肠　　　　E. 乙状结肠

11. 某女,23岁,平素月经规则,月经周期为40天,现处在月经周期第32天,则其子宫内膜所处的时期是
    A. 分泌期　　　　B. 增生期　　　　C. 月经期　　　　D. 性成熟期　　　　E. 青春期

12. 王某,女性,25岁,平素月经规则,月经周期为35天,请问她最可能排卵时间是在月经周期的哪一天
    A. 第17~18天　　　B. 第13~14天　　　C. 第21~22天　　　D. 第27~28天　　　E. 第31~32天

（13~15题共用题干）

某女,28岁,已婚,G_0P_0,平时月经规则,3~6/30。因昨晚洗澡时,在外阴部扪及一黄豆大小的结节,触之疼痛来医院就诊。门诊医师诊断为巴氏腺囊肿。

13. 按照年龄划分,该女性目前所处的阶段是
    A. 婴儿期　　　　B. 幼儿期　　　　C. 青春期　　　　D. 性成熟期　　　　E. 绝经期

14. 该阶段的主要特征,说法**错误**的是
    A. 卵巢功能成熟并分泌性激素,引起周期性排卵和行经
    B. 具有旺盛的性和生育能力
    C. 生殖器官各部分均在激素的作用下发生周期性变化

D. 一般从18岁开始,持续30年左右

E. 子宫及其附件均位于腹腔内

15. 关于巴氏腺说法**错误**的是

A. 巴氏腺位于大阴唇后部,是一对大小如黄豆的腺体

B. 巴氏腺管细长,约1~2cm,向内侧开口于前庭后方小阴唇与处女膜之间的沟内

C. 性兴奋时,巴氏腺可分泌黄白色黏液起润滑阴道的作用

D. 因感染等导致巴氏腺腺管口闭塞,可形成脓肿或囊肿

E. 正常情况下检查者能触及巴氏腺,但不疼痛

(16~18题共用题干)

何某,女,28岁,已婚,G_0P_0,平时月经周期为29天,经期4~5天,经量多,经血中偶有血块,经期有腹痛。

16. 若何某的末次月经时间为2015年8月20日。她下次月经来潮的时间最可能是

A. 2015年9月18日 B. 2015年9月17日 C. 2015年9月16日

D. 2015年9月15日 E. 2015年9月14日

17. 若何某的末次月经时间为2015年8月20日。她最可能的排卵时间是

A. 2015年9月3日 B. 2015年9月6日 C. 2015年9月7日

D. 2015年9月8日 E. 2015年9月10日

18. 关于何某的月经周期调节,说法**错误**的是

A. 雌激素既能产生正反馈,也能产生负反馈

B. 孕激素通过对下丘脑的负反馈作用,影响垂体促性腺激素的分泌

C. 体内雌激素水平在排卵前24小时出现第一个高峰

D. 排卵后10~12天,黄体成熟,血液中的雌激素出现第二个高峰

E. 黄体萎缩后,雌、孕激素分泌下降,子宫内膜发生坏死、脱落而月经来潮

二、思考题

1. 子宫由哪些结构组成?其功能有哪些?

2. 子宫内膜周期变化有哪些?变化的机制是什么?

第二章

妊娠期妇女的护理

学习目标

1. 掌握胎产式、胎先露及胎方位的定义；早、中、晚期妊娠诊断；妊娠期护理评估及护理措施。
2. 熟悉胎儿附属物的形成与功能；产前检查的内容及方法。
3. 了解受精及受精卵的发育和植入；围生医学的工作范围及内容。
4. 具有指导孕妇解决孕期出现相应症状的能力；具有与孕妇及家属进行沟通，帮助和指导孕妇自我识别临产和高危妊娠以便及时就医的能力。
5. 熟悉掌握指导各妊娠期的护理技能。

案例导入

王女士，24岁，已婚未产，平素体健，月经规律，采用安全期避孕。现停经50天，1天前出现恶心呕吐，晨起漱口尤甚，伴有食欲下降，厌厨房油烟味。来院就诊，全身检查：一般状况好，BP 18/12kPa。妇科检查：子宫变软增大，阴道黏膜及子宫颈充血，呈紫蓝色。尿妊娠试验阳性。王女士在某公司任推销员，工作任务繁重，结婚半年，年内没有要孩子的计划。检查结果让其感到意外。

第一节 受精及受精卵发育、输送与着床

一、受精的定义

精子与卵子在输卵管内结合的过程称为受精（fertilization）。精子进入阴道后，经宫颈管进入子宫腔，受子宫内膜白细胞产生的 α 与 β 淀粉酶的作用，解除了精子顶体酶上的"去获能因子"使精子具有受精的能力，精子在输卵管壶腹部与卵子结合。受精通常发生在排卵后12小时内，约24小时完成。

二、受精卵发育、输送与着床

（一）受精卵形成

在输卵管壶腹部，当精子与卵子相遇后，精子顶体外膜破裂，释放出顶体酶溶解放射冠、透明带，并逐渐地精原核与卵原核融合，完成受精。已受精的卵子称为受精卵或孕卵，标志着新生命的诞生。

（二）受精卵发育、输送

受精卵在进行有丝分裂的同时，在输卵管肌肉的蠕动和纤毛的作用下，向宫腔方向移动，约在受精后3天，分裂形如桑椹，称为桑椹期。受精后第4天，进入宫腔，在子宫腔内继续发育成晚期囊胚期。

（三）受精卵着床

晚期囊胚期侵入到子宫内膜的过程称孕卵植入，也称着床（implantation）。约在受精后第6~7天开始，11~12天结束（图2-1）。

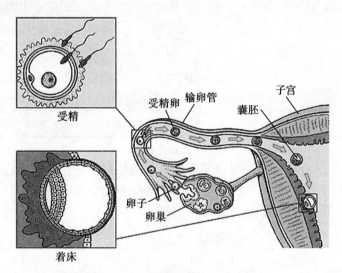

受精
受精卵 输卵管 囊胚 子宫
卵子
卵巢
着床

图2-1 受精及受精卵发育、输送与着床

（四）蜕膜的形成

受精卵着床后的子宫内膜称为蜕膜。依其与孕卵的关系分为三部分（图2-2）：

1. 底蜕膜（decidua basalis） 即受精卵着床部位的子宫蜕膜。将来发育成胎盘的母体部分。

2. 包蜕膜（decidua capsularis） 覆盖在囊胚表面的蜕膜。随着囊胚的发育成长逐渐凸向宫腔，约12周左右与真蜕膜贴近并融合。

3. 真蜕膜（decidua vera） 除底蜕膜和包蜕膜以外的覆盖子宫腔表面的子宫蜕膜，称为真蜕膜（又称壁蜕膜）。

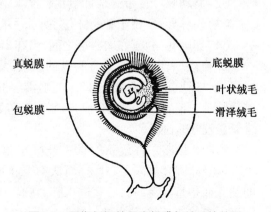

真蜕膜 底蜕膜
叶状绒毛
包蜕膜 滑泽绒毛

图2-2 早期妊娠的子宫蜕膜与绒毛的关系

第二节　胚胎、胎儿发育特征及胎儿生理特点

一、胚胎、胎儿的发育特征

妊娠8周前称胚胎,是主要器官分化发育的时期;从第9周起称胎儿,各器官进一步发育成熟的时期。胎儿发育的特征见表2-1。

表2-1　胎儿发育的特征

胎龄(孕周)	身长(cm)	顶臀长(cm)	体重(g)	特征
8周末				初具人形,超声显像可见心脏搏动
12周末	9	6~7	20	外生殖器发育,可初辨性别
16周末	16	12	110	可确认性别,部分孕妇可感胎动
20周末	25	16	320	孕妇自觉胎动,临床可听到胎心音
24周末	30	21	630	各器官均已发育,皮下脂肪开始沉积
28周末	35	25	1000	出生易患特发性呼吸窘迫综合征
32周末	40	28	1700	面部毳毛已脱,若出生,注意护理可存活
36周末	45	32	2500	指甲已超指、趾尖,若出生,生活能力良好
40周末	50	36	3400	出生后哭声响亮,吸吮力强,能很好存活

临床常用新生儿身长作为判断胎儿妊娠月份的依据。妊娠前5个月,胎儿身长(cm)=(妊娠月份)^2;妊娠后5个月,胎儿身长(cm)=妊娠月份×5。如妊娠4个月,胎儿身长(cm)=4^2=16cm;如妊娠6个月,胎儿身长(cm)=6×5=30cm。

二、胎儿的生理特点

(一)循环系统

1. 解剖学特点

(1)脐静脉1条:带有来自胎盘氧含量较高,营养较丰富的血液进入胎体。

(2)脐动脉2条:带有来自胎儿氧含量较低的混合血,进入胎盘与母血进行物质交换。

(3)动脉导管:位于肺动脉与主动脉弓间,出生后动脉导管闭锁成动脉韧带。

(4)卵圆孔:位于左右心房之间,多在出生后6个月完全闭锁。

2. 血液循环特点　来自胎盘的血液经胎儿腹前壁分三支进入胎儿体内:一支直接入肝,一支与门静脉汇合入肝,此二支血液经肝静脉入下腔静脉;另一支经静脉导管直接入下腔静脉。下腔静脉血是混合血,有来自脐静脉含氧量较高的血液,也有来自胎儿身体下半身含氧量较低的血液。

卵圆孔位于左右心房之间,其开口处正对下腔静脉入口,下腔静脉进入右心房的血液绝大部分经卵圆孔进入左心房。而从上腔静脉入右心房的血液,在正常情况下很少或不通过卵圆孔而是直接流向右心室进入肺动脉。由于肺循环阻力较高,肺动脉血大部分经动脉导管流入主动脉,仅部分血液经肺静脉进入左心房。左心房血液进入左心室,继而进入主动脉

直至全身后,经腹下动脉再经脐动脉进入胎盘,与母血进行气体及物质交换。可见胎儿体内无纯动脉血,而是动静脉混合血,各部分血液的含氧量不同,进入肝、心、头部及上肢的血液含氧和营养较高以适应需要。注入肺及身体下部的血液含氧和营养较少(图2-3)。

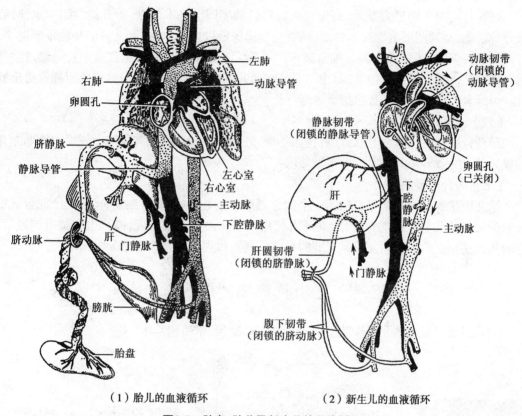

（1）胎儿的血液循环　　　　　　（2）新生儿的血液循环

图2-3　胎盘、胎儿及新生儿的血液循环

（二）血液系统

1. 红细胞生成　红细胞生成在妊娠早期主要是来自卵黄囊,妊娠10周肝脏是红细胞的主要生成器官,以后在骨髓、脾逐渐有造血功能。妊娠足月时,骨髓产生90%红细胞。胎儿红细胞的生命周期短,约为成人的2/3,需要不断生成红细胞。

2. 血红蛋白生成　胎儿的血红蛋白随妊娠的进展,逐渐由原始血红蛋白过渡为胎儿血红蛋白和成人血红蛋白。至临产时胎儿成人血红蛋白仅占25%。

3. 白细胞生成　妊娠8周以后,胎儿血循环中即出现白细胞,于妊娠12周,脾及胸腺产生淋巴细胞,成为体内抗体的主要来源,妊娠足月时白细胞计数可达（15~20）× 10^9/L。

（三）呼吸系统

胎儿在母体内不能自主呼吸,是由母体血液进入胎盘进行气体交换完成的。但胎儿出生前必须完成呼吸道(包括气管及肺泡)、肺循环及呼吸肌的发育,而且在中枢神经系统支配下能活动协调才能生存。B型超声波显示,妊娠16周时可见胎儿的呼吸运动,能使羊水进出呼吸道,使肺泡扩张及生长。

（四）神经系统

随妊娠进展,胎儿大脑逐渐发育长大。妊娠6个月,脑脊髓和脑干神经根的髓鞘开始形成,但主要发生在出生后1年内。妊娠中期胎儿内、外及中耳已形成,妊娠24~26周胎儿在宫内已能听见一些声音。妊娠28周胎儿眼对光开始出现反应,对形象及色彩的视觉出生后才逐渐形成。

（五）消化系统

妊娠11周时小肠已有蠕动,妊娠16周时胃肠功能即已基本建立,胎儿能吞咽羊水,吸收水分、氨基酸及其他可溶性营养物质,同时能排出尿液以控制羊水。胎儿肝脏功能不够健全,肝内缺乏许多酶,不能结合因红细胞破坏产生的大量游离胆红素。胆红素主要是经过胎盘由母体肝脏代谢后排出体外,仅有小部分是在胎儿肝内结合,通过胆道氧化成胆绿素排出肠道。胆绿素的降解产物导致胎粪呈黑绿色。

（六）泌尿系统

胎儿肾脏在妊娠11~14周时即有排尿功能,妊娠14周膀胱内已有尿液。妊娠中晚期胎儿尿成为羊水的重要来源并参与羊水循环。

（七）内分泌系统

胎儿甲状腺是胎儿期发育的第一个内分泌腺。于妊娠第6周开始发育,12周已能合成甲状腺激素。胎儿肾上腺发育好,胎儿肾上腺皮质主要由胎儿带组成,能产生大量甾体激素,与胎儿肝、胎盘、母体共同完成雌三醇的合成。妊娠12周胎儿胰腺开始分泌胰岛素。

第三节　胎儿附属物的形成与功能

胎儿附属物是指胎儿以外的组织,包括胎盘、胎膜、脐带和羊水。

一、胎　　盘

（一）胎盘的形成

胎盘(placenta)由羊膜、叶状绒毛膜和底蜕膜构成。是母体与胎儿进行物质交换的重要器官(图2-4)。

考点提示:

胎盘的构成及功能

1. 羊膜(amnion)　位于最内层,是胎盘的胎儿部分,为光滑、无血管、神经或淋巴的半透明薄膜。

2. 叶状绒毛膜(chorion frondosum)　位于中间层,是胎盘的主要部分。受精卵着床后,

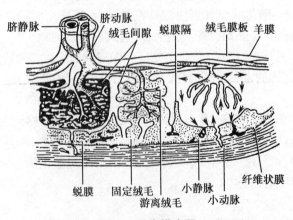

脐静脉　脐动脉　绒毛间隙　蜕膜隔　绒毛膜板　羊膜

蜕膜　固定绒毛　游离绒毛　小静脉　小动脉　纤维状膜

图2-4　胎盘模式图

滋养层细胞迅速增殖,内层为细胞滋养细胞,外层为合体滋养细胞,滋养层内面有一层细胞称胚外中胚层,与滋养层共同组成绒毛膜。在胚胎早期,整个绒毛膜表面的绒毛发育均匀,后与底蜕膜接触的绒毛因营养丰富不断分支发育良好,称为叶状绒毛膜。其余部分绒毛因缺乏血液供应而萎缩退化,称平滑绒毛膜。

3. 底蜕膜　贴近子宫的部分,构成胎盘的母体部分。固定绒毛的滋养层细胞与底蜕膜共同形成绒毛间隙的底,称为蜕膜板。从蜕膜板向绒毛膜伸出蜕膜间隔,不超过胎盘厚度的2/3,将胎盘母体面分成肉眼可见的20个左右母体叶。

（二）胎盘的结构

妊娠足月时,胎盘为圆形或椭圆形盘状,重450~650g,直径16~20cm,厚约2.5cm,中间厚,边缘薄。胎盘分为胎儿面和母体面,胎盘的羊膜部分为胎儿面,其中央或稍偏处附着脐带;贴近子宫较粗糙的一面为母体面,呈暗红色,由18~20个胎盘小叶组成。

（三）胎盘的功能

胎盘是母体与胎儿之间进行物质交换的重要器官,胎盘的功能极其复杂,不仅仅是单纯滤过作用。通过胎盘进行物质交换及转运的方式有:①简单扩散:即物质通过细胞质膜从高浓度区扩散至低浓度区,不消耗细胞能量。如O_2、CO_2、水、钾钠电解质等。②易化扩散:物质也是通过细胞质膜由高浓度区向低浓度区扩散,不消耗细胞能量,但细胞质膜上需有专一的载体转运,如葡萄糖的转运。③主动转运:物质通过细胞质膜由低浓度区逆方向扩散至高浓度区,需要消耗能量。如氨基酸、钙、铁及水溶性维生素等的转运。④其他:较大物质可通过细胞质膜裂隙,或通过细胞膜内陷吞噬后继之膜融合,形成小泡向细胞内移动等方式转运,如大分子蛋白质、免疫球蛋白等的转运。

胎盘主要有以下五大功能:

1. 气体交换　替代胎儿的呼吸功能。

母体和胎儿之间的O_2及CO_2靠胎盘以简单扩散的方式进行交换,替代胎儿呼吸功能。母体子宫动脉血氧分压（PO_2）为95~100mmHg,绒毛间隙内血PO_2为40~50mmHg,胎儿脐动脉血PO_2为20mmHg,经与母血交换后,脐静脉PO_2为30mmHg以上。尽管PO_2升高并不多,但因血红蛋白对O_2的亲和力强,携带氧能力由此得到改善,能从母血中获得充分的O_2。母亲的某些疾病如心功能不全、贫血、肺功能不良等会影响母血中PO_2,使母血PO_2降低,不利于胎儿O_2供应,易发生胎儿宫内生长受限或胎儿窘迫。母体子宫动脉血二氧化碳分压（PCO_2）为32mmHg,绒毛间隙内血PCO_2为38~42mmHg,较胎儿脐动脉血PCO_2 48mmHg稍低,但CO_2的扩散速度比O_2快20倍左右,故CO_2容易自胎儿通过绒毛间隙直接向母体迅速扩散。

2. 营养物质供应　替代胎儿的消化系统功能。葡萄糖是胎儿代谢的主要能源,胎儿体内的葡萄糖均来自母体,以易化扩散方式通过胎盘。氨基酸、钙、磷、碘和铁以主动运输方式通过胎盘。脂肪酸、钾、钠、镁,维生素A、D、E、K以简单扩散方式通过胎盘。胎盘中还含有多种酶,可将复杂物质分解为简单物质(如脂肪分解为自由脂肪酸)后供给胎儿,也能将简单物质合成后供给胎儿,如葡萄糖合成糖原等。

3. 排出胎儿代谢产物　替代胎儿的泌尿系统功能。胎儿的代谢产物如尿酸、尿素、肌酐、肌酸等,经胎盘进入母体血,由母体排出体外。

4. 防御功能　胎盘的屏障功能很有限。各种病毒(如风疹病毒、流感病毒、巨细胞病毒等)易通过胎盘侵袭胎儿;细菌、弓形虫、衣原体、支原体、螺旋体等可在胎盘形成病灶,破坏绒毛结构,从而感染胎儿;分子量小、对胎儿有害的药物亦可通过胎盘作用于胎儿,导致胎儿畸形甚至死亡,故妊娠期用药应慎重。母血中免疫抗体如IgG能通过胎盘,使胎儿在生后短时间内获得被动免疫力。

5.合成功能 胎盘能合成数种激素和酶,激素有蛋白、多肽和甾体激素,如人绒毛膜促性腺激素、人胎盘催乳素、雌激素、孕激素等。酶有缩宫素酶、耐热性碱性磷酸酶等。

(1)人绒毛膜促性腺激素(human chorionic gonadotropin, HCG):受精后第6天,胚泡一经着床,合体滋养细胞即开始分泌HCG,在受精后10天可自母体血清中测出,成为诊断早孕的最敏感方法。至妊娠后的10周血清HCG浓度达高峰,持续约10天迅速下降,至妊娠中晚期血清浓度仅为峰值的10%,产后2周内消失。

HCG的功能有:①作用于月经黄体,与黄体细胞膜上的受体结合,激活腺苷酸环化酶,产生生化反应以维持月经黄体寿命,使月经黄体增大成为妊娠黄体,增加甾体激素的分泌以维持妊娠;②促进雄激素芳香化转化为雌激素,同时能刺激黄体酮的形成;③抑制植物血凝素对淋巴细胞的刺激作用,HCG能吸附于滋养细胞表面,保护胚胎滋养层免受母体的免疫攻击;④刺激胎儿睾丸分泌黄体酮,促进男胎性分化;⑤与母体甲状腺细胞TSH受体结合,刺激甲状腺活性。

(2)人胎盘催乳素(human placental lactogen, HPL):胎盘合体滋养细胞于妊娠的5~6周开始分泌,至妊娠34~36周达高峰并维持至分娩,产后迅速下降,产后7小时即测不出。

HPL的功能有:①促进乳腺腺泡发育,刺激乳腺上皮细胞合成乳白蛋白、乳酪蛋白和乳珠蛋白,为产后泌乳作准备;②有促进胰岛素生成作用,使母血胰岛素值增高;③通过脂解作用提高游离脂肪酸、甘油的浓度,以游离脂肪酸作为能源,抑制对葡萄糖的摄取,使多余葡萄糖运送给胎儿,成为胎儿的主要能源,也成为蛋白质合成的能源来源;④抑制母体对胎儿的排斥作用。因此,HPL是通过母体促进胎儿发育的重要的"代谢调节因子"。

(3)雌激素和孕激素:妊娠早期由卵巢妊娠黄体产生,自妊娠第8~10周后由胎盘合成。妊娠期孕激素与雌激素协同,共同参与妊娠期母体各系统的生理变化。

(4)酶:胎盘能合成多种酶,主要有缩宫素酶和耐热性碱性磷酸酶,其生物学意义不十分清楚。缩宫素酶能使缩宫素分子灭活,起到维持妊娠的作用。当胎盘功能不良时,缩宫素酶活性降低,见于死胎、子痫前期和胎儿宫内发育迟缓时。耐热性碱性磷酸酶于妊娠16~20周时从母血中可以测出,随着妊娠进展而逐渐增加,胎盘娩出后此值下降,产后3~6天内消失。动态检测耐热性碱性磷酸酶的数值,可作为胎盘功能检查的一项指标。

二、胎　膜

胎膜(fetal membranes)是由平滑绒毛膜和羊膜组成。胎膜外层为绒毛膜,在发育过程中逐渐退化成平滑绒毛膜;羊膜为无血管膜,结实、坚韧而柔软,与覆盖胎盘、脐带的羊膜层相连。妊娠晚期,平滑绒毛膜与羊膜紧贴,但产后检查胎膜时可以将其完全分开。胎膜的功能是维持羊膜腔的完整性,对胎儿起保护作用。

三、脐　带

脐带(umbilical cord)是由胚胎发育过程中的体蒂发展而来,是连接胎儿与胎盘的条索状组织,胎儿借助脐带悬浮于羊水中。足月脐带长30~100cm,平均约55cm。脐带表面有羊膜覆盖,内有一条脐静脉,二条脐动脉,血管周围有保护脐血管的结缔组织,称华通胶。脐带是母体与胎儿气体交换、营养物质供应和代谢产物排出的重要通道。脐带受压使血流受阻致胎儿缺氧并危及胎儿生命。

四、羊　　水

羊水（amniotic fluid）充满于羊膜腔内的液体称羊水。妊娠早期羊水主要来自母体血清经胎膜进入羊膜腔的透析液，妊娠中期后，胎儿尿液为羊水的主要来源；羊水的吸收约50%由胎膜完成；胎儿吞咽羊水，足月妊娠胎儿每日可吞咽羊水500~700ml；脐带每小时能吸收羊水40~50ml；20孕周前，胎儿角化前皮肤有吸收羊水的功能，但量少。羊水在羊膜内不断进行液体交换以保持羊水量的动态平衡。母儿间的液体交换主要通过胎盘，每小时约3600ml。母体与羊水的交换主要通过胎膜，每小时约400ml。羊水与胎儿之间主要通过胎儿消化管、呼吸道、泌尿道以及角化前皮肤进行交换。随着胚胎的发育，羊水的量逐渐增加，正常足月妊娠羊水量约800~1000ml。妊娠早期时羊水为无色澄清液体，妊娠足月因含有脱落的毳毛、胎脂和上皮细胞等略混浊、不透明。羊水中含大量激素和酶。羊水呈中性或弱碱性，pH为7.20。羊水有保护胎儿和母体的功能：羊水使胎儿在羊膜腔内有一定的活动度，防止胎儿与羊膜粘连；保持羊膜腔内的温度恒定；使羊膜腔内压力均匀分布，保护胎儿不受外来损伤；减少母体因胎动引起的不适。临产时，羊水能传导子宫收缩的压力，同时形成前羊水囊有利于扩张子宫颈口及阴道；破膜后，羊水冲洗和润滑阴道可减少感染的发生。

第四节　妊娠期母体的变化及护理

一、妊娠期母体的生理变化

随着胚胎、胎儿的生长发育，胎盘产生的激素作用于母体，使母体各系统发生一系列适应性的解剖和生理性变化，以满足胎儿生长发育和分娩的需要，同时为产后的哺乳做好准备。

（一）生殖系统的变化

1. 子宫

（1）子宫大小：子宫变化最显著，早期妊娠子宫呈球形且不对称，随妊娠月份的增大，胎儿、胎盘及羊水的形成与发育，子宫体逐渐增大。妊娠晚期子宫多呈不同程度的右旋，与盆腔左侧有乙状结肠占据有关。子宫大小由非妊娠时的7cm×5cm×3cm增大至妊娠足月时的35cm×25cm×22cm；容量由非孕时5ml至足月妊娠时约5000ml，增加约1000倍；重量由非妊娠时50克增加到足月妊娠1100克，增加近20倍。

子宫的增大除有少量肌细胞数目的增加及结缔组织增生外，主要是肌细胞的肥大，胞质内充满具有收缩活性的肌动蛋白和肌浆球蛋白，为临产后子宫阵缩提供物质基础。子宫壁厚度非妊娠时约1cm，妊娠中期逐渐增厚，妊娠末期又渐薄，妊娠足月时约0.5~1.0cm。子宫各部增长速度：宫底于妊娠后期增长最快，宫体含肌纤维最多，子宫下段次之，宫颈最少。此特点适应临产后子宫收缩力由宫底向下递减，利于胎儿的娩出。

妊娠期子宫血管扩张、增粗，子宫血流量增加，以适应胎儿-胎盘循环的需要。子宫动脉逐渐由非妊娠时的屈曲至妊娠足月时变直，以适应胎盘绒毛间隙血流量增加的需要。妊娠足月时子宫血流量为450~650ml/min，其中80%~85%供应胎盘；过强宫缩可导致胎儿宫内缺氧;另一方面,有效的子宫收缩也是产后能使子宫胎盘剥离面迅速止血的主要机制。

（2）子宫峡部: 位于宫体与宫颈之间最狭窄的组织结构。非妊娠期长约1cm,随着妊娠的进展,峡部逐渐被拉长变薄,临产时长约7~10cm,成为产道的一部分,称为子宫下段,是产科手术学的重要解剖结构。

（3）子宫颈: 在激素的作用下,宫颈充血、组织水肿,宫颈外观肥大、着色,质地软,呈紫蓝色。宫颈的主要成分为胶原丰富的结缔组织,不同时期这些结缔组织的重新分布,使妊娠期宫颈关闭维持至足月,分娩期宫颈黏液增多,形成黏液栓,富含免疫球蛋白及细胞因子,具有保护宫腔免受外来感染侵袭的作用。

2. 卵巢　略增大,停止排卵。一侧卵巢可见妊娠黄体,其分泌雌、孕激素以维持妊娠。妊娠黄体可维持10周,10周后由胎盘取代黄体功能,孕3~4个月时,黄体开始萎缩。

3. 输卵管　妊娠期输卵管伸长变粗,但肌层无明显肥厚,黏膜上皮细胞变化偏平,在基质中可见蜕膜细胞。有时黏膜呈蜕膜样改变。

4. 阴道　阴道黏膜着色、增厚,组织变松软,伸展性增加。阴道脱落细胞及分泌物增多呈白色糊状。阴道上皮细胞含糖原增加,乳酸含量增多,使阴道pH降低,不利于致病菌生长,有利于防止感染。

5. 外阴　妊娠期外阴部充血,皮肤增厚,大小阴唇色素沉着,大阴唇内血管增多及结缔组织松软,故伸展性增加,有利于分娩时胎儿通过。妊娠时由于增大的子宫压迫,盆腔及下肢静脉血回流障碍,部分孕妇可有外阴或下肢静脉曲张,产后多自行消失。

（二）乳房

妊娠期间胎盘分泌大量雌激素、孕激素,雌激素刺激乳腺腺管发育,孕激素刺激乳腺腺泡发育,垂体生乳素、胎盘催乳素等多种激素,参与乳腺发育完善,为泌乳作准备,但妊娠期间并无乳汁分泌,可能与大量雌激素、孕激素抑制乳汁生成有关。妊娠早期乳房开始增大,充血明显。孕妇自觉乳房发胀是早孕的常见表现。随着乳腺腺泡增生导致乳腺增大并出现结节。乳房增大、乳头乳晕着色,乳晕上的皮脂腺肥大形成散在的小隆起,称蒙氏结节（Montgomery tubercles）。在妊娠后期,挤压乳房时可有少量稀薄黄色液体溢出,称初乳（colostrum）。产后胎盘娩出,雌、孕激素水平迅速下降,新生儿吸吮乳头时,乳汁正式分泌。

（三）循环及血液系统

1. 心脏　随着妊娠子宫的增大,子宫使膈肌升高,心脏向左、上、前方移位,心脏沿纵轴顺时针方向扭转,加之血流量增加及血流速度加快,心浊音界稍扩大,心尖搏动左移1~2cm。心脏容量从妊娠早期至孕末期约增加10%,心率每分钟增加约10~15次。由于心脏左前移位并使大血管扭曲,心脏容量增加及血流加速,出现心尖部左移和浊音界稍大,在心尖区及肺动脉瓣区可听到柔和的吹风样收缩期杂音,产后逐渐消失。

2. 心输出量和血容量　心输出量约自妊娠10周即开始增加,至妊娠32~34周达高峰,约增加35%,平均增加1500ml,使血液稀释,出现生理性贫血。心输出量增加为孕期循环系统最重要的改变,临产后在第二产程心输出量也显著增加。有基础心脏病的孕妇易在妊娠、分娩期发生心衰。

3. 血压　妊娠早期及中期血压偏低,妊娠24~26周后血压轻度升高。妊娠期收缩压不发生改变,舒张压因外周血管扩张而降低,脉压稍增大。孕妇血压受体位影响,坐位时血压略高于仰卧位。

4. 静脉压　随妊娠月份的增加,回流入下腔静脉的血量增多,加之妊娠子宫的压迫,下肢、外阴和直肠的静脉压升高,可出现下肢及外阴静脉曲张或痔。孕妇仰卧位时,妊娠子宫压迫下腔静脉,使回心血量和搏出血量均减少,可发生仰卧位低血压综合征(supine hypotensive syndrome)。侧卧位能解除子宫压迫,改善血液回流。因此,妊娠中、晚期鼓励孕妇侧卧位休息。

5. 血液成分

(1)红细胞: 妊娠期骨髓不断产生红细胞,网织红细胞轻度增加。非孕期妇女的红细胞计数为4.2×10^{12}/L,血红蛋白值约130g/L,血细胞比容为0.38~0.47;妊娠后,由于血细胞稀释,红细胞计数约为3.6×10^{12}/L,血红蛋白值约110g/L,血细胞比容为0.31~0.34。为适应红细胞增生、胎儿生长和孕妇各器官生理变化需要,在妊娠中、晚期应补充铁剂,以防缺铁性贫血。

(2)白细胞: 妊娠期白细胞计数轻度增加,一般为(5~12)$\times 10^9$/L,有时可达15×10^9/L,主要为中性粒细胞增加,淋巴细胞增加不明显,单核细胞及嗜酸性粒细胞几乎无改变。

(3)凝血因子: 妊娠期凝血因子Ⅱ、Ⅴ、Ⅶ、Ⅷ、Ⅸ、Ⅹ均增加,仅凝血因子Ⅺ和ⅩⅢ降低,使血液处于高凝状态,产后胎盘剥离面血管内迅速形成血栓,是预防产后出血的另一重要机制。血小板数无明显改变。妊娠血沉加快,可达100mm/h。

(4)血浆蛋白: 由于血液稀释,血浆蛋白自妊娠早期开始降低,至妊娠中期达60~65g/L,主要是白蛋白减少,约为35g/L,以后维持此水平至分娩。

(四)泌尿系统

由于孕妇及胎儿代谢产物增多,肾脏负担加重。肾血流量(renal plasma flow, RPF)及肾小球滤过率(glomerular filtration rate, GFR)比孕前增加,整个妊娠期间维持高水平。与非孕期相比, RPF约增加35%, GFR约增加50%。由于GFR增加,而肾小管对葡萄糖再吸收能力不能相应增加,故约15%的孕妇饭后可出现糖尿,应注意与真性糖尿病相鉴别。输尿管在孕激素作用下,张力减低,轻度扩张,蠕动减弱,尿液滞留,易导致感染,可发生肾盂肾炎。由于子宫右旋,右侧输尿管受压,所以右侧肾盂肾炎更为常见。增大的子宫或胎头压迫膀胱可引起尿频。

(五)呼吸系统

妊娠早期孕妇的胸廓即发生改变,表现为肋膈角增宽、肋骨向外扩展,胸廓横径及前后径加宽使周径加大,膈肌上升使胸腔纵径缩短,但胸腔总体积不变,肺活量不受影响。妊娠中期肺通气量增加大于耗氧量,孕妇有过度通气现象,这有利于提供孕妇和胎儿所需的氧气。妊娠后期因子宫增大,腹肌活动幅度减少,使孕妇以胸式呼吸为主,气体交换保持不减。呼吸次数于妊娠期变化不大,每分钟不超过20次,但呼吸较深大。

(六)消化系统

妊娠期受雌激素影响,牙龈充血、水肿、增生,晨间刷牙时易有牙龈出血,少数孕妇牙龈出现血管灶性扩张,即妊娠龈瘤,分娩后自然消失。孕激素使平滑肌张力降低、肌肉松弛。胃贲门括约肌松弛,胃内酸性内容物逆流至食管下部产生胃烧灼感;胃排空时间延长,易出现上腹部饱满感。肠蠕动减弱,粪便在大肠停留时间延长而出现便秘,加之直肠静脉压增高,孕妇易发生痔或使原有痔加重。

(七)内分泌系统

妊娠期垂体稍增大,尤其在妊娠末期,腺垂体增大明显。嗜酸细胞肥大、增多,形成"妊娠细胞",约于产后10天左右恢复。产后有出血性休克者,可使增生、肥大的垂体缺血、坏死,导致希恩综合征（Sheehan syndrome）。妊娠期垂体分泌的促性腺激素减少,故卵巢内的卵泡不再发育成熟,也无排卵。垂体催乳素随妊娠进展而增量,至分娩前达高峰,为非妊娠期的20倍,与其他激素协同作用,促进乳腺发育,为产后泌乳做准备。促甲状腺激素（TSH）和促肾上腺皮质激素（ACTH）分泌增加,但无甲状腺或肾上腺皮质功能亢进的表现。

（八）皮肤

妊娠期垂体分泌促黑素细胞刺激素（MSH）增多,加之大量的雌、孕激素有黑色素细胞刺激效应,使黑色素增加,导致孕妇面部、乳头、乳晕、腹白线、外阴等出现色素沉着。随着妊娠月份增大,孕妇腹壁皮肤的弹性纤维断裂出现紫红色条纹,称妊娠纹（striae gravidarum）,多见于初产妇,产后变为银白色。

（九）新陈代谢

1. **基础代谢率**　于妊娠早期下降,妊娠中期略增高,至妊娠晚期可增高15%~20%。妊娠期每日需要约300kcal,总能量约80 000kcal。

2. **体重**　妊娠期体重的增加主要来自子宫及内容物、乳房、增加的血容量、组织间液以及少量的母体脂肪和蛋白的贮存。于妊娠12周前无明显变化,以后体重平均每周增加不超过0.5kg,孕妇平均体重增加12.5kg。母亲孕前体重及孕期增加的体重与胎儿出生体重密切相关。

3. **碳水化合物代谢**　妊娠期胰腺分泌胰岛素增多,胎盘产生的胰岛素酶、激素等拮抗胰岛素致其分泌相对不足。孕妇空腹血糖值略低,餐后高血糖和高胰岛素血症,以利于对胎儿葡萄糖的供给。妊娠期糖代谢的特点和变化可致妊娠期糖尿病的发生。

4. **脂肪代谢**　妊娠期肠道吸收脂肪能力增强,血脂较孕前增加约50%,脂肪较多存积。妊娠期能量消耗多,糖原储备少。当能量消耗过多时,体内动用大量脂肪,血中酮体增加,容易发生酮血症。孕妇尿中出现酮体,多见于妊娠剧吐或产程延长、能量消耗过大使糖原储备量相对减少时。

5. **蛋白质代谢**　孕妇妊娠期间对蛋白质需求增加,呈正氮平衡。妊娠期体内需储备足够的蛋白质,除供给胎儿生长发育、子宫增大、乳房发育的需要外,还要为分娩期的消耗做好准备。

6. **矿物质代谢**　妊娠期供给胎儿生长发育及体内储存,需要大量的钙、磷、铁。孕妇如对钙的摄入不足或吸收不良,可引起低血钙、肌肉痉挛,严重缺钙时胎儿从母体骨骼中吸取钙,从而引起骨质疏松、骨软化症。妊娠期随胎儿生长发育,孕妇对铁的需要量不断增加,如摄入量不足,易出现缺铁性贫血。

（十）骨骼、关节及韧带

妊娠期间骨质通常无改变。部分孕妇自觉腰骶部及肢体疼痛不适,可能与由胎盘分泌的松弛素使骨盆韧带及椎骨间的关节、韧带松弛有关。妊娠晚期,孕妇身体重心前移,为保持身体平衡,孕妇腰部向前挺出,头部、肩部向后仰,形成孕妇特有的姿势。

二、妊娠期母体的心理变化

妊娠虽然是一种自然的生理现象,但对孕妇及家庭成员而言,仍是一生中尤为重要的事情,是一种挑战,是生活的转折点,因此会伴随不同程度的压力和焦虑。妊娠期良好的心理适应有助于产后亲子关系的建立及母亲角色的完善。随着新生命的来临,家庭中角色发生重新定位和认同,原有的生活型态和互动情形也发生改变。了解孕妇妊娠期心理的变化,护理人员及家庭成员给予适当的照顾,使孕妇能妥当的调适。

(一)惊讶和震惊

在怀孕初期,不管是否计划中妊娠,几乎所有的孕妇都会产生惊讶和震惊的反应。

(二)矛盾心理

在惊讶和震惊的同时,孕妇可能会出现矛盾心理,尤其是在妊娠早期,原先未计划妊娠的孕妇,可能因工作,学习、家庭条件等原因暂时不想妊娠,此时既享受妊娠的喜悦又觉得怀孕不是时候。当孕妇自觉胎儿在腹中活动时,多数孕妇会改变当初对怀孕的态度。

(三)接受

随着妊娠的进展,尤其是胎动的出现,孕妇真正感受到孩子的存在,可出现"筑巢反应",计划为孩子购买衣服、睡床等,关注孩子的喂养和生活护理等方面的知识,给未出生的孩子起名字、猜测性别等,甚至有些孕妇在计划着孩子未来的职业。

(四)情绪波动

妊娠期情绪波动较大,可能是由于体内激素的作用。表现为易激动,为一些极小的事情而生气、哭泣。有些孕妇,上个星期能接受的事情,下星期会觉得忍受不了,常使配偶觉得茫然不知所措,严重者会影响夫妻间感情。

(五)内省

妊娠期孕妇变得专注于自己及身体,表现出以自我为中心,注重穿着、体重和一日三餐,同时也较关心自己的休息,喜欢独处。这种专注使孕妇能计划、调节、适应,以迎接新生儿的来临。内省行为可能会使配偶及其他家庭成员感受冷落而影响相互之间的关系。

第五节 妊 娠 诊 断

妊娠期全过程从末次月经的第1天开始计算,孕龄为280天,即40周。临床上将妊娠全过程分为三个时期,妊娠在13周末之前为早期妊娠;妊娠在14~27周末为中期妊娠;妊娠在28周及其后为晚期妊娠。

一、早期妊娠诊断

(一)病史

1.停经 月经周期正常且有性生活史的生育年龄妇女,一旦月经过期10天以上,应首先考虑妊娠。

2.早孕反应 半数左右妇女,在停经6周左右出现恶心、呕吐、食欲减退和偏食,称之早孕反应,一般在12周左右自然消失。

3.尿频 排尿次数增加,子宫增大压迫膀胱而引起。

(二)临床表现

1.乳房 乳房增大、乳头乳晕着色。

2.妇科检查 阴道黏膜和宫颈阴道部充血呈紫蓝色。停经6~8周时,双合诊检查子宫峡部极软,感觉子宫体与子宫颈似不相连,称黑加征(Hegar sign)。

(三)辅助检查

1.妊娠试验 利用孕卵着床后滋养细胞分泌HCG,并经孕妇尿液中排出的原理,用免疫学方法测定受检者血或尿中的HCG含量升高,结果阳性结合临床表现可协助诊断早期妊娠。

2. 超声检查　经阴道B型超声检查最早在停经5周左右子宫内可见妊娠囊,如腔内见到胚芽和原始心管搏动,可确诊为宫内活胎。用超声多普勒仪在增大的子宫区域,能听到有节律、单一高调的胎心音,胎心率为110~160次/分。

3. 宫颈黏液检查　宫颈黏液量少、黏稠,拉丝度差,涂片干燥后光镜下仅见排列成行的椭圆体,不见羊齿植物叶状结晶,则早期妊娠的可能性较大。

4. 基础体温测定　双相型体温的已婚妇女,停经后高温期持续在18天以上,早孕可能性很大。高温相持续超过3周,早期妊娠的可能性更大。

二、中晚期妊娠诊断

中、晚期妊娠是胎儿生长和各器官发育成熟的重要时期,主要的妊娠诊断是判断胎儿生长发育情况、宫内状况和发育胎儿畸形。

（一）病史

有早期妊娠经过,自觉腹部逐渐增大。初孕妇于妊娠20周感到胎动,经产妇感觉略早于初产妇。胎儿随妊娠进展逐渐增强,至妊娠32~34周达高峰,妊娠38周后逐渐减少。

（二）临床表现

1. 子宫的变化　子宫增大,宫底升高,测量宫底高度来判断妊娠周数(表2-2)。

表2-2　不同妊娠周期的子宫底高度及子宫长度

妊娠周数	手测子宫底高度	尺测耻上子宫底高度（cm）
12周末	耻骨联合上2~3横指	
16周末	脐耻之间	10
20周末	脐下1横指	18（15.3~21.4）
24周末	脐上1横指	24（22.0~25.1）
28周末	脐上3横指	26（22.4~29.0）
32周末	脐与剑突之间	29（25.3~32.0）
36周末	剑突下2横指	32（29.8~34.5）
40周末	脐与剑突之间或略高	33（30.0~35.3）

2. 胎动　胎儿在宫腔内活动,于妊娠18~20周孕妇自觉胎动,正常胎动数每小时3~5次。

3. 胎心音　妊娠18~20周后,临床上可听到胎心音,正常胎心音每分钟110~160次。

4. 胎体　妊娠24周后,在孕妇腹壁分别触到胎体的各个部分。

（三）辅助检查

1. 超声检查　B型超声显像法不仅能显示胎儿的数目、胎产式、胎先露、胎方位、有无胎心搏动、胎盘位置及其与宫颈内口的关系、羊水量、评估胎儿体重,还能测量胎头双顶径、股骨长等多条径线,了解胎儿生长发育情况。超声多普勒法可探查胎心音、胎动音、脐带血流音及胎盘血流音。

2. 胎儿心电图　目前国内常用间接法检测胎儿心电图,通常于妊娠12周以后显示较规律的图形,于妊娠20周后的成功率更高。

三、胎产式、胎先露、胎方位

胎儿姿势是胎儿在子宫内的姿势。正常的胎姿势为胎头俯屈,颏部贴近胸壁,脊柱略前弯,四肢屈曲交叉于胸腹前,其体积及体表面积均明显缩小,整个胎体成为头端小、臀端大的椭圆形。

(一)胎产式

胎产式(fetal lie)指胎儿身体纵轴与母体身体纵轴之间的关系。两轴平行者称纵产式,占妊娠足月分娩总数的99.75%。两轴垂直者称横产式,仅占妊娠足月分娩总数的0.25%。两轴交叉者称斜产式,属暂时的,在分娩过程中转为纵产式,偶尔转为横产式(图2-5)。

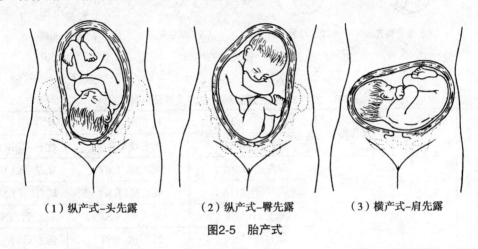

(1)纵产式-头先露　　(2)纵产式-臀先露　　(3)横产式-肩先露

图2-5　胎产式

(二)胎先露

胎先露(fetal presentation)指最先进入骨盆入口的胎儿部分。胎先露分别有头先露、臀先露、肩先露。头先露(图2-6)分别有枕先露、前囟先露、额先露、面先露;臀先露(图2-7)分别有混合臀先露、单臀先露和足先露。

(三)胎方位

胎方位(fetal position)即胎先露的指示点与母体骨盆的关系。枕先露以枕骨、面先露以颏骨、臀先露以骶骨、肩先露以肩胛骨为指示点。依指示点与母体骨盆的关系而有不同的胎位(表2-3)。

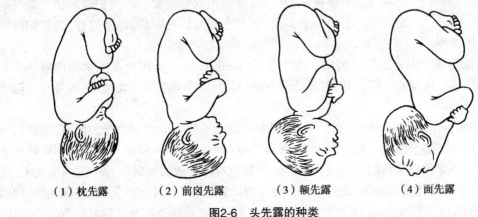

(1)枕先露　　(2)前囟先露　　(3)额先露　　(4)面先露

图2-6　头先露的种类

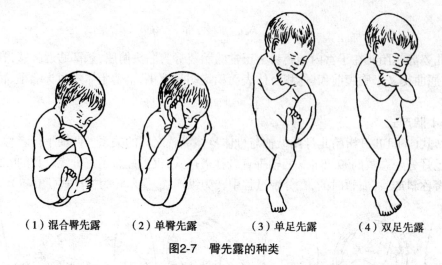

（1）混合臀先露　　（2）单臀先露　　（3）单足先露　　（4）双足先露

图2-7　臀先露的种类

表2-3　胎产式、胎先露和胎方位的关系及种类

纵产式	头先露	枕先露	枕左前（LOA）	枕左横（LOT）	枕左后（LOP）
			枕右前（ROA）	枕右横（ROT）	枕右后（ROP）
		面先露	颏左前（LMA）	颏左横（LMT）	颏左后（LMP）
			颏右前（RMA）	颏右横（RMT）	颏右后（RMP）
	臀先露		骶左前（LSA）	骶左横（LST）	骶左后（LSP）
			骶右前（RSA）	骶右横（RST）	骶右后（RSP）
横产式	肩先露		肩左前（LS$_c$A）	肩左后（LS$_c$P）	
			肩右前（RS$_c$A）	肩右后（RS$_c$P）	

第六节　产前检查与孕期保健

【概述】

　　定期产前检查的目的是明确孕妇和胎儿的健康状况，及早发现并治疗妊娠合并症和并发症（如妊娠期高血压疾病、妊娠合并心脏病等），及时纠正胎位异常，及早发现胎儿发育异常。产前护理评估主要是通过定期产前检查来实现，收集完整的病史资料、体格检查，为孕妇提供连续的整体护理。

　　产前保健属于围生医学的范畴。围生医学（perinatology）是研究在围生期内对围产儿及孕产妇的卫生保健的一门科学，对降低围生期母儿死亡率和病残儿发生率、保障母儿健康具有重要意义。

　　围生期（perinatal period）是指产前、产时和产后的一段时间。对孕产妇而言，要经历妊娠、分娩和产褥期3个阶段。对胎儿而言，要经历受精、细胞分裂、繁殖、发育，从不成熟到成熟和出生后开始独立生活的复杂变化过程。国际上对围生期的规定有4种：①围生期Ⅰ：从妊娠28周（即胎儿体重≥1000g或身长≥35cm）至产后1周。②围生期Ⅱ：从妊娠20周（即胎儿体重≥500g或身长≥25cm）至产后4周。③围生期Ⅲ：从妊娠28周至产后4周。④围生期Ⅳ：

从胚胎形成至产后1周。我国采用围生期I来计算围生期死亡率。

产前检查是监测胎儿发育和宫内生长环境,监护孕妇各系统变化,促进健康教育与咨询,提高妊娠质量,减少出生缺陷的重要措施。规范和系统的产前检查是确保母儿健康与安全的关键环节。

产前检查的目的:是为了明确孕妇和胎儿的身体健康状况;估计和核对孕期或胎龄;及早发现并治疗妊娠合并症和并发症;及时发现并处理胎位异常和胎儿发育异常;及早发现胎儿发育异常;卫生保健指导;做好分娩准备;初步确定分娩方案。

产前检查的时间与次数:由于产前诊断工作的开展,产前检查时间应以确诊早孕时开始。首次产前检查未发现异常,于妊娠20~36周每4周检查1次,妊娠37周及其后每周检查1次,共行产前检查9~11次。高危孕妇应酌情增加产前检查次数。对有遗传病生育史或家族史、不明原因反复流产、死胎、死产的孕妇,应由专科医师作遗传咨询。

【护理评估】

（一）健康史

1.年龄　年龄过小（<18岁）或过大（>35岁）容易难产;35岁以上高龄初孕妇容易发生妊娠期特有疾病,如妊娠期高血压疾病、妊娠期糖尿病;分娩时易出现产力、产道异常等。

2.职业　职业中如接触有毒、有害或放射性物质的孕妇。放射线可诱发基因突变导致畸形,长期接触铅、汞、苯、有机磷农药、一氧化碳等有毒物质,可能导致流产、死胎、胎儿畸形等,故孕妇应避开这些影响因素。

3.月经史　询问月经初潮的年龄、月经周期及其是否规律,月经周期的长短影响了预产期的推算和胎儿生长发育的监测。

4.孕产史　了解既往的孕产史及其分娩方式,有无流产、早产、难产、死胎、死产、产后出血史。

5.本次妊娠过程　了解本次妊娠早孕反应出现时间、严重程度,有无病毒感染史及用药情况,胎动开始时间,妊娠过程中有无阴道流血、头痛心悸、下肢浮肿等情况。

6.既往史　了解过去有无高血压、心脏病、糖尿病、严重肝肾疾病等病史,注意其发病时间与治疗情况,了解有无手术史。

7.家族史　询问家族中有无高血压、糖尿病、结核病等病史。

8.丈夫健康状况　了解孕妇的丈夫有无烟酒嗜好及遗传性疾病。

9.推算预产期（expected date of confinement, EDC）　问清末次月经（last menstrual period, LMP）。计算方法:末次月经第1天起,月份加9或减3,日期加7,即为预产期。如为阴历,月份加9,或减3,日期加15,即为预产期。实际分娩日期与推算预产期可能相差1~2周。若孕妇记不清末次月经的日期,则可根据早孕反应开始时间、胎动开始时间、手测子宫底高度加以推算。

（二）身体评估

1.全身检查　观察发育、营养、精神状态,注意步态及身高,身材矮小（<145cm）者常伴有骨盆狭窄。检查心肺有无异常,测量血压和体重,孕妇正常时血压不应超过140/90mmHg,或与基础压相比不应超过30/15mmHg,超过者属于病理状态。妊娠晚期体重增长每周不应超过500克,超过者应注意水肿或隐性水肿的发生。

2.产科检查　包括腹部检查、骨盆测量、阴道检查、肛诊和绘制妊娠图。检查前先告知孕妇检查的目的、步骤,检查时动作尽可能轻柔,以取得合作。检查者如为男医师,则应有护士陪同,注意保护被检查者的隐私。

（1）腹部检查:孕妇排尿后仰卧在检查床上,头部稍垫高,暴露腹部,双腿略屈曲稍分开,使腹肌放松。检查者站立在孕妇的右侧。

1）视诊:注意腹形大小,腹部有无妊娠纹,瘢痕和水肿。对腹部过大者,应考虑双胎、羊水过多、巨大儿的可能;对腹部过小、子宫底过低者,应考虑胎儿生长受限、孕周推算错误等;如孕妇腹部向前突出(尖腹)或向下悬垂(悬垂腹),应考虑有骨盆狭窄的可能。

2）触诊:先用软尺测量子宫长度及腹围,子宫长度是从耻骨联合上缘到宫底的距离,腹围是平脐绕腹一周的数值。随后进行四步触诊法(four maneuvers of Leopold)检查子宫大小、胎产式、胎先露、胎方位以及胎头是否衔接(图2-8)。检查前三步时,检查者面向孕妇头端,检查第四步时检查者面向孕妇足端。

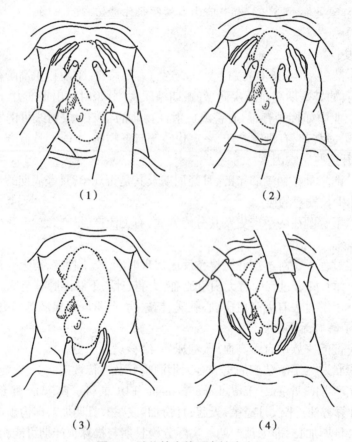

（1）　　　　　　　　　　　（2）

（3）　　　　　　　　　　　（4）

图2-8　胎位检查的四步触诊法

第一步　检查者两手置于子宫底部,手测子宫底高度,根据其高度估计胎儿大小与妊娠月份是否相符,同时分辨在子宫底部是胎头或是胎臀,若为胎头硬而圆且有浮球感,若为胎臀则柔软而宽且形态不规则。

第二步　检查者两手掌分别置于腹部左右侧,一手固定一手轻轻深按交替进行检查。触及平坦饱满部分为胎背,触及到变形、高低不平,有较多小结节的为胎儿肢体。并确定胎背及肢体位于腹部的前方、侧方或后方。

第三步　检查者右手拇指与其他四指分开,置于骨盆入口上方握住胎先露,进一步查清是胎头或胎臀,左右推动,了解先露部入盆情况。倘先露浮动者为未入盆;若不能被推动,则已衔接。

第四步 检查者两手置于先露部两侧,沿骨盆入口向下深压,进一步确定先露及其入盆程度,如遇胎先露已衔接,头、臀难以鉴别时,可做肛查,协助诊断。

3)听诊:胎心音在靠近胎背侧上方的孕妇腹壁上听得最清楚。枕先露时,胎心在脐下左(右)侧;臀先露时,胎心在脐上左(右)侧;肩先露时,胎心在靠近脐部下方听得最清楚(图2-9)。听诊部位取决于先露部和其下降程度。

(2)骨盆测量:了解骨产道情况,以判断胎儿能否经阴道分娩。分为骨盆外测量和骨盆内测量两种。

1)骨盆外测量:骨盆外测量能间接判断骨盆大小及其形状,操作简便,用骨盆测量器测量以下径线。

①髂棘间径(interspinal diameter, IS):孕妇取伸腿仰卧位。测量两侧髂前上棘外缘间的距离(图2-10),正常值为23~26cm。

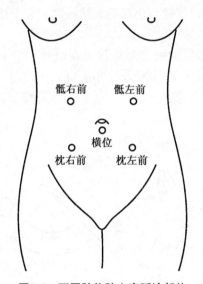

图2-9 不同胎位胎心音听诊部位

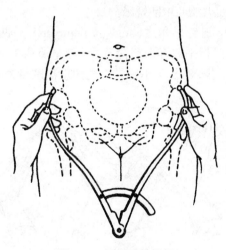

图2-10 测量髂棘间径

②髂嵴间径(intercrestal diameter, IC):孕妇取伸腿仰卧位。测量两侧髂嵴外缘间最宽的距离(图2-11),正常值为25~28cm。

③骶耻外径(external conjugate, EC):孕妇取左侧卧位,右腿伸直,左腿屈曲。测量第五腰椎棘突下至耻骨联合上缘中点的距离(图2-12),正常值为18~20cm。

④坐骨结节间径(intertuberous diameter, IT)或称出口横径(transverse outlet, TO):孕妇取仰卧位,两腿向腹部弯曲,双手抱双膝。测量两坐骨结节内缘间的距离(图2-13),正常值为8.5~9.5cm。也可用检查者的手拳概测,能容纳成人横置手拳则属正常。如出口横径小于8cm,应测量出口后矢

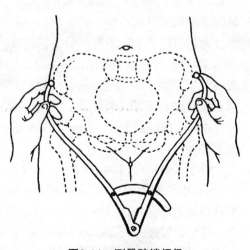

图2-11 测量髂嵴间径

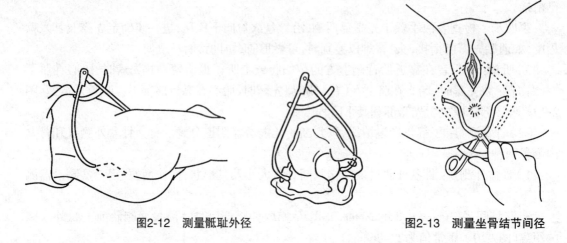

图2-12　测量骶耻外径　　　　　　　　　　　　　图2-13　测量坐骨结节间径

状径(坐骨结节间径中点至骶尖),正常值为9cm,出口横径与出口后矢状径之和大于15cm者,一般足月胎儿可能娩出。

⑤耻骨弓角度(angle of pubic arch):两手拇指指尖斜着对拢放置在耻骨联合下缘,左右两拇指平放在耻骨降支上,测量所得的两拇指间角度为耻骨弓角度(图2-14),正常值为90°,小于80°为不正常。此角度反映骨盆出口横径的宽度。

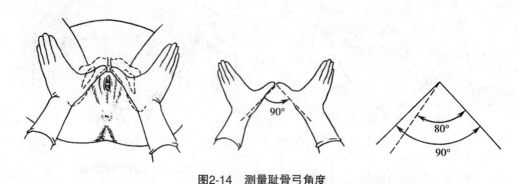

图2-14　测量耻骨弓角度

2)骨盆内测量(internal pelvimetry):骨盆外测量有狭窄者,应进一步做骨盆内测量,测量时孕妇取仰卧截石位。妊娠24~36周、阴道松软时测量为宜,过早测量阴道较紧,近预产期测量容易引起感染。主要测量的径线有:

①对角径(diagonal conjugate,DC):为骶岬上缘中点至耻骨联合下缘间的距离。检查者一手示、中指伸入阴道,用中指尖触骶岬上缘中点,示指上缘紧贴耻骨联合下缘,并标记示指与耻骨联合下缘的接触点。中指尖至此接触点的距离,即为对角径(图2-15)。正常值为12.5~13cm,此值减去1.5~2cm,即为真结合径值,正常值为11cm。如触不到骶岬,说明此径线大于12.5cm。

②坐骨棘间径(bi-ischial diameter):测量两坐骨棘间距离,正常值为10cm。检查者一手的示指、中指伸入阴道内,分别触及两侧坐骨棘,估计其间的距离(图2-16)。坐骨棘间径是中骨盆最短的径线,此径线过小会影响分娩过程中胎头的下降。

③坐骨切迹(incisura ischiadica)宽度:即骶骨韧带的宽度,为坐骨棘与骶骨下部间距离。将阴道内的示指置于韧带上移动(图2-17),能容纳3横指(5.5~6cm)为正常,否则为中骨盆狭窄。

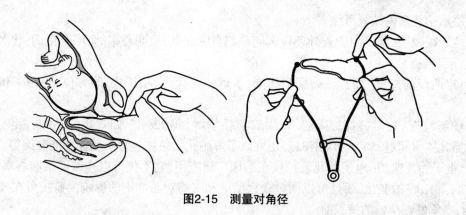

图2-15　测量对角径

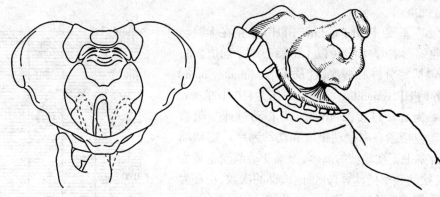

图2-16　测量坐骨棘间径　　　图2-17　测量坐骨切迹宽度

（3）阴道检查：确诊早孕时即应行阴道检查。妊娠最后一个月以及临产后，应避免不必要的检查。必要时在严密消毒下进行。

（4）肛门指诊检查：以了解胎先露部、骶骨前面弯曲度、坐骨棘及坐骨切迹宽度以及骶骨关节活动度，并测量出口后矢状径。

（5）绘制妊娠图（pregnogram）：将各项检查结果如血压、体重、宫高、腹围、胎位、胎心率等填于妊娠图中，绘成曲线图，观察动态变化，及早发现并处理孕妇或胎儿的异常情况。

（三）心理社会评估

评估孕妇对妊娠的态度及接受程度，对妊娠有无不良的情绪反应，对分娩有无恐惧和焦虑心理。

（四）辅助检查

常规检查血常规、尿常规、血型（ABO和Rh）、肝功能、肾功能、糖耐量、HBsAg、梅毒螺旋体、唐氏筛查、HIV筛查等。超声检查可观察胎儿生长发育情况、羊水量、胎位、胎盘位置、胎盘成熟度等。

（五）胎儿健康状况评估

1. 胎儿宫内监护

（1）妊娠早期：行妇科检查确定子宫大小是否与孕周相符；B型超声检查在妊娠第5周可见到妊娠囊；妊娠6周时，可再见到胚芽和原始心管搏动。

（2）妊娠中期：测量宫底高度和腹围，判断子宫大小是否与停经周数相符；监测胎心音和胎动，正常胎心音每分钟110~160次；胎动若计数≥6次/2小时为正常，<6次/2小时或减少

50%者提示胎儿宫内缺氧可能。

（3）妊娠晚期：除产科检查外还应询问孕妇自觉症状，监测心率、血压变化，下肢水肿及必要的全身检查。

1）定期产前检查：测宫底高度和腹围，了解胎儿大小、胎产式、胎方位、胎心率和胎动计数。

2）B超检查：通常妊娠22周起，每周双顶径值增加0.22cm。如双顶径达8.5cm以上，则91%的胎儿体重超过2500g。应用B超，还可以了解胎儿染色体异常及胎盘功能分级等。

3）电子胎儿监护：电子胎儿监护仪在临床广泛应用，它不仅可以连续记录胎心率（fetal heart rate，FHR）的变化，而且可以同时观察胎动和宫缩对胎心率的影响。监护可在妊娠32周开始，高危妊娠孕妇酌情提前。

①监测胎心率

A. 胎心率基线（FHR-baseline，BFHR）：指在无胎动和无子宫收缩影响时，10分钟以上的胎心率平均值。胎心率基线包括每分钟心搏次数（beats per minute，bpm）及FHR变异（FHR variability）。正常FHR为110~160bpm。若<110bpm为心动过缓，>160bpm为心动过速。胎心率基线摆动包括胎心率摆动幅度和摆动频率。摆动幅度是指胎心率上下摆动波的高度，振幅变动范围正常为6~25bpm。摆动频率指计算1分钟内波动的次数，正常为≥6次。正常范围胎心率变异表示胎儿有一定储备能力，是胎儿健康的表现。FHR基线变平即变异消失，提示胎儿储备能力丧失（图2-18）。

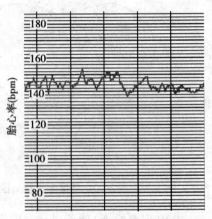

图2-18　胎心率基线与摆动

B. 胎心率一过性变化：受胎动、宫缩、触诊及声响等刺激，胎心率发生暂时性加快或减慢，持续数秒或数十秒后又恢复到基线水平。有加速和减速两种情况，是判断胎儿安危的重要指标。

加速是指子宫收缩后胎心率基线暂时增加15bpm以上，持续时间>15秒，是胎儿良好的表现；减速是指随宫缩出现的短暂性胎心率减慢，分为3种类型：

a. 早期减速（early deceleration，ED）：特点是FHR曲线下降与宫缩曲线上升同时发生，FHR曲线最低点与宫缩曲线顶点相一致，子宫收缩后即恢复正常，下降幅度<50bpm，持续时间短，恢复快（图2-19），多为宫缩时胎头受压所致，不受孕妇体位或吸氧而改变。

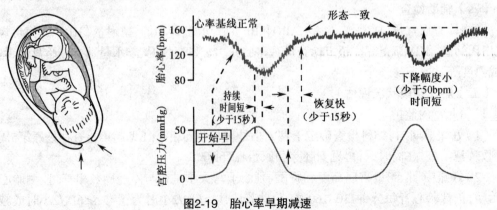

图2-19　胎心率早期减速

b. 变异减速（variable deceleration，VD）：特点是胎心率减速与宫缩无固定关系，下降迅速且下降幅度大（＞70bpm），持续时间长短不一，但恢复迅速（图2-20），多为宫缩时脐带受压兴奋迷走神经所致。

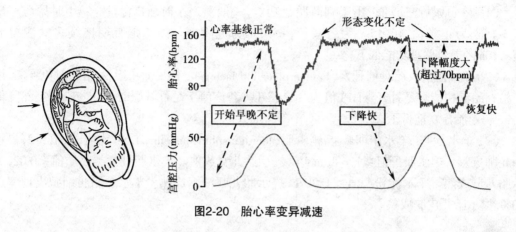

图2-20　胎心率变异减速

C. 晚期减速（late deceleration，LD）：特点是FHR减速多在宫缩高峰后开始出现，即波谷落后于波峰，时间差多在30~60秒，下降幅度＜50bpm，胎心率恢复也缓慢（图2-21）。晚期减速一般认为是胎盘功能不良、胎儿缺氧的表现。

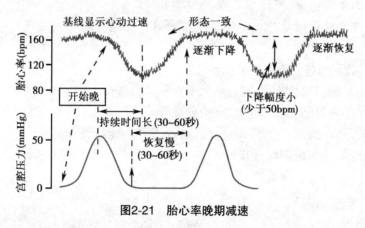

图2-21　胎心率晚期减速

②预测胎儿宫内储备能力：包括无应激试验和缩宫素激惹试验。

A. 无应激试验（non-stress test，NST）：指在无宫缩、无外界负荷刺激下，对胎儿进行胎心率宫缩图的观察和记录，以了解胎儿储备能力。一般认为20分钟内≥2次，胎动伴胎心率加速＞15bpm，持续时间＞15秒为正常，称反应型。如20分钟＜1次或胎心率加速不足15bpm，称无反应型，应延长试验时间至40分钟，若仍无反应，孕周又＞36周时，应再作缩宫素激惹试验。

B. 缩宫素激惹试验（oxytocin challenge test，OCT）又称为宫缩应激试验（contraction stress test，CST）：是通过子宫收缩造成的胎盘一过性缺氧负荷试验及测定胎儿储备能力的试验。有两种方法可以诱导宫缩产生：给予稀释缩宫素（1：2000）静脉滴注，滴速自8滴/分开始，逐渐增加，调至有效宫缩3次/10分钟后行监护；乳头刺激法，透过衣服摩擦乳头2分钟直到产生宫缩。若宫缩时或宫缩后胎心率变异正常或无晚期减速者为OCT阴性，提示胎盘功能良好，1周内无胎儿死亡危险，1周后可重复本试验。若多次宫缩后重复出现晚期减速，变异减少,胎动后无胎心率增快者为OCT阳性,提示胎盘功能减退,至少说明胎儿氧合状态是不理想的。

2. 实验室检查

(1)孕妇尿雌三醇值:用于判断胎盘功能,一般测24小时尿E_3含量。24小时尿雌三醇值>15mg为正常值,10~15mg为警戒值,<10mg为危险值。如妊娠晚期连续多次测得此值<10mg,提示胎盘功能低下。

(2)孕妇血清人胎盘催乳素(human placental lactogen, HPL)测定:采用放射免疫法,用于检查胎盘功能。足月妊娠HPL值为4~11mg/L。若该值于足月妊娠时<4mg/L,或突然降低50%,提示胎盘功能低下。

(3)羊水检查:羊水中卵磷脂/鞘磷脂(lecithin/sphingomyelin, L/S)比值,该值>2,提示胎儿肺成熟。羊水肌酐值≥176.8μmol/L,提示胎儿肾成熟。羊水胆红素类物质值<0.02,提示胎儿肝成熟。羊水淀粉酶值≥450U/L,提示胎儿唾液腺成熟。羊水含脂肪细胞出现率达20%,提示胎儿皮肤成熟。

案例思考1

请结合本章的学习,思考回答:
本案例可能的诊断是什么?还需进一步做什么检查以帮助诊断?

【常见护理诊断/问题】

1. 便秘　与妊娠引起肠蠕动减弱、增大子宫压迫肠道有关。
2. 焦虑　与担心自己与胎儿健康、害怕分娩有关。
3. 有受伤的危险(胎儿)　与感染、中毒、遗传 胎盘功能障碍有关。
4. 知识缺乏:缺乏妊娠期保健知识。

案例思考2

请结合本章的学习,思考回答:
本案例的主要护理问题是什么?

【护理目标】

1. 孕妇没有发生便秘。
2. 孕妇情绪稳定。
3. 孕妇掌握有关育儿知识,适应母亲角色。
4. 孕妇获得孕期保健知识,维持母婴健康状态。

【护理措施】

(一)一般护理

告知孕妇产前检查的意义和重要性,根据具体情况预约产检时间和内容。一般情况下产检从确诊早孕开始,妊娠20~36周,每4周1次;妊娠36周后,每周1次。凡属高危妊娠者,应酌情增加产前检查次数。

（二）心理护理

大量研究证明,情绪不佳易使孕妇发生异常妊娠与分娩并发症。孕妇的情绪变化可以通过血液和内分泌调节的改变对胎儿产生影响,如孕妇经常情绪不佳、焦虑、恐惧、紧张或悲伤等,会使胎儿脑血管收缩,减少脑部供血量,影响脑部发育,新生儿易激惹,严重时造成胎儿大脑畸形。

因此,告诉孕妇,母体是胎儿生活的小环境,孕妇的生理和心理活动都会波及胎儿,要保持心情愉快、轻松。

（三）症状护理

1. 恶心、呕吐 约半数孕妇在孕6周左右出现恶心、呕吐、挑食、流涎等早孕反应症状,一般孕12周左右自行消失,无需用药治疗。避免空腹或过饱,少食多餐,两餐之间进液体食物。早晨起床后先吃几块饼干或面包,起床时宜缓慢,避免突然起身。若恶心、呕吐频繁,应考虑妊娠剧吐,需住院治疗,纠正水电紊乱。

2. 尿频、尿急 增大的子宫压迫膀胱所致,常发生在妊娠初3个月及妊娠末3个月。告知孕妇有尿液及时排空,憋尿易致泌尿系感染。产后症状自行消失。

3. 白带增多 妊娠期性激素不断升高,阴道分泌物增加,于妊娠初3个月及末3个月明显,是妊娠正常的生理变化。孕期常规检查白带排除假丝酵母菌、滴虫、衣原体等感染。嘱孕妇保持外阴清洁与干燥,每日清洁外阴,穿透气性好棉质内裤,及时更换,严禁阴道冲洗。

4. 水肿 增大的子宫压迫下腔静脉使下肢静脉血液回流受阻是水肿的主要原因,导致孕妇于妊娠后期常有踝部、小腿下半部轻度水肿,休息后消退,属正常现象。如下肢明显凹陷性水肿或经休息后不消退者,应及时诊治,警惕妊娠期高血压疾病的发生。嘱孕妇避免长时间站立或坐,取左侧卧位,下肢稍垫高以促进下肢血液回流,减轻水肿。

5. 下肢、外阴静脉曲张 孕妇应避免两腿交叉或长时间站立、行走;指导孕妇穿弹力裤或弹力袜,避免穿妨碍血液回流的紧身衣裤,以促进血液回流;左侧卧位睡眠同时垫高下肢以促进血液回流。

6. 便秘 妊娠期常见。因肠蠕动减弱,肠内容物排空时间延长,增大子宫及胎先露压迫肠道引起。指导孕妇定时排便,增加饮水量,多吃水果、蔬菜等含纤维素多的食物。必要时使用缓泻剂,如开塞露、甘油栓,使粪便润滑容易排出。禁用峻泻剂,也不应灌肠,以免引起流产或早产。

7. 腰背痛 妊娠期关节韧带松弛,增大的妊娠子宫向前突使躯体重心后移,腰椎向前突,使背肌处于持续紧张状态,孕妇常出现轻微腰背痛。指导孕妇穿平底鞋,睡硬床垫。在俯拾或抬举物品时,保持上身直立,弯曲膝部,用两下肢的力量抬起。

8. 下肢肌肉痉挛 是孕妇缺钙的表现,肌肉痉挛多发生在小腿腓肠肌,于妊娠晚期多见,常在夜间发作,多能迅速缓解。嘱孕妇及时补充钙剂。

9. 仰卧位低血压综合征 妊娠晚期,孕妇若长时间取仰卧位姿势,由于增大的妊娠子宫压迫下腔静脉,使回心血量及心排血量突然减少,出现低血压,此时,孕妇改为左侧卧位后症状可消失。

10. 失眠 加强心理护理,缓解焦虑、紧张,每日坚持户外活动,如散步。睡前温水洗脚、喝杯热牛奶、用梳子梳头等方式,有助于入睡。

11. 贫血　孕妇于妊娠中晚期对铁的需求量增多,单靠饮食补充明显不足。应适当增加含铁食物的摄入,如动物肝脏、瘦肉蛋黄、豆类等。若已出现贫血,应查明原因,缺铁性贫血多见,补充铁剂时,可用温水或水果送服,以促进铁的吸收,且应在餐后20分钟服用,以减轻对胃肠道的刺激。

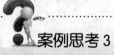

案例思考3

请结合本章的学习,思考回答:

针对本案例症状,如何指导患者?

【护理评价】

1. 孕妇没有发生便秘。

2. 孕妇焦虑减轻,情绪稳定。

3. 孕妇能演示育儿技能。

4. 母婴健康,无并发症发生。

【健康教育】

（一）异常症状的判断

异常症状的出现会导致母儿有危险,因此,孕妇出现下列症状应立即就诊:阴道流血、妊娠3个月后仍持续呕吐,寒战高热,腹部疼痛,头痛、眼花、胸闷、心悸、气短等,液体突然从阴道流出,胎动计数突然减少等。

（二）营养指导

孕期营养与胎儿生长和智力发育密切相关。孕妇的营养状况直接或间接地影响自身和胎儿的健康,导致器官发育不全、胎儿生长受限及低体重儿,容易造成流产、早产、胎儿畸形和胎死宫内。妊娠期间孕妇必须增加营养的摄入以满足自身及胎儿的需要。

1. 热量　妊娠期热量随妊娠时间逐渐增加,每天至少应增加100~300kcal热量。蛋白质、脂肪、糖类在人体内氧化后均可产生热能,应按适当比例进食,蛋白质占15%,脂肪占20%,糖类占65%。注意热量增加勿太高,以免胎儿过大,导致难产。我国多数人的饮食习惯,热量主要来源于粮食占65%,其余35%来自食用油、动物性食品、蔬菜和水果。

2. 蛋白质　妊娠期蛋白质需求增加。妊娠中期,孕妇进食蛋白质每日应增加5g,妊娠晚期每日增加25克为宜。蛋白质需通过饮食获得,如蛋白质摄入不足,不仅影响胎儿体格生长、发育,而且影响胎儿的大脑发育,同时可使孕妇的贫血、妊娠期高血压疾病的发生率增加。优质蛋白质能够提供最佳搭配的氨基酸,其主要来源为肉类、牛奶、鸡蛋、鸡肉和鱼等,尤其是牛奶。

3. 矿物质　除了铁,几乎所有的微量元素均可在平时的食物中得到补充:①铁:我国营养学会建议孕妇每日膳食中铁的供应量为28mg,因很难从膳食中得到补充,故主张妊娠4个月开始口服硫酸亚铁0.3g,每天一次。②钙:孕妇体内30g钙储存在胎儿体内,其余大部分钙在孕妇骨骼中存储,可随时动员参与胎儿生长发育。妊娠期增加钙的摄入,以保证孕妇骨骼中的钙不致因满足胎儿对钙的需要而被大量消耗。钙的最好来源是奶和奶制品、豆类及制品;此外芝麻和小虾皮等海产品也是钙良好的食物来源。我国营养学会建议孕妇自妊娠16

周起每日摄入钙1000mg,于妊娠晚期增至1500mg。③碘:妊娠期母体和胎儿的新陈代谢率较高,甲状腺功能旺盛,碘的需要量增加,若孕妇膳食中碘的供给量不足,可发生胎儿甲状腺功能减退和神经系统发育不良。我国营养学会推荐在整个妊娠期,每日膳食中碘的供给量为175μg,提倡在整个妊娠期服用含碘食盐。④锌:是蛋白质和酶的组成部分,对胎儿生长发育很重要。若孕妇妊娠末3个月摄入不足,可导致胎儿生长受限、流产、性腺发育不良、矮小症、皮肤疾病等。推荐孕妇于妊娠3个月后,每日从饮食中补锌20mg。孕妇血锌正常值为7.7~23.0μmol/L。

4. 维生素 妊娠期间孕妇对维生素的需要量增加,维生素是生命活动中不可缺少的物质,主要从食物中获取,分为水溶性(维生素B族、C)和脂溶性(维生素A、D、E、K)两类。①维生素A(又称视黄醇):我国推荐每日膳食中孕妇视黄醇当量为1000μg。视黄醇主要存在于动物性食物中,如牛奶、肝、蛋黄等。若孕妇体内缺乏维生素A,孕妇发生夜盲、贫血、早产,胎儿可能致畸(唇裂、腭裂、小头畸形等)。②维生素B族:包括维生素B_1、B_2、B_6、B_{12}、叶酸等,尤其是叶酸供给量应增加。我国推荐孕妇每日膳食中叶酸供给量为0.8mg,特别是在妊娠前3个月。妊娠早期叶酸缺乏,容易发生胎儿神经管缺陷畸形。维生素B族主要来源是谷类、动物肝脏、干果、绿叶菜、牛奶、肉、鱼、家禽、黄豆中。③维生素C:胎儿生长发育需要大量的维生素C,它对胎儿骨骼、牙齿、结缔组织的正常发育、造血系统的健全和机体抵抗力等都有促进作用。我国推荐孕妇每日膳食中维生素C供给量为80mg。多吃新鲜水果和蔬菜,建议口服维生素C 200mg,每日3次。④维生素D:主要是维生素D_2和D_3。维生素D能促进钙和磷的吸收,它对胎儿骨骼、牙齿的形成极为重要。我国推荐孕妇每日膳食中维生素D的供给量为10μg。鱼肝油含量最多,其次为肝、蛋黄、鱼。

(三)衣着与个人卫生

孕妇衣服以宽松、柔软、舒适为宜。不穿紧身衣,不要紧束腰腹部,以免影响乳房发育、胎儿发育与活动;选择舒适、合身胸罩,以减轻不适感;宜穿轻便舒适的低跟鞋,以防身体失衡、腰背痛。养成良好的卫生习惯。勤洗浴,勤更衣;清洗外阴,保持局部清洁干燥。

(四)活动与休息

一般妊娠28周后孕妇应适当减轻工作量,避免长时间站立或重体力劳动、勿攀高或举重物、避免夜班或长时间紧张的工作;坐时可抬高下肢,减轻下肢水肿;坚持适量运动,如散步、孕妇保健操,午休1~2小时,妊娠中期后取左侧卧位休息,以增加胎盘血供。

(五)孕期自我监护

胎心音计数和胎动计数是监护胎儿宫内情况的一种重要手段。教会家庭成员听胎心音、并做记录,不仅了解胎儿宫内情况,而且可以和谐孕妇和家庭成员之间的亲情关系。嘱孕妇每天早、中、晚各数1小时胎动,每小时胎动数应不少于3次,提示胎儿情况良好;三次计数总数×4为12小时的胎动次数,若12小时内胎动小于10次,或突然下降50%以上者,提示胎儿缺氧,应立即就诊。

(六)性生活指导

妊娠期间适当减少性生活次数,注意身体姿势,原则上妊娠期前3个月及末3个月,均应避免性生活,以防流产、早产、胎膜早破及感染。

(七)胎教

胎教是有目的、有计划地为胎儿的生长发育实施最佳措施。现代科学研究发现,胎儿具有记忆、感知觉等能力,胎儿的眼睛会随送入的光亮而活动,触其手足可产生收缩反应,外界音响可引起心率的改变等。因此,孕妇应保持心境愉悦、多听音乐并与胎儿谈话,常抚摸腹壁进行抚摸训练。

(八)产前准备

产前指导孕妇做好新生儿用物的准备,做好新生儿护理的宣教工作,如采用上课、看录像等形式讲解新生儿喂养及护理知识,宣传母乳喂养的好处,示教如何给新生儿洗澡、换尿布等。

(九)先兆临产的判断

随着预产期的临近,孕妇出现阴道少许血性分泌物或规律宫缩(间歇5~6分钟,持续30秒)者应尽快到医院就诊。如阴道突然有液体流出,嘱孕妇平卧,并立即送往医院,防止脐带脱垂而危及胎儿生命。

(依娜双)

思 与 练

一、选择题

A1型题

1. 受精卵结束着床约在受精后

　　A. 第1~2天　　　　B. 第3~4天　　　　C. 第5天　　　　D. 第6~8天　　　　E. 第11~12天

2. 胎儿附属物**不包括**

　　A. 胎盘　　　　B. 胎膜　　　　C. 羊水　　　　D. 蜕膜　　　　E. 脐带

3. 足月妊娠羊水量大约为

　　A. 500ml　　　　B. 1000ml　　　　C. 2000ml　　　　D. 2500ml　　　　E. 3000ml

4. **不是**胎盘合成的激素有

　　A. 雌激素　　　　　　　　B. 孕激素　　　　　　　　C. 胎盘催乳素

　　D. 泌乳素　　　　　　　　E. 绒毛膜促性腺激素

5. 脐带中分别有

　　A. 1V1A　　　　B. 1V2A　　　　C. 2V1A　　　　D. 2V2A　　　　E. 2V0A

6. 妊娠早期,子宫增大变软,形成黑加征的部位是

　　A. 子宫底　　　　B. 子宫体　　　　C. 子宫峡部　　　　D. 子宫角部　　　　E. 子宫颈

7. 妊娠最早最重要的症状是

　　A. 停经　　　　B. 早孕反应　　　　C. 尿频　　　　D. 乳晕着色加深　　　　E. 乳房逐渐增大

8. 正常胎心率为

　　A. 80~100次/分　　B. 100~120次/分　　C. 110~160次/分　　D. 130~160次/分　　E. 140~180次/分

9. 尿妊娠试验,是检测孕妇尿中的

　　A. 雌激素　　　　　　　　B. 孕激素　　　　　　　　C. 雄激素

　　D. 绒毛膜促性腺激素　　　　E. 胎盘催乳素

10. 枕左前的胎方位缩写是

　　A. LSA　　　　B. LOA　　　　C. RSA　　　　D. ROA　　　　E. LOP

11. 关于胎先露的指示点,下列**错误的**是

　　A. 枕先露是枕骨　　　　　　B. 面先露是额骨　　　　　　C. 臀先露是骶骨

　　D. 肩先露是肩胛骨　　　　　E. 面先露是颏骨

12. 胎盘的功能, **错误的**是

    A. 供给氧气   B. 供给营养   C. 防御功能   D. 供给血液   E. 合成功能

13. 某孕妇宫底高度在脐上1横指, 妊娠时间大约是

    A. 20周末   B. 24周末   C. 28周末   D. 32周末   E. 36周末

14. LMP为2014年5月23日, 其准确预产期是

    A. 2015年2月30日   B. 2015年3月1日   C. 2015年3月2日

    D. 2015年3月11日   E. 2015年3月12日

15. 四步触诊法, 下列哪步触诊能间接推算妊娠月份

    A. 第一步触诊   B. 第二步触诊   C. 第三步触诊   D. 第四步触诊   E. 以上均不能

16. 下列**不是**骨盆外测量的径线的是

    A. 髂棘间径   B. 髂嵴间径   C. 坐骨结节间径   D. 骶耻外径   E. 坐骨棘间径

17. 妊娠晚期, 孕妇卧床休息时, 正确的体位应采取

    A. 右侧卧位   B. 左侧卧位   C. 右侧俯卧位   D. 左侧俯卧位   E. 仰卧位

A2型题

18. 26岁孕妇, 孕38周行产前检查, 宫底剑突下三横指, 头先露, 胎背在母体右前方, 胎心音在母体右侧脐下方听得最响, 其胎方位是

    A. LOA   B. LOP   C. ROA   D. ROP   E. RSA

19. 某孕妇, 末次月经记忆不清, 行产前检查, 宫底脐与剑突之间, 头先露, 浮, 腹围96cm, 宫高28cm, 估计孕周为

    A. 28周   B. 32周   C. 36周   D. 38周   E. 40周

20. 王女士, 25岁, 停经45天, 为了确诊其是否妊娠, 快速准确的检查方法是

    A. 妊娠试验   B. 黄体酮试验   C. 基础体温测试   D. 超声检查   E. 宫颈黏液检查

二、思考题

1. 简述胎儿附属物的形成与功能。

2. 简述如何诊断妊娠早、中、晚期的孕妇。

第三章

异常妊娠妇女的护理

学习目标

1. 掌握自然流产、异位妊娠、早产、过期妊娠的定义;自然流产、异位妊娠、早产、过期妊娠的护理评估内容及护理措施。
2. 熟悉自然流产、异位妊娠、早产、过期妊娠的病理变化;异常妊娠的辅助检查方法。
3. 了解异常妊娠的相关病因、病理生理与影响。
4. 能运用所学知识熟练进行常见异常妊娠孕妇的各项护理操作。
5. 熟练掌握异常妊娠孕产妇大出血的抢救配合技能。

第一节　自然流产妇女的护理

案例导入

患者,女性,28岁。已婚,未生育。现已停经50天,有少量阴道出血,无早孕反应。妇科检查:宫口闭合,子宫软,双侧附件未触及。

【概述】

考点提示:

流产的定义

(一)定义

流产(abortion)是指妊娠不足28周、胎儿体重不足1000g而终止者。按照发生时间分为早期流产和晚期流产。妊娠12周以前终止者称为早期流产,妊娠12周至不足28周终止者称为晚期流产。流产又分为自然流产与人工流产。其中,自然流产的发病率占全部妊娠的10%~15%,多数为早期流产。

(二)病因

1. 胚胎因素　染色体异常是早期流产的主要原因。染色体异常包括:①染色体数目异常,如21-三体、X单体、三倍体等;②染色体结构异常,如染色体异位、嵌合体等,染色体倒置、缺失、重叠也有报道。染色体异常的胚胎多发生早期流产,少数妊娠至足月,出生后仍会发生畸形或有功能缺陷。如发生流产,妊娠产物多为一空孕囊或已退化的胚胎。

2.母体因素

（1）全身性疾病:孕妇妊娠期全身感染或严重高热可刺激子宫收缩导致流产;细菌毒素和病毒(如单纯疱疹病毒、巨细胞病毒等)通过胎盘进入胎儿血循环,使胎儿死亡可导致流产。此外,孕妇患心力衰竭、严重贫血或慢性肾炎、高血压等,可导致胎儿宫内缺氧或胎盘发生梗死而引起流产。

（2）生殖器官异常:宫腔粘连、子宫畸形(如子宫发育不良、子宫纵隔、双子宫等)、子宫肿瘤(如子宫黏膜下肌瘤等),均可影响胚胎着床和发育而导致流产。宫颈内口松弛、宫颈重度裂伤可导致胎膜早破而发生晚期自然流产。

（3）内分泌异常:黄体功能不足、甲状腺功能减退症等可导致流产。

（4）其他:严重休克;孕妇有吸烟、酗酒、吸毒等不良习惯或有过度紧张、焦虑、恐惧等不良的心理刺激;孕妇妊娠期特别是妊娠早期有手术、劳累过度、腹部撞击、性交过频等诱因均可导致流产。

3.胎盘因素 滋养细胞发育或功能不全是胚胎早期死亡并流产的重要原因之一,胎盘早剥引起的胎盘血循环障碍可导致晚期流产。

4.免疫功能异常 妊娠类似同种异体免疫,能否正常妊娠与母体对胚胎和胎儿的免疫耐受有关。如果妊娠期间母体对胚胎和胎儿的免疫耐受降低,则可导致流产。与流产有关的免疫因素有夫妇双方的组织相容性抗原(HLA)和滋养层细胞抗原(TA)相容性增加,母儿血型不合(ABO或Rh血型),孕妇封闭抗体不足、抗磷脂抗体产生过多及存在抗精子抗体等。

5.环境因素 放射性物质、噪音及高温等物理因素或砷、铅、苯、甲醛、氯丁二烯、氧化乙烯等化学物质接触过多,均可直接或间接对胚胎和胎儿造成损害,引起流产。

（三）病理

自然流产发生的时间不同,病理过程有所不同。妊娠8周前发生流产,胚胎多先死亡,随后底蜕膜出血,造成胚胎绒毛与底蜕膜分离、出血,已分离的胚胎组织如同异物,引起子宫收缩而被排出。由于此时胎盘绒毛发育不成熟,与子宫蜕膜联系不牢固,妊娠物多可以完全排出,出血不多。妊娠8~12周时,胎盘绒毛发育茂盛,与底蜕膜连接较牢固,流产时妊娠产物往往不易完全排出,部分组织滞留在宫腔内,影响子宫收缩,出血量较多。妊娠12周后胎盘已完全形成,流产过程与足月分娩相似,往往是先出现腹痛,然后排出胎儿、胎盘。

【护理评估】

（一）健康史

询问患者的停经史、早孕反应情况,阴道流血、下腹部不适等。阴道流血,应询问阴道流血的时间、量、颜色。有无下腹部疼痛,疼痛的部位、性质程度。此外,还应了解阴道有无排液体,以及排液体的色、量、有无臭味,以及有无妊娠物排出等。对于既往病史,应全面了解孕妇在妊娠期间有无全身疾病、生殖器官疾病、内分泌功能失调及有无接触有害物质等,以识别发生流产的诱因。

（二）身体状况

自然流产的主要症状为停经后阴道流血和下腹疼痛。体征为宫颈口是否扩张、是否破膜及子宫的大小,以上体征出现与流产的类型有关。根据自然流产发展过程的不同,分以下几种临床类型:

考点提示：
流产的类型

1. 先兆流产　指妊娠28周前先出现少量阴道流血,量少于月经量,常为暗红色或仅出现血性白带,无妊娠物排出,继而出现阵发性下腹痛或腰背痛。妇科检查宫颈口未开,胎膜未破,子宫大小与停经周数相符。经休息及治疗,若症状消失可继续妊娠;若阴道流血量增多或下腹痛加剧,可发展为难免流产。

2. 难免流产　指流产不可避免。由先兆流产发展而来,表现为阴道流血增多,阵发性下腹痛加剧,或因胎膜破裂出现阴道流液。妇科检查宫颈口已扩张,但组织物尚未排出,有时可见胚胎组织或胎囊堵塞于宫颈口内,子宫大小与停经周数相符或略小。

3. 不全流产　难免流产继续发展,妊娠物部分排出体外,尚有部分残留于宫腔内或嵌顿于宫颈口处,影响子宫收缩,导致阴道流血不止,严重时发生失血性休克。妇科检查见宫颈口已扩张,不断有血液自宫颈口流出,宫颈口或阴道有时可见妊娠物,子宫小于停经周数。

4. 完全流产　妊娠物已完全排出,阴道流血逐渐停止,腹痛逐渐消失。妇科检查宫颈口已关闭,子宫近正常大小或略大。一般流产的发展过程如下:

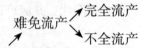

正常妊娠 → 先兆流产 → 继续妊娠

此外,流产还有以下三种特殊类型:

考点提示：
复发性流产的定义

（1）稽留流产:又称过期流产。指胚胎或胎儿已经死亡滞留在宫腔内未能及时自然排出者。表现为早孕反应消失,有先兆流产症状或无任何症状,子宫增大不明显。若已到中期妊娠,孕妇腹部不见增大,胎动消失。妇科检查宫颈口闭,子宫小于停经周数,质地不软,听诊未闻及胎心。

（2）复发性流产:指连续自然流产2次或2次以上者。每次流产多发生于同一妊娠月份,其临床经过与一般流产相同。早期流产常见原因为胚胎染色体异常、黄体功能不足、免疫因素异常、甲状腺功能低下等。晚期流产常见原因为子宫畸形或发育不良、宫颈内口松弛、子宫肌瘤等。其中,因子宫内口松弛而发生的习惯性流产多发生于妊娠中期。

（3）流产合并感染:流产过程中,若阴道流血时间长,有组织残留于宫腔内或非法堕胎等,有可能引起宫腔感染,严重时感染可扩展到盆腔、腹腔甚至全身,并发盆腔炎、腹膜炎、败血症及感染性休克等,称流产合并感染。

（三）辅助检查

1. B型超声检查　B型超声可显示宫腔内是否有胎囊、胎囊的形态、有无胎心搏动和胎动等,确定胚胎、胎儿是否存活或是否已经排出,从而帮助诊断和鉴别流产及其类型,指导正确处理。

2. 妊娠试验　临床多选用早孕诊断试纸检测尿液判断是否妊娠,用放射免疫法连续进行血 β-HCG 的定量测定了解流产的预后。

3. 激素测定　主要通过测定血黄体酮水平,协助判断先兆流产的预后。

（四）心理-社会评估

疾病确诊后,患者及家属可有极大的不安,孕妇面对阴道流血往往会不知所措,甚至将其过度严重化,同时胎儿的健康也直接影响孕妇的情绪反应,孕妇可能会表现为伤心、郁闷、烦躁不安等。

（五）诊断与治疗要点

1. 诊断要点　诊断流产一般并不困难，根据有无停经史，有无早孕反应、阴道出血、出血时间及出血量。出血时有无腹痛、腹痛程度、部位、性质。出血时间长的还要询问有无发热、异常分泌物等可协助诊断流产合并感染。

2. 治疗要点　需根据自然流产的不同类型进行相应的处理。

（1）先兆流产：卧床休息，禁止性生活，减少刺激，必须阴道检查时注意动作轻柔。必要时给予危害小的镇静剂，对黄体功能不足者，可每天给予黄体酮20mg或人绒毛膜促性腺激素（HCG）肌注，甲状腺功能低下者可给予小剂量甲状腺素片。治疗过程中密切观察病情，及时行超声检查，以了解胚胎发育情况，如腹痛加剧或阴道流血量多于月经量等，表明病情加重，不宜继续保胎，须及时终止妊娠。同时应重视心理疏导，使其减轻焦虑，增强信心。

（2）难免流产：确诊后应尽早使胚胎及胎盘组织完全排出。早期流产应及时行刮宫术，妊娠物送病理检查。晚期流产可用缩宫素促进子宫收缩，使胎儿、胎盘娩出，必要时刮宫以清除宫腔内残留的妊娠物。

（3）不全流产：应及时行刮宫术或钳刮术，以消除宫腔内残留组织。出血多有休克者应同时输血输液，并给予抗生素预防感染。

（4）完全流产：若无感染征象，一般不需特殊处理。

（5）稽留流产：一旦确诊，应尽早排空子宫腔。因胎盘组织有时机化，与子宫壁紧密粘连，造成刮宫困难。稽留时间过长可能发生凝血功能障碍，导致弥散性血管内凝血（DIC）；母体雌激素水平下降，子宫肌层对缩宫素不敏感，两者都能造成严重出血。因此处理前应做血常规和凝血功能检查，有凝血功能障碍者先予以纠正，并应用雌激素提高子宫平滑肌对缩宫素的敏感性，再行刮宫术或引产术，术中应小心操作，避免子宫穿孔，一次刮不净者可于5~7天后再次刮宫，子宫大于妊娠12周者，应静脉滴注缩宫素，促使胎儿、胎盘排出。

（6）复发性流产：针对病因，以预防为主。孕前应进行卵巢功能检查、夫妇双方染色体检查与血型鉴定及其丈夫的精液检查，染色体异常夫妇应于孕前进行遗传咨询，确定是否可以妊娠。女方尚需进行生殖道检查，确定有无子宫畸形及病变，有无宫颈内口松弛等，并对因处理。原因不明者有流产先兆者可使用黄体酮或人绒毛膜促性腺激素治疗，确诊妊娠后继续给药至妊娠10周或超过以往发生流产的月份，同时注意休息、禁止性生活，补充维生素E，给予必要的心理疏导稳定情绪。

（7）流产合并感染：治疗原则为积极控制感染，尽快清除宫内残留物。阴道流血不多者，控制感染后再行刮宫。阴道流血多者，抗感染、输血的同时，用卵圆钳将宫腔内残留组织夹出后给予广谱抗生素，切不可用刮匙全面搔刮宫腔，以免造成感染扩散。待感染控制后再彻底刮宫。

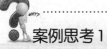 **案例思考1**

请结合本节的学习，思考回答：
根据现有病史资料，首先考虑的流产类型什么？

【常见护理诊断/问题】

1. 焦虑 与担心胎儿健康等因素等有关。

2. 知识缺乏：缺乏孕期保健相关的知识。

3. 有感染的危险 与阴道流血过长未及时纠正、宫腔内残留组织等因素有关。

案例思考 2

请结合本节的学习,思考回答:

本案例的主要护理问题是什么?

【护理目标】

1. 疼痛减轻或消失,出血减少或停止。

2. 患者情绪稳定,积极配合治疗与护理。

3. 生命体征平稳,休克能得到纠正。

【护理措施】

1. 首要护理 对于不同类型的流产孕妇,处理原则不同,其护理措施亦有差异。护士在全面评估孕妇身心状况的基础上,综合病史及诊断检查,明确处理原则,认真执行医嘱,积极配合医师为流产孕妇进行诊治,并为之提供相应的护理措施。

2. 一般护理

（1）先兆流产孕妇的护理：先兆流产孕妇需卧床休息,禁止性生活、禁灌肠等,以减少各种刺激。护士除了为其提供生活护理外,通常遵医嘱给孕妇适量镇静剂、孕激素等。随时评估孕妇的病情变化,如是否腹痛加重、阴道流血量增多等。此外,由于孕妇的情绪状态也会影响其保胎效果,因此护士还应注意观察孕妇的情绪反应,加强心理护理,从而稳定孕妇情绪,增强保胎信心。护士需向孕妇及家属讲明以上保胎措施的必要性,以取得孕妇及家属的理解和配合。

（2）妊娠不能再继续者的护理：护士应积极采取措施。及时做好终止妊娠的准备,协助医师完成手术过程,使妊娠产物完全排出,同时开放静脉,做好输液、输血准备。并严密监测孕妇的体温、血压及脉搏,观察其面色、腹痛、阴道流血及与休克有关征象。有凝血功能障碍者应予以纠正,然后再行引产或手术。

（3）预防感染：护士应监测病人的体温、血象及阴道流血、分泌物的性质、颜色、气味等,并严格执行无菌操作规程,加强会阴部护理。指导孕妇使用消毒会阴垫。保持会阴部清洁,维持良好的卫生习惯。当护士发现感染征象后应及时报告医师,并按医嘱进行抗感染处理,此外,护师还应嘱病人人工流产术后1个月返院复查,确定无禁忌证后,方可开始性生活。

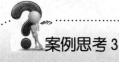

案例思考 3

请结合本节的学习,思考回答:

本案例的护理措施有哪些内容?

【护理评价】

1. 出院时,护理对象体温正常,白细胞数及血红蛋白值正常,无出血、感染征象。

2. 先兆流产孕妇配合保胎治疗,继续妊娠。

【健康教育】

病人由于失去胎儿,往往会出现伤心、悲哀等情绪反应。护师应给予同情和理解,帮助病人及家属接受现实,顺利度过悲伤期,护士还应与孕妇及家属共同讨论此次流产的原因,并向他们讲解流产的相关知识,帮助他们为再次妊娠做好准备。有习惯性流产史的孕妇在下一次妊娠确诊后应卧床休息,加强营养,禁止性生活,补充维生素C、B、E等,治疗期必须超过以往发生流产的妊娠月份。病因明确者,应积极接受对因治疗。如黄体功能不足者,按医嘱正确使用黄体酮治疗以预防流产;子宫畸形者需在妊娠前先行矫治手术,例如宫颈内口松弛者应在未妊娠前做宫颈内口松弛修补术,如已妊娠,则可在妊娠14~16周时行子宫内口缝扎术。

案例思考4

请结合本节的学习,思考回答:

本案例的患者该如何进行健康指导?

（王凤云）

第二节　异位妊娠妇女的护理

案例导入

患者王某,女,30岁,已婚,因停经55天,不规则阴道少量流血2天,剧烈右下腹痛2小时入院。自诉今晨无诱因突感右下腹撕裂样疼痛,伴肛门坠胀感,恶心呕吐。体格检查:体温37℃,心率110次/分,呼吸20次/分,血压70/30mmHg。下腹有明显压痛及反跳痛,尤以右侧为甚,但肌紧张稍轻。叩诊:移动性浊音(＋)。妇科检查:宫颈举痛明显,子宫稍大,软,有漂浮感,附件触诊不满意。

考点提示:

异位妊娠的好发部位

【概述】

正常妊娠时,受精卵着床于子宫体腔内膜。受精卵在子宫体腔以外着床发育,称为异位妊娠(ectopic pregnancy),习称宫外孕。异位妊娠依受精卵在子宫体腔外种植部位不同而分为输卵管妊娠、卵巢妊娠、腹腔妊娠、阔韧带妊娠、宫颈妊娠,其中输卵管妊娠约占95%(图3-1)。在输卵管妊娠中,发生部位以壶腹部最多,其次为峡部、伞部、间质部较少见。本节着重介绍输卵管妊娠。

异位妊娠是妇产科常见的急腹症,发病率约为2%,具有发病急、病情重的特点,若处理不及时,可能危及孕妇生命。近年来由于临床对异位妊娠早期诊断和处理的能力提升,使患者的存活率和生育保留能力明显提高。

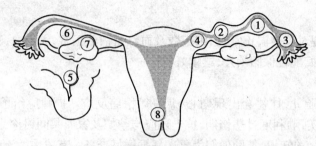

图3-1　输卵管妊娠发生的部位

①输卵管壶腹部妊娠；②输卵管峡部妊娠；③输卵管伞部妊娠；④输卵管
间质部妊娠；⑤腹腔妊娠；⑥阔韧带妊娠；⑦卵巢妊娠；⑧宫颈妊娠

【病因】

1.输卵管病变　输卵管黏膜炎症或输卵管周围炎症，使管腔变窄、扭曲，影响受精卵在输卵管内的运行。

2.输卵管发育不良或功能异常　输卵管过长、肌层发育不良、黏膜纤毛缺如，输卵管逆蠕动或功能异常，使受精卵在输卵管内运行过久。

3.受精卵游走　一侧卵巢排卵后，受精卵经宫腔或腹腔向对侧输卵管移行，称为受精卵游走。受精卵游走时间过长，已逐渐发育增大，并着床于输卵管。

4.其他　由于输卵管周围肿瘤的压迫，使输卵管移位、管腔狭窄，影响受精卵的正常运行，如子宫肌瘤或卵巢肿瘤等。另外，输卵管绝育术后再通、宫内节育器的旋转等，均可导致输卵管妊娠的发生。

【病理】

1.输卵管妊娠流产　常见于壶腹部妊娠。胚胎及绒毛自管壁附着处分离，随输卵管逆蠕动排出落入腹腔，形成输卵管妊娠流产。完全流产时出血不多；不全流产，可发生大出血(图3-2)。

2.输卵管妊娠破裂　常见于峡部妊娠。囊胚及绒毛向输卵管管壁侵蚀，最后穿透管壁，形成破口；胚胎生长使输卵管内压力增加致输卵管破裂，胚胎从裂口进入腹腔，称输卵管妊娠破裂。如破口处小动脉断裂，出血严重(图3-3)。

3.陈旧性宫外孕　输卵管妊娠流产或破裂后，若胚胎已死亡、出血逐渐停止，则胚胎和积聚的血液与周围组织粘连、机化形成包块，称陈旧性宫外孕。

4.继发腹腔妊娠　输卵管妊娠流产或破裂后，若囊胚存活，绒毛组织种植于腹腔脏器及大网膜上，继续生长发育，称继发腹腔妊娠。

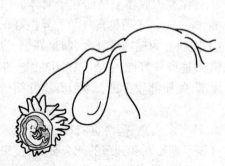

图3-2　输卵管妊娠流产示意图

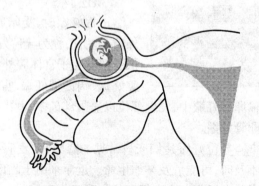

图3-3　输卵管妊娠破裂示意图

　　输卵管妊娠后,由于孕激素和绒毛膜促性腺激素的影响,子宫内膜呈蜕膜样变化。受精卵死亡后,激素水平下降,蜕膜从子宫壁剥离。如蜕膜完整剥离,形如三角管型样称蜕膜管形。另外受激素的刺激,子宫内膜呈过度分泌反应,称AS反应,也有一定的辅助诊断意义。

【护理评估】

（一）健康史

　　详细询问月经史,以准确推断停经时间。有的患者因不规则阴道流血可能无停经史。尤其对于有发生异位妊娠高危因素的患者应引起足够的重视,如输卵管炎症、输卵管手术、放置宫内节育器等。

考点提示：

异位妊娠患者就诊的主要症状

（二）身体状况

　　1.停经 多数患者有6~8周的停经史,但输卵管间质部妊娠停经时间较长。还有20%~30%的患者无停经史,把异位妊娠的不规则阴道流血误认为月经,或由于月经过期仅数日而不认为是停经。

　　2.腹痛 是输卵管妊娠患者就诊的主要症状。患者可出现一侧下腹部隐痛或酸胀感。当输卵管妊娠发生流产或者破裂时,患者会突感一侧下腹撕裂样疼痛。

　　3.阴道出血 常有不规则阴道流血,量一般不超过月经量。

　　4.晕厥与休克 腹腔内急性出血和剧烈腹痛,可出现晕厥,甚至休克。

　　5.腹部检查 下腹有明显压痛及反跳痛,尤以患侧为著,但腹肌紧张轻微。出血较多时,叩诊有移动性浊音。有些患者下腹可触及包块,若反复出血并积聚,包块可不断增大变硬。

　　6.阴道检查 阴道后穹窿饱满,有触痛,将宫颈轻轻上抬或左右摇摆会引起剧烈疼痛。这种宫颈举痛或者摇摆痛,是输卵管妊娠的典型体征。

? 案例思考1

　　请结合本节的学习,思考回答:

　　根据现有病史资料,首先考虑的疾病诊断是什么?

（三）辅助检查

考点提示：

异位妊娠最简单而常用的辅助检查方法

　　1.阴道后穹窿穿刺 是一种简单可靠的诊断方法,适用于腹腔内出血的患者。由于腹腔内血液易积聚于直肠子宫陷凹,少量的血液也能经阴道后穹窿穿刺抽出。用18号长针头自阴道后穹窿平行刺入直肠子宫陷凹,若抽出暗红色不凝的血,为阳性,则可诊断为输卵管妊娠流产或破裂;若穿刺无血,显阴性,可能因为输卵管未破裂、内出血量少、血肿位置较高或直肠子宫陷凹有粘连等,也不能排除输卵管妊娠。

　　2.HCG测定 是早期诊断异位妊娠的重要方法。血尿HCG测定结果阳性有助于诊断,但阴性结果也不能排除异位妊娠。

　　3.B超检查 宫腔内无妊娠物,宫旁可能有液性或实性包块等,有助于诊断异位妊娠,如在宫外看到妊娠囊或胎心搏动即可确诊。

　　4.腹腔镜检查 适用于输卵管妊娠尚未流产或破裂的早期患者和诊断有困难患者。但腹腔内大量出血或伴有休克者,禁止做腹腔镜检查。

5. 子宫内膜病理检查　将宫腔排出物或刮出物作病理检查,仅见蜕膜而未见绒毛,有助于诊断。

案例思考2

请结合本节的学习,思考回答:

还需进一步询问患者哪些情况? 采取哪些辅助检查?

(四)心理-社会评估

由于输卵管妊娠流产或破裂后,突然出现剧烈腹痛和因内出血产生的生命体征不稳定,患者及家属担心孕妇的生命安全,担心此次妊娠的结局及对今后生育的影响,表现出无助和恐惧。应注意评估患者及其家属的情绪反应,了解他们对疾病的认识程度等。

(五)诊断与治疗要点

1. 诊断要点　根据病史,停经后不规则阴道流血,突然出现的一侧下腹部疼痛、宫颈举痛及阴道后穹隆穿刺阳性,则可确诊; HCG测定、B超检查及腹腔镜检查均可协助诊断。

2. 治疗要点　以手术治疗为主,非手术治疗为辅的原则。异位妊娠流产或破裂有内出血时,应在防治休克的同时行输卵管切除术或者保守性手术(保留患侧输卵管)。近年来腹腔镜技术发展迅速,已成为异位妊娠诊断和治疗的主要方法。非手术治疗适合早期未破裂的异位妊娠,或虽有破裂、流产,但患者一般情况较好者。非手术治疗主要使用化学药物,常用的药物为甲氨蝶呤(MTX),亦可用中药治疗。

【常见护理诊断/问题】

1. 疼痛　与输卵管妊娠流产或破裂有关。

2. 焦虑/恐惧　与担心自身健康及不能再次妊娠有关。

3. 潜在并发症: 出血性休克。

案例思考3

请结合本节的学习,思考回答:

本案例的主要护理问题是什么?

【护理目标】

1. 疼痛减轻或消失。

2. 患者情绪稳定,积极配合治疗与护理。

3. 生命体征平稳,休克能得到纠正。

【护理措施】

(一)首要护理

1. 急性内出血患者的护理

(1)严密监测生命体征: 每10~15分钟测量1次血压、脉搏、呼吸并记录。

（2）立即建立静脉通道：交叉配血，准备输液输血。

（3）保持静脉通畅：按医嘱输液、输血、补充血容量，准确及时给药，配合医生积极纠正休克。

（4）吸氧：给予每分钟2~4L氧流量。

2. 非手术治疗患者的护理

（1）嘱患者绝对卧床休息：保持大便通畅，避免腹部增加压力，减少异位妊娠破裂的机会，并协助完成相应的生活护理。

（2）密切观察病情的变化：如果腹痛突然加剧，或面色苍白、脉搏加快等变化，应立即通知医生，做好抢救准备。

3. 手术治疗患者的护理

（1）迅速完成术前常规准备：包括备皮、配血、皮试、更换病衣裤、建立静脉通路等。

（2）术后严密监测生命体征：尤其是注意阴道出血、腹腔内出血及子宫收缩情况。

（二）一般护理

1. 饮食　指导患者摄取富含铁蛋白和维生素的食物，如动物肝脏、鱼肉、豆类、黑木耳、新鲜的蔬菜和水果等，以促进血红蛋白的增加，增强患者的抵抗力。

2. 环境　保持病房空气流通、安静舒适，保持患者皮肤及外阴清洁。

3. 化疗患者　对接受化学药物治疗的患者，按照化疗患者的护理要求进行护理。对患者及家属讲明化疗过程中可能出现的不良反应和结局，如化疗有效或无效改行手术治疗等，使患者及家属能够正确应对。

案例思考4

请结合本节的学习，思考回答：

就患者现有的护理问题，你首先采取哪些护理措施？

（三）心理护理

了解患者既往面对疾病的反应方式和能力；向患者及家属讲明手术的必要性，提供疾病及护理信息，减少患者及家属顾虑及无助感；运用沟通技巧，鼓励患者倾吐，诉说心里痛苦及失落；指导患者正确面对疾病，以正常的心态接受妊娠失败的现实；帮助患者分析可利用的家庭、社会支持系统，增强患者战胜疾病的信心。

【护理评价】

1. 患者疼痛症状缓解。

2. 患者消除恐惧心理，积极配合治疗与护理。

3. 患者生命体征平稳，无失血性休克发生。

【健康教育】

1. 讲述异位妊娠的相关知识，使患者及家属对异位妊娠有正确的认识。

2. 指导患者注意休息，加强营养，纠正贫血。

3. 指导保持良好的卫生习惯，注意外阴清洁，勤洗浴、勤换衣，禁止性生活1个月，防止发生盆腔感染。

4.指导避孕,采取有效的避孕措施,嘱再次妊娠最好在术后6个月。再次妊娠时要及时就医,并不宜轻易终止妊娠。

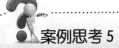

案例思考5

请结合本节的学习,思考回答:

术后第5天,患者腹部切口已拆线,准备出院,护士应给予哪些方面的健康教育?

第三节　早产妇女的护理

【概述】

案例导入

张某,女,26岁,妊娠34周,宫缩规律,间隔5~6分钟,持续约35秒,查宫颈管消退80%,宫口扩张3cm,医生诊断"早产临产"。

考点提示:

早产的定义

早产(premature birth)是指满28周至不足37周末(196~258天)之间分娩者。此时娩出的新生儿称为早产儿,体重为1000~2499g。因其发育尚未成熟,器官功能不健全,抵抗力低,围生儿死亡率增高(约75%的围生儿死亡与早产有关),出生1岁以内死亡的婴儿约2/3为早产儿。随着早产儿的治疗及监测手段不断进步,使其生存率明显提高,伤残率下降,有些国家已将早产时间的下限定义为妊娠24周或20周等。

早产的病因有以下几方面:

1.自发性早产　是最常见的类型,约占45%。主要发病机制为孕酮撤退,缩宫素作用,蜕膜活化。高危因素有早产史、妊娠间隔时间短于18个月或大于5年、孕早期有先兆流产、宫内感染、细菌性阴道病、牙周病、不良生活习惯(每日吸烟≥10支,酗酒)、孕期高强度劳动、贫困和低教育人群、子宫过度膨胀(如羊水过多、多胎妊娠)及胎盘因素(前置胎盘、胎盘早剥、胎盘功能减退等),近年发现与某些免疫调节基因异常有关。

2.未足月胎膜早破早产　病因及高危因素有:未足月胎膜早破(PPROM)史、体重指数(BMI)<19.8kg/m²、吸烟、营养不良、宫颈功能不全、子宫畸形(中隔子宫、单角子宫、双角子宫等)、宫内感染、细菌性阴道病、子宫过度膨胀、辅助生殖技术等。

3.治疗性早产　由于母体或胎儿的健康原因不允许继续妊娠,在未足37周引产或剖宫产终止妊娠,即为治疗性早产。常见终止妊娠的指征有子痫前期、胎儿窘迫、胎儿生长受限、胎儿先天缺陷、羊水过少或过多、胎儿早剥、前置胎盘及其他妊娠合并症、并发症等。

【护理评估】

（一）健康史

详细评估可致早产的高危因素,如孕妇以往有无流产、早产史;评估孕妇近期有无腹部受到意外撞击史、腹部手术史、妊娠晚期性交史,既往有无慢性肾炎、糖尿病、急性阑尾炎等病史。

（二）身体状况

早产的主要表现是子宫收缩,开始为不规则宫缩,常伴下腹坠胀和阴道少量出血,继而转为规律宫缩,其过程与足月临产相似,宫颈管先逐渐消退,然后扩张,胎膜早破的发生较足月临产多。临床上早产分为先兆早产和早产临产两个阶段。先兆早产指有规则或不规则宫缩,伴宫颈管进行性缩短。早产临产指有规律宫缩(20分钟≥4次,或60分钟≥8次),伴有宫颈进行性改变;宫颈扩张1cm以上;宫颈展平≥80%。

（三）辅助检查

1. 阴道B型超声检查可检测宫颈长度及宫颈内口漏斗形成情况。

2. 阴道穹窿后部棉拭子检测胎儿纤维连结蛋白(fFN)可预测早产的发生,妊娠20周后,宫颈、阴道分泌物中fFN>50ng/ml,提示胎膜与蜕膜分离,有早产可能。

（四）心理-社会评估

由于孕妇担心此次妊娠的结局,担心新生儿存在生命危险、焦虑日后孩子的智力发育,常出现紧张、焦虑和恐惧的情绪反应。注意评估患者及其家属对早产的反应,对疾病和此次妊娠的认识程度,以及家庭及社会支持系统是否有力等。

（五）诊断与治疗要点

1. 诊断要点　诊断早产一般并不困难,但应与妊娠晚期出现的生理性子宫收缩相区别。生理性子宫收缩一般不规则、无痛感,且不伴有宫颈缩短和宫口扩张等改变。

2. 治疗要点　若胎儿存活、无胎儿窘迫、胎膜未破,应卧床休息,使用宫缩抑制剂抑制宫缩,抗生素预防或控制感染,尽可能使妊娠继续维持。若胎膜已破,早产已不可避免,应尽可能地预防新生儿合并症以提高早产儿的存活率。

【常见护理诊断/问题】

1. 有新生儿受损的危险　与早产儿发育不健全,生存能力低下有关。

2. 焦虑　与担心早产儿存活率低有关。

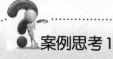

案例思考1

请结合本节的学习,思考回答:

本案例的主要护理问题是什么?

【护理目标】

1. 新生儿不存在因护理不当而发生的并发症。

2. 患者能平静地面对事实,并学会照顾早产儿。

【护理措施】

（一）首要护理

1. 观察患者的一般情况,注意宫缩、阴道流血、胎膜早破等。指导患者注意休息,加强营养,增强机体抵抗力。

2. 对早产不可避免的患者,给予吸氧,并密切观察胎儿情况,做好新生儿窒息抢救准备及保暖措施。

3. 遵医使用硫酸镁等宫缩抑制剂,配合医生积极控制感染、治疗合并症和并发症。

4. 胎儿娩出后,立即清理呼吸道;吸氧;尽早断脐,以免增加早产儿负担及加重生理性黄疸的发生;遵医嘱对新生儿常规使用维生素K1和抗生素。

（二）一般护理

1. 嘱孕妇绝对卧床休息,取左侧卧位为宜,以增加子宫胎盘血流量,改善胎儿供氧状况,并协助完成相应的生活护理。

2. 严密观察产程进展并做好产时监护,给孕妇吸氧,降低早产儿的发病率和死亡率,充分做好早产儿复苏和保暖准备。临产后慎用吗啡、哌替啶等镇静止痛药物,以免抑制新生儿呼吸。

3. 指导孕妇养成良好的卫生习惯,加强外阴护理,注意保持外阴清洁、干燥,防止逆行感染。

（三）治疗护理

1. 抑制宫缩　为治疗先兆早产的主要措施。常用药物有:

（1）β-肾上腺素受体激动药:如利托君、沙丁胺醇等。其作用使子宫平滑肌松弛,宫缩受到抑制;副作用为心跳加快、血压下降、血糖增高、血钾降低、恶心、头痛、出汗等。

（2）硫酸镁:镁离子直接作用于肌细胞,使平滑肌松弛,抑制子宫收缩。常用方法为:25%的硫酸镁16ml加于5%葡萄糖液100ml中,在30~60分钟内静脉滴注完毕,然后维持硫酸镁1~2g/h滴速至宫缩<6次/h,每日总量不超过30g。用药过程中密切注意呼吸、膝反射及尿量。如呼吸<16次/分、尿量<25ml/h、膝反射消失,应立即停药,并给予钙剂拮抗。因抑制宫缩所需的血镁浓度与中毒浓度接近,肾功能不良、肌无力、心肌病患者慎用或不用。

（3）钙拮抗药:能选择性减少慢通道Ca²⁺内流、干扰细胞内Ca²⁺的浓度、从而抑制子宫收缩。常用药物为硝苯地平5~10mg舌下含服,每6~8小时1次,用药期间注意观察孕妇心率及血压变化。已用硫酸镁者慎用,以防血压急剧下降。

（4）前列腺素合成酶抑制药:如吲哚美辛。可抑制前列腺素合成酶,减少前列腺素的合成或抑制其释放,从而抑制宫缩。副作用有促使胎儿动脉导管过早闭合、胎儿肾功能受损、羊水减少。现临床已较少用,必要时仅短期服用(不超过1周)。

2. 控制感染　感染是早产的重要诱因,应用抗生素治疗早产。适用于阴道分泌物培养B族链球菌阳性或羊水细菌培养阳性、泌尿道感染患者。

3. 预防新生儿呼吸窘迫综合征　对妊娠34周前的早产,使用肾上腺糖皮质激素,24小时至7天内能促胎儿肺成熟,可有效降低新生儿呼吸窘迫综合征的发病率。

（四）心理护理

建立良好的护患关系,运用沟通技巧,鼓励患者倾吐,表达其心理感受,如早产已属不可避免或围产儿已死亡,应耐心开导,注意做好家属思想工作,使产妇尽快摆脱不良情绪;恰如其分提供疾病及护理信息,解除其思想顾虑,积极配合治疗;在了解患者既往面对疾病的反应方式和能力的基础上,指导患者正确面对疾病;协助提供家庭、社会支持,提高自我保健意识。

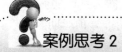

案例思考2

请结合本节的学习,思考回答:

本案例的护理措施有哪些内容?

【护理评价】

1. 患者能正确对待妊娠结局,积极配合治疗及护理。

2. 患者及家属建立护理早产儿的信心并做好必要的物质准备。

3. 母婴无并发症发生。

【健康教育】

1. 讲述早产的相关知识,使患者及家属对早产有正确的认识。

2. 传授有关早产儿的喂养等护理知识。

3. 提示孕妇注意性卫生,在妊娠晚期应避免性生活。

4. 指导产妇避孕,再次妊娠最好在6个月后。

5. 与孕妇及家属共同讨论早产的原因,积极治疗病因,再孕后嘱其必须加强产前检查和卫生保健,以免再次发生早产。

第四节 过期妊娠妇女的护理

案例导入

患者,张某,女,30岁,平时月经规律,现怀孕42周,仍无腹痛、见红等临产先兆,患者很担心胎儿情况,来院就诊。

考点提示:

过期妊娠的定义

【概述】

平素月经周期规律,妊娠达到或超过42周(≥294天)尚未分娩者,称为过期妊娠(prolonged pregnancy)。其发生率占妊娠总数的3%~15%。过期妊娠使胎儿窘迫、胎粪吸入综合征、过熟综合征、新生儿窒息、围产儿死亡、巨大儿以及难产等不良结局发生率增高,并随妊娠延长而增加。

其病因尚不明确。可能与妊娠末期胎儿肾上腺皮质功能低下,内源性前列腺素和雌激素分泌不足,孕激素过多,以及遗传等因素有关。

【护理评估】

(一)健康史

1. 以末次月经第1天计算 平时月经规则、周期为28~30天的孕妇停经≥42周尚未分娩,可诊断为过期妊娠。若月经周期超过30天,应酌情顺延。

2. 根据排卵日推算 月经不规则、哺乳期受孕或末次月经记不清的孕妇,可根据基础体温提示的排卵期推算预产期,若排卵后≥280天仍未分娩者可诊断为过期妊娠。

3. 根据性交日期推算预产期　从性交日期开始经过38周（266天）即为预产期。

4. 根据辅助生殖技术（如人工授精、体外受精-胚胎移植术）的日期推算预产期。

（二）身体状况

根据胎盘功能，可有两种不同的情况。

1. 胎盘功能减退　胎盘表面出现纤维蛋白沉积、钙化而产生胎盘老化、绒毛变性、胎盘血流量减少，影响胎儿氧和营养供应。因此，胎儿不再继续生长，皮下脂肪逐渐减少，出生时体重偏低，皮肤干燥多皱纹，形似"小老人"又称过熟儿；同时，羊水量减少及胎儿对缺氧的耐受力降低，易发生胎儿窘迫、新生儿窒息。

2. 胎盘功能正常　胎儿仍继续生长，可发育成巨大儿。因胎儿颅骨坚硬，钙化明显使颅缝缺乏伸缩性，不利于胎头变形，故可能发生分娩困难。

（三）辅助检查

1. B超检查　测量胎头双顶径、羊水量及进行胎盘功能分级等，有助于判定胎儿成熟度。

2. NST和OCT阳性常提示胎盘功能不全。

3. 羊膜镜检查观察羊水量及颜色，了解胎粪污染程度及有无胎儿窘迫。

4. 实验室检查测定孕妇血或尿中雌三醇（E_3）、雌三醇/肌酐（E/C）比值和胎盘催乳素水平，作羊水生化分析等，有助于判断胎盘功能及胎儿成熟度。

（四）心理-社会评估

最初患者因缺乏知识，对妊娠过期无所谓，加上主观上无明显不适，心理往往无明显反应。但随着时间的延长，对过期妊娠的进一步了解，患者及家属迫切希望新生儿能尽快出生，害怕过期妊娠危及到胎儿的安危，会表现出紧张、无助、焦虑和恐惧等情绪。应注意评估患者及其家属对过期妊娠的反应，对疾病和此次妊娠的认识程度，以及家庭及社会支持系统是否有力等。

（五）诊断与治疗要点

1. 诊断要点　准确核实孕周，确定胎盘功能是否正常是关键。

2. 治疗要点　妊娠41周后，应考虑终止妊娠。根据胎盘功能、胎儿大小、宫颈成熟度等进行综合分析，选择恰当的分娩方式。

（1）促宫颈成熟：Bishop评分≥7分者，可直接引产；Bishop评分<7分者，引产前先促宫颈成熟。目前常用的促宫颈成熟的方法主要有PGE_2阴道制剂和宫颈扩张球囊。

（2）引产：宫颈已成熟即可行引产术，常用静脉滴注缩宫素，诱发宫缩直至临产。胎头已衔接者，通常先人工破膜，1小时后开始滴注缩宫素引产。人工破膜既可诱发内源性前列腺素的释放，增加引产效果，又可观察羊水性状，排除胎儿窘迫。

（3）剖宫产：适用于胎盘功能不良、无应激试验（NST）和缩宫素激惹试验（OCT）阳性、临产时出现胎儿窘迫等情况。剖宫产时应做好抢救新生儿的准备工作。

【常见护理诊断/问题】

1. 有母儿受伤的危险　与巨大儿造成难产有关。

2. 焦虑/恐惧　与过期妊娠担心胎儿安危有关。

3. 潜在并发症：胎位异常、产程延长、胎儿窘迫、软产道裂伤等。

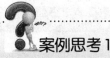

案例思考1

请结合本节的学习,思考回答:
本案例的主要护理问题是什么?

【护理目标】

1. 母体平安度过分娩期,未发生并发症。

2. 患者及家属能正确面对过期妊娠,积极配合治疗和护理。

3. 母子平安,未造成难产。

【护理措施】

（一）首要护理

临产后严密观察产程进展和胎心音变化,加强胎心电子监护;若发现胎心率异常,产程进展缓慢或羊水粪染时,应立即报告医师;产程中应充分给氧并静脉滴注葡萄糖。胎儿娩出前做好抢救准备,胎头娩出后及时清除鼻腔及鼻咽部的黏液和胎粪。

（二）一般护理

卧床休息,取左侧卧位,吸氧;定期监测生命体征,做好生活护理。

（三）心理护理

运用沟通技巧,了解患者的思想状况。部分孕妇和家属认为应该等待"瓜熟蒂落",不愿接受人工终止妊娠的方法;而有的担心胎儿的安危,要求尽快结束分娩。应耐心解释,说明过期妊娠的危害。若胎儿或新生儿发生不测,也不宜过度悲伤,否则影响产妇身体的康复。指导产妇尽快摆脱不良情绪,恰如其分提供疾病及护理信息,解除其思想顾虑,积极配合治疗。

案例思考2

请结合本节的学习,思考回答:
本案例的护理措施有哪些内容?

【护理评价】

1. 母婴顺利经历分娩全过程,新生儿无因护理不当而发生的并发症。

2. 患者情绪稳定,能积极配合医护措施。

3. 患者和家属为照顾早产儿做好精神和物质的准备。

【健康教育】

1. 讲述过期妊娠的相关知识,督促孕妇按时产前检查,嘱超过预产期1周未临产者来院就诊,及时住院处理。

2. 产后指导产妇和家属学会新生儿的护理,增加随诊次数。

3. 指导产妇避孕,注意休息,加强营养。

（杨淑珍）

思 与 练

一、选择题

A1型题

1. 早期流产指妊娠终止的时间在妊娠
　　A. 12周前　　　　B. 16周前　　　　C. 20周前　　　　D. 24周前　　　　E. 28周前

2. 难免流产叙述正确的是
　　A. 由先兆流产发展而来,经休息和治疗后流产可避免
　　B. 阴道流血量多,伴有阵发性腹痛,宫颈口已开
　　C. 宫颈口关闭
　　D. 阴道流血量少,腹痛轻微
　　E. 胚胎组织已经排出

3. 先兆流产护理措施**不妥的**是
　　A. 指导卧床休息　　　　　　　　　　　　B. 禁止性生活
　　C. 必要时按医嘱给镇静药　　　　　　　　D. 黄体功能不足的孕妇,每日肌注黄体酮
　　E. 便秘者可行肥皂水灌肠

4. 可能引起母体凝血机制障碍的流产类型是
　　A. 先兆流产　　　B. 难免流产　　　C. 不全流产　　　D. 完全流产　　　E. 稽留流产

5. 最易合并失血性休克的流产类型是
　　A. 先兆流产　　　B. 难免流产　　　C. 不全流产　　　D. 完全流产　　　E. 稽留流产

6. 习惯性流产是指连续自然流产至少达几次以上
　　A. 2次　　　　　B. 3次　　　　　C. 4次　　　　　D. 5次　　　　　E. 6次

7. 异位妊娠常发生的部位是
　　A. 卵巢　　　　　B. 宫颈　　　　　C. 腹腔　　　　　D. 输卵管　　　　E. 直肠子宫陷凹

8. 异位妊娠最常见的原因
　　A. 慢性输卵管炎症　　　　　B. 输卵管发育过长　　　　　C. 输卵管扭曲
　　D. 受精卵游走　　　　　　　E. 输卵管畸形

9. 输卵管壶腹部妊娠常见的结局为
　　A. 输卵管妊娠流产　　　　　B. 输卵管妊娠破裂　　　　　C. 胚胎可发育至3个月以上
　　D. 易继发腹腔妊娠　　　　　E. 易形成陈旧性宫外孕

10. 异位妊娠就诊的常见症状是
　　A. 短期停经史　　　　　　　B. 早妊反应　　　　　　　　C. 休克
　　D. 阴道流血　　　　　　　　E. 突发性一侧下腹痛

11. 下列关于早产的概念正确的是
　　A. 妊娠满28周至不满37周分娩者　　　　　B. 妊娠12周至28周分娩者
　　C. 妊娠24周至28周分娩者　　　　　　　　D. 妊娠20周至37周分娩者
　　E. 妊娠37周至42周分娩者

12. 张某,30岁,妊娠32周,下列表现可诊断为早产临产的是
　　A. 少量阴道流血　　　　　　　　　　　B. 不规律子宫收缩,宫颈管无消退
　　C. 不规律子宫收缩,宫颈管消退50%　　　D. 规律子宫收缩,宫颈管消退75%,宫口无扩张
　　E. 规律子宫收缩,宫颈管消退75%,宫口扩张2cm以上

13. 确诊过期妊娠后,下列处理**错误的**是
　　A. CST阳性时,应立即终止妊娠　　　　　B. 发现羊水过少应立即终止妊娠

C. 宫颈条件成熟时,应立即终止妊娠　　　　D. 并发中、重度妊高征时,应立即终止妊娠

E. 胎儿估计不足2500g时,应积极治疗,使胎儿继续生长

14. 过期妊娠时,下述情况需立即终止妊娠的是

A. OCT阴性　　　　　　　　B. NST有反应型　　　　　　C. B超显示羊水过少

D. 尿E_3值16mg/24小时　　E. 12小时内胎动12次

A2型题

15. 张女士,28岁。停经3个月,在家中出现阵发性下腹痛并有组织排出,阴道出血量较多来院,查体: 子宫小于孕月,宫口开。应诊断为

A. 先兆流产　　B. 难免流产　　C. 不全流产　　D. 完全流产　　E. 稽留流产

16. 陈女士,停经40余天,腹痛并有妊娠组织排出,现出血不多,腹痛消失,查体宫口闭,妊娠试验(－)。应诊断为

A. 先兆流产　　B. 难免流产　　C. 不全流产　　D. 完全流产　　E. 稽留流产

17. 王某,26岁,妊娠31周,G_1P_0,规律性腹痛3小时入院。查体: 宫底高度30cm, LOA,胎心120次/分,宫缩20s/5~7min。肛门检查: 宫颈管消退70%,宫口尚未扩张。**不宜**选用的处理措施是

A. 镇静药　　　　　　　　　　B. 卧床休息

C. B型超声检查胎儿大小　　　　D. 选用α-肾上腺素能受体兴奋剂

E. 选用β-肾上腺素能受体兴奋剂

18. 李某,32岁。停经45天,突然右下腹撕裂样疼痛,想解大便,并有少量阴道流血,检查全腹压痛,右侧为甚,该患者可能是

A. 先兆流产　　　　　　　　B. 难免流产　　　　　　　C. 月经失调

D. 输卵管妊娠破裂　　　　　E. 急性盆腔炎

A3/A4型题

（19~20题共用题干）

王女士,24岁。平常月经规律,停经40天,阴道出血2天,突发腹痛,伴恶心、呕吐,晕厥就诊。检查: 体温36.4℃,脉搏120次/分,血压80/50mmHg,面色苍白,表情痛苦。双合诊: 后穹窿饱满,宫颈举痛明显,子宫未检清,右侧宫旁可触到明显包块。

19. 根据患者情况,对该患者进一步确诊最适宜的方法是

A. 妊娠试验　　　　　　　　B. 超声波检查　　　　　　　C. 血常规检查

D. 阴道镜检查　　　　　　　E. 阴道后穹窿穿刺术

20. 该患者的护理措施中**错误**的是

A. 配合抢救　　　　　　　　B. 做好阴道手术准备　　　　C. 注意保暖

D. 给氧吸入　　　　　　　　E. 去枕平卧

二、思考题

1. 简述流产的临床类型及处理原则。

2. 什么是早产? 如何护理早产患者?

3. 如何对过期妊娠者进行产前护理?

第四章

妊娠期特有疾病妇女的护理

学习目标

1. 掌握妊娠期高血压、妊娠期肝内胆汁淤积症的概念、护理评估内容及护理措施。
2. 熟悉妊娠期高血压、妊娠期肝内胆汁淤积症的临床表现、处理原则和辅助检查方法。
3. 了解妊娠、分娩及产褥与高血压、肝内胆汁淤积间的相互影响、相关病因及病理生理。
4. 具有进行妊娠期高血压、妊娠期肝内胆汁淤积症健康指导及整体护理的能力；尊重关心患病孕妇，具有积极帮助其度过孕产关键期的责任心。
5. 熟练掌握子痫孕妇的抢救配合技能。

第一节　妊娠期高血压疾病妇女的护理

案例导入

患者，王某，女，28岁，停经34⁺¹周，尿蛋白（+++）、水肿（++），血压160/110mmHg。询问病史：患者末次月经时间2014年5月27日。停经1个月余有恶心、呕吐，停经3个月自愈，停经4个月开始感胎动。在当地医院产前检查3次，于孕30周检查时发现尿蛋白（++），血压120/80mmHg，无水肿。孕32周时发现血压升高，并水肿，尿蛋白（+++），入院对症处理（措施不详）2周，症状未见好转。遂转院治疗。无高血压、肾炎等慢性病史、无外伤手术史、药物过敏史。婚育史：结婚2年，1年前人工流产1次。

【概述】

妊娠高血压疾病（hypertensive disorder complicating pregnancy）是妊娠与血压升高并存的一组疾病，发病率约为5%~12%。包括妊娠期高血压、子痫前期、子痫，以及慢性高血压并发子痫前期和慢性高血压合并妊娠。该组疾病严重影响母婴健康,是孕产妇和围产儿病死率升高的主要原因。

（一）高危因素与病因

1. 流行病学调查发现孕妇年龄≥40岁；子痫前期病史；高血压、慢性肾炎、糖尿病；子痫前期家庭史；本次为多胎妊娠、首次怀孕、妊娠间隔时间≥10年；初次产检BMI≥35kg/m^{2}及孕早期收缩压≥110mmHg或舒张压≥80mmHg等均与本病发生有关。

2. 妊娠期高血压确切病因不明,可能与免疫机制、胎盘浅着床、血管内皮细胞受损、遗传、营养缺乏、胰岛素抵抗等有关。

（二）病理生理

本病基本病理变化是全身小动脉痉挛,内皮损伤及局部缺血,影响全身各系统各脏器灌注减少。血管内皮损伤时通透性增加,体液和蛋白质渗漏,表现为血压上升、蛋白尿、水肿和血液浓缩。严重时心、脑、肝、肾及胎盘等发生病理生理变化,可导致抽搐、昏迷、脑水肿、脑出血、心肾衰竭、肺水肿、肝细胞坏死及包膜下出血,胎盘功能下降导致胎儿生长受限、宫内窘迫。若胎盘床血管破裂可致胎盘早剥以及凝血功能障碍导致DIC。

【护理评估】

（一）健康史

询问既往有无高血压病史,妊娠后血压变化情况,是否伴有蛋白尿、水肿。家族中有无高血压病史；是否存在高危因素：年轻或高龄初产妇、多胎妊娠、初产妇、糖尿病、慢性肾炎等。特别应询问有无头痛、视力改变、上腹部不适等症状史。

（二）身体状况

1. 妊娠期高血压疾病分类与临床表现见表4-1。

2. 血压 血压高低与病情直接相关,测出血压应与基础血压比较,较基础血压升高30/15mmHg,但低于140/90mmHg时,不作为诊断依据,须严密观察。

3. 水肿 通常正常妊娠、贫血及低蛋白血症均可发生水肿,妊娠期高血压疾病之水肿无特异性,因此不作为妊娠期高血压疾病的诊断标准及分类依据。水肿多由踝部开始,渐延至小腿、大腿、外阴、腹部、按之凹陷。水肿局限于踝部和小腿为"+"；水肿延至大腿为"++"；水肿延至外阴和腹部为"+++"；全身水肿或伴腹水为"++++"。

4. 尿蛋白 应取中段尿检查,凡尿蛋白定量≥0.3g/24h为异常。尿蛋白量的多少直接反映了肾血管痉挛的程度及肾小管上皮细胞缺氧及其功能损害的程度。

5. 自觉症状 孕妇出现头痛、视物模糊、上腹部不适等症状时,提示病情进一步发展,应引起高度重视。

6. 子痫 子痫发作时抽搐、昏迷是最严重的临床表现,护士应特别注意发作状态、频率、持续时间及间隔时间、神志情况；有无唇舌咬伤、摔伤、窒息等。

（三）辅助检查

1. 眼底检查 眼底视网膜小动脉痉挛程度可反映全身小血管痉挛程度,因此,眼底检查是反映妊娠期高血压疾病严重程度的一项重要指标,对治疗有重要的指导意义。

2. 尿液检查 测定尿比重、尿蛋白定性、定量分析。因为尿蛋白的出现及量的多少反映肾小动脉痉挛造成肾小管细胞缺氧及功能受损的程度。尿比重≥1.020时说明尿液浓缩,尿

表4-1 妊娠期高血压疾病分类与临床表现

分类		临床表现
妊娠期 高血压		其特征为收缩压≥140mmHg和(或)舒张压≥90mmHg,一般在妊娠期首次出现,产后12周恢复正常;尿蛋白(−);产后方可确认。少数患者可伴上腹不适或血小板减少
子痫前期	轻度	妊娠20周后出现收缩压≥140mmHg和(或)舒张压≥90mmHg,伴尿蛋白≥0.3g/24h或随机尿蛋白(+)
	重度	血压和尿蛋白持续升高,发生母体脏器功能不全或胎儿并发症。出现下述任一不良情况可诊断为重度子痫前期:①血压持续升高,收缩压≥160mmHg和(或)舒张压110≥mmHg;②尿蛋白≥5.0g/24h或随机尿蛋白(+++);③持续性头痛或视觉障碍或其他脑神经症状;④持续性上腹部疼痛,肝包膜下血肿或肝破裂症状;⑤肝功能异常:肝酶ALT或AST水平升高;⑥肾脏功能异常:少尿或血肌酐>106μmol/L;⑦低蛋白血症伴胸腔积液或腹腔积液;⑧血液系统异常:血小板呈持续下降并低于100×10⁹/L;血管内溶血、贫血、黄疸或LDH升高;⑨心力衰竭、肺水肿;⑩胎儿生长受限或羊水过少
子痫		子痫前期的孕妇发生的不能用其他原因解释的抽搐。 子痫发生前可有不断加重的重度子痫前期,但也可发生于血压升高不显著、无蛋白尿病例。通常产前子痫较多,发生于产后48小时者约25%。子痫抽搐进展迅速,前驱症状短暂,表现为抽搐、面部充血、口吐白沫、深昏迷;随之深部肌肉僵硬,很快发展成典型的全身高张阵挛惊厥、有节律的肌肉收缩和紧张,持续约1~1.5分钟,期间患者无呼吸动作;此后抽搐停止,呼吸恢复,但患者仍昏迷,最后意识恢复,但仍困惑、烦躁、易激惹
慢性高血压 并发子痫前期		慢性高血压孕妇妊娠前无蛋白尿,妊娠后出现蛋白尿≥0.3g/24h;或妊娠前有蛋白尿,妊娠后蛋白尿明显增加或血压进一步升高或出现血小板减少<100×10⁹/L
慢性高血压 合并妊娠		妊娠20周前收缩压≥140mmHg和(或)舒张压≥90mmHg(除滋养细胞疾病外),妊娠期无明显加重;或妊娠20周后首次诊断为高血压并持续到产后12周以后

蛋白(+)时尿蛋白含量0.3g/24h,当尿蛋白(++++)时尿蛋白含量5g/24h。重度子痫前期患者尿蛋白检查应每天1次。

3. 血液检查 测定血红蛋白含量、血细胞比容、血黏度、凝血功能。重度子痫前期与子痫应测定电解质与二氧化碳结合力,以早期发现酸中毒并纠正。对疑有凝血功能异常者,应查血小板计数、凝血时间、凝血酶原时间、纤维蛋白原和鱼精蛋白试验(3P试验)等。

4. 肝肾功能检查 主要测定谷丙转氨酶、血尿素氮、肌酐、尿酸等,综合判断肝肾功能。

5. 其他 心电图、超声心动图、胎盘功能和胎儿成熟度检查,视病情而定。

(四)心理-社会评估

妊娠期高血压疾病患者如果未感到明显不适,往往容易忽略,不能引起足够重视。随着病情的发展,当血压明显升高,有自觉症状时,孕妇常因担心胎儿安危而表现出沮丧、郁闷、烦躁不安;如疾病控制效果不明显会表现悲观、失望、不知所措;家属则表现紧张。

(五)诊断与治疗要点

1. 诊断要点 根据病史、临床表现、体征及辅助检查及即可做出诊断,应注意有无并发症及凝血功能障碍。

2. 治疗要点　妊娠期高血压疾病治疗的目的是控制病情、延长孕周、确保母儿安全。治疗基本原则是休息、镇静、解痉,有指征的降压、利尿,密切监测母儿情况,适时终止妊娠。应根据病情轻重分类,进行个体化治疗。妊娠期高血压应休息、镇静、监测母儿情况,酌情降压治疗;子痫前期应镇静、解痉,有指征的降压、利尿,密切监测母儿情况,适时终止妊娠;子痫应控制抽搐,病情稳定后终止妊娠。

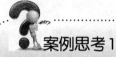

案例思考1

请结合本节的学习,思考回答:
本案例中的孕妇属于妊娠期高血压疾病的何种类型?

【常见护理诊断/问题】

1. 体液过多　与增大的子宫压迫或营养不良性低蛋白血症引起的水钠潴留有关。

2. 有受伤的危险(母亲)　与硫酸镁的治疗或子痫抽搐有关。

3. 有受伤的危险(胎儿)　与全身小动脉痉挛致胎儿宫内缺血缺氧有关。

4. 焦虑/恐惧　与担心自身健康、今后的生育等因素有关。

5. 潜在并发症:肾衰竭、胎盘早期剥离、凝血功能障碍等。

6. 知识缺乏:缺乏妊高征护理的相关知识。

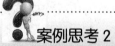

案例思考2

请结合本节的学习,思考回答:
本案例的主要护理问题是什么?

【护理目标】

1. 孕妇水肿得到有效控制。

2. 孕妇住院期间病情得到有效控制,母儿受伤的危险性降到最低。

3. 孕妇的焦虑减轻,情绪稳定,积极配合护理和治疗。

4. 孕妇病情控制良好,无并发症发生。

5. 孕妇及家属了解本病的相关知识,主动参与执行护理计划。

【护理措施】

(一)首要护理

1. 保证休息　妊娠期高血压患者可在家休息,保证充足的睡眠(>10小时/天),以左侧卧位为宜,避免平卧位,以解除妊娠子宫对下腔静脉的压迫,改善子宫胎盘血液灌注。子痫前期患者需入院治疗。

2. 病情观察　关注孕妇有无头痛、视物模糊、上腹不适等症状;每日测血压及体重一次,每日或隔日复查尿蛋白;注意监测胎心、胎动和宫缩等情况。

3. 间断吸氧　增加血氧含量,改善全身主要脏器与胎盘的氧供。

(二)一般护理

1. 饮食护理　指导孕妇进食富含蛋白质、维生素、钙、铁和锌的食物;减少过量食盐和脂肪摄入,全身水肿者应限制食盐。

2. 产前保健　根据病情需要增加产前检查次数,加强母儿监测措施,密切注意病情变化,防止发展为子痫前期或子痫。同时向孕妇及家属讲解妊娠期高血压疾病的相关知识,使孕妇能自我监测,及时发现异常。

(三)用药护理

考点提示:
硫酸镁的毒性反应和注意事项

1. 硫酸镁　是治疗子痫的一线药物,也是重度子痫前期预防子痫的预防药物。

(1)用药指征:控制子痫抽搐和防止再抽搐;预防重度子痫前期发展为子痫;子痫前期临产前用药预防抽搐。

(2)用药方法:静脉给药结合肌内注射。①控制子痫:静脉用药,首次负荷剂量为硫酸镁2.5~5.0g,溶于10%葡萄糖液20ml内缓慢静脉推注(15~20分钟),或者先给予5%葡萄糖100ml快速静滴,然后给予1~2g/h静滴维持。或者夜间睡前食用静脉给药,改为肌内注射,用法:25%硫酸镁20ml+2%利多卡因2ml深部臀肌内注射。24小时硫酸镁总量25~30g,疗程24~48小时。②预防子痫发作:负荷和维持剂量同控制子痫处理。用药时间长短依据病情而定,一般为每天静滴6~12小时,24小时总量不超过25g,用药期间每天评估病情变化,决定是否继续用药。

(3)毒性反应:硫酸镁的治疗浓度与中毒浓度相近,用药过程中应严密观察其毒性作用。硫酸镁过量可导致膝反射减弱或消失,全身肌张力减退,呼吸肌麻痹,甚至心跳停止。

(4)注意事项:用药过程中加强患者血压监测;在用药前、用药中及用药后均应监测以下指标:膝反射必须存在;呼吸≥16次/分;尿量≥400ml/24h或≥17ml/h。如果出现膝反射消失、全身肌张力下降、呼吸抑制甚至是心搏骤停时,为硫酸镁中毒症状,应立即停用硫酸镁并静脉缓慢推注(5~10分钟)10%葡萄糖酸钙10ml。如患者同时合并肾功能不全、心肌病、重症肌无力等,则硫酸镁应慎用或减量使用。条件许可,用药期间可监测血清镁离子浓度。

2. 镇静剂　常用的镇静剂有地西泮、冬眠药物等。特别注意使用冬眠药物期间,嘱孕妇绝对卧床休息,以防直立性低血压而突然跌倒发生意外。

3. 降压药　常选用对胎儿无毒副作用,不影响心搏出量、肾血流量及子宫胎盘灌注量,不引起血压急剧下降或下降过低的药物,如拉贝洛尔、硝苯地平、尼莫地平、硝普钠等。使用降压药时,需严密监测血压,根据血压调节滴速。血压大幅度升降会引起脑出血或胎盘早剥。

4. 利尿药　仅用于全身水肿、急性心力衰竭、肺水肿、脑水肿的患者。常用的药物有呋塞米、甘露醇等。大量利尿可导致电解质丢失和血液更加浓缩,应注意有无血液浓缩,血容量不足的临床表现。

(四)分娩期及产后护理

1. 分娩期护理　应严密观察产程进展,加强全产程护理。第一产程应让产妇保持安静、休息;密切监测血压、脉搏、尿量、胎心、宫缩情况,重视产妇的主诉;尽量缩短第二产程、避免产妇过度用力屏气,做好接产与会阴切开、手术助产准备;第三产程中高度重视预防产后出血,在胎儿前肩娩出后立即注射缩宫素,及时娩出胎盘并按摩宫底监测血压变化;使用缩宫素时监测血压、宫缩及胎心;做好抢救母儿的准备;需剖宫产者做好手术准备。

2. 产后护理　胎儿娩出后监测血压,病情稳定后方可送回病房。病情严重者仍需使用硫酸镁24~48小时,产后48小时内至少每4小时观察1次血压,防止产后子痫;大量硫酸镁治疗的患者易发生宫缩乏力性产后出血,应密切观察子宫复旧情况,严防产后出血。

（五）子痫护理

考点提示：

子痫患者的护理

1. 协助医生控制抽搐　控制患者抽搐是首要任务。硫酸镁为首选药物,必要时应用高效镇静剂等药物。

2. 保持呼吸道通畅　立即给氧;患者抽搐昏迷时禁食、禁水,取头低偏侧位,防止呕吐物吸入引起窒息或吸入性肺炎,并备好气管插管和吸引器,以利及时吸出呕吐物及呼吸道分泌物。

3. 专人护理,严密监护　密切观察血压、脉搏、呼吸、体温及尿量,记录出入量;做好血、尿检验和各项特殊检查,及时发现肺水肿、急性肾衰竭、脑出血等并发症。

4. 防止受伤　取出义齿;用开口器或缠裹纱布的压舌板置于上下磨牙间,用舌钳固定舌以防舌唇咬伤;用床护栏防止患者坠床,必要时用约束带。

5. 避免刺激　将患者置于单人暗室,保持绝对安静,避免声光刺激;治疗、护理集中操作、动作轻柔,防止诱发抽搐。

6. 做好终止妊娠准备　子痫发作后多自然临产,应及时发现产兆并做好母儿抢救准备。一般抽搐控制2小时后可考虑终止妊娠。

（六）心理护理

耐心倾听患者主诉,了解心理变化;说明本病的病理过程及转归,解释治疗、护理方法和目的,取得配合;教会患者自我放松的方法,如听轻音乐、与人交流、倾诉,以减轻紧张、忧虑的情绪,积极配合治疗护理。

案例思考3

请结合本节的学习,思考回答:
本案例的护理措施有哪些内容?

【护理评价】

1. 妊娠期孕妇病情稳定,水肿得到有效控制。

2. 母婴顺利度过妊娠、分娩、产褥期。

3. 孕妇情绪稳定,自觉焦虑减轻,积极配合治疗护理。

4. 重度子痫前期孕妇病情控制良好,未出现子痫及并发症。

5. 孕妇及家属了解本病的相关知识,主动参与执行护理计划。

【健康教育】

1. 让孕妇及家属了解妊娠期高血压疾病的知识及对母儿的危害,主动接受产前检查。

2. 嘱患者注意休息,养成良好的卫生习惯,保持外阴部的清洁、干燥,必要时使用消毒会阴垫,防止逆行感染。

3. 产后给予产褥期卫生指导与母乳喂养指导,对血压尚未正常的产妇,应嘱坚持治疗,定期随访,防止病情发展或转为高血压病。

4. 嘱产妇产后42天到医院复诊,了解生殖器官复旧情况,并嘱产妇严格避孕,再次妊娠应在血压正常后1~2年。

第二节　妊娠期肝内胆汁淤积症妇女的护理

考点提示:

妊娠期肝内胆汁淤积症的病因

【概述】

妊娠期肝内胆汁淤积症(intrahepatic cholestasis of pregnancy, ICP)是妊娠期特有的并发症,发病率1%~15.6%不等,有明显的地域和种族差异,智利、瑞典等地发病率较高。

目前病因并不清楚,可能与女性激素、遗传及环境因素有关。

1. 女性激素　临床研究发现,ICP多发生在妊娠晚期、双胎妊娠、卵巢过度刺激及既往使用口服复方避孕药者,以上均为高雌激素水平状态。雌激素可使Na^+-K^+-ATP酶活性下降,能量提供减少,导致胆汁酸代谢障碍;雌激素可使肝细胞膜中胆固醇与磷脂比例上升,胆汁流出受阻;雌激素作用于肝细胞表面的雌激素受体,改变肝细胞蛋白质合成,导致胆汁回流增加。有学者认为高雌激素水平不是ICP致病的唯一因素,可能与雌激素代谢异常及肝脏对妊娠期生理性增加的雌激素高敏感性有关。

2. 遗传因素　包括智利和瑞典在内的世界各地ICP发病率明显不同,且在母亲或姐妹中有ICP病史之妇女中发病率明显增高。ICP的种族差异、地区分布性、家庭聚焦性和再次妊娠的高复发率均支持遗传因素在ICP发病中的作用。

3. 环境因素　流行病学研究显示,ICP发病率与季节有关,冬季高于夏季。近年研究发现智利妊娠妇女血硒浓度与9年前相比增加,且夏季妊娠妇女血硒水平明显升高,硒是一种微量元素,是谷胱甘肽过氧化酶的活性成分。这可能与近年来智利ICP发生率下降及夏季ICP降低有关。

【护理评估】

考点提示:

妊娠期肝内胆汁淤积症的临床表现

(一)健康史

评估既往有无不良孕产史,如流产、早产、死胎、死产、围生儿死亡及低体重儿等;既往妊娠或家庭中有无类似病史;口服避孕药后有无胆汁淤积发病史等。

(二)身体状况

1. 瘙痒　无皮肤损伤的瘙痒是ICP的首发症状,约80%患者在妊娠30周后出现,有的甚至更早。瘙痒程度不一,常呈持续性,白昼轻,夜间加剧。瘙痒一般始于手掌和脚掌,后渐向身体近端延伸甚至可发展到面部,这种瘙痒症状常出现在实验室检查异常结果之前平均约3周,亦有达数月者,多于分娩后24~48小时内缓解,少数在产后1周或1周以上缓解。

2. 黄疸　10%~15%的患者出现轻度黄疸,一般不随孕周的增加而加重。ICP孕妇有无黄疸与胎儿预后关系密切,有黄疸者羊水污染、新生儿窒息及围产儿死亡率显著增加。

3. 皮肤抓痕　四肢皮肤出现因瘙痒所致条状抓痕。

4. 一般无明显消化道症状　少数孕妇出现上腹部不适,轻度脂肪痢。

(三)辅助检查

1. 血清胆汁酸测定　血清总胆汁酸(TBA)测定是诊断ICP的最主要实验证据,也是监测病情及治疗效果的重要指标。无诱因的皮肤瘙痒及TBA≥10μmol/L,可作ICP诊断,血清TBA≥40μmol/L提示病情较重。

2. 肝功能测定　大多数ICP患者门冬氨酸转氨酶(AST)、丙氨酸转氨酶(ALT)轻至中度升高,为正常水平的2~10倍,一般不超过1000U/L,ALT较AST更敏感;部分患者血清胆红素轻-中度升高,很少超过85.5μmol/L,其中直接胆红素占50%以上。

3. 病理检查　在诊断不明而病情严重时可进行肝组织活检。ICP患者肝组织活检可见肝细胞无明显炎症或变性表现,仅肝小叶中央区胆红素轻度淤积,毛细胆管胆汁淤积及胆栓形成。电镜切片发现毛细胆管扩张合并微绒毛水肿或消失。

4. NST检查及胎儿生物物理评分法　将基线胎心率变异消失作为预测ICP胎儿宫内缺氧的指标。

（四）心理-社会评估

了解孕妇的心理反应,是否担心胎儿和分娩时的案例及其程度;了解孕妇家人的反应及对孕妇的支持程度。如不幸新生儿有生命危险,甚至死亡,应评估产妇及家人对此事的反应。

（五）诊断与治疗要点

1. 诊断要点　根据典型的症状和实验室检查结果,ICP诊断并不困难。但需排队其他瘙痒或肝功能异常的疾病。

2. 治疗要点　缓解瘙痒症状,恢复肝功能,降低血胆酸水平,胎儿宫内监护,及时发现胎儿缺氧并采取相应措施,以改善妊娠结局。

【常见护理诊断/问题】

1. 焦虑　与担心身体状况、胎儿预后有关。

2. 睡眠型态紊乱　与夜间瘙痒症状加重,或全身严重瘙痒有关。

3. 有皮肤完整性受损的危险　与肝内胆汁淤积引起的皮肤瘙痒有关。

4. 知识缺乏:缺乏肝内胆汁淤积症自我护理相关知识。

5. 潜在的并发症:产后出血。

【护理目标】

1. 孕妇主诉焦虑程度减轻。

2. 孕妇自述夜间睡眠得到改善。

3. 孕妇自述瘙痒程度减轻,皮肤无破损。

4. 孕妇能复述妊娠期肝内胆汁淤积症相关知识,主动配合治疗。

5. 产后出血的危险性降低,不发生失血性休克。

【护理措施】

（一）首要护理

增加产前检查次数,定期测定孕妇血清胆汁酸、转氨酶及胆红素水平,动态地了解病情变化。因ICP孕妇常并发突然胎死宫内,目前主张孕34周行NST检查,并将基线胎心率变异消失作为预测ICP胎儿宫内窘迫的指标。结合胎动必要时行胎儿生物物理评分法,用以早期发现隐性胎儿宫内窘迫。

（二）一般护理

1. 休息与活动　保持病室安静、舒适,温湿度适宜,床铺整洁。指导孕妇选择宽松、舒适、透气性能良好的纯棉内衣裤袜,并保持良好的卫生习惯。避免搔抓加重瘙痒和皮肤损伤,保持手部清洁。禁用过热的水洗浴,勿使用肥皂擦洗。如因瘙痒严重而影响睡眠时,可遵医嘱给予抗组织胺类或镇静、安眠类药物,并观察其疗效。有计划安排好护理活动,减少对孕妇睡眠的影响。

2. 饮食指导 指导孕妇饮食宜清淡,禁食辛辣刺激性食物及蛋白含量高的食物,多食水果和蔬菜,补充各种维生素及微量元素。

（三）用药护理

药物可改善孕妇瘙痒症状和围生儿预后,减轻胆汁淤积。临床中常用药物有考来烯胺、苯巴比妥、地塞米松、熊去氧胆酸等。因考来烯胺影响脂溶性维生素A、D、K及脂肪的吸收,用药时注意补充维生素;苯巴比妥可增加新生儿呼吸抑制的危险,因此近临产前不宜应用;地塞米松仅用于妊娠34周前,估计7天内分娩者,预防早产儿呼吸窘迫症的发生。一般用量为每天12mg,连用2天。

（四）产科护理

1. 妊娠期 指导患者加强自我监护,教会患者计数胎动,如有异常及时报告。注意产前宣教,让患者了解先兆早产的征兆,若出现腹痛、阴道流血,阴道流水要及时就诊。平时卧床休息,尽量不做下蹲、弯腰动作,不做增加腹压的动作,以免诱发宫缩。

2. 分娩期 临产后每15分钟听胎心1次,若有异常及时通知医生。在第二产程,做好预防和抢救新生儿窒息的准备。

3. 产褥期 由于胆汁淤积引起脂溶性物质吸收减少,而脂溶性维生素K减少可导致凝血功能障碍而发生产后出血。产后应留产房观察2小时,每30分钟测血压、脉搏1次。产后及时应用缩宫素,注意观察宫缩情况、宫底高度、恶露性状、膀胱充盈等,鼓励早哺乳以促进子宫收缩。产后6小时内每小时巡回1次且重点交班。出血多时输新鲜血,产后遵医嘱给予抗感染药物。对不宜哺乳者,禁用雌激素回奶,因大量雌激素可加重可逆性的胆汁淤积。产后禁用避孕药避孕,可采用避孕套及放置宫内节育器避孕。

4. 新生儿护理 对ICP产妇分娩的新生儿均按高危儿护理,仔细观察并记录新生儿的体温、面色、哭声、呼吸、心率、吸吮力、大小便、精神状态等方面情况,有异常及时报告。

（五）心理护理

孕妇常因瘙痒影响休息而心情烦躁,担心胎儿及新生儿预后而焦虑。护理人员应耐心倾听孕妇的叙述和提问,评估瘙痒程度及睡眠质量,详细讲解疾病的相关知识,及时提供所需信息,帮助孕妇及家人认识疾病并保持良好心态,积极配合治疗。同时发挥家庭支持系统作用,减轻其心理应激,增加孕妇的心理耐受性和舒适感,使其顺利地度过妊娠期和分娩期。

【护理评价】

1. 孕妇描述及表现正确的应对焦虑的方法。

2. 孕妇及家人能够描述妊娠期肝内胆汁淤积对母儿的危害及自我监护方法。

3. 孕妇自我照顾能力提高,身体和心理舒适感增强。

4. 妊娠及分娩经过顺利,母婴健康。

【健康教育】

指导产妇与家人正确评估产后身心康复情况,定期检测肝脏功能。指导正确的避孕方法,不可服用含雌、孕激素的避孕药,以免诱发肝内胆汁淤积。

（杨淑珍）

思与练

一、选择题

A1型题

1. 下列与妊娠期高血压疾病关系不大的是
   - A. 胎盘早剥
   - B. 胎儿宫内发育迟缓
   - C. DIC
   - D. 前置胎盘
   - E. 心力衰竭

2. 下列**不属于**妊娠期高血压疾病的并发症的是
   - A. 胎盘早剥
   - B. 脑出血
   - C. DIC
   - D. 肾功衰竭
   - E. 子宫破裂

3. 轻度妊娠期高血压疾病的治疗哪项**不妥**
   - A. 严格限制食盐摄入
   - B. 增加营养,注意休息
   - C. 必要时给镇静剂
   - D. 左侧卧位
   - E. 加强产前检查,注意病情变化

4. 硫酸镁治疗妊娠期高血压疾病剂量过大时,最先出现的毒性反应是
   - A. 头晕、血压过低
   - B. 呼吸减慢
   - C. 心率减慢
   - D. 膝反射减退
   - E. 尿量过少

5. 应用硫酸镁治疗中毒时应
   - A. 取半卧位
   - B. 静滴催产素
   - C. 激素治疗
   - D. 静推10%葡萄糖酸钙10ml解毒
   - E. 注射肾上腺素

6. 关于子痫的护理**错误**的是
   - A. 严密观察生命体征
   - B. 留置尿管,专人护理
   - C. 记出入量
   - D. 观察有无并发症出现
   - E. 卧床休息,取平卧位

7. 妊娠期高血压疾病的孕妇,分娩中出现宫缩乏力,下列护理正确的是
   - A. 反复灌肠
   - B. 肌内注射缩宫素
   - C. 双乳头按摩
   - D. 肌内注射麦角新碱
   - E. 静脉滴注小剂量缩宫素

8. 记录妊娠期高血压疾病水肿(++)是指
   - A. 踝部及小腿有凹陷性水肿,经休息后消退
   - B. 踝部及小腿有凹陷性水肿,经休息后不消退
   - C. 水肿延及大腿
   - D. 水肿达外阴部及腹部
   - E. 全身水肿

9. 引起子痫抽搐的主要原因是
   - A. 血尿素氮升高
   - B. 脑小动脉痉挛、脑水肿
   - C. 代谢性酸中毒
   - D. 颅内血肿
   - E. 血内尿酸、肌酐升高

10. 子痫前期孕妇应用硫酸镁治疗时,呼吸每分钟**不应**少于
    - A. 14次/分
    - B. 16次/分
    - C. 18次/分
    - D. 20次/分
    - E. 22次/分

11. 重度子痫前期患者,血压应高于或等于
    - A. 140/100mmHg
    - B. 150/90mmHg
    - C. 150/100mmHg
    - D. 160/100mmHg
    - E. 160/110mmHg

12. 妊娠期肝内胆汁淤积症对母儿的危害**不包括**
    - A. 维生素K吸收减少
    - B. 产后出血发生率增加
    - C. 导致胎儿畸形
    - D. 胎儿宫内窘迫
    - E. 流产、早产儿发生率增加

A2型题

13. 张女士,28岁初孕妇,于妊娠34周出现头痛、眼花等自觉症状。查血压24/13.3kPa(180/100mmHg),尿蛋白(++),眼底动静脉比为1:2,视网膜水肿。本例诊断应是
    - A. 轻度子痫前期
    - B. 重度子痫前期
    - C. 子痫

　　D.妊娠合并原发性高血压　　　　E.妊娠合并肾性高血压

14.李女士,孕34周,因有下肢浮肿来诊,查:血压140/90mmHg,浮肿(+),余正常。应诊断为

　　A.妊娠期高血压疾病　　　　B.重度子痫前期　　　　C.正常妊娠

　　D.妊娠蛋白尿　　　　　　　E.慢性肾炎合并妊娠

15.陈女士,初孕,既往、体健,孕37周突发头痛,呕吐,继之抽搐3次(每次约1分钟)。入院查体:神志清,瞳孔等大,对光反应好,血压150/110mmHg,浮肿(++),蛋白尿(++),何种疾病可能性最大

　　A.妊娠合并癫痫　　　　　　B.妊娠并颅内出血　　　　C.产前子痫

　　D.妊娠合并癔病性抽搐　　　E.妊娠合并蛛网膜下腔出血

16.陈女士,孕38周,重度子痫前期,血压150/100mmHg,尿蛋白(++),宫底剑突下2横指,左枕前位,先露半固定。胎头位置、骨盆正常,胎心144次/分,宫口未开。此时首选下列何项处理恰当

　　A.剖宫产　　　　　　　　　B.硫酸镁解痉治疗　　　　C.大量利尿药

　　D.催产素静滴引产　　　　　E.大量降压药

17.张女士,25岁,初孕妇,孕35周,入院前曾抽搐2次,现呈昏睡状。血压180/120mmHg,全身皮肤水肿。胎方位LOA,胎心率140次/分,估计胎儿体重2700克,有弱宫缩。以下治疗**错误**的是

　　A.静滴硫酸镁和静推安定　　　　　B.吸引器吸出喉咙头黏液或呕吐物

　　C.减少声光刺激　　　　　　　　　D.置开口器,以防抽搐时咬破唇舌

　　E.立即行剖宫产术,终止妊娠

A3/A4型题

(18~20题共用题干)

　　李女士,孕37周,自觉头痛2天,继之抽搐昏迷,反复3次入院,测血压180/120mmHg,有规律宫缩,少量阴道流血,宫口开大3cm,胎心145次/分,胎头已入盆。

18.确切诊断是

　　A.妊娠期高血压　　　　　　B.妊娠合并高血压　　　　C.子痫

　　D.子痫前期　　　　　　　　E.癫痫

19.**不恰当**的处理是

　　A.静滴硫酸镁　　　　　　　B.镇静剂　　　　　　　　C.保胎药物

　　D.适时终止妊娠　　　　　　E.监测胎儿宫内情况

20.此病中护理**错误**的是

　　A.协助生活护理　　　　　　B.防止压疮发生　　　　　C.防止外伤,做好术前准备

　　D.观察药物疗效　　　　　　E.观察胎心变化

二、思考题

1.如何护理子痫患者?

2.如何加强妊娠高血压疾病的预防?

第五章

妊娠合并疾病妇女的护理

学习目标

1. 掌握妊娠合并心脏病、病毒性肝炎、贫血的产科处理原则及护理措施,妊娠合并心脏病最易发生心衰的时期。
2. 熟悉妊娠合并疾病与妊娠、分娩之间的相互影响,妊娠合并疾病终止妊娠的指征。
3. 了解妊娠合并心脏病、病毒性肝炎、贫血的诊断及处理,了解妊娠合并感染性疾病。
4. 具有对妊娠合并疾病患者进行健康教育的能力。具有与患者及家属进行沟通,帮助和指导患者配合医护的能力。
5. 熟练掌握妊娠合并心脏病患者的产程观察与早期心衰的观察及防治技能。

妊娠合并症在产科临床常见,合并症与妊娠之间相互影响,使母婴安全受到威胁。临床常见有妊娠合并心脏病、急性病毒性肝炎、贫血和妊娠合并感染性疾病等。

第一节　妊娠合并心脏病妇女的护理

案例导入

某女,28岁,以"停经32周,心慌、闷气、不能平卧,感胎动频繁"为主诉要求入院。8年前,自觉劳累后出现上述症状,但休息后症状缓解,15天前因受凉后出现心慌,闷气,夜间不能平卧,咳白色泡沫样痰,在当地医院治疗不见好转,用药不详。现患者一般情况尚可,检查合作,自动体位,T 36.4℃,R 24次/分,Bp 110/70mmHg,发育正常,营养中等,贫血面貌,胸廓对称,心界向外扩大,双肺无啰音,心律不齐,心电图提示"缓慢性心房纤颤伴Ⅱ度房室传导阻滞",腹部检查:腹部膨隆,宫底脐上3横指,肝肋缘下4cm,脾未及,先露部为头已入盆,胎位LOA,胎心音144次/分,无宫缩,骨盆外测量各条径线均正常,双下肢有明显压凹性水肿。

考点提示：
心脏病孕产妇最易发生心衰的时期

【概述】

妊娠合并心脏病是严重的妊娠合并症，在我国孕妇死亡原因中居第2位，占非直接产科死因的第1位。欧美国家发病率为1%~4%，我国发病率约为1.06%，死亡率为0.73%。妊娠、分娩及产褥期机体变化均可加重心脏负担而诱发心力衰竭。目前，在妊娠合并心脏病中，先天性心脏病居首位，风湿性心脏病居第2位，其次还有妊娠期高血压性心脏病、围生期心肌病、病毒性心肌炎、贫血性心脏病等。在发达国家及我国经济较发达地区，以先天性心脏病合并妊娠最常见，发展中国家及我国较贫困的边远地区，风湿性心脏病合并妊娠者仍较常见。

（一）妊娠、分娩对心脏病的影响

1. 妊娠期　由于血容量和血流动力学等方面的变化，使心脏负担加重，易发生心力衰竭。

考点提示：
心脏功能分级

（1）血容量增加：妊娠期血容量自妊娠第6周开始逐渐增加，至妊娠32~34周达高峰，总血容量比非妊娠期增加30%~45%，此后维持较高水平。至产后2~6周血容量逐渐恢复正常。

（2）心排血量增加和心率加快：血容量增加使心排血量和心率加快，妊娠早期主要引起心排血量增加，较孕前平均增加30%~50%，妊娠中晚期主要表现为心率加快，休息时心率平均每分钟增加10~15次。

（3）心脏位置改变：妊娠晚期子宫增大，膈肌升高，心脏向左前、向上发生移位，心脏大血管扭曲，使心脏负荷进一步加重，易使心脏病孕妇发生心力衰竭。

2. 分娩期　是孕妇血流动力学变化最显著的阶段。

（1）第一产程：每次子宫收缩约有250~500ml的血液被挤入体循环，使血容量增加、回心血量增加，心排血量增加约24%左右，同时血压升高，脉压增大以及中心静脉压升高。

（2）第二产程：除子宫收缩外，腹肌和骨骼肌收缩，使外周循环阻力增加；且分娩时产妇屏气用力，使肺循环压力增加；屏气时腹压升高，使血液从内脏向心脏回流增加。这一阶段心脏负担最重。

（3）第三产程：胎儿胎盘娩出后，子宫突然缩小，胎盘循环停止，子宫血窦内约有500ml血液进入体循环；同时，腹腔内压骤降，大量血液流向内脏器官，造成血流动力学急剧变化，使心脏负担增加，极易诱发心力衰竭。

3. 产褥期　产后3天内，仍是心脏负担较重的时期。子宫收缩使一部分血液进入体循环，孕期组织间潴留的液体也开始回到体循环，加重心脏负担，心脏病产妇仍易发生心力衰竭。

综上所述，妊娠32~34周、分娩期及产褥期最初3天内，是心脏病孕产妇最易发生心力衰竭的危险时期。

（二）心脏病对妊娠、分娩的影响

心脏病不影响受孕。心功能良好者，在严密监护下可以妊娠；但是，心脏病变严重者、心功能低下者不宜妊娠。不宜妊娠者，妊娠后胚胎或胎儿可因缺血、缺氧而影响正常发育，可出现胎儿窘迫、流产、早产甚至发生死胎，使围生儿死亡率明显升高。

【护理评估】

（一）健康史

评估有无心脏病史及诱发心衰的因素。了解既往病史，有无先天性心脏病、风湿性心脏病、风湿热病史等,既往诊疗经过,有无心力衰竭史、心脏手术史等。了解妊娠经过,有无重度贫血、上呼吸道感染、妊娠期高血压疾病、过度疲劳、睡眠不好等诱发心衰的因素存在。

⚕考点提示:
妊娠期早期心衰的诊断

(二)身体状况

评估是否出现胸闷、气短等与心脏病有关的症状,有无水肿、发绀等体征;评估心功能状态,特别注意评估有无早期心力衰竭的表现;评估母儿状况。

1. **症状** 经常出现心悸、胸痛、闷气、乏力、夜间端坐呼吸等心功能异常的症状,或出现劳力性呼吸困难、活动耐力下降等。

2. **体征** 查体可发现发绀、杵状指、持续性颈静脉怒张等征象,闻及心脏有舒张期2级以上或收缩期3级以上粗糙的杂音、心包摩擦音、舒张期奔马律等。

3. **心脏病心功能分级**

(1)主观感受评价:采用纽约心脏病协会(NYHA)分级标准,将心脏功能分为四级

Ⅰ级:一般体力活动不受限制。

Ⅱ级:一般体力活动稍受限制,活动后心悸、轻度气短,休息时无症状。

Ⅲ级:一般体力活动显著受限制,休息时无不适,轻微活动即感不适、心悸、呼吸困难,或既往有心力衰竭史。

Ⅳ级:不能进行任何体力活动,休息时仍有心悸和呼吸困难等症状,活动时加重。

(2)客观检查评价:根据心电图、运动负荷试验、X线、超声心动图等检查结果来评价心脏病的严重程度。

4. **早期心力衰竭的临床表现** 妊娠合并心脏病患者,如果出现下列症状与体征,应考虑为早期心力衰竭:

(1)轻微活动后即有胸闷、心悸、气短。

(2)休息时心率每分钟超过110次,呼吸每分钟超过20次。

(3)夜间常因胸闷而坐起,或需到窗口呼吸新鲜空气。

(4)肺底部出现少量持续性湿啰音,咳嗽后不消失。

5. **评估母儿状况** 评估胎儿生长发育是否正常,有无宫内缺氧;评估临产后宫缩及产程进展情况,及产后子宫缩复情况;评估恶露的量、色及性状,母乳喂养及出入量等。

⚕考点提示:
心脏病患者不宜妊娠的指征

(三)辅助检查

1. **心电图检查** 提示各种心律失常、ST段改变。

2. **胸部X线检查** 显示是否有心界扩大。

3. **超声心动图** 可显示心脏结构、各瓣膜变化。

4. **B型超声检查** 可了解胎儿生长发育情况。

5. **胎儿电子监护仪** 帮助了解胎儿宫内储备能力。

(四)心理-社会评估

评估孕产妇及家属对病情的认知程度,是否存在担心、焦虑、恐惧等心理;是否掌握心脏病的自我护理知识;评估其家庭社会支持系统。

(五)诊断及治疗要点

1. **诊断要点** 根据病史,患者有心慌、闷气、活动受限、平卧休息受影响等,结合心电图检查、胸部X线检查、超声心动图等可确诊。

2.治疗要点　首先应确定患者是否可以妊娠,不宜妊娠者应指导患者采取有效措施严格避孕,如已妊娠,根据孕周采取适当措施终止妊娠。可以妊娠者,严密监护母儿情况,预防心衰与感染,适时选择合适方式终止妊娠。

（1）能否妊娠的指征

1）可以妊娠:心脏病变较轻,心功能Ⅰ~Ⅱ级,既往无心力衰竭病史,且无其他并发症者,在严密监护下可以妊娠。

2）不宜妊娠:有下列情况者一般不宜妊娠:心脏病变较重、心功能Ⅲ~Ⅳ级、既往有心力衰竭病史、有肺动脉高压、右向左分流型先天性心脏病、严重心律失常、围生期心肌病遗留有心脏扩大、风湿热活动期、并发细菌性心内膜炎。

（2）妊娠期处理

1）不宜妊娠者:应在妊娠12周前行人工流产术。如已妊娠12周以上,应密切监护下继续妊娠。发生心力衰竭者,应先控制心衰之后再终止妊娠。

2）可以妊娠者:加强孕期保健,预防心衰,动态观察心脏功能,适时终止妊娠。

（3）分娩期处理:妊娠晚期应提前选择适宜的分娩方式。

1）阴道分娩:心功能Ⅰ、Ⅱ级,胎儿不大,胎位正常,宫颈条件良好者,可考虑在严密监护下经阴道分娩。

2）剖宫产:胎儿偏大,产道条件不佳及心功能Ⅲ~Ⅳ级者,均应择期剖宫产,或阴道分娩产程进展不顺利、心功能不全进一步恶化者,也应及时采取剖宫产终止妊娠;不宜再妊娠者,同时行输卵管结扎术。

（4）产褥期处理:注意休息,预防产后出血、感染、心力衰竭等并发症。

【常见护理诊断/问题】

1.活动无耐力　与心脏病导致心功能差有关。

2.自理能力缺陷　与心功能差活动受限及需卧床休息有关。

3.焦虑　与担心胎儿和自身安全有关。

4.母乳喂养中断　与心功能差不能耐受母乳喂养有关。

5.潜在并发症:心力衰竭、洋地黄中毒。

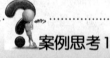

案例思考1

请结合本节的学习,思考回答:

1.本案例患者发生了什么问题?

2.本案例患者的主要护理诊断/问题是什么?

【护理目标】

1.患者活动能力得到改善。

2.患者自理能力提高。

3.患者情绪平稳,无焦虑状态。

4.患者能顺利实施母乳喂养。

5.患者的并发症得到有效防治。

【护理措施】

（一）首要护理

配合医生治疗的护理。

（1）非孕期护理：心脏病患者妊娠前应先来医院咨询，根据心脏病种类、病情程度、心功能状态、孕期监护及医疗条件等考虑能否妊娠。

（2）妊娠期护理

1）须加强产前检查：从孕早期开始，定期进行产前检查，酌情增加产前检查次数，必要时进行家庭访视。妊娠20周以前，每2周检查1次，妊娠20周以后，每1周检查1次。发现早期心力衰竭征象应及时入院治疗，心功能Ⅰ~Ⅱ级者，也应在妊娠36~38周提前住院待产。

2）预防心力衰竭：避免过度劳累及情绪激动，保证休息，休息时以左侧卧位或半卧位为宜，每天睡眠10小时，注意增加午休。指导高蛋白、高维生素、低盐、低脂肪饮食，妊娠16周以后，每天食盐量不超过4~5g；妊娠36周后体重每月增加不超过0.5kg，整个孕期增加不宜超过12kg。预防引起心力衰竭的各种诱因，如避免受凉、上呼吸道感染、纠正贫血和心律失常等。定期进行心脏功能检查，出现心衰时积极药物治疗，注意药物剂量和观察毒性反应。妊娠晚期心力衰竭的患者，待心力衰竭控制后再行产科处理；严重心力衰竭、经内科积极治疗效果不佳者，可在控制心衰同时行紧急剖宫产术，以抢救患者生命。

（3）分娩期护理

1）第一产程：安慰及鼓励产妇，消除其紧张情绪，可适当应用地西泮、哌替啶等镇静剂。每15分钟测患者生命体征1次。一旦发现心力衰竭征象，应高浓度面罩吸氧，取半卧位，遵医嘱用毛花苷C 0.4mg加25%葡萄糖20ml缓慢静脉注射，必要时可间隔4~6小时重复给药。产程开始后即应预防性使用抗生素。密切监护胎儿情况，每30分钟测胎心率1次。

2）第二产程：指导产妇不要屏气用力，鼓励产妇采用呼吸及放松技巧减轻不适感，必要时给予硬膜外麻醉。宫口开全后，应行胎头吸引或产钳助产术，尽可能缩短第二产程。

3）第三产程：胎儿娩出后，产妇腹部应立即放置1~2kg重沙袋持续24小时，防止腹压骤降而诱发心力衰竭。为防止产后出血过多诱发心力衰竭，可用缩宫素10~20IU静脉或肌内注射，注意禁用麦角新碱，以防静脉压升高。产后出血过多者，应遵医嘱适当输血、输液，注意输液速度不可过快。

（4）产褥期护理

1）注意休息，预防心衰：产后3天内，产妇需充分休息，尤其产后24小时内应绝对卧床休息。密切监测生命体征及心功能变化，及早发现早期心衰症状。病情轻者，24小时后根据心功能情况适当下床活动，以减少血栓的形成。

2）预防便秘：合理膳食，多吃蔬菜、水果，必要时应用缓泻剂。

3）预防感染：预防性应用广谱抗生素，至产后1周左右无感染征象时停药。注意外阴部清洁卫生。加强营养，增强抵抗力，避免过劳、受凉。

4）指导喂养：心功能Ⅰ~Ⅱ级者可以母乳喂养，但应避免劳累；心功能Ⅲ级以上者不宜哺乳，应及时回乳，指导家属人工喂养的方法。

（5）急性心力衰竭的急救护理

1）体位：患者取坐位，双腿下垂，必要时应用四肢轮流结扎法，以减少静脉回心血量，减轻心脏负担。

2）吸氧：高流量面罩或加压给氧，为增加气体交换面积，可用50%的酒精加入氧气过滤瓶中。

3）遵医嘱使用药物：适当应用镇静剂、强心剂、利尿药、血管扩张剂、支气管扩张剂等。临床常用药物如：吗啡5~10mg静脉缓注，使患者镇静以减少躁动所带来的额外的心脏负担，同时舒张小血管以减轻心脏负荷。呋塞米20~40mg静注，2分钟内推完。硝酸甘油以10μg/min开始，每10分钟调整1次，每次增加5~10μg，使收缩压维持在100mmHg左右。毛花苷C 0.4mg加25%葡萄糖20ml缓慢静脉注射，增强心肌收缩力。氨茶碱0.25g稀释后静脉缓注，缓解呼吸困难。注意观察药物疗效与不良反应。

（二）一般护理

注意休息，加强营养；加强外阴护理，保持外阴清洁干燥，避免感染。

（三）心理护理

解释病情，减轻患者及家属的紧张恐惧心理。鼓励产妇树立信心，积极配合治疗及护理措施。鼓励产妇适度地参加照顾婴儿的活动中，促进亲子互动。对新生儿有缺陷或死亡，鼓励产妇表达其内心，给予理解和安慰，减少产后抑郁症的发生。

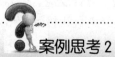

案例思考2

请结合本节的学习，思考回答：
本案例的护理措施有哪些内容？

【护理评价】

1. 患者活动能力是否得到改善。
2. 患者自理能力是否提高。
3. 患者是否情绪平稳，无焦虑状态。
4. 患者是否能顺利实施母乳喂养。
5. 患者的并发症是否得到有效防治。

【健康教育】

1. 计划生育指导　指导不宜再妊娠的患者，心功能良好者应在产后1周做绝育术，有心衰者待控制后行绝育术；未绝育者应严格避孕。

2. 康复指导　指导患者及家属掌握疾病的相关知识，正确地进行家庭照顾，避免诱发心力衰竭的因素，能早期发现心衰的表现并及时就诊。

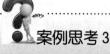

案例思考3

请结合本节的学习，思考回答：
本案例的患者治疗后应如何进行健康教育？

第二节　妊娠合并病毒性肝炎妇女的护理

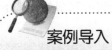

案例导入

　　患者李某,25岁,孕36周,两周前出现皮肤瘙痒,近1周来皮肤及巩膜黄染,并且逐渐加重,无发热,食欲无明显减退。妊娠后早孕反应较重,经当地治疗好转,自觉有胎动,4年前曾患传染性肝炎,已治愈。检查:心肺无异常,宫底于剑突下3指,肝脏触诊不满意,叩诊上界在第6肋间,血液检查:血胆红素3mg/100ml,HbsAg阴性。

【概述】

　　考点提示:
　　我国最常见的肝炎类型

　　病毒性肝炎(viral hepatitis)是肝炎病毒引起的以肝脏病变为主的传染性疾病,妊娠的任何时期都有被肝炎病毒感染的可能,孕妇肝病和黄疸最常见的原因就是妊娠合并病毒性肝炎。已确定的肝炎病毒有五种:甲型(HAV)、乙型(HBV)、丙型(HCV)、丁型(HDV)及戊型(HEV),最近还发现有庚型,其中以乙型肝炎病毒感染最常见。国内外报告孕妇病毒性肝炎的发病率为0.8%~17.8%,其发病率约为非孕妇的6倍,而且孕期肝炎发展到重症肝炎的发生率较非孕妇高,目前重症肝炎仍是我国孕产妇死亡的主要原因之一。

　　(一)妊娠、分娩对病毒性肝炎的影响

　　妊娠期肝脏的负担加重,使原有肝损坏进一步加重,容易发展成重症肝炎。

　　1. 妊娠期增多的雌激素需在肝内灭活,妨碍肝脏对脂肪的代谢,胎儿代谢产物需经母体肝内解毒,增加了肝脏负担。

　　2. 因妊娠反应,母体摄入减少,体内蛋白质等营养物质相对不足;而妊娠期机体新陈代谢率高,营养物质消耗增多,肝内糖原储备降低,使肝脏抗病能力下降。

　　3. 分娩时体力消耗、出血、麻醉、缺氧、酸性代谢产物增多等可进一步加重肝脏负担。

　　考点提示:
　　妊娠合并肝炎对孕产妇的影响

　　(二)病毒性肝炎对妊娠、分娩的影响

　　1. 对孕产妇的影响

　　(1)产科并发症发生率高:妊娠早期感染急性病毒性肝炎可加重早孕反应,晚期妊娠感染者妊娠期高血压疾病发病率增高,容易发生严重的产后出血。

　　(2)重症肝炎的发生率及孕产妇死亡率高:重症肝炎的发生率约为非孕妇女的66倍。重症肝炎时,由于肝衰竭常并发DIC,发生产后大出血、消化道出血、感染等,最终诱发肝性脑病和肝肾综合征,威胁孕产妇生命安全。

　　2. 对围生儿的影响

　　(1)胎儿、新生儿患病率升高:妊娠早期患病毒性肝炎使胎儿畸形发病率约升高2倍。部分在围生期感染的婴儿,可转为慢性病毒携带者,易发展为肝硬化或原发性肝癌。近年研究发现,病毒性肝炎与唐氏综合征的发病密切相关。

　　(2)胎儿、新生儿死亡率升高:肝功能异常的孕产妇,流产、早产、死胎、死产和新生儿死

🌂考点提示：

胎儿感染乙肝
的主要途径

亡率明显增加,死亡率高达46‰。

（三）病毒性肝炎的传播方式

1. 甲型病毒性肝炎(viral hepatitis A) 主要经粪-口途经传播,不能通过胎盘感染胎儿。但妊娠期患甲型肝炎者,分娩时可经接触母血或经粪口途径感染新生儿。

2. 乙型病毒性肝炎(viral hepatitis B) 可通过消化道、输血、血液制品、注射用品等途径感染,而母婴传播是其主要的传播途径之一,我国约1/3的婴幼儿经此途径感染HBV,其具体方式有:

（1）垂直传播: 病毒通过胎盘进入胎儿体内。

（2）产时传播: 胎儿通过产道娩出时接触母血及羊水等而感染。

（3）产后传播: 通过乳汁或接触母体唾液等感染。

3. 丙型病毒性肝炎(viral hepatitis C) 其流行病学与乙肝类似,存在母婴传播,约1/3受感染者将来发展为慢性肝病。

4. 丁型病毒性肝炎(viral hepatitis D) 丁型肝炎病毒（HDV）是一种RNA缺陷性病毒,须依赖HBV重叠感染引起肝炎,传播途径与HBV相同,较HBV相比母婴传播较少见。

5. 戊型病毒性肝炎(viral hepatitis E) 主要通过粪-口途径传播,目前已有母婴间传播的病例报道。孕期感染病情常很严重,因抗体出现较晚故有时在疾病急性期难以诊断,妊娠晚期感染的孕妇死亡率高达15%~25%。

【护理评估】

（一）健康史

评估患者有无与肝炎患者密切接触史,或输血、注射血制品史; 有无肝炎病家族史及当地流行史等; 了解其妊娠经过、疾病诊疗经过、用药情况及病情控制情况。

（二）身体状况

评估孕妇是否出现不能用妊娠反应或其他原因解释的消化系统症状,有无肝大、肝区疼痛等。

1. 症状 妊娠合并肝炎的孕妇可出现食欲减退、恶心、呕吐、腹胀、厌油腻、乏力、肝区痛等。黄疸型肝炎者表现出黄疸,小便深黄色。重症肝炎多见于妊娠晚期,表现为发病1周左右后病情突然加重,出现畏寒、发热,皮肤巩膜、尿色黄染且逐渐加重,极度乏力,腹胀,频繁呕吐、有肝臭气味,进一步发展出现急性肾衰竭和不同程度的肝性脑病症状,如嗜睡、烦躁、神志不清甚至昏迷等。

2. 体征 查体可触及肝脏肿大、触痛,肝区叩击痛阳性; 妊娠晚期受增大子宫影响,肝脏不宜被触及,如能触及应考虑异常。重症者肝脏进行性缩小。

（三）辅助检查

1. 肝功能检查 血清中丙氨酸氨基转移酶（ALT）明显升高,特别是数值大于正常10倍以上而且持续时间较长,排除其他原因外,对病毒性肝炎有诊断价值。血清胆红素明显上升（>17.1μmol/L）、尿胆红素阳性对诊断病毒性肝炎有价值。

2. 血清病原学检测

（1）甲型肝炎: 急性期血清中抗HAV-IgM阳性有助于诊断。

（2）乙型肝炎: 感染后血中可出现一系列有关的血清学标志物,提示不同的临床意义。如HBsAg是HBV感染的特异性标志,阳性见于慢性肝炎,病毒携带者。抗HBs阳性表明机体曾感染过HBV,目前机体已具有免疫力,也是评价疫苗接种效果的指标之一。HBeAg阳性表明肝细胞内有HBV活动性复制,具有传染性。抗HBcIgM阳性表示为肝炎急性期,说明HBV在体内复制。抗HBcIgG阳性表示为慢性感染或肝炎恢复期。

（3）丙型肝炎:血清中HCV抗体阳性即可确诊。

（4）丁型肝炎:需同时检测血清中HDV抗体和乙肝"两对半"。

（5）戊型肝炎:急性感染时血清中HEV-IgM呈高滴定度。

3.其他检查 凝血功能及胎盘功能检查等。

（四）心理-社会评估

评估孕产妇及家属对病情的认知程度,家庭社会支持系统是否完善,是否存在担心、焦虑、恐惧、自卑等心理,是否掌握妊娠合并肝炎的自我保健及护理知识。

（五）诊断及治疗要点

1.诊断要点 根据病史,消化道症状,肝脏肿大、触痛,结合肝功能检查和血清病原学检测可确诊。

2.治疗要点 原则上肝炎患者不宜妊娠。妊娠期发病不能终止妊娠时,应积极保肝治疗、预防感染、预防产后出血。

（1）妊娠期:处理同非孕期肝炎,应增加休息,加强营养,给予高维生素、高蛋白质、足量碳水化合物、低脂肪饮食。积极应用中西药物进行保肝治疗。避免应用可能损害肝脏的药物(如雌激素,麻醉药等)。预防感染,以防加重肝脏损害。有黄疸者立即住院,按重症肝炎处理。积极预防及治疗肝性脑病、防治凝血功能障碍和急性肾衰竭。

（2）分娩期:备新鲜血,为缩短第二产程,宫颈口开全后行阴道助产,注意无菌操作,避免感染加重肝炎病情,注意防止母婴传播及产后出血。重症肝炎积极治疗24小时后行剖宫产结束分娩。

（3）产褥期:继续进行护肝治疗,加强新生儿护理,应用对肝脏损害小的抗生素预防感染。

【常见护理诊断/问题】

1.营养失调:低于机体需要量 与食欲下降、恶心、呕吐、营养摄入减少有关。

2.体液不足 与呕吐、腹泻、摄入量少有关。

3.焦虑 与担心自身安危、担心传染给胎儿有关。

4.知识缺乏:缺乏病毒性肝炎相关知识。

5.潜在并发症:产后出血、肝性脑病。

？案例思考1

请结合本节的学习,思考回答:

1.本案例患者可能是发生了什么问题?

2.本案例患者的主要护理诊断/问题是什么?

【护理目标】

1.患者营养状况得到改善。

2. 患者体液状况得到纠正。

3. 患者情绪平稳,无焦虑状态。

4. 患者了解病毒性肝炎的相关知识。

5. 患者的并发症得到有效防治。

【护理措施】

考点提示:

妊娠合并重症肝炎者预防肝性脑病的护理措施

(一)首要护理

1. 配合医生治疗的护理

(1)妊娠期

1)酌情处理妊娠:妊娠早期感染,应积极保肝治疗,病情好转后行人工流产术终止妊娠。妊娠中、晚期患者不宜终止妊娠,若经积极治疗后病情无好转,可考虑终止妊娠。

2)落实消毒隔离制度,防止交叉感染:需开设隔离诊室为肝炎孕妇进行产前检查,用过的医疗用物应用2000mg/L含氯制剂浸泡消毒,防止交叉感染。

3)妊娠合并重症肝炎:积极保肝治疗,预防及治疗肝性脑病,如用高血糖素-胰岛素-葡萄糖、六合氨基酸等。避免应用损害肝脏的药物,预防各种感染。限制蛋白质的摄入,增加碳水化合物,保持大便通畅,禁用肥皂水灌肠,口服新霉素或甲硝唑抑制大肠肝菌,以减少游离氨及其他毒素的产生及吸收。并发肾衰时,严格限制液体入量,每日入量为前日尿量加500ml。预防DIC和肝肾综合征,用肝素治疗时,注意观察有无全身出血倾向。妊娠末期患重症肝炎者,经积极治疗24小时后行剖宫产结束妊娠。

4)预防产后出血:分娩前1周每天肌注维生素$K_1$20~40mg,产前4小时内不宜使用肝素治疗,以免发生产后出血。

5)阻断母婴传播:乙型肝炎易母婴传播,故乙肝病毒阳性的孕妇,应于妊娠28周起注射乙型肝炎免疫球蛋白(HBIG),每4周肌内注射1次,200IU/次,直至分娩。

考点提示:

肝炎产妇能否应用雌激素退乳

(2)分娩期

1)产程处理:密切观察产程进展,正确处理产程,避免产道损伤。第二产程行胎头吸引术或产钳术助产,缩短第二产程。胎肩娩出后立即静脉注射缩宫素,以减少产后出血。若患者在使用缩宫素治疗过程中突然临产或需剖宫产,则应立即停用肝素,4小时之后才可进行手术。

2)消毒:严格执行消毒隔离制度,防止母婴传播。所有病毒性肝炎产妇使用过的医疗器械应采用双消法,一次性物品需用双层塑料袋包装后焚烧。

3)出血观察:注意观察产妇有无出血倾向,临产后配备同型新鲜血以预防DIC,临产时加维生素$K_1$20mg静脉注射。做好抢救休克和新生儿窒息的准备。

(3)产褥期

1)支持护理:注意休息和加强营养,避免劳累,继续应用对肝脏损害较小的头孢菌素类或氨苄西林等广谱抗生素预防和控制产褥感染。

2)产后观察:观察子宫缩复及恶露表现,预防产后出血;产后12小时内不宜使用肝素治疗。

3)指导母乳喂养:母血中仅HBsAg阳性者为携带者,可以母乳喂养。而母血HBsAg、HBeAg、抗-HBc三项阳性及后二项阳性者,乳汁中HBV-DNA阳性者不宜母乳喂养,应及时回乳。不宜用雌激素回乳,可用生麦芽冲剂或芒硝外敷乳房。

考点提示：

乙肝产妇的新生儿如何进行免疫接种

4）新生儿护理：新生儿应隔离4周，并及时预防接种，降低新生儿发病率。乙型肝炎常易发生母婴垂直传播，对患者的新生儿可采取以下免疫接种方法：

①主动免疫：新生儿出生后24小时内注射乙型肝炎疫苗30μg，生后1个月、6个月再分别注射10μg。

②被动免疫：新生儿出生后6小时立即注射乙型肝炎免疫球蛋白（HBIG）0.5ml，生后1个月、3个月再注射HBIG 0.16ml/kg。

③联合免疫：新生儿出生后6小时和1个月时各注射100U HBIG，乙型肝炎疫苗仍按上述方法进行，有效保护率达95%。

2. 严密观察病情

（1）密切观察消化道症状、黄疸情况，监测肝炎病毒血清病原学标志物及肝功能，监测凝血功能，注意观察产妇有无口、鼻、皮肤黏膜出血倾向。

（2）重症肝炎患者应严密监测生命体征，密切观察有无性格改变、行为异常、扑翼样震颤等肝性脑病的前驱症状，严格限制液体入量，并记录出入量。

（二）一般护理

1. 注意休息　每日保证9小时睡眠和适当的午休，避免劳累。

2. 加强营养　高蛋白、高维生素、富含碳水化合物和纤维素的低脂饮食。注意保持大便通畅，避免便秘发生。重症肝炎者应严格限制蛋白质的摄入，每日摄入量应<0.5g/kg，可增加碳水化合物，使每日热量维持1800kcal以上。

（三）心理护理

向患者及家属介绍妊娠合并肝炎的有关知识，解释病情和治疗方案，减轻患者及家属的焦虑或恐惧心理，使其理解并能积极配合治疗及护理措施。鼓励产妇树立信心，协助亲子互动。对失去孩子者，鼓励患者表达出其内心感受，给予理解和安慰。

案例思考2

请结合本节的学习，思考回答：
本案例的护理措施有哪些内容？

【护理评价】

1. 患者营养状况是否得到改善。

2. 患者体液状况是否得到纠正。

3. 患者是否情绪平稳，无焦虑状态。

4. 患者是否了解妊娠合并病毒性肝炎的相关知识，是否能正确看待疾病。

5. 患者的并发症是否得到有效防治。

【健康教育】

1. 患肝炎的育龄妇女不宜妊娠，应严格避孕，待肝炎痊愈半年、最好2年后再妊娠。夫妻一方患有肝炎者应用避孕套以免交叉感染。

2. 嘱出院后继续保肝治疗，避免过度劳累。协助制订出院后休息、营养、新生儿护理计划，促进母婴健康。

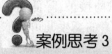

案例思考3

请结合本节的学习,思考回答:
本案例的患者治疗后应如何进行健康教育?

第三节 妊娠合并贫血妇女的护理

案例导入

某女,孕30周,常觉乏力、腹胀,每日排便2~4次,溏便,下午常感头晕,气短,心慌。停经6周左右出现恶心、呕吐、不能进食,持续1个月余。停经20周后自觉胎动。平素月经量多。孕$_1$产$_0$。体格检查:面色萎黄,毛发干燥,皮肤干皱。腹围85cm,宫高26cm,ROA,胎心音150次/分。指甲脆薄、扁平,不光整。化验:Hb 65g/L,RBC2.5×10^{12}/L,MCV 30fl,血细胞比容0.19;WBC、BPC正常。血清铁5 8μmol/L。骨髓象:幼红细胞增生活跃。

考点提示:

妊娠合并贫血最常见的贫血类型

【概述】

贫血(anemia)是指全身循环血液中的红细胞总量或血红蛋白值低于正常值,是妊娠期较常见的一种合并症,常以血红蛋白(Hb)浓度作为诊断标准。妊娠期由于血容量的增加、血液稀释,容易出现生理性贫血,故妊娠期贫血诊断标准相对较低,如血红蛋白<100g/L,红细胞计数<3.5×10^{12}/L或血细胞比容<0.30,即可诊断为妊娠期贫血。贫血有多种类型,如缺铁性贫血、巨幼细胞性贫血、再生障碍性贫血等。妊娠期贫血以缺铁性贫血最为常见,占妊娠期贫血的95%。

(一)妊娠期缺铁的发生机制

由于胎儿生长发育需要和孕妇每日的生理需要,妊娠期对铁的需要量增加。每日饮食中含铁10~15mg,吸收率仅10%(1~1.5mg),即使妊娠后期铁的吸收率能达到40%,仍满足不了需要,如果不及时补充铁剂,容易耗尽体内的储存铁造成缺铁性贫血。铁的需要量增加是孕妇缺铁的主要原因。

(二)贫血与妊娠的相互影响

1. 对母体的影响 贫血使血红蛋白减少、血液携氧能力降低,孕妇的抵抗力下降,对分娩、手术和麻醉的耐受能力下降明显,即使贫血程度为轻度或中度,也使孕妇在妊娠和分娩期间的风险增加。重度贫血时,可导致贫血性心脏病、妊娠期高血压疾病或妊娠期高血压疾病性心脏病、失血性休克、产褥感染甚至败血症等并发症,危及孕产妇生命。

2. 对胎儿的影响 铁的受体组织主要是母体的骨髓和胎儿,在竞争摄取母体血清铁的过程中,胎儿组织占优势;而且,铁通过胎盘运向胎儿是单向性运输,不能逆转运输。故一般情况下,胎儿缺铁的程度不会太严重。但母体缺铁严重时,骨髓造血功能低下,导致孕妇重度贫血,胎儿生长发育所需的营养物质及氧缺乏,容易引起胎儿生长受限、胎儿窘迫、早产的发生,使死胎及死产的发生率升高,新生儿窒息及缺血、缺氧性脑病等疾病的发生率和死亡率均升高。

【护理评估】

(一)健康史

询问患者既往有无慢性失血病史,如月经过多、寄生虫病、消化道或呼吸道慢性失血疾病,有无长期偏食、早孕反应严重、胃肠道功能紊乱等导致的营养不良病史。

(二)身体状况

主要评估患者有无疲劳、头晕、皮肤苍白等缺铁性贫血的症状和体征。

1. 症状 轻者无明显症状,重者出现疲劳、头晕、心悸、气短、食欲不振、腹胀、腹泻等症状,容易发生感染而出现相应感染症状。

2. 体征 查体见皮肤黏膜苍白,毛发干燥无光泽、脱落,皮肤干燥、皱缩,指(趾)甲扁平、不光整、脆薄易裂,以及口腔炎、舌炎、口角浅裂等。

考点提示:

妊娠合并贫血的血象诊断标准

(三)辅助检查

1. 血常规 外周血象呈典型的小细胞、低色素性贫血。血红蛋白<100g/L,红细胞计数<3.5×10^{12}/L,血细胞比容<0.30,红细胞平均体积(MCV)<80fl,血小板及白细胞计数正常。

2. 血清铁测定 反映机体缺铁状况,当孕妇血清铁<6.5μmol/L(35μg/dl)时,可确诊。

3. 骨髓象 红系造血增生活跃,以中幼红细胞和晚幼红细胞增生为主。骨髓铁染色可见细胞内外铁均减少,尤其细胞外铁减少明显。

(四)心理-社会评估

评估孕产妇及家属对妊娠合并贫血及目前病情的认知程度、情绪反应和心理状态,是否有担心、焦虑等心理。是否掌握相关的自我保健知识,家庭社会支持系统是否完善。

(五)诊断及治疗要点

1. 诊断要点 根据病史,患者出现疲劳、头晕、心悸、气短、食欲不振、皮肤黏膜苍白,毛发干而无光泽、扁平指甲等,结合血常规、血清铁测定和骨髓象检查可确诊。

2. 治疗要点 补充铁剂,对因治疗,预防感染,预防产后出血。

【常见护理诊断/问题】

1. 活动无耐力 与贫血引起的乏力有关。

2. 母体有受伤的危险 与贫血引起的头晕、眼花等症状有关。

3. 胎儿有受伤的危险 与贫血引起胎儿窘迫、胎儿生长受限、早产、死胎、死产等有关。

4. 便秘 与服用铁剂有关。

5. 知识缺乏:缺乏妊娠合并贫血的保健知识。

【护理目标】

1. 患者活动能力得到改善。

2. 母体与胎儿受伤的危险性得到有效防控。

3. 患者排便功能正常。

4. 患者了解妊娠合并贫血的相关知识,能进行自我保健。

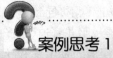

案例思考 1

请结合本节的学习,思考回答:

1. 本案例患者可能是发生了什么问题?

2. 本案例患者的主要护理诊断/问题是什么?

【护理措施】

（一）首要护理

1. 配合医生治疗的护理

（1）病因治疗: 如有慢性失血的疾病应遵医嘱积极进行病因治疗。

（2）预防感染: 增强孕产妇机体抵抗力,注意无菌操作,在妊娠、分娩、产褥各期预防感染。

（3）纠正贫血

1）补充铁剂: 妊娠4个月后开始补充铁剂,以口服给药为主。指导孕妇饭后或餐中服用硫酸亚铁0.3g, 每天3次,为促进铁的吸收,可同时服维生素C 0.3g及10%稀盐酸0.5~2ml; 或服用多糖铁复合物每次150mg,每天1~2次。口服铁剂后胃肠道反应严重者,或妊娠后期重度缺铁性贫血者,可改换剂型,常用有右旋糖酐铁或山梨醇铁注射液,须深部肌注。首次给药应从小剂量开始,第1天50mg,若无不良反应,第2天可增至100mg。告诉患者服用铁剂后大便出现黑色属正常现象。产后继续采取措施纠正贫血。

2）输血: 当血红蛋白<60g/L、接近预产期或短期内需行剖宫产术者,应少量多次输血,有条件者可输浓缩红细胞。

（4）防出血: 临产前按医嘱给产妇应用维生素K_1、安络血、维生素C等药物,并配血备用。密切观察产程进展,宫口开全后可行阴道助产术缩短第二产程。胎儿前肩娩出后,及时应用子宫收缩剂预防产后出血。

2. 严密观察病情   监测血象,观察是否有头晕、疲劳、心悸、气短等症状及表现程度,皮肤黏膜色、毛发、指甲等有无改变,密切监测胎儿宫内情况和胎盘功能,密切观察产程进展,产后密切观察子宫收缩及阴道流血情况,是否出现感染征象。

（二）一般护理

1. 注意休息   适当减轻工作量,血红蛋白在70g/L以下者应完全休息。

2. 加强安全防护   避免因头晕、乏力、晕倒而发生意外。

3. 饮食指导   纠正偏食习惯,食物品种应多样化,多摄入含铁丰富的食物,如瘦肉、蛋类、动物肝脏、绿叶蔬菜、红枣、豆制品等。注意科学搭配饮食,避免蔬菜、谷类、茶叶的磷酸盐、鞣酸等影响铁的吸收。

（三）心理护理

介绍妊娠合并贫血的相关知识、病情程度和治疗措施,使孕产妇能积极配合治疗。提供心理支持,消除患者及家属的担心、焦虑。鼓励患者表达其内心感受,关心、理解患者。促进家庭支持系统发挥作用,加强亲子互动。

【护理评价】

1. 患者的活动能力是否改善。

2. 母体与胎儿受伤的危险性是否得到有效防控。

3. 患者排便功能是否正常。

4. 患者是否了解妊娠合并贫血的相关知识。

案例思考 2

请结合本节的学习,思考回答:

1. 本案例患者可能发生了什么问题?

2. 本案例患者的主要护理诊断/问题是什么?

【健康教育】

1. 重度贫血者不宜母乳喂养,向产妇及家属解释原因,并指导回奶方法,可口服生麦芽或用芒硝外敷乳房。介绍人工喂养的方法及注意事项。

2. 嘱产后加强营养,保证休息,避免疲劳。

案例思考 3

请结合本节的学习,思考回答:

本案例的患者治疗后应如何进行健康教育?

第四节　妊娠合并感染性疾病妇女的护理

妊娠期感染性疾病的病原体种类包括细菌、病毒、螺旋体、衣原体、支原体、真菌、原虫及寄生虫8类,其中妊娠期感染性传播疾病(sexually transmitted diseases,STD)的发病率近年明显上升,如淋病、尖锐湿疣、梅毒、软下疳、性病性淋巴肉芽肿、生殖器疱疹、非淋菌性尿道炎和艾滋病等。为了促进妇女健康及提高生育质量,应重视对性传播疾病的筛查、防治。

一、淋　　病

案例导入

某女,25岁,G$_1$P$_0$,孕18周。因白带多、外阴疼痛、尿急尿痛2天来院就诊。妇科检查:阴道前庭充血,阴道有多量脓性分泌物,宫颈充血水肿,有脓性分泌物流出。

【概述】

淋病是由淋病奈瑟菌(简称淋菌)引起的以泌尿生殖系统化脓性感染为主要表现的性传播疾病,近年来发病率居我国性传播疾病首位。孕妇感染易导致感染性流产,甚至发生播散性淋病,可通过垂直传播引起宫内感染,在分娩过程及哺乳期可感染胎儿及新生儿,造成

考点提示:

我国妊娠合并性传播疾病最常见的类型

流产、早产、先天发育畸形、智力低下等。性接触为主要传播途径,间接传播主要通过接触含菌衣物及消毒不彻底的检查器械等。妊娠期感染主要局限于下生殖道,包括宫颈、尿道、尿道旁腺和前庭大腺。

【护理评估】

（一）健康史

询问性病接触史、不洁性生活史,多在感染后3~5天发病。了解有无急性尿道炎的表现,白带的颜色、性状,有无急慢性盆腔炎病史,有无生殖器局部皮肤改变等。

（二）身体状况

常表现出脓性有臭味的黄白色分泌物,外阴瘙痒、烧灼感、下腹坠胀不适;感染可蔓延至泌尿道、前庭大腺、宫颈等部位,导致尿痛、排尿困难、肉眼血尿,大阴唇肿胀、脓肿形成或宫颈流出脓性分泌物等。妇科检查可见宫颈水肿、充血等宫颈炎表现,上行感染可引起输卵管炎症、子宫内膜炎、宫外孕和不孕症等。

（三）辅助检查

1. 分泌物涂片检查　常取尿道口、宫颈管的分泌物做革兰氏染色检查,见中性粒细胞内有革兰阴性双球菌可初步诊断。

2. 分泌物淋菌培养　是诊断淋病的金标准。

考点提示:

淋菌的特征

（四）心理-社会评估

常有焦虑、恐惧、羞怯等心理,影响及时就诊或去正规医疗机构就诊,容易错过早期诊治的时机,使病程变为慢性、迁延;担心淋病传染给胎儿及淋病对胎儿发育的影响,造成心理压力和家庭压力,影响患者的心身健康。

（五）诊断及治疗要点

1. 诊断要点　根据病史、临床表现和相应的实验室检查可确诊。

2. 治疗要点　治疗原则是及时、足量、规范用药。首选药物以第三代头孢菌素为主。如头孢曲松125mg单次肌内注射;对不能耐受头孢菌素类药物者,可选用阿奇霉素2g单次肌内注射合并沙眼衣原体感染者,应同时使用抗衣原体药物进行治疗。播散性淋病,多用头孢曲松钠1g肌内注射,每天1次,连续10天,或症状改善24~48小时后改为头孢克肟400mg口服,每天2次,连用7天。新生儿应尽快使用0.5%红霉素眼膏预防淋菌性眼炎,并肌内注射或静脉注射头孢曲松25~50mg/kg进行预防。

【常见护理诊断/问题】

1. 焦虑　与担心疗效、恐疾病传给配偶和子女有关。

2. 舒适的改变　与外阴瘙痒、烧灼感、白带增多、尿频、尿痛有关。

3. 自尊紊乱　与羞愧内疚、害怕被人歧视等有关。

4. 知识缺乏:缺乏妊娠合并淋病的相关知识。

【护理目标】

1. 患者情绪平稳,无焦虑状态。

2. 患者局部的舒适度得到改善。

3. 患者能正确看待疾病,不发生自尊紊乱。

4. 患者了解妊娠合并淋病的相关知识,能有效进行预防。

案例思考 1

请结合本节的学习,思考回答:

1. 本案例患者可能发生了什么问题?

2. 本案例患者的主要护理诊断/问题是什么?

【护理措施】

（一）首要护理

遵医嘱给患者正确应用药物或做好局部物理治疗的护理配合,介绍药物可能发生的不良反应,嘱患者注意观察并及时就诊。

（二）一般护理

注意休息,急性淋病患者应卧床休息。注意保持外阴清洁,治疗期间避免性生活。洗浴盆具、毛巾专人专用,患者接触的生活物品、医疗器械应按要求严格消毒、灭菌。

（三）心理护理

关心、尊重患者,不泄露病情。解释淋病的母婴传播情况,消除患者的思想包袱,能积极配合治疗护理。鼓励其及时带配偶检查、治疗。

案例思考 2

请结合本节的学习,思考回答:

本案例的护理措施有哪些内容?

【护理评价】

1. 患者是否情绪平稳、出现焦虑。

2. 患者局部的舒适度是否得到有效改善。

3. 患者是否发生自尊紊乱。

4. 患者是否了解妊娠合并淋病的相关知识。

【健康教育及随访】

1. 加强性知识的教育,杜绝不洁性行为,减少性传播疾病发生。

2. 嘱患者治疗期间避免性生活,每日煮沸消毒内裤、洗浴盆具、毛巾5~10分钟,避免交叉感染。

3. 嘱患者坚持正规治疗,重视随访。随访安排: 治疗结束后1周复查,此后每月复查一次,若临床症状消失,分泌物涂片及淋球菌培养连续3个月均阴性为治愈。

案例思考 3

请结合本节的学习,思考回答:

本案例的患者治疗后应如何进行健康教育?

二、尖锐湿疣

案例导入

某女,26岁,G_1P_0,孕16周,因外阴瘙痒2天前来医院进行检查。妇科检查发现:阴道口及肛周有散在的疣状突起、色淡红、质软,宫颈口处有约1cm×2cm大小菜花状赘生物。

【概述】

尖锐湿疣由人类乳头瘤病毒引起。过早性交、多个性伴侣、吸烟、免疫力低下等都是高危因素。传播方式有性接触传播、间接传播、产道传染,往往与淋病、滴虫、念珠菌、衣原体感染并存。妊娠期容易患尖锐湿疣,且病灶生长迅速,巨大尖锐湿疣可阻塞产道;妊娠期尖锐湿疣组织脆弱,阴道分娩时容易导致大出血。孕妇患尖锐湿疣,有垂直传播危险,但宫内感染几率极少。少数情况下可使婴幼儿出现呼吸道乳头状瘤。

【护理评估】

(一)健康史

询问有无发病的高危因素存在,了解有无生殖器官其他炎症病史及诊疗过程,目前有无生殖器局部皮肤改变等。

(二)身体状况

多无明显不适症状,少数患者感外阴瘙痒、灼痛或性交后疼痛不适。查体可见外阴、阴道或宫颈有乳头状疣,病灶散在或融合成鸡冠状、花状或桑椹状。

(三)辅助检查

1. 病理学检查　是确诊依据,可见到空泡细胞。

2. PCR检测　可确定HPV感染及类型。

(四)心理-社会评估

常有焦虑、自责、羞愧等心理,担心尖锐湿疣对胎儿发育的影响。

(五)诊断及治疗要点

1. 诊断要点　根据病史、临床表现和相应的实验室检查可确诊。

2. 治疗要点　妊娠期感染尖锐湿疣,一般不用终止妊娠,选用对妊娠过程和胎儿无影响的方法进行治疗。以局部治疗为主,常用三氯醋酸、5-氟尿嘧啶、干扰素外用或冷冻、激光治疗等。病灶范围小、局限于外阴者,可治疗后经阴道分娩;病灶广泛或病灶巨大堵塞软产道,应行剖宫产。

【常见护理诊断/问题】

1. 舒适的改变　与外阴瘙痒、烧灼感、疼痛有关。

2. 皮肤/黏膜完整性受损　与疾病引起的皮肤病变有关。

3. 焦虑　与担心疗效、恐疾病传给新生儿有关。

【护理目标】

1. 患者的舒适度得到改善。

2. 患者皮肤/黏膜完整性得到有效恢复。

3. 患者情绪平稳,无焦虑状态。

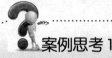

案例思考1

请结合本节的学习,思考回答:

1. 本案例患者可能发生了什么问题?

2. 本案例患者的主要护理诊断/问题是什么?

【护理措施】

（一）首要护理

遵医嘱给患者做好局部治疗的护理配合,介绍局部治疗后的注意事项。

（二）一般护理

嘱患者注意休息,禁食刺激性饮食、饮料,禁烟酒。每天擦洗外阴、更换内裤,保持外阴清洁、干燥。

（三）心理护理

向患者解释本病的相关知识,以解除患者思想包袱,鼓励患者积极配合治疗。

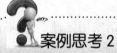

案例思考2

请结合本节的学习,思考回答:

本案例的护理措施有哪些内容?

【护理评价】

1. 患者的舒适度是否得到有效改善。

2. 患者皮肤/黏膜是否恢复完整性。

3. 患者是否情绪平稳、出现焦虑现象。

【健康教育及随访】

1. 尖锐湿疣容易复发,做好再次治疗的心理准备。

2. 嘱患者治疗期间避免性生活,个人洗浴盆具、用物及更换的内裤要及时煮沸消毒、避免交叉感染。

3. 产后应对母婴进行较长时间的随访。反复复发者应行病变处活检,排除恶变的可能性;新生儿应定期检查外阴、咽喉、声带,必要时做喉镜检查,以及时发现婴幼儿喉乳头瘤。

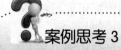

案例思考3

请结合本节的学习,思考回答:

本案例的患者治疗后应如何进行健康教育?

三、梅　毒

案例导入

某女,24岁,G₁P₀,停经10周,来院进行首次产前检查。查体见:外阴部及肛门部位有散在的红色丘疹,大阴唇右侧部位有一约1cm大小的溃疡,圆形,周边略高、中央稍凹陷。

【概述】

梅毒是由苍白密螺旋体感染引起的慢性全身性传染病。根据其病程分为早期梅毒与晚期梅毒。早期梅毒指病程在2年以内,包括:①一期梅毒(硬下疳);②二期梅毒(全身皮疹);③早期潜伏梅毒(感染1年内)。晚期梅毒指病程在两年以上,包括:①皮肤、黏膜、骨、眼等梅毒;②心血管梅毒;③神经梅毒;④内脏梅毒;⑤晚期潜伏梅毒。性接触为最主要传播途径。孕妇可通过胎盘将梅毒螺旋体传给胎儿引起先天梅毒,也可在分娩时通过软产道传染胎儿。先天梅毒儿病死率及致残率均明显增高。

【护理评估】

(一)健康史

梅毒患者为本病的传染源,询问有无与病患的性交直接接触或生活密切接触史,或不洁性生活史。

(二)身体状况

早期梅毒的一期梅毒主要表现为硬下疳,查体可见外阴、阴唇、阴道、宫颈、肛门、口唇、乳房等处,出现无痛性、红色炎性硬结,表面为表浅溃疡,有渗出,边缘整齐、隆起;二期梅毒主要表现为全身皮肤黏膜损害,出现斑疹、丘疹、斑丘疹、脓疱疹、扁平湿疣等。晚期梅毒则表现为永久性皮肤黏膜损害,并可侵犯机体多种组织器官如心血管、神经系统等而危及生命。

(三)辅助检查

1.病原体检查　见到梅毒螺旋体可确诊。

2.行梅毒血清学试验、聚合酶链反应(PCR)技术等检查。

(四)心理-社会评估

常有焦虑、恐惧、羞愧、自责等心理,担心梅毒对胎儿发育的影响,担心疾病对自身健康的影响。

(五)诊断及治疗要点

1.诊断要点　根据病史、临床表现和相应的实验室检查可确诊。

2.治疗要点　妊娠早期治疗有可能使胎儿免受感染,妊娠中晚期治疗可使已感染胎儿在出生前治愈,因此,本病应早诊断、早治疗。

首选青霉素治疗。根据病程分期采用不同的青霉素治疗方案,如早期梅毒可用苄星青霉素240万U,单次肌内注射;晚期梅毒可用苄星青霉素240万U,肌内注射,1次/周,连续3周。青霉素过敏者,首选脱敏和脱敏后青霉素治疗。孕妇禁用四环素和多西环素治疗。

【常见护理诊断/问题】

1. 焦虑/恐惧 与担心疗效、恐疾病传给配偶和子女有关。

2. 皮肤/黏膜完整性受损 与疾病引起的皮肤病变有关。

3. 自尊紊乱 与羞愧内疚、害怕被人歧视等有关。

4. 知识缺乏：缺乏梅毒的相关知识。

案例思考1

请结合本节的学习,思考回答:

1. 本案例患者可能发生了什么问题?

2. 本案例患者的主要护理诊断/问题是什么?

【护理目标】

1. 患者情绪平稳,无焦虑/恐惧状态。

2. 患者皮肤/黏膜完整性得到有效改善。

3. 患者能正确看待疾病,保持自尊完整。

4. 患者了解梅毒的相关知识,能正确进行防治。

【护理措施】

（一）首要护理

配合医生给患者足量、规范应用抗生素,介绍用药期间的注意事项,注意观察可能发生的不良反应,一旦出现及时就诊。

（二）一般护理

避免刺激性饮食,注意休息。加强外阴护理,保持外阴清洁干燥。

（三）心理护理

介绍梅毒的发展过程及对胎儿的影响,介绍本病的治疗方法及疗效,使患者重视对疾病的治疗,并消除期焦虑或恐惧心理,能积极配合用药。

案例思考2

请结合本节的学习,思考回答:

本案例的护理措施有哪些内容?

【护理评价】

1. 患者是否出现焦虑/恐惧现象。

2. 患者皮肤/黏膜完整性是否得到有效改善。

3. 患者是否出现自尊紊乱。

4. 患者是否了解梅毒的相关知识。

【健康教育及随访】

1. 嘱患者治疗期间避免性生活,性伴侣应同时进行检查和治疗。

2. 所有孕妇均应在首次产前检查时进行梅毒血清学筛查,高危人群应在妊娠中、晚期进行复查。

3. 治疗后应随访2~3年。第1年每3个月1次,以后每半年1次,包括临床表现及血清非梅毒螺旋体试验。若在治疗后6个月内血清滴度未下降4倍,应考虑治疗失败或再感染,需重新加倍治疗剂量,并应行脑脊液检查,确定有无神经梅毒。

4. 血清学阳性孕妇分娩的新生儿均应行非梅毒螺旋体试验进行定量评价。若脐血或新生儿血中RPR或VDRL滴度高于母血的4倍,可诊断先天梅毒。确诊的先天梅毒儿应及时治疗。

案例思考3

请结合本节的学习,思考回答:

本案例的患者治疗后应如何进行健康教育?

（王珏辉）

思与练

一、选择题

A1型题

1. 妊娠合并心脏病患者最容易发生心衰的时期是

　　A. 妊娠20~22周　　B. 妊娠24~26周　　C. 妊娠28~30周　　D. 妊娠32~34周　　E. 妊娠36~37周

2. 关于妊娠合并心脏病,正确的是

　　A. 发现Ⅱ级收缩杂音可确诊为心脏病　　　　　　B. 发现室上性阵发性心动过速可确诊为心脏病

　　C. 心功能Ⅱ级发生心衰,不宜妊娠　　　　　　　D. 临产后耐心等待经阴道自然分娩

　　E. 临产后均应给予广谱抗生素

3. 妊娠合并乙肝患者,肝炎传染给子代的主要途径是

　　A. 母婴垂直传播　　　　　　B. 消化道传播　　　　　　C. 注射血浆制品

　　D. 母婴之间密切生活接触　　E. 输血

4. 关于妊娠合并贫血,描述正确的是

　　A. 巨幼细胞性贫血最常见　　B. 缺铁性贫血最常见　　　C. 再生障碍性贫血最常见

　　D. 大细胞、低色素性贫血　　E. 属于生理性贫血

5. 目前发病率最高的性传播疾病是

　　A. 淋病　　　　　　　　　　B. 梅毒　　　　　　　　　C. 尖锐湿疣

　　D. 生殖器疱疹　　　　　　　E. 获得性免疫缺陷综合征

A2型题

6. 30岁,初孕妇,现妊娠9周,近2天感心悸,夜间常因胸闷需起床。检查心率116次/分,呼吸23次/分,心界向左扩大,心尖部闻及舒张期杂音。肺底部有湿啰音,双下肢浮肿。本例恰当处置应是

　　A. 加强孕期监护直至产后　　B. 限制钠盐摄入　　　　　C. 立即终止妊娠

　　D. 控制心衰后继续妊娠　　　E. 控制心衰后终止妊娠

7. 28岁,妊娠35周,2周来恶心呕吐,食欲下降,右季肋胀痛。门诊检查皮肤无黄染,肝区叩痛(+),腹围98cm,胎位ROA,头浮,胎心好。化验:血清转氨酶中度增高,乙型肝炎表面抗原(+)。本例应予以积极治疗的原因是

    A. 肝炎易合并妊高征及发生子痫　　　　　B. 易引起胎儿宫内发育迟缓

    C. 易发展为重症肝炎　　　　　　　　　　D. 易发生产后出血

    E. 易发生早产

8. 某孕妇在妊娠晚期出现恶心、呕吐,血ALT升高,HBsAg(+),被诊断为妊娠合并急性病毒性肝炎,应如何处理

    A. 卧床休息,保肝治疗,继续妊娠　　　　　B. 接触隔离,保肝治疗,继续妊娠

    C. 立即隔离,终止妊娠　　　　　　　　　　D. 立即剖宫产,防止肝功能恶化

    E. 积极治疗后观察1周,如果肝功能无好转,应终止妊娠

A3/A4型题

(9~10题共用题干)

孕妇高女士,32岁,初次怀孕,孕15周出现心慌、气短,经检查发现心功能属于Ⅱ级。经过增加产前检查次数,严密监测孕期经过,目前孕36⁺⁵周,自然临产

9. 该产妇的体位最好是

    A. 平卧位　　　B. 右侧卧位　　　C. 左侧卧位　　　D. 半卧位　　　E. 随意体位

10. 该产妇的产褥期护理,正确的是

    A. 产后的第一天,最容易发生心衰　　　　　B. 为了早期母子感情的建立,不要让别人帮忙

    C. 积极下床活动,防止便秘　　　　　　　　D. 为避免菌群失调,不能使用抗生素治疗

    E. 住院观察2周

二、思考题

1. 简述妊娠合并心脏病早期心衰的表现。

2. 简述妊娠合并疾病与妊娠、分娩的相互影响,妊娠合并疾病终止妊娠的指征。

3. 思考妊娠合并感染性疾病的预防措施与健康教育。

第六章

胎儿异常与多胎妊娠妇女的护理

 学习目标

1. 掌握胎儿窘迫的临床表现,护理评估内容及护理措施;掌握巨大胎儿的概念。
2. 熟悉胎儿宫内监护措施;多胎妊娠并发症及处理原则。
3. 了解胎儿先天畸形常见类型,相关检查方法。
4. 具有识别胎儿窘迫的能力;具有与患者及家属沟通、指导和帮助患者配合医护的能力。
5. 熟练掌握监测胎儿窘迫的护理技能。

第一节　胎儿先天畸形

【概述】

胎儿先天畸形是出生缺陷的一种,指胎儿在宫内发生的结构异常。发生的原因主要与遗传、环境、食物、药物、病毒感染、母儿血型不合等有关。发生胎儿畸形的孕妇多无不适,诊断的关键在于妊娠期间进行必要的B型超声检查。妊娠18~24周之间进行B型超声大结构筛查,能检查出一些常见的胎儿畸形。我国出生缺陷总的发生率为13.07‰,男性为13.1‰,女性为12.5‰,其缺陷发生的顺序为无脑儿、脑积水、开放性脊柱裂、脑脊膜膨出、腭裂、先天性心脏病、21-三体综合征、腹裂、脑膨出。在围生儿死亡中胎儿畸形占第一位,临床上最常见的严重胎儿畸形有无脑儿、脊柱裂、脑积水。

胎儿畸形的高发人群:

1. 家族生育畸形儿史及父母本身为生理障碍患者。
2. 染色体异常(如21三倍体、13三倍体、18三倍体、染色体缺失)。
3. 母体
（1）各类型糖尿病(尤其是妊娠早期为胰岛素依赖型糖尿病)。
（2）结缔组织疾病(如系统性红斑性狼疮、风湿性关节炎、Rh溶血症)。
（3）感染性疾病(孕中期某些病毒感染如风疹、麻疹感染、流感等)。
（4）孕早期接受某些药物的治疗。
（5）慢性酒精中毒。

（6）高龄孕妇及不正常妊娠史（羊水过多、过少、既往流产、死胎史）。

（一）无脑儿

无脑儿（anencephalus）是先天畸形胎儿中最常见的一种，女胎比男胎多4倍，由于胎头缺少颅盖骨，脑髓暴露，脑部发育极原始，不可能存活。特殊外观为无颅盖骨，双眼突出呈"蛙样"面容，颈短，无大脑。若伴羊水过多常早产，不伴羊水过多常为过期产。无脑儿分两种类型，一种类型是脑组织变性坏死突出颅外，另一种类型是脑组织未发育。

腹部检查时，感觉胎头较小。肛门检查和阴道检查时，可扪及凹凸不平的颅底部。无脑儿应与面先露、小头畸形、脑脊膜膨出相区别，大的脑脊膜膨出常伴有大面积颅骨缺损。孕14周后B型超声探查见不到圆形颅骨光环，头端有不规则"瘤结"，也可行X线摄片，无颅盖骨即可确诊。无脑儿的垂体及肾上腺发育不良，故孕妇尿B值常呈低值。无脑儿脑膜直接暴露在羊水中，使羊水甲胎蛋白值呈高值。

无脑儿无存活可能，一经确诊应引产，分娩多无困难。偶尔因头小不能扩张软产道而致胎肩娩出困难，需耐心等待。也有因伴有脑脊膜膨出造成分娩困难，可行毁胎术结束分娩，或穿刺脑膨出部位放其内容物。

（二）脊柱裂

脊柱裂（spina bifida）属脊椎管部分未完全闭合的状态，也是神经管缺陷中最常见的一种，脊柱裂的缺损大多在后侧。脊柱裂包括许多缺损：①最简单形式只是脊椎管缺损，这种异常往往位于腰骶部，外面有皮肤覆盖，称隐性脊柱裂，脊髓和脊神经通常正常，没有神经症状；②若缺损涉及一两个脊椎骨，则脊膜就从这个孔突出，表面能看到一个皮肤包着的囊，有时囊很大，不仅含脊膜且含脊髓及神经，称脊髓脊膜膨出，通常有神经症状；③形成脊髓部分的神经管没有形成，停留在神经裙和神经沟阶段，称脊髓裂，脊髓发育不良必然引起后弓发育异常，因此脊髓裂必然合并脊柱裂。

胎儿脊柱在孕8~9周开始骨化。骨化过程若椎体两半不融合则形成脊椎裂，多发生在胸腰段。孕18周是发现的最佳时机，20周后表现明显，B型超声探及某段脊柱两行强回声的间距变宽或形成角度呈V或W形，脊柱短小、不规则弯曲、不完整或伴有不规则的囊性膨出物。

脊柱裂患儿的死亡率及病残率均较高，在有生机儿之前确诊为脊柱裂之前者，应建议引产。

（三）脑积水和水脑

脑积水（hydrocephalus）是胎头因脑室内外有大量脑脊液（500~3000ml）淤积于颅腔内，致颅腔体积增大，颅缝明显变宽，囟门显著增大。脑积水常伴脊柱裂、足内翻等畸形。其发生多是脑室系统有脑脊液异常蓄积，常因大脑导水管不通致脑脊液回流受阻、颅内压加大、脑室扩张、脑壁变薄。水脑（hydranencephaly）指双侧大脑半球缺失，颅内充满了脑脊液。严重的脑积水及水脑可致梗阻性难产、子宫破裂、生殖道瘘等，对母亲有严重危害。

腹部检查时，若为头先露，在耻骨联合上方触到宽大、骨质薄软、有弹性的胎头。胎头大于胎体并高浮，胎头跨耻征阳性。阴道检查时盆腔空虚，胎先露部过高，颅缝宽，囟门大且紧张，颅骨软而薄，触之有如乒乓球的感觉。B型超声检查孕20周后，若脑室率=中线至侧脑室侧壁距离/中线至颅骨内缘距离>0.5，应考虑脑积水的存在。胎头周径明显大于腹周径，颅内大部分被液性暗区占据，中线漂动。水脑的典型B型超声表现是头颅呈一巨大的无回声区，内无大脑组织及脑中线回声。

处理时应以母体免受伤害为原则。若为头先露,确诊后应引产,宫口开大3cm时行颅内穿刺放液。也可在临产前B型超声监视下经腹行脑室穿刺放液缩小颅体娩出胎儿。

(四)联体儿

联体儿(conjoined twins)极少见,系单卵双胎在孕早期发育过程中未能分离,或分离不完全所致,故性别相同。分为:①相等联体儿,以头部、胸部、腹部等联体方式多见。②不等联体儿,以寄生胎多见。腹部检查不易与双胎妊娠相区别。B型超声诊断不困难。有生机儿前发现为联体儿可考虑终止妊娠,以不损伤母体为原则,若为足月妊娠应行剖宫产术。

(五)21-三体综合征

21-三体综合征(trisomy 21 syndrome)又称为唐氏综合征、先天愚型或Down综合征。是染色体异常中最常见的一种,为第21号染色体多一条所致,60%患儿在胎内早期即夭折流产。存活者有明显的智能落后、特殊面容,生长发育障碍和多发畸形。唐氏综合征筛查是产前筛查的重点,目前有妊娠早期胎儿颈项透明层(NT)测定联合血清学筛查,妊娠中期血清学筛查及外周血无创性产前筛查方法。其诊断主要依靠细胞遗传学方法。有生机儿前诊断为21-三体综合征建议终止妊娠。

【护理评估】

(一)健康史

了解孕产妇年龄、生育史、疾病史,家族史。询问妊娠早期是否用过对胎儿有害的药物或接受过放射线检查、是否有过病毒性感染。注意是否是再发病例,评估高危因素等。

(二)身体状况

定期进行产前检查,发现异常进一步做产前诊断。

(三)辅助检查

定期B型超声检查,染色体核型分析、脐血管穿刺获取血标本行产前诊断。

(四)心理—社会状况

评估孕妇及家属心理状况,部分不明病因患者倍感无助,产生悲哀,失落。要认真评估孕妇的应对机制、心理承受能力及社会支持系统。

【常见护理诊断/问题】

1. 功能障碍性悲哀　与现实的或预感到丧失胎儿有关。

2. 自尊紊乱　与分娩的愿望及对孩子的期望得不到满足有关。

【护理措施】

1. 首要护理　为终止妊娠患者做好术前准备,术后护理。

2. 心理护理　评估孕妇的心理状态,鼓励诉说心里的不悦。讲解相关知识,各种检查和操作前向孕妇解释,提供指导。对失去胎儿的产妇应帮助其度过悲哀时期。

【健康教育】

1. 加强婚前保健,避免遗传性因素。

2. 告知孕妇及家属产前检查的重要性,发现异常及早行产前诊断。

第二节　胎儿生长受限

案例导入

张女士,31岁,孕2产0。平素月经规则,LMP:2014年6月6日,EDC:2015年3月13日,停经1个月,查尿HCG(＋),停经8周出现早孕反应,至13周消失,孕20周出现胎动至今,胎动好,2014年10月12日建卡首次产检,不定期,产检结果尚可。2015年2月11日产检B超提示单胎头位,估重约1729g,小于同龄胎儿,NST反应型。现孕36周,门诊拟"孕36周,FGR"收入院。检查:精神可,睡眠一般,食欲佳,大小便正常。营养中等,无贫血貌,无浮肿,体温37℃,脉搏80次/分,呼吸20次/分,血压132/86mmHg,心律齐。胎动好,骨盆外测量皆正常。

2015年2月28日B超:双顶径91mm,头围320mm,股骨长64.6mm,腹围296mm,胎盘前壁,Ⅱ~Ⅲ级,单胎头位,估重2363g。

2015年3月2日B超:双顶径92.2mm,头围319mm,股骨长65mm,腹围293mm,胎盘前壁,Ⅱ~Ⅲ级,单胎头位,估重2370g。

【概述】

胎儿生长受限(fetal growth restriction,FGR)是指胎儿大小异常,在宫内未达到其遗传的生长潜能。妊娠37周后,胎儿出生体重小于2500g,或出生体重低于同孕龄平均体重的2个标准差,或低于同龄正常体重的第10百分位数。鉴于并非所有低于第10百分位数的胎儿均为病理性生长受限,也有人提出以低于第3百分位数为准。其围生儿死亡率为正常妊娠的4~6倍,同时还将影响幼童期及青春期的体能与智能发育。

(一)病因

影响胎儿生长的因素,包括母亲营养供应、胎盘转运和胎儿遗传潜能等,其病因复杂,约40%患者病因尚不明确。主要危险因素有:

1. 孕妇因素　最常见,占50%~60%。

(1)营养因素:孕妇偏食、妊娠剧吐以及摄入蛋白质、维生素及微量元素不足。胎儿出生体重与母体血糖水平成正相关。

(2)妊娠并发症与合并症:并发症如妊娠期高血压疾病、多胎妊娠、前置胎盘、胎盘早剥、过期妊娠、妊娠期肝内胆汁淤积症等,合并症如心脏病、慢性高血压、肾炎、贫血、抗磷脂抗体综合征等,均可使胎盘血流量减少,灌注下降。

(3)其他:孕妇年龄、地区、体重、身高、经济状况、子宫发育畸形、吸烟、吸毒、酗酒、宫内感染、母体接触放射线或有毒物质等。

2. 胎儿因素　研究证实,生长激素、胰岛素样生长因子、瘦素等调节胎儿生长的物质在脐血中降低,可能会影响胎儿内分泌和代谢。胎儿基因或染色体异常、先天发育异常时,也常伴有胎儿生长受限。

3. 胎盘因素　胎盘各种病变导致子宫胎盘血流量减少,胎儿血供不足。

4. 脐带因素　脐带过长、脐带过细(尤其近脐带根部过细)、脐带扭转、脐带打结等。

（二）分类

1. **内因性匀称型**　约占20%。系原发性FGR,于受孕或胚胎早期,有害因素即产生作用,使胎儿在体重、头围和身长三方面受到抑制。因头围和腹围均小,故为匀称型FGR。其原因多为遗传物质如基因染色体异常或外界有害因素如病毒感染、中毒、放射性物质影响。主要表现有：①新生儿体重、头围、身长匀称,但与孕周不符,外表无营养不良状态,器官分化和成熟度与孕周相称,但各器官的细胞数均减少;脑重量低,神经功能不全和髓鞘形成延缓;胎盘较小,除非胎盘受到感染,组织无异常。②半数胎儿有严重先天性畸形。③无胎儿缺氧现象,但有轻度代谢不良。④新生儿生长发育有困难,常伴有脑神经发育障碍。

2. **外因性不匀称型**　约占10%。属继发性FGR,孕早期胚胎发育正常,晚期才受到有害因素影响,因而胎儿内部器官发育正常,头围身高不受影响,但体重较轻,显得胎头较大,故为不匀称型FGR。其基本原因为胎盘功能不足。常见病因为妊娠期高血压疾病、慢性高血压、慢性肾炎、糖尿病、双胎、过期妊娠、烟酒等。主要表现有：①胎儿发育不均匀,头围和身长与孕周符合,体重偏低,胎头较大而腹围较小;外表有营养不良或过熟情况;各器官细胞数正常,但细胞体积缩小,尤其是肝脏内细胞团数目减少;胎盘常有病理变化,但体积不小,DNA含量基本正常。②常有胎儿缺氧现象及代谢不良。③由于肝脏较小,要供应葡萄糖给相对大的大脑,故出生后常发生新生儿低血糖。④新生儿出生后躯体发育正常,但由于在围生期缺氧,常有神经损伤。

3. **外因性匀称型**　约占70%。为以上两种类型的混合型。由于重要生长因素如叶酸、氨基酸或其他营养物质缺乏引起,致病因素虽是外因,但在整个妊娠期却都发生影响,所以后果类似内因性FGR。主要表现有：①新生儿体重、身长与头径均减少,发育匀称但有营养不良表现;各器官均小,肝脾更严重;器官的细胞数目可减少15%~20%,有些细胞体积也缩小;胎盘小,外表无异常,但DNA量减少。②在新生儿期还受到营养不良的影响,60%的患儿脑细胞数目也减少。

【护理评估】

（一）健康史

询问末次月经时间,准确推算预产期;询问孕产史及本次妊娠经过,注意是否是再发病例;评估有无引起FGR的高危因素等。

（二）身体状况

孕期定期称体重,评估孕妇体重增加情况,特别是孕中晚期,有无体重不增,甚至下降情况。测量宫高、腹围,评估子宫大小与孕周是否相符,评估胎儿发育指数。

（三）辅助检查

首次检查怀疑FGR后应在1~2周后复查,进行动态观察更有利于本病诊断。

1. **B型超声检查**　测量胎头双顶径、胎儿头围与腹围比值、羊水量与胎盘成熟度。

2. **胎儿胎心电子监护**　有利于判断胎儿宫内状况,有助于决定分娩时机及方式。

3. **实验室测定**　尿E_3和E/C比值、胎盘催乳素、妊娠特异性β糖蛋白、微量元素Zn、TORCH感染的检测等。

（四）心理-社会状况

评估孕妇及家属心理状况,孕妇及家属担心围生儿安危,害怕失去胎儿,部分不明病因患者倍感无助。也有少数因知识缺乏对本病危害认识不足,表现出不重视。

（五）诊断及治疗要点

1. 诊断　孕期准确诊断FGR并不容易，往往需要在分娩后才能确诊。

密切关注胎儿发育情况是提高FGR诊断率及准确率的关键。没有高危因素的孕妇应在孕早期明确孕周，并通过孕妇体重和子宫长度的变化，初步筛查出FGR，进一步经超声检查确诊。有高危因素的孕妇还需从孕早期开始定期进行超声检查。根据各项衡量胎儿生长发育指标及其动态情况，及早诊断FGR。

（1）预测胎儿大小：测量子宫长度、腹围、体重，推测胎儿大小

1）宫高、腹围：子宫长度、腹围值连续3周测量均在第10百分位数以下者，为筛选FGR指标，预测准确率达85%以上。

2）计算胎儿发育指数：胎儿发育指数=子宫长度（cm）−3×（月份+1），指数在−3和+3之间为正常，小于−3提示可能为FGR。

3）体重：于孕晚期，孕妇每周增加体重0.5kg。若体重增长停滞或增长缓慢时，可能为FGR。

（2）B型超声检查：监测胎头双顶径（增长速度3周增加≤4mm，孕28周<70mm，孕30周<75mm，孕32周<80mm，可诊断为FGR）、股骨长度、腹围、胸围、头围以及羊水量与胎盘成熟度。

（3）检测胎盘功能：测尿E_3和E/C比值，胎盘催乳素，TORCH感染等的检测均有助于诊断。

2. 治疗要点　治疗引起FGR的原发病，消除病因，如避免毒物接触、戒烟、戒酒、防治母体合并症及产科并发症、防治感染等。治疗后监测胎儿增长及宫内安危情况每天1次无应激试验，必要时行宫缩素激惹试验，定期B超监测胎儿生长情况、羊水状态及胎盘成熟度。

对FGR伴妊娠合并症或并发症治疗效果不佳、胎盘功能低下者，虽妊娠未达37周，需终止妊娠。应进行羊水检查胎肺成熟度，并给地塞米松促胎肺成熟，按宫颈条件决定引产方式。如功能低下，胎儿宫内缺氧严重，应考虑剖宫产术。对于染色体病变引起胎儿畸形所致的胎儿宫内发育迟缓，已无宫内治疗的必要，须及时终止妊娠。

【常见护理诊断/问题】

1. 知识缺乏　与初次怀孕及病情情况不了解有关。

2. 焦虑　与担心胎儿安全有关。

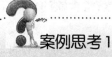

案例思考1

请结合本节的学习，思考回答：
本案例的主要护理问题是什么？

【护理目标】

1. 孕妇能认识到疾病对围生儿的不良影响，能叙述疾病治疗、预防的相关知识。

2. 孕妇情绪平稳，积极主动参与治疗护理。

【护理措施】

（一）首要护理

1. 用药护理　遵医嘱给予营养物质，如氨基酸片、脂肪乳注射剂、能量合剂、叶酸、维生

素B族、维生素E、钙、铁、锌等。另外丹参能促进细胞代谢、改善微循环、降低毛细血管通透性,有利于维持胎盘功能,用法:右旋糖酐40葡萄糖注射液500ml加复方丹参注射液4ml静滴。用药过程中密切观察,一旦发现异常应停止治疗,并及时报告医生妥善处理。

2.严密观察病情　定期测量腹围、宫高、观察孕妇体重增长及胎儿双顶径。记录胎动计数及胎心率,注意胎心音的强弱及规则性。

3.终止妊娠的护理配合　协助医生确定终止妊娠的指征,积极做好终止妊娠的准备。产程中加强监测,注意胎心、羊水情况,以选择适当的分娩方式,并应注意给氧,腹部减压,以减轻宫缩时对胎儿的压力。胎儿娩出后注意抢救新生儿窒息,保暖,防止发生低血糖、低钙及酸中毒。

（二）一般护理

嘱患者多取左侧卧位休息,间歇吸氧,流量2~3L/min,一天3次,每次15~30分钟。每隔4小时监测胎心变化,指导孕妇自测胎动。增加营养,均衡膳食,保障胎儿生长发育需要。

（三）心理护理

讲解相关知识,解除孕妇对治疗方法不理解而产生的紧张、恐惧心理。护理人员向孕妇及家属讲解有关药物治疗问题,使其主动配合治疗。尤其是经1个疗程治疗效果不明显者,更需耐心细致地解释,以便进行第2个疗程。对失去胎儿的产妇应帮助其度过悲哀时期。

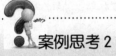

案例思考2

请结合本节的学习,思考回答:

本案例的护理措施有哪些内容?

【护理评价】

1.孕妇是否能认识到疾病对围生儿的不良影响,是否能叙述疾病治疗、预防的相关知识。

2.孕妇情绪是否平稳,是否积极主动参与治疗护理。

【健康教育】

1.加强产前指导,注意增加营养,指导孕妇进食高蛋白质、高维生素,富含铁的食物,纠正其不良的生活饮食习惯。

2.向孕妇及家属讲解FGR的病因及临床表现,使他们能做到基本了解病情,能积极配合治疗和护理。

3.教会孕妇学会自我监护和定期产检的重要性,一般从28周开始,自我胎动计数,一旦发现异常,应及时到医院进一步检查如进行胎心监护或B超监测,及时发现,及早处理。

4.加强新生儿护理,宣传母乳喂养,促进新生儿生长发育。

第三节　巨　大　儿

【概述】

胎儿体重达到或超过4000g者,称为巨大胎儿(fetal macrosomia)。目前欧美国家定义为胎儿体重达到或超过4500g。近年因营养过剩致巨大胎儿的孕妇有逐渐增加趋势。国内发生率约7%,国外发生率约15%。男胎多于女胎。若产道、产力及胎位均正常,仅胎儿巨大,即可出现头盆不称而发生分娩困难。

母亲患糖尿病、超重与肥胖是已知巨大胎儿形成的主要危险因素。其他相关因素还有:遗传方面,父母身材高大;某些经产妇胎儿体重随分娩次数增多而增加;部分过期妊娠;羊水过多者巨大胎儿发生率高;孕妇饮食摄入过多但活动太少。

巨大儿对母儿的影响:①对产妇的影响 巨大胎儿的胎头较大,造成孕妇的骨盆相对狭窄,头盆不称的发生率增加,由于产程延长易导致继发性宫缩乏力。同时巨大胎儿的子宫容积较大,子宫肌纤维的张力较高,肌纤维的过度牵拉,易发生原发性宫缩乏力。宫缩乏力反过来又导致胎位异常、产程延长,若处理不当子宫破裂、软产道裂伤、产后出血等并发症增加。由于难产率升高,剖宫产和阴道手术产(产钳、吸引器)的发生率增加。胎先露长时压迫产道,容易发生尿瘘或粪瘘。②对胎儿影响 胎儿较大,常需手术助产,可引起头皮血肿、颅内出血、面神经瘫痪、臂丛神经损伤、锁骨骨折、肱骨骨折等,甚至发生膈神经损伤。由于妊娠期糖尿病的患者易发生巨大胎儿,因此,糖尿病的胎儿或新生儿的并发症均可发生在巨大胎儿。

【护理评估】

（一）健康史

了解有无巨大儿分娩史、糖尿病病史,是否系肥胖、身材高大的妇女。孕期体重增加是否过快、过期妊娠等。妊娠晚期是否出现呼吸困难、腹部沉重及两肋胀痛等症状。

（二）身体状况

腹部明显膨隆,宫高≥36cm,胎体大,先露部高浮,胎心正常有力但位置较高,若为头先露跨耻征阳性。若宫高和腹围之和≥140cm者,提示可能为巨大儿。

（三）辅助检查

B型超声检查 胎头双顶径>10cm,需进一步测量胸径、肩径,胸、肩径明显大于头径发生肩难产的几率增高。同时可排除双胎、羊水过多等情况。

（四）心理社会状况

孕产妇及家属常因胎儿的生命遭遇危险而产生焦虑,对需要手术结束分娩而产生犹豫、无助感。

（五）诊断及治疗要点

1. 诊断 目前尚无方法准确预测胎儿大小,通过病史、临床表现、辅助检查可以初步判断,但巨大儿待出生后方能确诊。

2. 治疗要点

（1）妊娠期:定期产前检查,进行营养指导,控制体重增长过快。

（2）分娩期:由于胎头大而硬不易变形,不宜试产过久。为防肩难产应以剖宫产终止妊娠。分娩后应行宫颈及阴道检查,了解有无软产道损伤,并注意预防产后出血。

（3）新生儿处理:预防新生儿低血糖。对于妊娠期糖尿病或合并糖尿病患者,应预防新生儿呼吸窘迫综合征。必要时行羊膜腔穿刺,抽羊水行胎肺成熟度检查,同时羊膜腔内注射地塞米松。新生儿一旦出现呼吸窘迫综合征,及时应用肺表面活性物质治疗。

【常见护理诊断/问题】

1. 知识缺乏:缺乏孕期营养饮食指导。

2.有母儿受伤的危险　与难产、产伤有关。

【护理措施】

1.妊娠期　定期产前检查,进行营养指导,控制体重增长过快。发现胎儿生长过快或有分娩巨大儿史者,应检查孕妇有无糖尿病,若为糖尿病应积极治疗,并于妊娠36周后,根据胎儿成熟度、胎盘功能及糖尿病控制情况,择期终止妊娠。

2.分娩期　临产后,由于胎头大而硬不易变形,不宜试产过久。估计胎儿体重超过4500g,产妇骨盆中等大小,为防肩难产应以剖宫产终止妊娠。若第一产程及第二产程延长,估计胎儿体重＞4000g,胎头停滞在中骨盆者也以剖宫产为宜。若胎头双顶径已达坐骨棘水平以下、第二产程延长时,应做较大的会阴切开,以产钳助产。分娩后应行宫颈及阴道检查,了解有无软产道损伤,并注意预防产后出血。

3.新生儿护理　预防新生儿低血糖,在出生后30分钟监测血糖。出生后1~2小时开始喂糖水,及早开奶。轻度低血糖者口服葡萄糖,严重者时应及时输注葡萄糖,剂量不宜过大,应以10%的葡萄糖液缓注,每天总量60~100mg/kg。新生儿易发生低血钙,应给予钙剂,多用10%葡萄糖酸钙1~2ml/kg,加等量的25%的葡萄糖液,静脉滴注。

【健康教育】

向家长介绍新生儿常见的现象,使其了解新生儿,参与到新生儿护理过程,学会观察并配合诊疗与护理。

第四节　胎儿窘迫

案例导入

李女士,28岁。主诉:停经35周,胎动减少2天。患者入院前2天无明显诱因出现胎动减少,无腹痛及阴道出血,外院检查未发现异常,孕妇自12周始在外院行产前检查,孕28周曾行胎儿心脏彩色超声心动图检查未发现异常。该孕妇平素体建,无高血压、心脏病及其他慢性病史。孕期无毒物、药物及放射线接触史,孕期无吸烟及被动吸烟史,家族中无遗传性疾病史。胎动减少前无性生活、无外伤及腹部外力作用,不伴头晕及其他不适。

查体:T 37.2℃,P 80次/分,R 20次/分,BP 120/80mmHg。孕妇身高1.56m,体重66kg,宫高36cm,腹围94cm,胎心120次/分;头先露,子宫张力无明显增高,宫体无压痛,阴道无流血、流水。

辅助检查:

1.B超检查发现胎盘后壁附着,胎儿双顶径为8.3cm,羊水平段6.6cm,未见胎盘早剥迹象。

2.胎心监护:胎心率120次/分,监测40分钟未及胎动,基线变异明显减少。

【概述】

胎儿在宫内有缺氧征象,危及胎儿健康和生命者称胎儿窘迫(fetal distress)。胎儿窘迫是一种综合症状,是当前剖宫产的主要适应证之一。胎儿窘迫主要发生在临产过程,也可发生在妊娠后期。发生在临产过程者,可以是发生在妊娠后期的延续和加重。

(一)病因

胎儿窘迫的病因涉及多方面,可归纳为以下4个方面。

1. 母体因素 母体血液含氧量不足是重要原因,轻度缺氧时母体多无明显症状,但对胎儿会有影响。导致胎儿缺氧的母体因素有:①微小动脉供血不足:如妊娠期高血压等。②红细胞携氧量不足:如重度贫血、一氧化碳中毒等。③急性失血:如前置胎盘、胎盘早剥等。④各种原因引起的休克与急性感染发热。⑤子宫胎盘血运受阻:急产或不协调性子宫收缩乏力等,缩宫素使用不当引起过强宫缩;产程延长,特别是第二产程延长;子宫过度膨胀,如羊水过多和多胎妊娠;胎膜早破等。

2. 胎盘、脐带因素 常见有脐带血运受阻;胎盘功能低下,如过期妊娠、胎盘发育障碍(过小或过大)、胎盘形状异常(膜状胎盘、轮廓胎盘等)、胎盘感染、胎盘早剥、严重的前置胎盘。

3. 胎儿因素 胎儿心血管系统功能障碍,如严重的先天性心血管疾病和颅内出血等,胎儿畸形,母儿血型不舍,胎儿宫内感染等。

4. 其他 难产处理不当产程过长,胎儿出血、大脑产伤,止痛与麻醉药使用不当。

(二)病理生理

胎儿血氧降低、二氧化碳蓄积出现呼吸性酸中毒。初期通过自主神经反射,兴奋交感神经,肾上腺儿茶酚胺及皮质醇分泌增多,血压上升及心率加快。若继续缺氧,则转为兴奋迷走神经,胎心率减慢。缺氧继续发展,刺激肾上腺增加分泌,再次兴奋交感神经,胎心由慢变快,说明胎儿已处于代偿功能极限,提示为病情严重。无氧糖酵解增加,导致丙酮酸、乳酸等有机酸增加,转为代谢性酸中毒,胎儿血pH值下降,细胞膜通透性加大,胎儿血钾增加,胎儿在宫内呼吸运动加强,导致混有胎粪的羊水吸入,出生后延续为新生儿窒息及吸入性肺炎。肠蠕动亢进,肛门括约肌松弛,胎粪排出。若在孕期慢性缺氧情况下,可出现胎儿发育及营养不正常,形成胎儿宫内发育迟缓,临产后易发生进一步缺氧。

(三)临床分类

根据胎儿窘迫发生速度,分为急性及慢性两类。

1. 急性胎儿窘迫 主要发生于分娩期,多因脐带因素(如脐带脱垂、绕颈、打结等)、胎盘早剥、宫缩过强且持续时间过长及产妇处于低血压、休克、中毒等而引起。主要表现为胎心率加快或减慢,胎心率>160次/分,尤其是≥180次/分,为胎儿缺氧的初期表现。随后胎心率减慢,胎心率<110次/分,尤其是<100次/分,为胎儿危险征。CST或OCT等出现频繁的晚期减速或变异减速;羊水胎粪污染和胎儿头皮血pH值下降,出现酸中毒。羊水胎粪污染可分为三度:羊水呈浅绿色、黄绿色、进而呈混浊棕黄色,即羊水Ⅰ度、Ⅱ度、Ⅲ度污染。急性胎儿窘迫初期,最初表现为胎动频繁,继而转弱及次数减少,进而消失。胎动过频往往是胎动消失的前驱症状。胎动消失后,胎心在24小时内也会消失,应予注意以免延误抢救时机。

2. 慢性胎儿窘迫 多发生在妊娠末期,往往延续至临产并加重。其原因多因孕妇全身疾病或妊娠疾病引起胎盘功能不全或胎儿因素所致。主要表现为胎动减少或消失,NST基线平直,胎儿生长受限,胎盘功能减退,羊水胎粪污染等。

【护理评估】

(一)健康史

询问孕妇的年龄、生育史,内科疾病史如有无高血压、心脏病、慢性肾炎病史等;了解本次妊娠经过如有无妊娠期高血压疾病、胎膜早破、羊水过多等;了解分娩过程是否有产程延长、缩宫素使用不当情况;了解有无胎儿畸形,胎盘、脐带异常。

（二）身体状况

评估胎心、胎动变化,羊水的量和性质。胎儿窘迫时,孕妇自感胎动增加或停止。在窘迫早期可表现为胎动过频,>20次/24h,如缺氧未纠正或加重胎动减弱且次数减少,进而消失。胎儿轻微或慢性缺氧时,胎心率加快,>160次/分;如长时间或严重缺氧,则会使胎心率减慢,尤其是<100次/分,提示胎儿危险。

（三）辅助检查

1. 胎心监护 急性胎儿窘迫时,出现频繁的晚期减速或变异减速;慢性胎儿窘迫时,NST基线平直,CST出现频繁晚期减速。

2. 胎盘功能检查 出现胎儿窘迫的孕妇,妊娠晚期连续多次测定尿E_3<10mg/24h或急骤减少30%~40%。

3. 胎儿头皮血血气分析 pH值<7.20。

（四）心理社会状况

孕产妇及家属常因胎儿的生命遭遇危险而产生焦虑,对需要手术结束分娩而产生犹豫、无助感。如果胎儿死亡,在心理上受到强烈的创伤,通常会经历否认、愤怒、抑郁、接受的过程。

（五）诊断及治疗要点

1. 诊断

（1）急性胎儿窘迫

1）胎心率变化: 胎心率是了解胎儿是否正常的一个重要标志,胎心率的改变是急性胎儿窘迫最明显的临床征象。胎心率>160次/分,尤其是>180次/分,为胎儿缺氧的初期表现。随后胎心率减慢,胎心率<110次/分,尤其是<100次/分,为胎儿危险征。胎心监护仪图像出现以下变化,应诊断为胎儿窘迫: 出现频繁的晚期减速,多为胎盘功能不良;重度可变速度的出现,多为脐带血运受阻表现,若同时伴有晚期减速,表示胎儿缺氧严重,情况紧急。

2）羊水胎粪污染: 胎儿缺氧,肠蠕动亢进,肛门括约肌松弛,使胎粪排入羊水中,破膜后羊水流出,可直接观察羊水的性状。若未破膜可经羊膜镜窥视,透过胎膜了解羊水的性状。若胎先露部分已固定,前羊水囊所反映的可以不同于胎先露部以上的后羊水性状。前羊水囊清而胎心率不正常时,在无菌条件下破膜后稍向上推移胎先露部,其上方的羊水流出即可了解后羊水性状。羊水Ⅰ度甚至Ⅱ度污染,胎心始终良好者,应继续密切监护胎心,不一定是胎儿窘迫。羊水Ⅲ度污染者,应及早结束分娩,即使娩出的新生儿Apgar评分可能≥7分也应警惕,因新生儿窒息几率很大。羊水轻度污染、胎心经10分钟的监护有异常发现,仍应诊断为胎儿窘迫。

3）胎动: 急性胎儿窘迫初期,最初表现为胎动频繁,继而转弱及次数减少,进而消失。

4）酸中毒: 采集胎儿头皮血进行血气分析,若pH<7.20(正常值7.25~7.35), PO_2<10mmHg(正常值15~30mmHg), PCO_2>60mmHg(正常值35~55mmHg)。

（2）慢性胎儿窘迫

1）胎动计数: 妊娠近足月时,胎动>10次/12h。胎动减少是胎儿窘迫的一个重要指标,每日监测胎动可预知胎儿的安危,胎动过频往往是胎动消失的前驱症状。胎动消失后,胎心在24小时内也会消失,应予注意以免延误抢救时机。

2）胎盘功能检查：测24小时尿E_3值并动态连续观察，若急骤减少30%~40%，或于妊娠末期多次测定尿E_3值在10mg/24h以下；足月妊娠时胎盘催乳素<4mg/L，或突然降低50%，均提示胎盘功能不良。

3）胎心监测：胎儿电子监护异常，提示有胎儿缺氧。

4）B型超声监测：检测胎儿呼吸运动、胎动、肌张力及羊水量。

5）羊膜镜检查：见羊水混浊呈浅绿色至棕黄色，有助于胎儿窘迫的诊断。

2. 治疗要点　针对原因，积极纠正缺氧状态。

（1）急性胎儿窘迫

1）一般处理：取左侧卧位，面罩吸氧，纠正脱水和酸中毒。

2）对因处理：缩宫素静脉点滴过程中发生胎儿窘迫，应立即停用或减慢滴速缓解宫缩。

3）及时结束分娩：宫口开全，胎头双顶径已达坐骨棘以下，吸氧的同时应尽快阴道助产；宫口未开全或胎头双顶径在坐骨棘之上，经处理缺氧症状不能改善应立即剖宫产。

（2）慢性胎儿窘迫：根据孕周、胎儿成熟度及窘迫程度决定处理方案。指导孕妇采取左侧卧位，间断吸氧，积极治疗各种合并症和并发症，密切监护病情变化。胎儿窘迫不能改善者，应在促胎肺成熟后迅速终止妊娠。

【常见护理诊断/问题】

1. 气体交换受损（胎儿）　与子宫胎盘的血流改变、脐带受压、胎儿供血供氧不足有关。

2. 焦虑　与担心胎儿安危有关。

3. 预感性悲哀　与胎儿可能死亡有关。

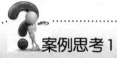

案例思考1

请结合本节的学习，思考回答：

本案例的主要护理问题是什么？

【护理目标】

1. 胎儿缺氧情况改善，胎心率在120~160次/分。

2. 孕妇能运用有效的应对机制来控制焦虑，叙述生理上和心理上的舒适感有所增加。

3. 产妇能够接受胎儿死亡的现实，情绪稳定，面对现实。

【护理措施】

（一）首要护理

嘱产妇左侧卧位，间断吸氧。严密监测胎心变化，每10~15min听胎心1次或进行胎心监护。慢性胎儿窘迫进行胎动计数、监测胎盘功能。

（二）一般护理

如果有妊娠合并症或并发症，应注意观察孕妇的症状、生命体征的变化。根据孕产妇情况做好阴道助产或剖宫产的术前准备，如宫口开全、胎先露部已达坐骨棘平面以下3cm者，尽快阴道助产结束分娩并做好抢救新生儿窒息的准备。

（三）心理护理

1. 减轻焦虑　向孕产妇提供相关信息，耐心解释胎儿目前情况、产程进展、治疗措施、预期结果,以减轻其焦虑并积极配合处理。

2. 提供心理支持 对胎儿不幸死亡的夫妇,护士或家人多陪伴他们,鼓励他们诉说悲伤,给予产妇精神安慰和悉心照顾,帮助他们缓解心理压力,接受现实,尽快度过悲伤期。

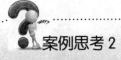

案例思考2

请结合本节的学习,思考回答:
本案例的护理措施有哪些内容?

【护理评价】

1. 胎儿缺氧情况是否改善,胎心率是否恢复到正常。

2. 孕妇能否用有效的应对机制控制焦虑,生理和心理上的舒适感是否有所增加。

3. 产妇是否能够接受胎儿死亡的现实、面对现实,情绪是否稳定。

【健康教育】

1. 对孕产妇及其家属进行有关孕期保健知识的宣教。

2. 指导孕妇休息时采取左侧卧位,改善胎盘血供;教会孕妇从30周开始进行胎动计数,发现异常及时就诊;加强产前检查,高危孕妇酌情提前入院待产。

3. 对孕产妇做好心理疏导,帮助其消除顾虑,鼓励家属陪伴,配合治疗妊娠合并症和并发症。

第五节 多 胎 妊 娠

案例导入

患者,女,38岁,孕32周,双胎,双下肢水肿2周,血压升高1天为主诉收入院。查体:T 36.5℃,P 84次/分,BP 145/95mmHg,R 22次/分。B超显示:双胎妊娠,活胎,胎心良好。实验室检查:尿蛋白(++),心电图提示频发室性期前收缩呈二联律。入院初步诊断:①宫内孕32周,孕2产1,双胎;②轻度子痫前期;③瘢痕子宫;④心律不齐。经解痉、降压、促胎儿肺成熟、营养心肌治疗,效果不佳。7天后行剖宫产术终止妊娠。手术助娩二女婴,长女体重880g,评分5分,次女体重1130g,评分5分,婴儿状态欠佳,因早产低体重送入新生儿科治疗。术后产妇子宫收缩有力,出血不多,T 37℃,P 84次/分,R 21次/分,BP 175/124mmHg。

【概述】

一次妊娠宫腔内同时有两个或两个以上胎儿时称多胎妊娠(multiple pregnancy),以双胎妊娠(twin pregnancy)多见。其发生率在不同国家、地区、人种之间有一定差异。近年来辅助生育技术广泛开展,多胎妊娠发生率明显增高。多胎妊娠易引起妊娠期高血压疾病、妊娠期肝内胆汁淤积症、贫血、胎膜早破及早产、胎儿发育异常等并发症。本节主要讨论双胎妊娠。双胎妊娠与单胎妊娠比例约为1:89,有双胎妊娠家族史,胎次多、年龄大者发生的几率高。

（一）分类

1. 双卵双胎　由两个卵子分别受精形成的双胎妊娠,约占双胎妊娠的2/3。两个卵子可来源于同一成熟卵泡,或同一卵巢的不同成熟卵泡或两侧卵巢的成熟卵泡。因双卵双胎的两个胎儿基因不同,故胎儿性别、血型、容貌可以相同也可以不同。两个受精卵可形成自己独立的胎盘、胎囊,它们发育时可以紧靠与融合在一起,但两者间血液循环并不相通,两个胎囊之间隔有两层羊膜和两层绒毛膜,有时两层绒毛膜可融为一层。

2. 单卵双胎　由一个受精卵分裂而成的双胎妊娠,约占双胎妊娠的1/3。单卵双胎的发生原因不明,其发生不受种族、遗传、年龄、胎次、医源的影响。由于胎儿的基因相同,因此其性别、血型、容貌等相同。单卵双胎的胎盘和胎膜因受精卵复制时间的不同而异。

（1）早期囊胚: 若分裂发生在桑椹期(早期囊胚),内细胞团形成而囊胚之外层仍未变成绒毛膜前,即在受精后3天内分裂,将形成两个独立的受精卵,两个羊膜囊,两个绒毛膜,可以独立着床形成各自的胎盘,这种类型的单卵双胎。常被误认为双卵双胎,其发生率占单卵双胎的18%~36%。

（2）晚期囊胚: 若分裂发生在受精后第4~8天(晚期囊胚),则可形成双羊膜囊、单绒毛膜的单卵双胎妊娠,这种类型双胎共同拥有一个胎盘及绒毛膜,其中隔有两层羊膜,此类占单卵双胎的2/3。若内细胞团分裂不对称,形成大、小两团,小的发育不好,渐渐地被包入另一胎体内,日后即成包人性寄生胎,或称胎内胎,应与畸胎瘤进行鉴别。

（3）羊膜囊期: 在羊膜囊形成后即受精后第9~13天,胚胎在羊膜内形成后分裂则各自发育成胎儿,两个胎儿共用一个胎盘,共存于一个羊膜腔内,称单羊膜囊双胎妊娠,此类罕见,不足1%,且围生儿死亡率甚高。

（4）羊膜囊后期: 若分裂复制在受精后第13天以后,在原始胚胎形成之后,则可能导致不同程度、不同形式的联体儿,极其罕见。

（二）对母儿的影响

妊娠期早孕反应较重,子宫大于妊娠孕周,尤其是妊娠24周以后。因子宫增大明显,使横膈抬高,引起呼吸困难;胃部受压、胀满,食欲下降,摄入量减少;下肢静脉曲张、浮肿,痔疮发作等压迫症状,孕妇会感到极度疲劳和腰背部疼痛。孕妇自诉多处有胎动,而非固定于某一处。双胎孕妇血容量比单胎多,同时孕育两个胎儿需要更多的蛋白、铁、叶酸等,加之叶酸的吸收利用能力渐退,往往出现缺铁性贫血及巨幼红细胞性贫血。双胎妊娠时还易并发妊高征、羊水过多、胎儿畸形、前置胎盘、胎盘早剥、产后出血、早产、流产、胎位异常等。

【护理评估】

（一）健康史

了解孕妇及其丈夫的家族中有无多胎史,孕妇的年龄、胎次,孕前是否使用促排卵药;询问本次妊娠后的经过及产前检查情况等。

（二）身体状况

评估孕妇早孕反应程度,子宫大小,呼吸情况,尤其妊娠24周以后更明显。评估有无腰背疼痛、下肢水肿及静脉曲张等压迫症状。腹部检查时宫底高度及腹围大于孕周,可触及两个胎头及多个肢体,在腹部的不同部位可听到两个胎心音,两者速率不一,相差>10次/分。

（三）辅助检查

B超检查,在孕7~8周时即可见到两个胎囊,孕13周后可显示两个胎头和躯干的影像。多普勒胎心仪检查,在孕12周后听到两个频率不同的胎心音。

（四）心理—社会状况

孕妇及家属既为孕育双胎而高兴,又为母儿的安危而担心,尤其担心胎儿的存活率。

（五）诊断及治疗要点

1. 诊断要点

（1）病史: 病史早孕反应较重,腹部增大快,注意家族史与是否接受过促排卵药物治疗。

（2）产前检查: 有下列情况应考虑双胎妊娠,如子宫比孕周大,羊水量也较多; 孕晚期触及多个小肢体,两胎头或三个胎极; 胎头较小,与子宫大小不成比例; 在不同部位听到两个频率不同的胎心,胎心率相差10次/分以上,或两胎心音之间隔有无音区。

（3）辅助检查:B型超声检查可以早期诊断双胎、畸胎,能提高双胎妊娠的孕期监护质量。在孕7~8周时见到两个妊娠囊,孕13周后清楚显示两个胎头光环及各自拥有的脊柱、躯干、肢体等, B型超声对中晚期的双胎诊断率几乎达100%。多普勒胎心仪孕12周后听到两个频率不同的胎心音。

2. 治疗要点

（1）妊娠期: 及早确诊,增加产前检查次数,注意休息,加强营养,注意预防妊娠期高血压疾病、贫血的发生,防止早产、羊水过多、产前出血等。

（2）分娩期: 多数能经阴道分娩。严密观察产程和胎心变化,如发现有宫缩乏力或产程延长,应及时处理。正确助产,必要时采用阴道助产术,并注意防止胎头交锁导致难产。

（3）产褥期: 第二个胎儿娩出后立即肌注或静滴缩宫素,腹部放置沙袋,防止腹压骤降引起休克,同时预防发生产后出血。必要时使用抗生素预防感染。

【常见护理诊断/问题】

1. 舒适改变　与子宫增大,出现压迫症状有关。

2. 知识缺乏: 缺乏与双胎妊娠相关的孕期、分娩期及产褥期的保健知识。

3. 潜在并发症: 胎膜早破、胎盘早剥、产后出血、早产。

4. 焦虑　与担心母儿的安危有关。

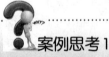

案例思考1

请结合本节的学习,思考回答:

本案例的主要护理问题是什么?

【护理目标】

1. 孕妇舒适感增加。

2. 孕妇能叙述出妊娠期、分娩期和产褥期相关知识,预防及尽早识别异常情况。

3. 孕妇及胎儿、新生儿的并发症被及时发现,保证母婴安全。

4. 孕妇能运用有效的应对机制来控制焦虑。

【护理措施】

（一）首要护理

1. 注意休息,左侧卧位,抬高下肢,减轻下肢水肿。妊娠晚期多休息少活动,预防早产,一旦胎膜破裂立即平卧,并及时送医院。

2.增加产前检查次数,预防和及时发现贫血、高血压疾病、胎膜早破、早产等并发症。

3.加强孕期营养,注意补充铁、钙、叶酸、维生素等物质,以满足两个胎儿生长发育的需要。

（二）一般护理

1.症状护理　双胎妊娠的孕妇胃部受压,致纳差、食欲减退,因此告知孕妇少量多餐,满足孕期需要,必要时给予饮食指导,如增加铁、叶酸、维生素的供给。因双胎妊娠的孕妇腰背痛症状较明显,应注意休息,可指导其做骨盆倾斜运动,局部热敷也可缓解症状。

2.治疗配合

（1）观察产程:临产后密切观察产程进展和胎心率变化,如发现有宫缩乏力或产程延长,及时报告医生并配合处理。

（2）协助分娩:第一个胎儿娩出不应过快,以防发生胎盘早剥;第一个胎儿娩出后立即断脐,以防第二个胎儿失血;协助扶正第二个胎儿的胎位使其保持纵产式,通常在等待20分钟左右,第二个胎儿自然娩出。如等待15分钟仍无宫缩,则可协助人工破膜或遵医嘱静滴催产素促进宫缩。

（3）预防产后出血发生:产程中开放静脉通道,做好输液、输血准备;第二个胎儿娩出后遵医嘱给予宫缩剂,腹部放置沙袋或用腹带包扎,以防腹压骤降引起休克。产后严密观察子宫收缩及阴道流血情况,发现异常及时配合处理。

（4）新生儿护理:双胎妊娠者如系早产,加强早产儿护理和观察。

（三）心理护理

提供心理支持,帮助孕妇完成角色的转变,接受成为两个孩子母亲的事实。告诉孕妇双胎妊娠虽属高危妊娠,但不必过分担心母儿的安危,说明保持心情愉快,积极配合治疗的重要性。

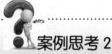

案例思考2

请结合本节的学习,思考回答:
本案例的护理措施有哪些内容?

【护理评价】

1.孕妇舒适感是否增加。

2.孕妇能否叙述出妊娠期、分娩期和产褥期相关知识。

3.孕妇及胎儿、新生儿的并发症能否及时发现,保证母婴安全。

4.孕妇是否能运用有效的应对机制来控制焦虑。

【健康教育】

护士应指导孕妇注意休息,加强孕期营养,增加产前检查次数,有异常随时就诊。产后注意观察阴道流血量和子宫复旧情况,及早发现产后出血、感染等异常情况。指导产妇正确进行母乳喂养及新生儿护理。

（庞　攀）

思 与 练

一、选择题

A1型题

1. B型超声检查提示某段脊柱两行强回声的间距变宽或形成角度呈V或W形,脊柱短小、不规则弯曲、不完整或伴有不规则的囊性膨出物,处理原则

　　A. 继续妊娠　　　　B. 加强母儿监护　　C. 引产终止妊娠　　D. 行X射线检查　　E. 行MRI检查

2. 以下**不符合**无脑儿诊断的是

　　A. 腹部触诊时胎头较小　　　　　　　　　B. 可伴有羊水过多

　　C. B超检查见不到圆形颅骨光环　　　　　D. 羊水AFP呈低值

　　E. 羊水AFP呈高值

3. 关于胎儿生长受限正确的是

　　A. 足月胎儿体重小于2000g　　　　　　　　B. 胎儿体重低于同孕龄平均体重的3个标准差

　　C. 胎儿体重低于同孕龄体重的第5百分位数　　D. 胎儿发育指数正常值为>+3

　　E. 宫高、腹围连续3周测量值在第10百分位数以下为筛选FGR的指标

4. 急性胎儿窘迫首选的护理措施是

　　A. 给产妇吸氧,改变体位　　　　　　　　　B. 碱性药物纠正酸中毒

　　C. 立即剖宫　　　　　　　　　　　　　　D. 应用宫缩抑制剂

　　E. 给葡萄糖和维生素C

5. 急性胎儿窘迫最早出现的表现是

　　A. 胎心率改变　　　　　B. 胎动减少　　　　　　　C. 胎儿酸中毒

　　D. 头先露胎粪污染羊水　　E. 胎动增加

6. 慢性胎儿窘迫最早的信号是

　　A. 胎心率减慢　　B. 胎动减少　　C. 胎心消失　　D. 胎动消失　　E. 胎儿生长受限

7. 符合急性胎儿宫内窘迫临床表现的是

　　A. 胎心140次/分　　　　B. 胎心180次/分　　　　　C. 胎盘功能减退

　　D. 胎动进行性减少　　　E. 胎心遥远

8. 慢性胎儿窘迫多发生在

　　A. 妊娠早期　　B. 妊娠中期　　C. 妊娠末期　　D. 第一产程　　E. 第二产程

9. 胎儿宫内窘迫的处理,下列选项**错误**的是

　　A. 立即吸氧

　　B. 纠正酸中毒

　　C. 迅速人工破膜

　　D. 静脉注射,50%葡萄糖+维生素C

　　E. 经处理后症状无改善,短时间不能分娩者,可行剖宫产

10. 下列与双胎妊娠**无关**的是

　　A. 早产　　　　B. 胎膜早破　　C. 胎位异常　　D. 胎盘早剥　　E. 子宫破裂

11. 下列双胎妊娠并发症**错误**的是

　　A. 容易发生前置胎盘　　　　　　　　　B. 容易发生产后出血

　　C. 容易发生过期妊娠　　　　　　　　　D. 容易发生胎盘早剥

　　E. 容易发生妊娠期高血压疾病

A2型题

12. 36岁孕妇,停经23周未自觉胎动,实验室检查AFP呈高值,尿E$_3$呈低值。B超检查见不到圆形颅骨光环,

头端有不规则"瘤结"。本病例可能的诊断

  A. 脑积水   B. 无脑儿   C. 脊柱裂   D. 脑膨出   E. 脑脊膜膨出

13. 32岁孕妇,初诊时血清学检测提示神经管缺陷高危,21-三体低风险。该孕妇在18~22周需要做

  A. 尿E_3检测   B. 羊水AFP检测   C. 羊水染色体检查

  D. B超检查   E. 终止妊娠

14. 32岁孕妇,平素月经规则,现停经32周,宫高23cm,近3周体重无明显增加。B超提示羊水过少,最佳处理方案

  A. 立即终止妊娠   B. 待足月后立即终止妊娠   C. 等待其自然分娩

  D. 待34周立即终止妊娠   E. 积极促胎肺成熟后终止妊娠

15. 张女士,28岁,一胎足月分娩,第一产程静脉滴注缩宫素过程中,出现胎心减慢,宫缩间歇期胎心率100次/分,最恰当的护理是

  A. 立即行剖宫产   B. 人工破膜   C. 立即停止静脉滴注缩宫素

  D. 灌肠   E. 备皮

16. 某孕妇胎膜早破,评估胎儿状况时,下列**不属于**胎儿窘迫的是

  A. 胎心率95次/分   B. 破膜后羊水黄染   C. 胎儿头皮血pH值7.25

  D. 多次出现晚期减速   E. 胎心基线变异率<3次/分

17. 初孕妇,26岁。妊娠42周,无宫缩来院就诊。查子宫高度32cm,枕左前位,胎头已衔接,胎心率120次/分,进行宫缩素激惹试验,宫缩时重复出现晚期减速。本例应考虑的病因是

  A. 胎儿躯干局部受压   B. 宫缩时脐带受压   C. 胎儿窘迫

  D. 宫缩时胎头受压   E. 胎儿畸形

18. 初产妇,29岁,38周妊娠,双胎。产程进展顺利,第一个胎儿娩出后,突然出现持续腹痛,子宫硬如板状,第二个胎儿胎心消失,考虑发生

  A. 脐带脱垂 B. 先兆子宫破裂 C. 子宫破裂 D. 胎盘早剥 E. 羊水栓塞

19. 双胎妊娠足月分娩,产后1小时,阴道流血300ml,挤压宫底排出血块约250ml,血压110/70mmHg,首选的护理措施是

  A. 输血、输液   B. 测定凝血功能   C. 检查软产道

  D. 阴道填塞纱布条   E. 选用缩宫素加强宫缩

二、思考题

1. 急性胎儿窘迫有哪些表现?应如何监护?

2. 慢性胎儿窘迫处理原则和护理措施是什么?

第七章

胎盘与胎膜异常妇女的护理

 学习目标

1. 掌握前置胎盘、胎盘早剥、胎膜早破的定义、护理问题及护理措施。
2. 熟悉前置胎盘、胎盘早剥、胎膜早破的健康史、身体状况的评估;前置胎盘、胎盘早剥的分类。
3. 了解前置胎盘、胎盘早剥、胎膜早破的诊断与治疗要点。
4. 具有识别并监测前置胎盘、胎盘早剥、胎膜早破的能力;具有对孕产妇进行健康教育指导的能力;具有与孕产妇及家属进行沟通,帮助和指导孕产妇配合治疗及护理的能力。
5. 熟练掌握预防产妇产后出血、感染及监测胎儿宫内情况的技能。

第一节 前置胎盘妇女的护理

【概述】

 案例导入

万女士,30岁,G_4P_0,因停经33周,无诱因、无痛性、反复少量阴道流血3天,出血量增多1小时入院。入院查体:体温36.1℃,脉搏92次/分,呼吸22次/分,血压94/62mmHg,胎心音138次/分,无宫缩,臀先露,骨盆外测量正常。既往人工流产3次。孕妇及家属表情痛苦,烦躁不安。

正常妊娠时胎盘附着于子宫体部的前壁、后壁或者侧壁。妊娠28周后,若胎盘附着于子宫下段、胎盘下缘达到或覆盖宫颈内口,位置低于胎先露部,称为前置胎盘(placenta previa)。前置胎盘是妊娠晚期严重并发症,也是妊娠晚期阴道流血最常见的原因之一,其发病率国外报道0.5%,国内报道0.24%~1.57%。

知识链接

前置胎盘的相关概念

　　胎盘附着于子宫下段,胎盘下缘极为接近但未达到宫颈内口,称为低置胎盘。妊娠中期胎盘占据子宫壁一半的面积,因此胎盘贴近或覆盖宫颈内口机会较多;妊娠晚期胎盘占据宫壁面积减少到1/3或1/4,子宫下段形成及伸展增加宫颈内口与胎盘边缘间的距离,大部分胎盘可随宫体上移而成为正常位置胎盘。妊娠中期B型超声检查发现胎盘前置者,不宜诊断为前置胎盘,而应称为胎盘前置状态。

　　根据疾病的凶险程度,前置胎盘又可分为凶险性和非凶险性。凶险性前置胎盘(pernicious placenta previa)指前次有剖宫产史,此次妊娠为前置胎盘,发生胎盘植入的危险约为50%。

　　根据胎盘下缘与宫颈内口的关系,将前置胎盘分为3类(图7-1)。

　　1. 完全性前置胎盘(complete placenta previa)或称中央性前置胎盘(central placenta previa)胎盘组织完全覆盖宫颈内口。

　　2. 部分性前置胎盘(partial placenta previa)　胎盘组织部分覆盖宫颈内口。

　　3. 边缘性前置胎盘(marginal placenta previa)　胎盘下缘附着于子宫下段,下缘到达宫颈内口,但未超越宫颈内口。

　　胎盘下缘与宫颈内口的关系可因宫颈管消失、宫口扩张而改变。如临产前为完全性前置胎盘,临产后因宫口扩张而成为部分性前置胎盘。前置胎盘类型可因诊断时期不同而各异。通常按处理前最后一次检查结果决定分类。

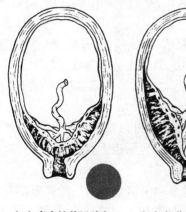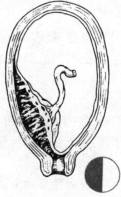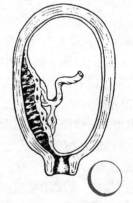

　　（1）完全性前置胎盘　　　（2）部分性前置胎盘　　　（3）边缘性前置胎盘

图7-1　前置胎盘的类型

【护理评估】

（一）健康史

　　除评估孕妇的基本情况外,在孕产史中尤其注意评估有无前置胎盘的易发因素,目前病因尚不清楚,可能与下列因素有关:

　　1. 子宫内膜损伤或病变史　多次刮宫及流产、剖宫产、子宫手术史、产褥感染、子宫内膜炎等均可导致子宫内膜损伤,引起子宫内膜炎或萎缩性病变,再次受孕时子宫蜕膜血管生长不良,胎盘血供不足,致使胎盘为摄取足够营养而增大面积,延伸到子宫下段。前次剖宫产手术瘢痕可妨碍胎盘在妊娠晚期向上迁移,增加前置胎盘可能性。辅助生殖技术,促排卵药物改变了体内性激素水平,使子宫内膜与胚胎发育不同步等,导致前置胎盘的发生。

2. 胎盘大小及形态异常 由于多胎妊娠或巨大儿形成胎盘面积过大而延伸至子宫下段;胎盘位置正常有副胎盘位于子宫下段接近宫颈内口;膜状胎盘大而薄扩展到子宫下段。因此,胎盘面积过大或形态异常,均可发生前置胎盘。

3. 有无受精卵滋养层发育迟缓 受精卵到达子宫腔后,滋养层尚未发育到可以着床的阶段而继续下移,达子宫下段着床而发育成前置胎盘。

4. 子宫形态异常史 当子宫畸形或子宫肌瘤等原因使宫腔的形态改变致胎盘附着在子宫下段。

5. 孕妇不良生活史 吸烟、吸毒妇女可引起胎盘的血流减少,致缺氧使胎盘代偿性增大,而延伸至子宫下段。

（二）身体状况

1. 无痛性反复阴道流血 妊娠晚期或临产时,突发性无诱因、无痛性阴道流血是前置胎盘的典型症状。妊娠晚期子宫峡部逐渐拉长形成子宫下段,而临产后的宫缩又使宫颈管消失而成为产道的一部分,但附着于子宫下段及宫颈内口的胎盘不能相应伸展,与其附着处错位而发生剥离,致血窦破裂而出血。阴道流血时间的早晚、反复发作的次数、流血量的多少与前置胎盘的类型有关。完全性前置胎盘初次出血的时间早,在妊娠28周左右,反复出血的次数频繁,量较多,有时一次即发生致命性大出血。边缘性前置胎盘初次出血发生较晚,多于妊娠37~40周或临产后,量较少。部分性前置胎盘出血情况介于完全性前置胎盘和边缘性前置胎盘之间。

2. 贫血、休克 由于反复多次或大量阴道流血,导致孕妇出现贫血,出血严重者可发生休克。

3. 腹部触诊 子宫大小与妊娠月份相符,腹软,无压痛,胎方位、胎心音清楚,临产后检查,宫缩为阵发性,间歇期子宫肌肉可以完全放松,但出血量多时可引起胎儿窘迫,甚至胎死宫内。由于子宫下段有胎盘占据,影响胎先露部入盆,故胎先露高浮,约有1/3孕妇出现胎位异常,其中以臀先露多见。

4. 产后出血 子宫下段肌肉组织薄,收缩力差,局部血窦不易闭合,导致产后出血。

5. 感染 前置胎盘剥离面靠近子宫颈口,细菌易经阴道上行感染。

（三）辅助检查

1. B型超声检查 腹部B型超声检查可清楚显示子宫壁、胎盘、胎先露部及宫颈的位置,并根据胎盘下缘与宫颈内口的关系,确定前置胎盘类型。前壁胎盘、膀胱充盈有助诊断。阴道B型超声能更准确地确定胎盘边缘和宫颈内口的关系,有阴道流血时应谨慎使用。

2. 阴道检查 在必要的阴道检查操作前必须做好输血、输液和手术前的准备。一般只有在临近预产期且出血不多,终止妊娠前为排除其他原因出血或为了明确诊断决定分娩方式前才考虑进行,一般不主张应用。

3. 产后检查胎盘和胎膜 在产前如有阴道流血,产后要仔细检查胎盘的胎儿面边缘有无血管断裂,可提示有无副胎盘。若前置部位的胎盘母体面有陈旧性黑紫色血块附着,或胎膜破口距胎盘边缘<7cm,则为前置胎盘。

（四）心理-社会评估

孕妇及家属可因突然的大量阴道流血担心母儿的生命安全而感到恐惧或焦虑。

（五）诊断及治疗要点

1. 诊断要点 根据孕妇的健康史,孕妇妊娠晚期有无痛性反复阴道流血,结合B型超声检查,产后检查胎盘和胎膜则可确诊。

2. 治疗要点 治疗原则是抑制宫缩、止血、纠正贫血和预防感染。根据孕妇的孕周、胎产次、胎方位、胎儿是否存活、阴道流血量、是否临产及前置胎盘类型等进行综合分析,制订具体的治疗方案。

（1）期待疗法:适用于妊娠<34周、胎儿体重<2000g、胎儿存活、阴道流血量不多、孕妇一般情况良好。密切观察病情变化,在保证孕妇安全的前提下使胎儿能达到或更接近足月,提高围产儿成活率。

（2）终止妊娠

1）终止妊娠指征:胎龄在妊娠34~36周,出现胎儿窘迫征象,或胎儿电子监护发现胎心异常、监测胎肺未成熟者,经促胎肺成熟处理后;胎龄达妊娠36周以上;胎儿成熟度检查提示胎儿肺成熟者;孕妇反复发生多量出血甚至休克者,无论胎儿成熟与否;胎儿已死亡或出现难以存活的畸形,如无脑儿。

2）剖宫产指征:部分性和边缘性前置胎盘出血量较多,先露高浮,胎龄达妊娠36周以上,有胎心音、胎位异常,短时间内不能结束分娩;完全性前置胎盘,持续大量阴道流血。

3）阴道分娩:适用于边缘性前置胎盘、枕先露、阴道流血不多、无头盆不称和胎位异常,估计在短时间内能结束分娩者。在输液、备血的条件下进行人工破膜,破膜后胎头下降压迫前置的胎盘部分而起到止血作用,还可促进子宫收缩加快产程进展。若破膜后胎先露部下降延缓,产程进展不顺利或仍有出血,应立即改行剖宫产术结束分娩。

【常见护理诊断/问题】

1. 潜在并发症:失血性休克。

2. 有感染的危险 与出血多、机体抵抗力下降及前置胎盘剥离面靠近子宫颈口,细菌易经阴道上行感染有关。

3. 恐惧 与起病急、危及母儿健康有关。

【护理目标】

1. 患者住院期间休克症状被及时发现并纠正,血流动力学指标维持在正常水平。

2. 患者无感染发生。

3. 患者情绪稳定,积极配合治疗和护理。

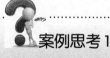

案例思考1

请结合本节的学习,思考回答:

本案例的主要护理问题是什么?

【护理措施】

（一）首要护理

严密监测孕妇的生命体征,观察阴道流血的时间、量及颜色,监测胎儿宫内状态,包括胎心率、胎动计数等,按医嘱及时完成各种实验室检查项目,发现异常及时报告医师并配合处理,如阴道大量流血、胎儿窘迫等病情危急的孕妇需终止妊娠,应立即开放静脉,配血,做好输血准备,积极配合医生抢救休克的同时,按腹部手术病人的护理进行术前准备,并做好新生儿的抢救准备工作。如怀疑凶险性前置胎盘的孕妇,且阴道流血多,当地医疗条件处理不了,应建立好静脉通道,输液、输血、止血,抑制宫缩等处理后,由有经验的医师护送,迅速转诊到上级医疗机构。

（二）一般护理

1. 绝对卧床休息,减少刺激　孕妇需住院观察,取左侧卧位,出血停止后方可轻微活动;定时间断吸氧,每日3次,每次1小时,以提高胎儿血氧供应; 医护人员进行腹部检查时动作要轻柔,禁止性生活、阴道检查及肛查等各种刺激,以减少出血机会。

2. 加强营养,纠正贫血　给孕妇补充铁剂,维持正常血容量,血红蛋白低于70g/L时应输血,使血红蛋白≥100g/L,血细胞比容＞0.30。护士还应对孕妇进行饮食营养指导,建议孕妇多食高蛋白以及含铁丰富的食物,如动物肝脏、绿叶蔬菜以及豆类等,有助于纠正贫血,还可增强机体抵抗力,促进胎儿生长发育。

3. 预防产后出血和感染

（1）胎儿娩出后,立即使用宫缩剂及按摩子宫,预防产后出血。回房后护士严密观察产妇子宫收缩情况及阴道流血情况,如有异常及时报告医师并给予处理。新生儿严格按高危儿护理。

（2）严密观察恶露的量、颜色、性状和气味,指导产妇及时更换会阴垫,以保持会阴部清洁,每日外阴擦洗2次,预防上行感染。监测与感染有关的征象,如白细胞计数和分类,体温、脉搏、呼吸等,并按医嘱给予抗生素治疗。

（三）心理护理

护士要评估孕产妇的心理状况,与孕产妇和家属建立良好的关系,允许和鼓励其说出心中的焦虑、恐惧和担心的感觉,并根据孕产妇的具体情况向其解释有关疾病的知识,如治疗的方法、护理措施及预后情况等,与孕妇一起听胎心音,指导她们数胎动等措施均有助于其减轻焦虑、稳定情绪。允许家属的陪伴,消除孕产妇的孤独感,告知心理状态会影响胎儿发育及预后,应尽量保持乐观的情绪,增强信心,积极配合治疗及护理。

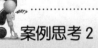

案例思考2

请结合本节的学习,思考回答:
本案例的护理措施有哪些?

【护理评价】

1. 产妇是否生命征平稳,血流动力学指标趋于正常。

2. 产妇产后是否出现产后出血和感染。

3. 产妇是否情绪稳定,配合治疗。

【健康教育】

指导育龄妇女避免多次刮宫、引产或宫内感染等,采取积极有效的避孕措施,减少子宫内膜损伤和子宫内膜炎的发生;围生期妇女应戒烟、戒毒,避免被动吸烟;加强孕期管理,早期诊断前置胎盘,及时正确处理。

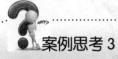

案例思考3

请结合本节的学习,思考回答:
如何对孕产妇进行健康指导?

第二节　胎盘早剥妇女的护理

案例导入

王某,女,29岁,G_1P_0,因停经36周,腹部受到撞击后剧烈疼痛1小时入院。入院查体:体温36.7℃,脉搏116次/分,呼吸24次/分,血压86/51mmHg,子宫似足月妊娠大小,子宫张力大,硬如板状,压痛明显,子宫收缩间歇期不能放松,胎位触不清楚,胎心音消失。孕妇及家属情绪紧张,担心孕妇和胎儿的安危。

【概述】

妊娠20周后或分娩期,正常位置的胎盘在胎儿娩出前,部分或全部从子宫壁剥离,称为胎盘早剥(placental abruption)。发病率在国外为1%~2%,国内为0.46%~2.1%。属于妊娠晚期严重并发症,起病急、发展快,若处理不及时可危及母儿生命。

胎盘早剥的主要病理改变是底蜕膜出血并形成血肿,使胎盘从附着处分离。按病理生理特点分为三种类型(图7-2)。

1. 显性剥离(revealed abruption)或外出血　若剥离面小,底蜕膜出血少,出血很快停止,临床可无症状,仅在产后检查胎盘时发现胎盘母体面有凝血块及压迹。若底蜕膜继续出血,形成胎盘后血肿,胎盘剥离面随之扩大,血液经胎盘边缘沿胎膜与子宫壁之间自宫颈管向外流出,为显性剥离或外出血。

2. 隐性剥离(concealed abruption)或内出血　当血肿不断增大,胎盘边缘仍附着于子宫壁或由于胎先露部固定于骨盆入口,使血液存聚于胎盘与子宫壁之间,无阴道流血,为隐性出血或内出血。

3. 混合性出血(mixed hemorrhage)　由于子宫内有妊娠产物存在,子宫肌不能有效收缩以压迫破裂的血窦而止血,血液不能外流,胎盘后血肿越积越大,子宫底随之升高。当出血达到一定程度时,仍然会由胎盘边缘及胎膜向外流,此型对母儿威胁大。有时出血穿破羊膜流入羊水中,形成血性羊水。

如内出血急剧增多,血液积聚于胎盘与子宫壁之间,胎盘后血肿压力增加,血液侵入子

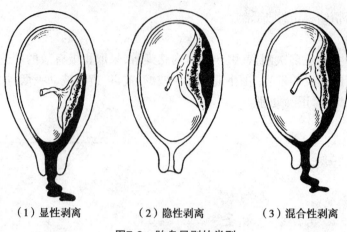

（1）显性剥离　　　　（2）隐性剥离　　　　（3）混合性剥离

图7-2　胎盘早剥的类型

宫肌层，引起肌纤维分离、断裂甚至变性，当血液渗透至子宫浆膜层时，子宫表面呈现紫蓝色瘀斑，这种情况称为子宫胎盘卒中（uteroplacental apoplexy），又称为库弗莱尔子宫（Couvelaire uterus）。子宫肌层由于血液浸润，收缩力减弱，造成产后出血。

严重的胎盘早剥可以引发弥散性血管内凝血（DIC）等一系列病理生理改变。从剥离处的胎盘绒毛和蜕膜中释放大量的组织凝血活酶，进入母体血液循环，激活凝血系统，肺、肾等脏器的毛细血管内微血栓形成，造成脏器缺血和功能障碍。胎盘早剥持续时间越长，促凝物质不断进入母血，激活纤维蛋白溶解系统，产生大量的纤维蛋白原降解产物（FDP），引起继发性纤溶亢进。大量凝血因子消耗，最终导致凝血功能障碍。

【护理评估】

（一）健康史

除评估孕妇的基本情况外，在孕产史中尤其注意评估有无胎盘早剥的高危因素。该病目病因尚前不清楚，可能与下列因素有关：

1. 孕妇血管病变史　妊娠期高血压疾病，尤其是重度子痫前期、慢性高血压、慢性肾脏疾病或全身血管病变的孕妇，主要由于底蜕膜螺旋小动脉痉挛或硬化，引起远端毛细血管变性坏死甚至破裂出血，血液在底蜕膜层与胎盘之间形成胎盘后血肿，致使胎盘与子宫壁分离。

2. 子宫静脉压突然升高　妊娠晚期或临产后，孕妇长时间仰卧位，妊娠子宫压迫下腔静脉，回心血量减少，血压下降，子宫静脉淤血，静脉压突然升高，蜕膜静脉床淤血或破裂，形成胎盘后血肿，导致部分或全部胎盘剥离。

3. 子宫内压力骤减史　胎膜早破（妊娠足月前）；双胎妊娠分娩时，第一胎儿娩出过快；羊水过多时，人工破膜后羊水流出过快、宫腔内压力骤减，子宫骤然收缩，胎盘与子宫壁发生错位而剥离。

4. 机械性因素　外伤尤其是腹部直接受到撞击或挤压；脐带过短（<30cm）或因脐带绕颈、绕体相对过短时，分娩过程中胎儿下降牵拉脐带；羊膜腔穿刺时，刺破前壁胎盘附着处血管，胎盘后血肿形成引起胎盘剥离。

5. 其他高危因素　如高龄孕妇、经产妇、吸烟、可卡因滥用、孕妇代谢异常、孕妇有血栓形成倾向、子宫肌瘤（尤其是胎盘附着部位肌瘤）等。有胎盘早剥史的孕妇再次发生胎盘早剥的风险比无胎盘早剥史者高10倍。

（二）身体状况

胎盘剥离的严重程度与剥离面的大小及剥离部位的位置有关,将胎盘早剥分为三度:Ⅰ度是以外出血为主,胎盘剥离面积小;Ⅱ度是胎盘剥离面在胎盘面积的1/3左右,无阴道流血或流血量不多;Ⅲ度是盘剥离面超过胎盘面积1/2,常为内出血或混合性出血。如无凝血功能障碍属Ⅲa,有凝血功能障碍者属Ⅲb。

胎盘早剥的主要症状与体征:

1. 腹痛 胎盘早剥的临床特点是妊娠晚期突然发生的腹部持续性疼痛。Ⅰ度胎盘早剥患者疼痛较轻或无腹痛,Ⅱ度胎盘早剥患者主要症状为突然发生的持续性腹部疼痛和(或)腰酸、腰背痛,其程度与胎盘后积血多少成正相关。Ⅲ度症状较Ⅱ度加重。严重时可出现恶心、呕吐,以及面色苍白、出汗、脉弱及血压下降等休克征象,且休克程度大多与母血丢失成比例。

2. 阴道流血 与前置胎盘不同,胎盘早剥患者的阴道流血多为痛性。Ⅰ度胎盘早剥患者流血量一般较多,色暗红,贫血体征不显著。Ⅱ度或Ⅲ度胎盘早剥者可无阴道流血或少量阴道流血及血性羊水,贫血程度与阴道流血量不相符。

3. 子宫强直性收缩 主要见于Ⅲ度胎盘早剥者。Ⅰ度或Ⅱ度胎盘早剥子宫收缩有间歇期,胎位清楚,胎心率正常,胎儿存活。Ⅲ度胎盘早剥者偶见宫缩,子宫多处于高张状态,硬如板状,压痛明显,子宫收缩间歇期不能放松,因此胎位触不清楚,胎心消失。

4. 皮肤、黏膜有出血倾向 Ⅲ度胎盘早剥,特别是胎死宫内的患者有可能发生凝血功能障碍。表现为皮下、黏膜或注射部位出血,子宫出血不凝或仅有较软的凝血块,有时尚可发生血尿、咯血及呕血等现象。

（三）辅助检查

1. 产科检查 通过腹部检查判定胎方位、宫高变化、腹部压痛范围和程度以及胎心音情况等。

2. 超声检查 用于确定有无胎盘早剥及估计剥离面大小。可协助了解胎盘的部位及胎盘早剥的类型,并可明确胎儿大小及存活情况。典型声像图显示胎盘与子宫壁之间出现边缘不清楚的液性低回声区即为胎盘后血肿,胎盘异常增厚或胎盘边缘"圆形"裂开。需要注意的是,B型超声检查阴性结果不能完全排除胎盘早剥,尤其是子宫后壁的胎盘。

3. 实验室检查 主要了解患者贫血程度及有无凝血功能障碍。检查血常规、尿常规及与凝血功能有关的项目。如血小板计数、凝血酶原时间、血纤维蛋白原等,必要时行血尿素氮、尿酸及二氧化氮结合力等检查。

（四）心理-社会评估

因反复大量出血,使孕妇感到自身和胎儿的生命受到威胁,表现出紧张、恐惧等心理反应,或因住院造成孕妇生活环境改变,生活不便及治疗费用增加等均给孕妇及家属带来一定心理压力。

（五）诊断及治疗要点

1. 诊断要点

（1）根据健康史,临床表现,结合实验室检查结果,B型超声检查可以确诊。

（2）产后检查见胎盘母体面有凝血块及压迹也可诊断。

2. 治疗要点 治疗原则为早期识别、积极处理休克、及时终止妊娠、控制DIC、减少并发症。胎儿娩出前胎盘剥离有可能继续加重,一旦确诊Ⅱ、Ⅲ度胎盘早剥应及时终止妊娠。根据孕妇病情轻重、胎儿宫内状况、产程进展、胎产式等,决定终止妊娠的方式。

（1）阴道分娩: 适用于Ⅰ度患者,孕妇情况良好,病情较轻,以外出血为主,宫口已扩张,估计短时间内可结束分娩。人工破膜使羊水缓慢流出,缩小子宫容积,腹部包裹腹带压迫胎盘使其不再继续剥离,必要时滴注缩宫素缩短第二产程。

（2）剖宫产: 适用于Ⅰ度胎盘早剥,出现胎儿窘迫征象者;Ⅱ度胎盘早剥,不能在短时间内结束分娩者;Ⅲ度胎盘早剥,产妇病情恶化,胎儿已死,不能立即分娩者;破膜后产程无进展者。出现子宫胎盘卒中时,在使用宫缩剂和按摩子宫的同时,可用热盐水纱垫湿热敷子宫,多数子宫收缩转佳。若发生难以控制的大量出血,应快速输入新鲜血、凝血因子,并行子宫切除术。

【常见护理诊断/问题】

1. 潜在并发症: 弥散性血管内凝血。

2. 有胎儿宫内窘迫的危险 与胎盘功能障碍有关。

3. 恐惧 与胎盘早剥起病急、进展快,危及母儿生命有关。

4. 预感性悲哀 与死产、切除子宫有关。

【护理目标】

1. 患者未出现凝血功能障碍。

2. 母体及胎儿健康状况良好。

3. 产妇情绪稳定,配合治疗和护理,无恐惧或悲哀情绪。

案例思考1

请结合本节的学习,思考回答:

本案例的主要护理问题是什么?

【护理措施】

（一）首要护理

积极纠正休克,护士应迅速开放静脉通道,积极补充血容量,尽快改善患者的血液循环,根据血红蛋白的多少,输注红细胞、血浆、血小板、冷沉淀等,最好输新鲜血,既可补充血容量又能补充凝血因子,应使血细胞比容提高到0.30以上,尿量＞30ml/h。

（二）一般护理

1. 严密观察病情变化 严密监测生命征,及时发现并发症。了解实验室各种检查结果,观察是否有凝血功能障碍表现,如皮下、黏膜或注射部位的出血,子宫出血不凝,有时有尿血、咯血及呕血等现象,急性肾衰竭者可表现为尿少或无尿,一旦发现,及时报告医生并配合处理。注意观察子宫收缩及胎心音变化,指导孕妇取左侧卧位,吸氧,以增加胎盘循环血量。勿做阴道检查,禁止灌肠,避免胎盘剥离面扩大,同时观察宫底高度、阴道流血量等,如有异常应及时终止妊娠,护士配合做好终止妊娠的准备。

2. 预防产后出血 胎盘早剥的产妇胎儿娩出后易发生产后出血,因此分娩前应配血备用,分娩时开放静脉通道,分娩后及时给予宫缩剂,并配合按摩子宫,必要时按医嘱做切除子宫的术前准备。产褥期密切观察子宫复旧及恶露情况,预防晚期产后出血的发生。

3. 产褥期护理 产妇在产褥期应注意加强营养,纠正贫血。更换消毒会阴垫,保持会阴清洁,防止感染。胎儿存活者,根据产妇身体情况给予母乳喂养指导,死产者及时给予退乳,目前不推荐用雌激素或溴隐亭退奶,可指导产妇佩戴合适的胸罩,少食汤汁,水煎生麦芽当茶饮,双乳外敷芒硝等。

（三）心理护理

因胎盘早剥患者病情变化迅速,病情严重者甚至威胁母体及胎儿的生命安全,孕妇及家属常表现为焦虑、恐惧、手足无措等。护士应鼓励其表达内心感受,并对其提出的问题予以耐心解答,让其了解病程进展、治疗及护理措施。对于胎儿死亡,甚至遭受子宫切除的患者,护士尽量安排她们在周围没有婴儿的房间,让家属陪伴,以免触景生情。或联系心理医生,共同解除她们的心理障碍,使其尽快走出阴影,接受现实、恢复正常的心态。

案例思考2

请结合本节的学习,思考回答:

本案例的护理措施有哪些?

【护理评价】

1. 出院时母体与胎儿健康状态良好。

2. 患者住院期间没有发生弥散性血管内凝血、失血性休克;若发生,也已得到有效处理。

3. 胎儿死亡的患者能面对现实、情绪稳定,能恢复正常的生活。

【健康教育】

胎盘早剥严重危及母儿的生命,积极预防非常重要。应加强孕妇孕期管理,积极治疗妊娠期高血压疾病、慢性高血压、慢性肾脏疾病及全身血管病变等;应在宫缩间歇期进行人工破膜;妊娠晚期或分娩期,应鼓励孕妇做适量的活动,避免长时间仰卧;避免腹部外伤;羊膜腔穿刺应在B型超声引导下进行,以免误穿胎盘等;围生期妇女应戒烟,避免多产,积极治疗基础疾病,如孕妇代谢异常、孕妇有血栓形成倾向、子宫肌瘤等。

案例思考3

请结合本节的学习,思考回答:

如何对孕产妇进行健康指导?

第三节　胎膜早破妇女的护理

案例导入

某孕妇,28岁,因停经30周,阴道有大量流液1小时入院。入院查体:体温36.7℃,胎心音148次/分,头先露,未入盆,无宫缩,宫口未开。孕妇及家属表情焦虑,担心胎儿预后。

【概述】

临产前发生胎膜破裂,称为胎膜早破(premature rupture of membrane, PROM)。未足月胎膜早破(preterm premature rupture of the membrane, PPROM)指在妊娠20周以后、未满37周胎膜在临产前发生的胎膜破裂。胎膜早破发生率妊娠满37周为10%,妊娠不满37周的为2.0%~3.5%。胎膜早破可引起早产、胎盘早剥、羊水过少、脐带脱垂、胎儿窘迫和新生儿呼吸窘迫综合征,孕产妇及胎儿感染率和围产儿病死率显著升高。

【护理评估】

(一)健康史

除评估孕妇的基本情况外,尤其注意评估有无胎膜早破的高危因素,胎膜早破是多种因素相互作用的结果。

1. 生殖道感染史   病原微生物上行性感染,引起胎膜炎,使胎膜局部抗张能力下降而破裂。

2. 羊膜腔压力增高   双胎妊娠、羊水过多、巨大儿宫内压力增加,覆盖于宫颈内口处的胎膜自然成为薄弱环节而容易发生破裂。

3. 胎膜受力不均   胎先露部高浮、头盆不称、胎位异常可使胎膜受压不均导致破裂。

4. 营养因素   缺乏维生素C、锌及铜,可使胎膜抗张能力下降,易引起胎膜早破。

5. 其他   细胞因子IL-6、IL-8、TNF-α升高,可激活溶酶体酶,破坏羊膜组织导致胎膜早破;羊膜穿刺不当、人工剥膜、妊娠晚期性生活频繁等均有可能导致胎膜早破。

(二)身体状况

90%孕妇突感有较多液体从阴道流出,有时可混有胎脂及胎粪,无腹痛等其他产兆。肛诊上推胎先露部,见阴道流液增加。阴道窥器检查见阴道后穹窿有羊水积聚或有羊水自宫口流出,即可确诊胎膜早破。伴羊膜腔感染时,阴道流液有臭味,并有发热、孕妇及胎心率增快、子宫压痛、白细胞计数增多、C-反应蛋白与降钙素原(procalcitonin, PCT)升高。大部分孕妇胎膜早破继而诱发宫缩临产。

(三)辅助检查

1. 阴道液pH测定   正常阴道液pH为4.5~5.5,羊水pH为7.0~7.5。若pH≥6.5,提示胎膜早破,准确率90%。血液、尿液、宫颈黏液、精液及细菌污染可出现假阳性。

2. 阴道液涂片检查   取阴道后穹窿积液置于载玻片上,干燥后镜检可见羊齿植物叶状结晶,准确率达95%。

3. 胎儿纤维结合蛋白(fetal fibronectin, fFN)测定   fFN是胎膜分泌的细胞外基质蛋白。当宫颈及阴道分泌物内fFN含量>0.05mg/L时,胎膜抗张能力下降,易发生胎膜早破。

4. 胰岛素样生长因子结合结合蛋白-1(IGFBP-1)检测   检测人羊水中IGFBP-1检测试纸,特异性强,不受血液、精液、尿液和宫颈黏液的影响。

5. 羊膜腔感染检测   ①羊水细菌培养;②羊水涂片革兰氏染色检查细菌;③羊水白细胞IL-6测定:IL-6≥7.9ng/ml;血C-反应蛋白>8mg/L,提示羊膜腔感染。

6. 羊膜镜检查   可直视胎先露部,看见头发或其他胎儿部分,看不到前羊膜囊即可确诊为胎膜早破。

7. B型超声检查   羊水量减少可协助诊断。

(四)心理-社会评估

由于孕妇突然发生不可控制的阴道流液,可能惊惶失措,担心会影响胎儿及自身的健康,有些孕妇及家属可能开始设想胎膜早破会带来的种种后果,甚至会产生恐惧心理。

（五）诊断及治疗要点

1. 诊断要点

（1）病史:根据健康史,孕妇感觉阴道内有尿样液体流出,阴道检查,结合实验室检查及超声检查结果可以确诊胎膜早破。

（2）绒毛膜羊膜炎的诊断:绒毛膜羊膜炎是PPROM的主要并发症,其诊断依据包括:母体心动过速≥100次/分、胎儿心动过速≥160次/分、母体发热≥38℃、子宫激惹、羊水恶臭、母体白细胞计数≥15×10^9/L、中性粒细胞≥90%。出现上述任何一项表现应考虑有绒毛膜羊膜炎。

2. 治疗要点　治疗原则为预防发生感染和脐带脱垂等并发症。妊娠<24周的孕妇应终止妊娠;妊娠28~35周的孕妇若胎肺不成熟,无感染征象,无胎儿窘迫可期待治疗,但必须排除绒毛膜羊膜炎;若胎肺成熟或有明显感染时,应立即终止妊娠;对胎儿窘迫的孕妇,妊娠>36周,终止妊娠。

（1）足月胎膜早破的处理:一般在破膜后12小时内自然临产,若12小时内未临产,可予以药物引产。

（2）未足月胎膜早破的处理:适用于妊娠28~35周胎膜早破不伴感染、羊水池深度≥3cm者。绝对卧床休息,保持外阴清洁,抑制宫缩,促胎肺成熟,破膜超过12小时,给予抗生素预防感染。

（3）经阴道分娩:妊娠35周后,胎肺成熟,宫颈成熟,无禁忌证可引产。

（4）剖宫产:胎头高浮,胎位异常,宫颈不成熟,胎肺成熟,明显羊膜腔感染,伴有胎儿窘迫,抗感染同时行剖宫产术终止妊娠,作好新生儿复苏准备。

【常见护理诊断/问题】

1. 有感染的危险　与胎膜破裂后,下生殖道内病原体上行感染有关。

2. 有胎儿受伤的危险　与脐带脱垂和早产儿肺部不成熟有关。

3. 焦虑　与担心胎儿安危、缺乏相关疾病知识有关。

【护理目标】

1. 患者无感染发生。

2. 胎儿无并发症发生。

3. 产妇情绪稳定,配合治疗和护理。

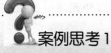

案例思考1

请结合本节的学习,思考回答:

本案例的主要护理问题是什么?

【护理措施】

（一）首要护理

嘱胎膜早破胎先露未衔接的住院产妇绝对卧床,采取左侧卧位,注意抬高臀部防止脐带脱垂造成胎儿缺氧或宫内窘迫。护理时注意监测胎心变化,进行阴道检查确定有无隐性脐带脱垂,如有脐带先露或脐带脱垂,应在数分钟内结束分娩。

（二）一般护理

1. 严密观察胎儿情况　密切观察胎心率的变化,监测胎动及胎儿宫内安危。定时观察羊水性状、颜色、气味等。头先露者,如混有胎粪的羊水流出,则是胎儿宫内缺氧的表现,应及时给予吸氧等处理。对于<35孕周的胎膜早破者,1周内有可能分娩的,应遵医嘱给地塞米松注射液6mg肌内注射,每12小时1次,共4次,以促胎肺成熟。破膜后易引发宫缩,应注意观察宫缩情况,必要时遵医嘱应用宫缩抑制剂。孕龄达37周,破膜12小时后尚未临产者,均可按医嘱采取措施,尽快结束分娩。

2. 积极预防感染　嘱孕妇保持外阴清洁,每天擦洗会阴2次,勤换消毒会阴垫,保持清洁干燥,防止上行性感染;严密观察产妇的生命体征,定期进行白细胞计数及中性粒细胞的监测,了解是否存在感染;胎膜破裂超过12小时,遵医嘱给予抗生素预防感染。

（三）心理护理

了解孕妇及家属对疾病的认知程度,向产妇及家属交代病情及治疗方案。告知早产儿及剖宫产娩出的新生儿健康可能受到威胁甚至死亡,让其做好心理准备。同时向孕妇及家属解释胎膜虽然已经破裂,但羊膜的功能并未被破坏,仍有可能继续产生羊水,以减少其焦虑。

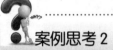

案例思考2

请结合本节的学习,思考回答:
本案例的护理措施有哪些?

【护理评价】

1. 患者有无感染发生。

2. 产妇及胎儿是否生命安全,有无发生并发症。

3. 产妇情绪是否稳定,能否配合治疗和护理。

【健康教育】

向孕妇讲解胎膜早破对母儿的影响,孕前积极治疗滴虫阴道炎、细菌性阴道病、宫颈沙眼衣原体感染、淋病奈氏菌感染等;妊娠晚期禁止性生活,避免突然增加腹压的动作;宫颈内口松弛者,妊娠14~18周行宫颈环扎术并卧床休息;同时注意指导孕妇补充足量的维生素及钙、锌、铜等营养素。

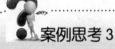

案例思考3

请结合本节的学习,思考回答:
如何对孕产妇进行健康指导?

（罗琳雪）

思 与 练

一、选择题

A1型题

1. 前置胎盘的孕妇期待疗法的护理,下列**不正确**的是
   A. 绝对卧床休息　　　　B. 吸氧　　　　C. 可进行阴道检查及肛门检查
   D. 给孕妇补充铁剂　　　E. 维持正常血容量

2. 胎盘早剥的主要病理变化
   A. 阴道流血　　　　　　B. 包蜕膜出血　　　C. 真蜕膜出血
   D. 底蜕膜出血并形成血肿　　E. 胎盘边缘血窦破裂

3. 有关胎膜早破的处理,**不正确**的是
   A. 破膜超过12小时,给予抗生素预防感染
   B. 孕周<35周无感染征象、无胎儿窘迫可期待治疗
   C. 嘱孕妇保持外阴清洁,勤换消毒会阴垫,保持清洁干防止上行性感染
   D. 未足月胎膜早破期待疗法时间长,要告诉孕妇经常下床活动,防止便秘
   E. 足月胎膜早破若12小时内未临产,可予以药物引产

4. 前置胎盘是指胎盘附着于
   A. 子宫体前壁　　　　　　　B. 子宫体后壁
   C. 子宫体侧壁　　　　　　　D. 子宫下段、胎盘下缘达到或覆盖宫颈内口
   E. 子宫底部

5. 关于前置胎盘的临床表现下列描述**错误**的是
   A. 主要症状是妊娠晚期无痛性阴道流血　　B. 完全性前置胎盘,阴道流血出现较早
   C. 产后检查胎膜破口距胎盘边缘达7cm以上　D. 常导致先露高浮及胎位异常
   E. 易导致产后出血及感染

6. 在评估和护理胎膜早破时,下列说法**错误**的是
   A. 胎膜早破发生于临产前　　　　　B. 应积极预防脐带脱垂
   C. 积极预防感染　　　　　　　　　D. 卧床休息,抬高臀部
   E. 阴道液pH测定为酸性

A2型题

7. 某初产妇,妊娠28周,半夜睡醒发现自己卧在血泊之中,入院时孕妇有休克的临床表现,阴道仍有活动性出血,最可能的诊断是
   A. 边缘性前置胎盘　　　B. 部分性前置胎盘　　　C. 子宫破裂
   D. 胎盘早剥　　　　　　E. 完全性前置胎盘

8. 某初产妇,32岁,孕34周,因胎盘早剥行剖宫产术时见子宫表面有紫色瘀斑,尤其胎盘附着处更为显著,子宫出血不止,此时下列处理**不正确**的是
   A. 出现血液不凝时,不宜行子宫切除术　　B. 子宫肌壁内注射缩宫素
   C. 经积极处理子宫仍收缩不佳应立即切除子宫　D. 配血、输血
   E. 按摩子宫

9. 某孕妇,停经35周,反复阴道流液3天入院。入院查体:体温38.2℃,胎心音180次/分,头先露,未入盆,无宫缩,宫口未开。此时下列处理**不正确**的是
   A. 密切观察胎心率的变化　　B. 密切监测体温
   C. 因未足月,继续保胎治疗　　D. 抗感染同时行剖宫产术终止妊娠
   E. 做好新生儿复苏准备

A3型题

（10~12题共用题干）

某孕妇25岁,因停经36周,头晕、头痛1个月,视物模糊1天入住当地医院,当时血压172/110mmHg,宫高32cm,腹围93cm,胎心音140次/分,头先露,无宫缩,给予口服降压药等处理,入院后孕妇很快出现持续性腹痛伴阴道少量流血,历时1小时后转入上级医院。入院查体:体温36.7℃,脉搏126次/分,呼吸28次/分,血压78/50mmHg。观察孕妇烦躁不安,面色苍白,子宫似足月妊娠大小,子宫张力大,硬如板状,压痛明显,子宫收缩间歇期不能放松,胎位触不清楚,胎心音消失。

10. 该孕妇考虑的诊断为

    A. 子痫前期重度、胎盘早剥、失血性休克　　　　B. 前置胎盘、失血性休克

    C. 子宫破裂、失血性休克　　　　D. 慢性高血压疾病

    E. 肾脏疾病

11. 应采取的产科处理是

    A. 行人工破膜后待其自然分娩　　　　B. 在抢救休克的同时行剖宫产术

    C. 静滴缩宫素加强宫缩,促进产程进展　　　　D. 积极抗休克处理,待血压恢复后再行剖宫产术

    E. 行人工破膜后静滴缩宫素引产

12. 该孕妇护理措施中**不正确**的是

    A. 迅速建立静脉通道　　　　B. 迅速补充血容量,改善血液循环

    C. 监测生命征,及时发现并发症　　　　D. 做好剖宫产术前准备

    E. 为了解产程进展情况,进行阴道检查并给予灌肠处理

（13~15题共用题干）

某孕妇,37岁,因停经30周,阴道少量出血3天入院,腹部触诊:腹部软,无宫缩,头先露,高浮,胎心音140次/分,耻骨联合上方可闻胎盘杂音,既往人工流产3次。

13. 该孕妇最可能的诊断是

    A. 先兆流产　　　　B. 前置胎盘　　　　C. 胎盘早剥　　　　D. 先兆子宫破裂

14. 处理原则中**错误**的是

    A. 卧床休息,吸氧,观察病情变化　　　　B. 给予保胎治疗

    C. 配血备用　　　　D. 立即终止妊娠

    E. 腹部B超检查

15. 该孕妇护理措施中**不正确**的是

    A. 绝对卧床休息　　　　B. 减少刺激　　　　C. 加强营养,纠正贫血

    D. 立即做好剖宫产术前准备　　　　E. 保持会阴清洁,预防感染

二、思考题

1. 前置胎盘失血性休克的孕妇首要的护理措施是什么?

2. 如何指导妊娠期妇女预防胎盘早剥的发生?

第八章

羊水量与脐带异常妇女的护理

学习目标

1. 掌握羊水过多、羊水过少的定义、身体评估和首要护理措施。
2. 熟悉羊水过多、羊水过少的治疗要点和辅助检查方法；脐带脱垂的诊断要点和护理措施。
3. 了解羊水过多、羊水过少的病因；脐带异常的定义和治疗要点。
4. 具有高度责任心，能及时发现病情变化的能力。
5. 熟练掌握配合医生放羊水监测的技能。

第一节 羊 水 过 多

考点提示：
穿刺放羊水的量与速度

【概述】

妊娠期间羊水量超过2000ml，称为羊水过多（polyhydramnios）。发生率为0.5%~1%。羊水量在数日内急剧增多，称为急性羊水过多；羊水量在数周内缓慢增多，称为慢性羊水过多。羊水过多时羊水外观、性状与正常者无差异。

在羊水过多的孕妇中，约1/3羊水过多的原因不明，称为特发性羊水过多。2/3羊水过多可能与胎儿畸形以及妊娠合并症有关。常见病因有：

1. 胎儿疾病　包括胎儿结构畸形、胎儿肿瘤、神经肌肉发育不良、代谢性疾病、染色体或遗传基因异常等。明显的羊水过多常伴有胎儿畸形，常见的胎儿结构畸形以中枢神经系统和消化系统畸形最常见。

2. 多胎妊娠　多胎妊娠羊水过多的发生率约为10%，是单胎妊娠的10倍，以单绒毛膜双胎居多。还可能并发双胎输血综合征，两个胎儿间的血液循环相互沟通，受血胎儿的循环血量多，尿量增加，导致羊水过多。

3. 胎盘脐带病变　胎盘绒毛血管瘤直径>1cm时，15%~30%合并羊水过多。巨大胎盘、脐带帆状附着也可导致羊水过多。

4. 妊娠合并症　妊娠期糖尿病，羊水过多的发病率约13%~36%。母体高血糖致胎儿血糖增高，产生高渗性利尿，并使胎盘胎膜渗出增加，导致羊水过多。母儿Rh血型不合，胎儿免疫性水肿、胎盘绒毛水肿影响液体交换，以及妊娠期高血压疾病、重度贫血，均可导致羊水过多。

【护理评估】

（一）健康史

详细询问病史，了解孕妇年龄，有无妊娠合并症、有无先天畸形家族史及生育史。

（二）身体状况

1. 急性羊水过多　较少见，多发生在妊娠20~24周，羊水急剧增多，子宫在数日内明显增大，产生一系列压迫症状。孕妇自觉腹部胀痛，行动不便，表情痛苦；因横膈抬高，出现呼吸困难，甚至发绀，不能平卧。检查见腹壁皮肤紧绷发亮，严重者皮肤变薄，皮下静脉清晰可见。胀大的子宫压迫下腔静脉，影响静脉回流，出现孕妇下肢及外阴部水肿或静脉曲张。子宫明显大于妊娠月份，胎位不清，胎心遥远或听不清。

2. 慢性羊水过多　较多见，多发生在妊娠晚期。羊水可在数周内缓慢增多，症状较缓和。孕妇多能适应，仅感腹部增大较快，临床无明显不适或仅轻微压迫症状，如胸闷、气急，但能忍受。产检时宫高及腹围增加较快，测量子宫高度及腹围大于同期孕周，腹壁皮肤发亮、变薄。触诊时感觉子宫张力大，有液体震颤感，胎位不清，胎心遥远。

（三）心理社会状况

孕妇因子宫迅速异常增大、压迫症状严重、活动受限制而烦躁不安。担心胎儿可能有畸形及危及胎儿和自身健康，会感到紧张、焦虑不安，甚至产生恐惧心理。

（四）辅助检查

1. B型超声检查　是羊水过多的重要辅助检查方法，不仅能测量羊水量，还可以了解胎儿情况，如无脑儿、脊柱裂、胎儿水肿及双胎等。B超诊断羊水过多的标准有两个：①羊水最大暗区垂直深度（amniotic fluid volume, AFV）：AFV≥8cm诊断为羊水过多，8~11cm为轻度羊水过多，12~15cm为中度羊水过多，>15cm为重度羊水过多。②羊水指数（amniotic fluid index, AFI）：将孕妇腹部经脐横线与腹白线作为标志线，分为4个区，4个区羊水最大暗区垂直深度之和，即为羊水指数。AFI≥25诊断为羊水过多，25~35cm为轻度羊水过多，36~45cm为中度羊水过多，>45cm为重度羊水过多。

2. 甲胎蛋白（alpha fetoprotein, AFP）　测定母血、羊水中AFP值明显增高提示胎儿畸形。胎儿神经管畸形（无脑儿、脊柱裂）、上消化道闭锁等羊水AFP呈进行性增加。羊水AFP平均值超过同期正常妊娠平均值3个标准差以上；孕妇血清AFP平均值超过同期正常妊娠平均值2个标准差以上，有助于临床诊断。

3. 胎儿染色体　需排除染色体异常时，可做羊水细胞培养，或采集胎儿血培养，做染色体核型分析，了解染色体数目、结构有无异常。

4. 孕妇血型及血糖检查　检查孕妇Rh、ABO血型，排除母儿血型不合。必要时行葡萄糖耐量试验，以排除妊娠期糖尿病。

（五）诊断与治疗要点

根据临床表现基本能诊断，B型超声可帮助确诊及排除胎儿畸形。

针对病因，并根据胎儿及孕周情况制订处理方案。如果胎儿畸形者一旦确诊应及时终止妊娠；如果胎儿无畸形，症状轻者，继续妊娠，加强监护；压迫症状严重，妊娠未足月者，在B超监测下行羊膜腔穿刺放羊水以缓解症状。

【常见护理问题/诊断】

1. 有胎儿受伤的危险　与破膜时易并发胎盘早剥、脐带脱垂、早产等有关。

2. 焦虑　与压迫症状严重及担心母儿健康有关。

【护理措施】

（一）首要护理

1. 配合医师腹腔穿刺放羊水

（1）协助做好术前准备，严格无菌操作，配合医生完成羊膜腔穿刺，控制羊水流出速度不超过500ml/h，一次放羊水量不超过1500ml。

（2）放羊水过程中严密观察孕妇生命体征、胎心率、宫缩、阴道流血等情况，及时发现胎盘早剥征象并且配合处理。

（3）放羊水后腹部放置沙袋或腹带包扎以防腹压骤降发生休克。

（4）遵医嘱给宫缩抑制剂、镇静剂预防早产，给抗生素预防感染。

2. 终止妊娠的护理 正常胎儿应根据孕妇的自觉症状及胎龄决定处理方案。

（1）症状较轻时可继续妊娠，嘱患者注意卧床休息，低盐饮食。酌情使用镇静剂，注意观察羊水量的变化。

（2）妊娠已足月，可行人工破膜，终止妊娠。

（二）一般护理

1. 指导孕妇适当低盐饮食，多食水果、蔬菜，保持大便通畅，防止用力排便时导致胎膜破裂。

2. 注意休息，取左侧卧位，抬高下肢，减少增加腹压的活动，以减轻压迫症状，预防胎膜早破和早产，必要时遵医嘱使用镇静剂。

3. 每天吸氧1~2次，每次30分钟，以改善胎儿缺氧症状。

（三）病情观察

1. 妊娠期定期测量宫高、腹围、体重、协助进行B超检查，监测胎儿发育及羊水量变化。

2. 分娩期严密观察胎心变化、羊水性状、子宫收缩及产程进展情况。

3. 产后注意观察血压、心率、宫缩、膀胱充盈情况及阴道出血量，发现宫缩乏力性出血，及时协助医生进行止血，防治休克。

（四）心理护理

主动、耐心向孕妇及其家属讲解羊水过多的有关知识，耐心听取孕妇问题，解答疑惑。多给予安慰，必要时提供必要的护理支持，促使她们主动配合治疗和护理。

【健康教育】

1. 确诊羊水过多而无胎儿畸形的病人应定期随访，每1~2周B超监测羊水情况，每2周一次NST。

2. 终止妊娠的患者应指导其注意休息，加强营养；积极查明病因，针对病因防治；避孕至少6个月后方可再次受孕，受孕后需进行遗传咨询及产前诊断，加强孕期保健，并且进行高危妊娠监护。

第二节 羊 水 过 少

【概述】

妊娠晚期羊水量少于300ml者，称为羊水过少（oligohydramnios）。近年由于B型超声的广泛应用，羊水过少的检出率为0.4%~4%，检出率有所增加。羊水过少严重影响围生儿的预后，若羊水量少于50ml，胎儿窘迫的发生率达50%以上，围生儿的死亡率也高达88%，同时增加剖宫产的概率,应当引起高度重视。

羊水过少主要与羊水产生减少或羊水外漏增加有关。部分羊水过少原因不明。常见原因有:

1. 胎儿畸形　以胎儿泌尿系统畸形为主,如先天性肾缺如、肾发育不良、多囊肾和尿道狭窄或闭锁等引起无尿或少尿,羊水生成下降,导致羊水过少。染色体异常、脐膨出、膈疝、法洛四联症、水囊状淋巴管瘤、小头畸形、甲状腺功能减低等也可引起羊水过少。

2. 胎盘功能减退　过期妊娠、胎儿生长受限和胎盘退行性变均能导致胎盘功能减退。胎儿慢性缺氧引起胎儿血液重新分配,为保障胎儿脑和心脏血供,肾血流量降低,胎儿尿生成减少,导致羊水过少。

3. 羊膜病变　某些原因不明的羊水过少与羊膜通透性改变,以及炎症、宫内感染有关。胎膜破裂,羊水外漏速度超过羊水生成速度,可导致羊水过少。

4. 母体因素　妊娠期高血压疾病可致胎盘血流减少。孕妇脱水、血容量不足时,孕妇血浆渗透压增高,使胎儿血浆渗透压相应增高,尿液形成减少。孕妇服用某些药物,如前列腺素合成酶抑制剂、血管紧张素转化酶抑制剂等有抗利尿作用,使用时间过长,可发生羊水过少。

【护理评估】

(一)健康史

详细询问病史,了解孕妇月经生育史、用药史、有无妊娠合并症、有无先天畸形家族史等,同时了解孕妇感觉到的胎动情况。

(二)身体状况

孕妇于胎动时感觉腹痛,检查时发现宫高、腹围小于同期正常妊娠孕妇,子宫的敏感度较高,轻微的刺激即可引起宫缩,临产后阵痛剧烈,宫缩不协调,宫口扩张缓慢,产程延长。羊水过少若发生于妊娠早期,部分胎儿体表可与羊膜粘连,或形成羊膜带,使手指或肢体离断;若发生于妊娠中、晚期,子宫周围压力容易对胎儿产生影响,造成手足畸形、背曲、斜颈、上下肢弯曲等。羊水过少者由于影响胎肺的膨胀发育,可导致肺发育不全,胎儿生长受限等。同时,羊水过少容易发生胎儿宫内窘迫与新生儿窒息,所以围生儿死亡率较高。

(三)心理社会状况

孕妇因子宫小于同期正常妊娠而烦躁不安,担心胎儿可能有畸形而产生焦虑情绪。

(四)辅助检查

1. B型超声检查　是最重要的辅助检查方法。妊娠晚期羊水最大暗区垂直深度(AFV):AFV≤2cm为羊水过少,≤1cm为严重羊水过少。羊水指数(AFI)≤5cm诊断为羊水过少,≤8cm为羊水偏少。B型超声检查还能及时发现胎儿生长受限,以及胎儿肾缺如、肾发育不全、输尿管或尿道梗阻等畸形。

2. 羊水量直接测量　破膜时羊水量少于300ml即可诊断。羊水过少者羊水性质黏稠、混浊、暗绿色,另外在羊膜表面可见多个圆形或卵圆形结节,直径2~4mm,淡灰黄色、不透明,内含复层鳞状上皮细胞及胎脂可支持该诊断。但直接测量不能做到及时发现。

3. 胎儿电子监护　羊水过少的主要威胁是脐带及胎盘受压,使胎儿储备力减低,NST无反应型,一旦子宫收缩脐带受压加重,则出现胎心变异减速和晚期减速。

4. 胎儿染色体　需排除染色体异常时可做羊水细胞培养,或采集胎儿脐带血细胞培养,作染色体核型分析,荧光定量PCR法快速诊断。

（五）诊断与治疗要点

根据孕妇的症状及宫高、腹围增加较慢初步判断是否有羊水过少,通过B超可测量羊水,并发现胎儿有无畸形。

根据胎儿有无畸形和孕周大小选择治疗方案。若确诊胎儿畸形应尽早终止妊娠。可选用B超引导下经腹羊膜腔穿刺注入依沙吖啶引产；若羊水过少而胎儿正常,应增加补液量,改善胎盘功能,抗感染；经处理羊水未见增多,如妊娠已足月、胎儿可宫外存活的,应及时终止妊娠。

【常见护理问题/诊断】

1. 有胎儿受伤的危险　与羊水过少导致的胎儿发育畸形、宫内发育迟缓等有关。

2. 恐惧　与担心胎儿畸形有关。

【护理措施】

（一）首要护理

1. 若羊水过少而妊娠已近足月,应指导孕妇在短期内重复测定羊水量并监测胎心及胎动变化。

2. 若合并有过期妊娠、胎儿宫内发育迟缓等需及时终止妊娠者,应遵医嘱做好阴道助产或剖宫产的准备。

3. 若羊水过少合并胎膜早破或者产程中发现羊水过少,需遵医嘱进行预防性羊膜腔灌注治疗者,应注意严格无菌操作,防止发生感染,同时按医嘱给予抗感染治疗。

（二）一般护理

1. 指导孕妇休息时取左侧卧位,改善胎盘血液供应。

2. 教会孕妇自我监测胎动方法和技巧,同时积极预防胎膜早破的发生。

3. 全面评估出生后的胎儿,检查有无畸形。

（三）病情观察

1. 妊娠期加强产前检查,定时测量宫高、腹围、体重,协助进行B超检查,监测胎儿发育及羊水量变化。

2. 分娩期严密观察胎心变化、羊水性状、子宫收缩及产程进展情况。

3. 产后注意观察血压、脉搏、宫缩、阴道出血量及膀胱充盈情况,防止产后出血及感染。

（四）心理护理

主动耐心向孕妇及家属介绍羊水过少的可能原因。多给予心理安慰,提供必要的护理支持,促使她们主动配合治疗和护理。

【健康教育】

指导产妇注意休息,加强营养,增强机体的抵抗力,防止产后出血和感染的发生。指导产妇再次受孕应进行遗传咨询及产前检查,加强孕期保健,严格进行高危监护。

第三节　脐带异常

【概述】

脐带异常包括脐带先露或脱垂、脐带缠绕、脐带长度异常或打结等,均可对胎儿造成危害。

（一）脐带先露与脐带脱垂

胎膜未破时脐带位于胎先露前方或一侧，称为脐带先露或隐性脐带脱垂。胎膜未破，于胎动、宫缩后胎心率突然变慢，改变体位、上推胎先露部及抬高臀部后迅速恢复者，应考虑有脐带先露的可能，临产后应行胎心监护。

胎膜破裂脐带脱出于宫颈口外，降至阴道内甚至露于外阴部，称为脐带脱垂（图8-1）。常见于胎膜破裂而胎头未衔接时如头盆不称、胎头入盆困难等。宫缩时胎先露

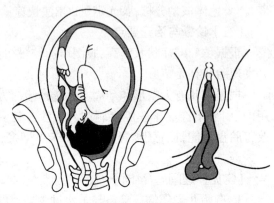

图8-1　脐带脱垂

下降，使脐带受压于胎先露部与骨盆之间，若脐带血循环阻断超过7~8分钟，可导致胎儿死亡。

（二）脐带缠绕

脐带围绕胎儿颈部、四肢或躯干者，称为脐带缠绕。90%为脐带绕颈，以绕颈1周者居多，占分娩总数的20%左右。发生原因与脐带过长、胎儿小、羊水过多及胎动频繁有关。脐带绕颈对胎儿影响与脐带缠绕松紧、缠绕周数及脐带长短有关。可导致胎儿宫内窘迫，如经吸氧、改变体位不能缓解时，应立即终止妊娠。

（三）脐带长度异常

正常脐带长度30~100cm，超过80cm为脐带过长，小于30cm为脐带过短，可能与先天发育异常有关。脐带过长可能会导致脐带绕颈、打结、脱垂或脐带受压等。脐带过短在临产后因胎先露下降，脐带牵拉过紧，使胎儿血运受阻，因缺氧出现胎心率异常；严重者发生胎盘早剥、脐带内出血或分娩后子宫外翻，引起产妇大出血。所以脐带过短，一般采取剖宫产比较多。

（四）脐带打结

脐带打结可分为真结和假结两种。脐带假结指因脐血管较脐带长，血管卷曲似结，或因脐静脉较脐动脉长形成迂曲似结，通常对胎儿无大危害。脐带真结多为脐带缠绕胎体，后因穿越脐带环套而形成真结。脐带真结较为少见，发生率为1.1%。真结形成后如结未拉紧尚无症状，如拉紧后胎儿血循环受阻而致胎儿发育不全或胎死宫内。多数在分娩后确诊。

（五）脐带扭转

为脐带异常的一种，较少见。胎儿活动可以使正常的脐带呈螺旋状，即脐带顺其纵轴扭转，生理性扭转可达6~11周。脐带过分扭转在近胎儿脐轮部变细呈索状坏死，引起血管闭塞或伴血栓存在，胎儿可因血运中断而死亡。

【护理评估】

（一）健康史

询问孕妇产前检查中是否发现头盆不称、胎儿大小、羊水量多少以及脐带长短、胎动是否频繁等。

（二）身体评估

教会孕妇自测胎动，了解胎动是否异常，必要时胎儿电子监护，及时发现胎儿宫内窘迫。通过肛查或阴道检查，了解胎先露下降是否受阻。

（三）心理社会评估

孕妇及家属担心胎儿安全而感到焦虑不安。

（四）辅助检查

1.胎儿电子监护　出现频繁的变异减速。

2.B型超声及彩色多普勒超声　可明确诊断。

（五）诊断与治疗要点

有脐带脱垂危险因素存在时,应警惕脐带脱垂的发生;产前检查中发现有其他脐带异常,应提前住院待产。一旦发现胎儿窘迫,结合B超及多普勒超声明确诊断后,立即果断抢救。

1.脐带脱垂　应争分夺秒地进行抢救。据宫口扩张程度及胎儿情况进行处理。

（1）宫口开全、胎心存在、头盆相称者,应根据不同胎位行阴道手术助产。

（2）宫口尚未开全,估计短期内不能娩出者,应立即剖宫产。在准备手术时,必须抬高产妇的臀部,以防脐带进一步娩出;阴道检查者的手可在阴道内将胎儿先露部上推;同时应用宫缩抑制剂;严密监测胎心同时,尽快行剖宫产术。

2.其他脐带异常,一旦发生胎儿窘迫,通过改变体位、吸氧仍未缓解,应立即剖宫产终止妊娠。

【常见护理问题/诊断】

1.有胎儿受伤的危险　与脐带受压导致的胎儿宫内窘迫有关。

2.恐惧　与担心胎儿生命安全有关。

【护理措施】

（一）首要护理

1.嘱产妇左侧卧位休息,胎膜破裂者取头低足高位。

2.给予低流量吸氧。

3.一旦发生脐带脱垂,或胎儿窘迫不能缓解者立即协助医生结束分娩。

（二）病情观察

1.妊娠期教会孕妇计数胎动的方法。

2.严密观察产程进展,密切观察胎心率的变化。

3.一旦发生胎膜早破,立即听胎心,了解有无脐带脱垂发生。

（三）心理护理

向孕妇耐心解释疾病的有关知识,充分理解孕妇的感受,耐心倾听其诉说。

护理要点:①定期产前检查,及时发现脐带异常;②教会孕妇休息时采取左侧卧位,正确计数胎动,如果出现异常及时就诊;③分娩中加强监护,一旦出现胎儿窘迫及时处理。

【健康教育】

1.加强孕期保健,让孕妇掌握自测胎动的方法,确诊为脐带先露应注意加强监护。

2.临产后先露迟迟未入盆,应卧床休息,少作肛查或阴道检查。

3.胎头未入盆而须人工破膜者,应在宫缩间歇时行高位羊膜囊穿刺,缓慢放出羊水以防脐带被羊水冲出,而破膜前后要听胎心。

4.产后新生儿如有缺氧,应及时抢救。

（杨　孜）

思与练

一、选择题

A1型题

1. 羊水过多是指妊娠期间羊水量超过
    A. 1500ml   B. 2000ml   C. 3000ml   D. 4000ml   E. 1000ml

2. 羊水过多的并发症哪项可能性最小
    A. 早产   B. 妊娠高血压疾病   C. 胎儿畸形
    D. 胎盘早剥   E. 子宫破裂

3. 羊水过多孕妇在进行羊膜腔穿刺放羊水时,速度应控制在**不超过**
    A. 200ml/h   B. 300ml/h   C. 400ml/h   D. 500ml/h   E. 600ml/h

4. 关于羊水过多,**不正确**的是
    A. 分为急性和慢性两种,以急性多见
    B. 子宫大于妊娠周数,腹壁皮肤紧张发亮
    C. 胎位不清,胎心音遥远或听不清
    D. 确诊合并胎儿畸形者,应及时引产
    E. 破膜后应控制羊水流出速度,以防宫腔内压骤降引发胎盘早剥和休克

5. 羊水过多合并胎儿畸形的处理原则为
    A. 期待疗法   B. 保胎治疗   C. 抽取羊水   D. 终止妊娠   E. 观察

6. 羊水过多胎儿正常时的护理**错误**的是
    A. 卧床休息、左侧卧位   B. 延长孕周   C. 缓解症状
    D. 羊膜腔穿刺应快速放水   E. 严密观察有无胎儿宫内缺氧及早产现象

7. 下列脐带脱垂处理**错误**的是
    A. 抬高臀部,将胎先露部上推   B. 抑制宫缩
    C. 人工破膜在宫缩时进行   D. 对羊水偏多者采取高位破膜,使羊水缓慢流出
    E. 若胎儿存活,宫口未开全,尽快采取剖宫产术

8. 脐带短于多少可诊断为脐带过短
    A. 脐带短于20cm   B. 脐带短于30cm   C. 脐带短于40cm
    D. 脐带短于50cm   E. 脐带短于60cm

A2型题

9. 23岁初孕妇,39周妊娠,近两周来胎动时常感腹痛。入院查体:宫高28cm,腹围5cm,子宫敏感性高,胎位LSA,胎心140次/分,B超检查:胎儿发育正常,羊水指数7cm。诊断为羊水过少。首选的处理方案是
    A. 尽快破膜引产   B. 期待疗法   C. 羊膜腔输液   D. 立即剖宫产   E. 观察

10. 25岁初孕妇,妊娠26周,近一周来腹部迅速增大,腹胀痛,气促心悸,不能平卧。查体:宫高37cm,腹围100cm,胎心音遥远,胎位不清。为明确诊断,首选的辅助检查是
    A. B型超声   B. 腹部X线片   C. 彩色多普勒   D. 羊膜镜检查   E. 腹腔镜检查

第九章

正 常 分 娩

学习目标

1. 掌握影响分娩的四个因素及在分娩中的作用;临产的诊断;产程的分期及各产程的临床经过与相应护理。
2. 熟悉骨盆各平面形态与径线;胎头重要径线;分娩先兆的概念和临床表现。
3. 了解枕左前位的分娩机制过程;分娩镇痛的护理。
4. 具有识别并监测分娩临产的能力;具有指导产妇配合助产士分娩过程的能力;对分娩过程的产妇具有博大的爱心。
5. 熟练掌握产程观察和指导产妇分娩的技能。

妊娠满28周(196天)及以上,胎儿及其附属物自临产开始到全部由母体娩出的过程,称为分娩。妊娠满28周至不满37足周(196~258天)期间分娩,称为早产;妊娠满37周至不满42足周(259~293天)期间分娩,称为足月产;妊娠满42周(294天)及以上分娩,称为过期产。

分娩是一个正常、自然、健康的过程。正确认识分娩的生理过程,减少不必要的干预,促进自然分娩,保障母婴安全,是围生期保健的重要内容。

第一节 影响分娩的因素

考点提示:
影响分娩的因素

影响分娩的四因素为产力、产道、胎儿及精神心理因素。若各因素均正常并能相互适应,胎儿能顺利经阴道娩出,则为正常分娩。正常分娩依靠产力将胎儿及其附属物排出体外,但同时必须有足够大的骨产道和软产道相应扩张让胎儿通过。而产力又受胎儿大小、胎位及产道的影响。此外,还受精神心理因素的干预。

一、产 力

将胎儿及其附属物从子宫腔内逼出的力量称为产力。产力包括子宫收缩力(简称宫缩),腹壁肌及膈肌收缩力(统称腹压)和肛提肌收缩力。

(一)子宫收缩力

子宫收缩力是临产后的主要产力,贯穿于分娩全过程。临产后的宫缩能使宫颈管缩短消失、宫口扩张、胎先露下降和胎儿、胎盘娩出。临产后的正常宫缩具有以下特点。

1. 节律性 宫缩的节律性是临产的重要标志。正常宫缩是宫体肌不随意、有规律的阵发性收缩并伴有疼痛，也称阵痛。每次阵缩由弱到强(进行期)，维持一定时间(极期)，一般持续约30秒左右，随后逐渐减弱(退行期)，直至消失(间隙期)，一般5~6分钟(图9-1)，此时子宫肌肉松弛。当宫口开全(10cm)后，间歇期仅1~2分钟，宫缩持续时间长达约60秒，阵缩如此反复出现，直至分娩全过程结束。宫缩强度也随着产程进展逐渐增加，宫腔压力由临产初期25~30mmHg，至第一产程末增至40~60mmHg，第二产程宫缩极期时高达100~150mmHg，而间歇期宫腔压力仅为6~12mmHg。阵痛强度随宫腔压力上升而加重的。宫缩时，子宫肌壁血管及胎盘受压，致使子宫胎盘血流量减少，胎盘绒毛间隙的血流量减少；宫缩间歇时，子宫血流量又恢复到原来水平，胎盘绒毛间隙的血流重新充盈，宫缩的节律性对胎儿血流灌注有利。

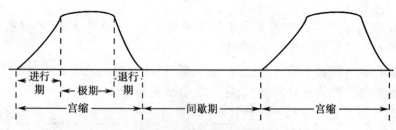

图9-1 临产后正常宫缩节律性示意图

2. 对称性 正常宫缩起自两侧宫角部(受起搏点控制)，以微波形式向宫底中线集中，左右对称，再以2cm/s速度向子宫下段扩散，约需15秒均匀协调扩展至整个子宫，引起协调一致的子宫收缩，此为子宫收缩力的对称性(图9-2)。

3. 极性 宫缩以子宫底部最强、最持久，向下依次减弱，宫底部收缩力的强度几乎是子宫下段的2倍，此为子宫收缩力的极性。

4. 缩复作用 宫体部平滑肌为收缩段。子宫收缩时肌纤维缩短变宽，间歇时肌纤维不能恢复到原长度，经反复收缩，肌纤维越来越短，能使宫腔内容积逐渐缩小，迫使胎先露部下降及宫颈管逐渐缩短直至消失，此为子宫肌纤维的缩复作用。

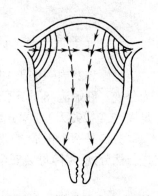

图9-2 子宫收缩力的对称性

（二）腹肌及膈肌收缩力

腹肌及膈肌收缩力是第二产程时娩出胎儿的重要辅助力量。当宫口开全后，胎先露部已降至阴道。每次宫缩时，前羊水囊或胎先露部压迫盆底组织及直肠，反射性地引起排便动作。产妇表现为主动屏气向下用力，腹壁肌及膈肌收缩，使腹内压增高，促使胎儿娩出。腹压是宫口开全后所必需的辅助力量，尤其在第二产程末配合有效的宫缩顺利娩出胎儿。过早运用腹压易导致产妇疲劳和造成宫颈水肿，导致产程延长。腹壁肌及膈肌收缩力在第三产程可迫使已剥离的胎盘娩出，减少产后出血。

（三）肛提肌收缩力

肛提肌收缩力有协助胎先露部在盆腔进行内旋转的作用。当胎头枕部露于耻骨弓下时，能协助胎头仰伸及娩出；当胎盘降至阴道时，能协助胎盘娩出。

二、产　　道

产道是胎儿娩出的通道，分为骨产道与软产道两部分。

（一）骨产道

骨产道指真骨盆，是产道的重要部分，在分娩过程中几乎无变化，但其原有的大小、形状与分娩关系密切。共分为3个平面，每个平面又由多条径线组成：

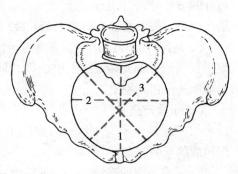

1. 前后径 11cm; 2. 横径 13cm; 3. 斜径 12.75cm

图9-3　骨盆入口平面各径线

1. 骨盆入口平面　指真假骨盆的交界面，呈横椭圆形。其前方为耻骨联合上缘，两侧为髂耻缘，后方为骶岬上缘。入口平面有4条径线（图9-3）。

（1）入口前后径：也称真结合径。耻骨联合上缘中点至骶岬上缘正中间的距离。平均值约为11cm，其长短与分娩机制关系密切。

（2）入口横径：左右髂耻缘间的最大距离，平均值约为13cm。

（3）入口斜径：左右各一。左骶髂关节至右髂耻隆凸间的距离为左斜径；右骶髂关节至左髂耻隆凸间的距离为右斜径，平均值约为12.75cm。

2. 中骨盆平面　为骨盆最小平面，为骨盆腔最狭窄部分，呈前后径长的椭圆形。其前方为耻骨联合下缘，两侧为坐骨棘，后方为骶骨下端。此平面具有产科临床重要性。有2条径线（图9-4）：①中骨盆前后径：耻骨联合下缘中点通过两侧坐骨棘连线中点至骶骨下端间的距离，平均值约为11.5cm。②中骨盆横径：也称坐骨棘间径。两坐骨棘间的距离，平均值约为10cm，是胎先露部通过中骨盆的重要径线，其长短与分娩机制关系密切。

3. 骨盆出口平面　即骨盆腔的下口，由两个同底边不同平面的三角形所组成。两三角形共同底边为坐骨结节间径，前三角平面顶端为耻骨联合下缘，两侧为耻骨降支；后三角平面顶端为骶尾关节，两侧为骶结节韧带。骨盆出口平面有4条径线（图9-5）：①出口前后径：耻骨联合下缘至骶尾关节间的距离，正常值平均11.5cm。②出口横径：也称坐骨结节间径，正常值平均9cm，其长短与分娩机制关系密切。③出口前矢状径：耻骨联合下缘中点至坐骨结节间径中点间的距离，正常值平均6cm。④出口后矢状径：骶尾关节至坐骨结节间径中点间的距离，正常值平均8.5cm。若出口横径稍短，而出口横径与出口后矢状径之和>15cm时，正常大小的胎头可通过后三角形区经阴道娩出。

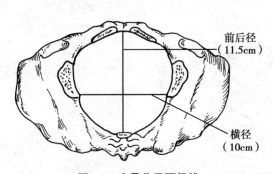

前后径（11.5cm）

横径（10cm）

图9-4　中骨盆平面径线

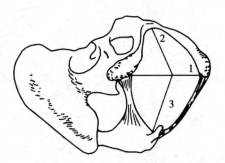

1. 横径9cm; 2. 前矢状径; 3. 后矢状径

图9-5　骨盆出口平面各径线

4. 骨盆轴与骨盆倾斜度

（1）骨盆轴：连接骨盆各平面中点的假想曲线，称为骨盆轴。此轴上段向下向后，中段向下，下段向下向前（图9-6）。分娩时，胎儿沿此轴完成一系列分娩机制，助产时也应按骨盆轴方向协助胎儿娩出。

（2）骨盆倾斜度：指妇女直立时，骨盆入口平面与地平面所形成的角度，一般为60°。若倾斜度过大，常影响胎头衔接和娩出。

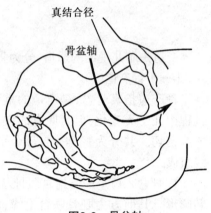

图9-6　骨盆轴

（二）软产道

软产道是由子宫下段、宫颈、阴道及骨盆底软组织构成的弯曲通道。

1. 子宫下段的形成　子宫下段由非孕时长约1cm的子宫峡部伸展形成。妊娠12周后子宫峡部逐渐扩展成为宫腔的一部分，至妊娠末期逐渐被拉长形成子宫下段。临产后的规律宫缩使子宫下段快速拉长达7~10cm，肌壁变薄成为软产道的一部分。由于子宫肌纤维的缩复作用，子宫上段肌壁越来越厚，子宫下段肌壁被牵拉越来越薄（图9-7）。由于子宫上下段的肌壁厚薄不同，在两者间的子宫内面形成一环状隆起，称生理缩复环（图9-8）。正常情况下，此环不易自腹部见到。

2. 宫颈的变化

（1）宫颈管消失：临产前的宫颈管长约2~3cm，初产妇较经产妇稍长。临产后的规律宫

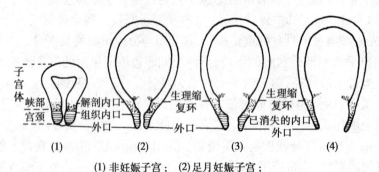

(1) 非妊娠子宫；　(2) 足月妊娠子宫；

(3) 分娩第一产程妊娠子宫；(4) 分娩第二产程妊娠子宫

图9-7　子宫下段形成及宫口扩张

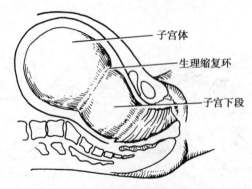

图9-8　软产道在临产后的变化

缩牵拉宫颈内口的子宫肌纤维及周围韧带,加之胎先露部支撑使前羊水囊呈楔状,致使宫颈内口水平的肌纤维向上牵拉,使宫颈管形成如漏斗形,此时宫颈外口变化不太,随后宫颈管逐渐缩短直至消失。初产妇多是宫颈管先消失,宫口后扩张;经产妇多是宫颈管消失与宫口扩张同时进行(图9-9)。

（2）宫口扩张:临产前,初产妇的宫颈外口仅容一指尖,经产妇能容纳一指。临产后,子宫收缩及缩复向上牵拉使宫口扩张。胎先露部衔接使前羊水于宫缩时不能回流,加之子宫下段的蜕膜发育不良,胎膜容易与该处蜕膜分离而向宫颈管突出,形成前羊水囊,协助扩张宫口。胎膜多在宫口近开全时自然破裂。破膜后,胎先露部直接压迫宫颈,扩张宫口的作用更明显。产程不断进展。当宫口开全(10cm)时,妊娠足月胎头方能通过。

3. 骨盆底、阴道及会阴的变化　前羊水囊及胎先露部先将阴道上部撑开。破膜后胎先露部下降直接压迫骨盆底,使软产道下段形成一个向前弯的长筒,前壁短后壁长。阴道外口开向前上方,阴道黏膜皱襞展平使腔道加宽。肛提肌向下及向两侧扩展,肌束分开,肌纤维拉长,使5cm厚的会阴体变成仅2~4mm,以利胎儿通过。阴道及骨盆底的结缔组织和肌纤维于妊娠期增生肥大,血管变粗,血运丰富,组织柔软。分娩时,会阴体虽能承受一定压力,但若保护不当,也易造成裂伤。

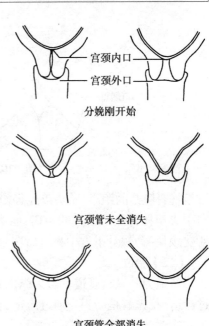

宫颈内口

宫颈外口

分娩刚开始

宫颈管未全消失

宫颈管全部消失

宫颈口开全

（1）初产妇　　（2）经产妇

图9-9　宫颈管消失与宫口扩张步骤

三、胎　　儿

胎儿能否顺利通过产道,除产力和产道因素外,还取决于胎儿大小、胎位及有无胎儿畸形。

（一）胎儿大小

在分娩过程中,胎儿大小是决定分娩难易的重要因素之一。胎儿过大致胎头径线大时,尽管骨盆正常大,因颅骨较硬,胎头不易变形,也可引起相对性头盆不称造成难产,这是因为胎头是胎体的最大部分,也是胎儿通过产道最困难的部分。

1. 胎头颅骨由顶骨、额骨、颞骨各两块及枕骨一块构成。颅骨间膜状缝隙称颅缝,两顶骨之间为矢状缝,顶骨与额骨之间为冠状缝,枕骨与顶骨之间为人字缝。颞骨与顶骨之间为颞缝,两额骨之间为额缝。两颅缝交界空隙较大处称囟门,位于胎头前方菱形称前囟(大囟门),位于胎头后方三角形称后囟(小囟门)(图9-10)。颅缝与囟门均有软组织覆盖,使骨板有一定活动余地,胎头也有一定可塑性。在分娩过程中,通过颅缝轻度重叠使头颅变形,缩小头颅体积,有利于胎头娩出。

2. 胎头径线主要有:①双顶径:为两顶骨隆凸间的距离,是胎头最大横径(图9-10),临床用B型超声测此值作为判断胎儿大小,妊娠足月时平均值约为9.3cm;②枕额径:为鼻根上

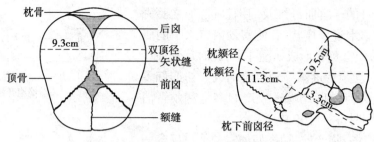

图9-10　胎儿颅骨、颅缝、囟门及径线

方至枕骨隆凸的距离,胎头以此径衔接,妊娠足月时平均值约为11.3cm; ③枕下前囟径: 为前囟中央至枕骨隆凸下方的距离,胎头俯屈后以此径通过产道,妊娠足月时平均值约为9.5cm; ④枕颏径: 为颏骨下方中央至后囟顶部的距离,妊娠足月时平均值约为13.3cm。

（二）胎位

产道为一纵行管道。若为纵产式(头先露或臀先露),胎体纵轴与骨盆轴相一致,容易通过产道。枕先露是胎头先通过产道,较臀先露易娩出。矢状缝和囟门是确定胎位的重要标志。头先露时,在分娩过程中颅骨重叠,使胎头变形、周径变小,有利于胎头娩出。臀先露时,胎臀先娩出,较胎头周径小且软,阴道扩张不充分,当胎头娩出时又无变形机会,使随后胎头娩出困难。肩先露时,胎体纵轴与骨盆轴垂直,阴道分娩更困难,妊娠足月活胎不能通过产道,对母儿威胁极大。

（三）胎儿畸形

当胎儿畸形造成某一部分发育异常,如脑积水、联体儿等,由于胎头或胎体过大,通过产道常发生困难。

四、精神心理因素

虽然分娩是生理现象,但对于产妇确实是一种持久而强烈的应激源。分娩应激既可以产生生理上的,也可以产生精神心理上的反应。产妇的一系列精神心理因素,能够影响机体内部的平衡、适应力和健康。产科工作者必须认识到,影响分娩的因素,除了产力、产道、胎儿之外,还有产妇精神心理因素。

相当数量的初产妇从各种渠道了解有关分娩时的负面情况,害怕和恐惧分娩的一切过程,怕陌生的环境、怕疼痛、怕出血、怕发生难产、怕胎儿性别不理想、怕胎儿有畸形、怕有生命危险,致使临产后情绪紧张,常常处于焦虑、不安和恐惧的精神心理状态。表现为听不进医护人员的解释,不配合相关的分娩动作。现已证实,产妇的这种情绪改变会使机体产生一系列变化,如心率加快、呼吸急促、肺内气体交换不足,致使子宫缺氧收缩乏力、宫口扩张缓慢、胎先露部下降受阻,产程延长,产妇体力消耗过多,同时也促使产妇神经内分泌发生变化,交感神经兴奋,释放儿茶酚胺,血压升高,导致胎儿缺血缺氧,出现胎儿窘迫。

待产室的陌生和孤独嘈杂的环境,加之逐渐变频变强的阵痛,均能加剧产妇自身的紧张与恐惧,因此,在分娩过程中,产科工作者应该耐心安慰产妇,告知分娩是生理过程,尽可能消除产妇焦虑和恐惧心情,保持良好的精神状态,鼓励产妇进食,保持体力,教会孕妇掌握分娩时必要的呼吸技术和躯体放松技术。开展家庭式产房,允许丈夫、家人或有经验的人员陪伴分娩,以精神上的鼓励、心理上的安慰、体力上的支持使产妇顺利度过分娩全过程,研究表明,陪伴分娩能缩短产程,减少产科干预,降低剖宫产率,减少围生期母儿病率等。

第二节　枕先露的分娩机制

分娩机制是指胎儿先露部通过产道时,随骨盆各平面的不同形态,被动进行的一系列适应性转动,以其最小径线通过产道的全过程。临床上枕先露占95.55%~97.55%,又以枕左前位最多见,故以枕左前位为例说明。

1. 衔接　胎头双顶径进入骨盆入口平面,胎头颅骨最低点接近或达到坐骨棘水平,称为衔接(图9-11)。部分初产妇可在预产期前1~2周,经产妇多在临产后衔接。若初产妇已临产而胎头仍未衔接,应警惕是否有头盆不称。正常情况下,胎头以半俯屈状态以枕额径进入骨盆入口,由于枕额径较骨盆入口前后径大,胎头旋转至其矢状缝落在骨盆入口的右斜径上,胎头枕骨在母体骨盆左前方。

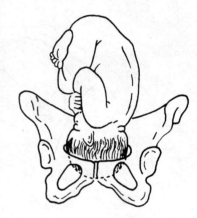

图9-11　胎头衔接

2. 下降　胎头沿骨盆轴前进的动作称下降,是胎儿娩出的首要条件,下降贯穿于分娩全过程,与其他动作相伴随。下降动作呈间歇性,宫缩时胎头下降,宫缩间歇时稍缩回。临床上观察胎头下降的程度,作为判断产程进展的重要标志之一,并以颅骨最低点与坐骨棘水平的关系来表示先露高低。促使胎头下降的因素有:①宫缩时通过羊水传导,压力经胎轴传至胎头;②宫缩时宫底直接压迫胎臀;③宫缩时胎体伸直伸长;④腹肌收缩使腹压增加,压力经子宫传至胎儿。

3. 俯屈　胎头在下降过程中,原本处于半俯屈的胎头遇肛提肌阻力,借杠杆作用进一步俯屈,使下颏贴向胸壁称俯屈。此时由原来衔接的枕额径(11.3cm)变为枕下前囟径(9.5cm),变衔接时的枕额周径(平均34.8cm)为枕下前囟周径(平均32.6cm)(图9-12),以最小径线适应产道,利于胎头继续下降。

4. 内旋转　胎头围绕骨盆纵轴向前旋转,使矢状缝与中骨盆及骨盆出口前后径相一致的动作称为内旋转。内旋转从中骨盆平面开始到骨盆出口平面完成,以适应中骨盆及出口平面前后径大于横径的特点,利于胎头下降。胎头俯屈下降时,枕部最低,到达骨盆底,肛提肌反射性收缩将胎头枕部推向阻

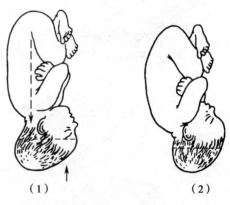

(1)　　　　　　(2)

图9-12　胎头俯屈

力小、部位宽的前方,胎头向前旋转45°[图9-13(1)],即小囟门转到耻骨弓下方[图9-13(2)]。胎头在第一产程末完成内旋转动作。

5. 仰伸　完成内旋转后,完全俯屈的胎头顺产道下降至阴道外口,宫缩及腹压所产生的力量使胎头继续下降,而肛提肌收缩力又将胎头向前推进,两者的合力则使胎头沿骨盆轴下段向下向前的方向转向前,胎头枕骨下部达耻骨联合下缘时,胎头枕骨便以耻骨弓为支点,顶、额、鼻、口、颏部相继娩出(图9-14),此动作称为仰伸。

6. 复位及外旋转　当胎头仰伸娩出时,胎儿双肩径沿骨盆入口左斜径下降。为使胎头

与胎肩恢复正常关系,胎头枕部再向左旋转45°,称复位。胎肩在盆腔内继续下降时,前(右)肩向母体前方旋转45°,胎儿双肩径转成与骨盆出口前后径相一致的方向,以适应骨盆出口前后径大于横径的特点。与此同时,胎头随胎肩的转动在外继续向左旋转45°,保持头与肩的垂直关系,称外旋转(图9-15)。

7. 胎肩及胎儿娩出   外旋转动作完成后,胎儿前(右)肩先从耻骨弓下娩出[图9-16(1)],后(左)肩随即由会阴前缘娩出[图9-16(2)],双肩娩出后,胎体及下肢随之取侧身姿势娩出。

必须指出:分娩机制各动作虽分解介绍,但却是连续进行的,下降动作始终贯穿于分娩始终。

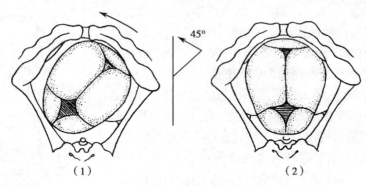

图9-13 胎头内旋转

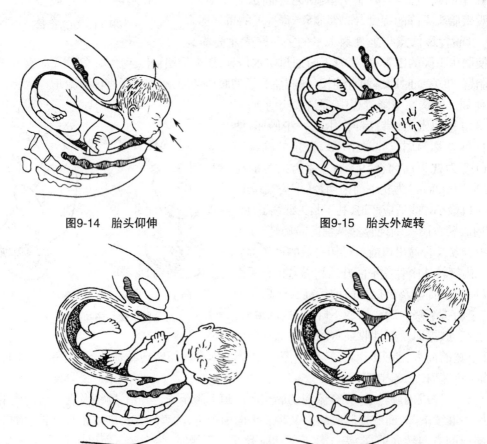

图9-14 胎头仰伸   图9-15 胎头外旋转

(1)前肩娩出   (2)后肩娩出

图9-16 胎肩娩出

第三节 先兆临产、临产与产程

【先兆临产】

分娩开始之前,孕妇出现预示不久将临产的症状,称为先兆临产。

考点提示:

产程的分期

1. 假临产 分娩发动前子宫敏感性增加,出现不规律收缩,为假临产。其特点是:①收缩持续时间不足30秒且不恒定,间歇时间长且不规律,宫缩强度不增加;②宫缩时宫颈管不缩短,宫口不扩张;③常于夜间出现,清晨消失;④给予强镇静药物能抑制。

2. 胎儿下降感 多数孕妇因胎先露进入骨盆入口,子宫底下降,感到上腹部较以前舒适,进食量较前增多,呼吸较前轻快,又称轻松感。

3. 见红 临产前24~48小时(少数一周内),宫颈内口附近的胎膜与宫壁剥离,毛细血管破裂引起少量出血,并与宫颈管内黏液栓混合成血性分泌物或血性黏液栓经阴道排出,称为见红,是分娩即将开始比较可靠的征象。若阴道流血量较多,超过平时月经量,不应视为见红,要考虑妊娠晚期出血性疾病,如前置胎盘、胎盘早剥等。

【临产的诊断】

临产开始的标志是出现规律且逐渐增强的子宫收缩,宫缩持续在30秒及以上,间歇5~6分钟,同时伴有进行性子宫颈管消失,宫颈口扩张和胎先露下降。用强镇静药物不能抑制宫缩。

【产程分期】

从开始出现规律宫缩至胎儿胎盘娩出的全过程,称总产程,即分娩全过程。临床上又将其分为三个产程。

1. 第一产程 又称宫颈扩张期。指从临产开始到宫口完全扩张即开全(10cm)为止。初产妇约11~12小时;经产妇约6~8小时。

2. 第二产程 又称胎儿娩出期。指宫口开全到胎儿娩出的全过程。初产妇约1~2小时,不应超过2小时;经产妇约1小时或仅需数分钟,但不应超过1小时。

3. 第三产程 又称胎盘娩出期。从胎儿娩出到胎盘胎膜娩出,即胎盘剥离和娩出的全过程,约需5~15分钟,不应超过30分钟。

第四节 第一产程的临床经过及护理

【临床表现】

1. 规律宫缩 产程开始时,出现伴有疼痛的子宫收缩,称为"阵痛"。开始时子宫收缩力较弱,持续时间较短(约30秒),间歇时间较长(约5~6分钟)。随产程进展,宫缩持续时间逐渐延长(50~60秒),间歇时间逐渐缩短(2~3分钟)。宫口接近开全时,持续时间达60秒及以上,间歇时间仅1~2分钟,强度不断增强。

2. 宫口扩张 宫口扩张是规律宫缩的结果,通过阴道检查或肛查可以确定扩张程度。当宫缩渐频且不断增强时,宫颈管逐渐变软、变短至消失,宫颈渐扩张。当宫口开全时,子宫下段及阴道形成宽阔的管腔,有利于胎儿通过。

3. 胎先露下降 胎头下降程度是决定胎儿能否经阴道分娩的重要观察指标。

4.胎膜破裂　简称破膜。胎儿先露部衔接后,将羊水阻断为前后两部分,在胎先露前面的羊水,称为前羊水,约100ml,前羊膜囊称为胎胞,宫缩时胎胞楔入宫颈管内,有助于扩张宫口。当羊膜腔压力增加到一定程度时,胎膜自然破裂。破膜正常多发生在宫口近开全时。

【护理评估】

（一）健康史

根据询问病史及产前检查记录,了解产妇的一般情况,包括结婚年龄、生育年龄、身高、体重、营养情况、月经史、婚育史等,既往有不良孕产史者要了解原因;重点评估本次妊娠的经过,包括末次月经、预产期、有无阴道流血、妊娠期高血压疾病等;还应评估宫缩出现的时间、强度及频率;记录骨盆大小、胎先露、胎方位及胎心等情况,为医师判断分娩有无异常提供详细资料。

（二）身体状况

1.一般情况　宫缩时产妇的脉搏、呼吸可能有所增快,应评估其生命体征;尚应评估进食、睡眠情况;有无尿潴留及腰酸背痛等不适情况。

2.子宫收缩　通过触诊或胎儿监护仪监测。最简单的方法是观察者将一手手掌放在产妇腹壁,宫缩时感到子宫体部隆起变硬、间歇时松弛变软。定时观察宫缩持续时间、间歇时间、频率并记录。用胎儿监护仪描记宫缩曲线是反映宫缩的客观指标。

3.胎心率　用胎心听诊器、多普勒仪或胎儿监护仪监测。在宫缩间歇期用听诊器或多普勒仪在胎心最响亮部位听诊,但此法不能分辨胎心率的变异、瞬间变化及其与宫缩、胎动的关系。有条件者可用胎儿监护仪连续监测,此法能较客观地判断胎儿在宫内的状态。

4.宫口扩张　当宫缩逐渐增强时,宫颈管逐渐短缩、消失,宫口逐渐扩张直至开全。可分为两期:①潜伏期:从规律宫缩开始到宫口扩张3cm,此期宫口扩张速度较缓慢,平均每2~3小时扩张1cm,约需8小时(超过16小时称潜伏期延长);②活跃期:从宫口扩张3cm至宫口开全(10cm),此期宫口扩张速度较快,约需4小时(超过8小时称活跃期延长)。活跃期又划分为三期:即加速期,是指宫口扩张3~4cm,约需1.5小时;最大加速期,是指宫口扩张4~9cm,约需2小时;减速期,是指宫口扩张9~10cm,约需30分钟。

5.胎先露下降　在宫口扩张的同时,常伴有胎先露下降。胎头下降程度以颅骨最低点与坐骨棘平面的关系为标志,胎头颅骨最低点平坐骨棘时,记为"0",在坐骨棘平面上1cm时记为"-1",在坐骨棘平面下1cm时记为"+1",依此类推(图9-17)。潜伏期胎头下降不显著,活跃期下降加速,平均下降0.86cm/h,可作为估计分娩难易的重要指标。

6.胎膜破裂(破膜)　随着宫缩增强,羊膜腔内的压力逐渐升高,胎膜自然破裂,破膜后胎先露下降直接压迫宫颈,可反射性加强

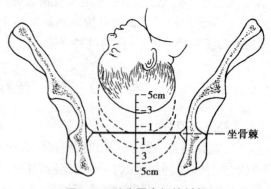

图9-17　胎先露高低的判断

子宫收缩,促进产程进展。如胎膜未破,肛查时在胎先露的下方可触及有弹性的水囊,若已破膜,不但产妇自感阴道流液,肛查时,还能直接触及先露部,推动先露部,则有羊水自阴道流出。如胎膜已破,可用pH试纸测阴道流液,呈碱性反应提示胎膜已破。妊娠足月时的羊水为略显混浊的不透明液体。

（三）心理状况

入院使得产妇生活环境暂时改变,面对医院里陌生的环境、陌生的面孔,产妇感到不适应,医护人员的服务态度及服务质量是产妇担心的一个问题。由于产妇对分娩知识的缺乏,加之担心分娩能否顺利进行及新生儿性别、健康状况等,容易产生紧张、焦虑情绪。

【常见护理诊断/问题】

1. 疼痛 与逐渐增强的宫缩有关。

2. 焦虑 与缺乏分娩知识、担心分娩能否顺利及胎儿健康有关。

3. 有感染的危险 与肛查、阴道检查次数过多有关。

4. 潜在并发症: 胎儿宫内窘迫。

【护理目标】

1. 疼痛自觉改善。

2. 产妇能说出焦虑的感受、保持稳定的情绪,能说出分娩期的有关知识。

3. 产后不发生感染。

4. 产妇并发症得到有效防治。

【护理措施】

（一）一般护理

1. 提供良好的待产环境,指导产妇活动与休息 临产后宫缩不强,未破膜者,可在室内活动,有助于产程进展。对于休息不佳,特别疲劳者,遵医嘱使用镇静剂。

2. 指导产妇合理进食 鼓励产妇少量多次进食,摄取易消化、高热量、低脂肪的流质或半流质。注意补足水分,保持水、电解质平衡,必要时遵医嘱补液。

3. 督促排空大小便 临产后鼓励产妇每2~4小时排尿1次,以免膀胱充盈影响宫缩及胎头下降。若小便不能自解,必要时可给予导尿。未灌肠者,鼓励排便1次。

4. 保持清洁 产妇入院后,若宫缩不强,估计距分娩时间较长者,可进行沐浴或擦浴。大小便后及时会阴冲洗,宫缩频繁出汗多者,可协助擦汗、更衣、更换床单等。

（二）心理护理

1. 让产妇说出焦虑的感受,并及时给予指导和帮助,耐心解释产妇提出的有关分娩和胎儿安危问题,指导产妇认识分娩的生理过程,树立分娩的信心。

2. 护士随时陪伴产妇,告诉产程进展的信息,增加其信心。关心体贴产妇,协助产妇擦汗、喂水、更衣等,满足其身心需要,让产妇心情舒畅。

（三）监测生命体征

每4~6小时测血压1次并记录。宫缩时血压常会升高5~10mmHg,血压应在宫缩间歇时测量,异常者可遵医嘱增加测量次数并给予相应处理。

（四）观察产程

1. 监测胎心音 潜伏期每1~2小时听1次胎心,活跃期15~30分钟听1次,每次在宫缩间歇时听1分钟,并注意胎心的频率、节律、心音强弱。若胎心率超过160次/分或低于110次/分或不规律,提示胎儿窘迫,应立即指导产妇改变体位(多取左侧卧位),并给产妇吸氧,同时报告医师进一步处理。必要时用胎心监护仪监测胎心情况。

2. 观察宫缩 定时观察宫缩持续时间、间歇时间及频率并记录,如有异常立即通知医师。

3. 宫口扩张和胎头下降程度 通过肛门检查或者阴道检查可了解宫口扩张及胎先露下

降程度。肛查时,让产妇仰卧,两腿屈曲分开,检查者站在产妇右侧,右手示指戴指套蘸润滑剂,轻轻伸入直肠内,了解:①宫颈软硬度、厚薄,宫颈管消退和宫口扩张程度;②胎先露及先露高低;③胎方位;④是否破膜;⑤尾骨活动度等。

　　阴道检查:在严格消毒后进行,能直接触清宫口边缘,准确估计宫颈管消退、宫口扩张、胎膜破否、胎先露部及位置,如先露为头,还能了解矢状缝及囟门,确定胎方位。在宫口扩张及胎头下降程度不明、疑有脐带先露或者脐带脱垂、轻度头盆不称经试产4小时,产程进展缓慢时,阴道检查尤为重要。

　　临床上为了细致观察产程,及时记录检查结果,迟早处理异常,多采用产程图(图9-18)。产程图横坐标为临产时间(小时),纵坐标左侧为宫口扩张程度(cm),纵坐标右侧为胎先露下降程度(cm),通过观察产程图,使产程进展一目了然。

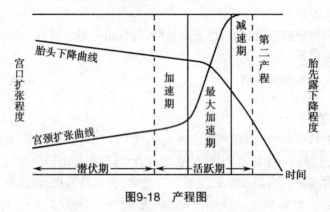

图9-18　产程图

　　4.观察破膜情况　一旦破膜,应立即监测胎心、记录破膜时间、观察羊水性状及量,同时注意有无脐带脱垂。破膜超过12小时尚未分娩者,遵医嘱给抗生素预防感染。

(五)灌肠

　　初产妇宫口扩张不足4cm,经产妇宫口扩张不足2cm,可行肥皂水灌肠,以反射性加强子宫收缩,促进产程进展,并清除粪便,避免其分娩时造成污染。灌肠宜用0.2%温肥皂水500~1000ml。灌肠禁忌证:胎膜早破、阴道流血、胎头未衔接、曾有剖宫产史、宫缩强估计1小时内分娩及患严重心脏病等。

【护理评价】

　　1.疼痛是否得到改善。

　　2.产妇能否说出焦虑的感受、保持稳定的情绪,能否说出分娩期的有关知识。

　　3.产后是否发生感染。

　　4.产妇并发症是否得到有效防治。

第五节　第二产程的临床经过及护理

【临床表现】

　　1.宫缩增强　此期宫缩强度及频率均达到高峰,宫缩持续1分钟甚至更长,间歇持续仅1~2分钟。

　　2.产妇屏气用力　当胎头下降到骨盆出口时,压迫盆底反射性引起产妇排便感,不由自主向下屏气用力。

3. 胎儿下降及娩出 随着产程的进展,胎头继续下降,会阴部逐渐膨隆变薄,阴唇张开,肛门松弛。宫缩时胎头显露于阴道口,宫缩间歇时又缩回阴道内,此现象称为胎头拨露。当胎头双顶径已越过骨盆出口,胎头始终显露于阴道口,在宫缩间歇时不再回缩,称胎头着冠。此时,会阴极度扩张,胎头枕骨抵达耻骨弓下方,以耻骨弓下缘为支点仰伸,使胎头娩出,接着复位和外旋转,随后胎儿前肩、后肩、胎体相继娩出,后羊水随之涌出。

【护理评估】

（一）健康史

主要了解第一产程的经过及处理情况,同时了解胎儿在宫内情况。

（二）身体状况

了解子宫收缩情况、胎心,观察胎头拨露和着冠情况,询问产妇是否有排便感,评估会阴情况,结合胎儿情况判断是否需要行会阴切开术。

（三）辅助检查

用胎儿电子监护仪检测胎心变化。

（四）心理状况

此期产妇常因宫缩痛及体力消耗过大,加之担心难产,担心新生儿畸形或性别不符合自己理想等感到恐惧、无助与焦虑,对正常分娩缺乏信心,家属也因此变得异常紧张与不安。

【常见护理诊断/问题】

1. 疼痛 与宫缩及会阴切开有关。

2. 知识缺乏: 缺乏正确使用腹压的技巧。

3. 有感染的危险 与接生、软产道损伤有关。

4. 焦虑 与缺乏顺产信心及担心胎儿健康有关。

5. 潜在并发症: 胎儿窘迫、新生儿窒息。

【护理目标】

1. 疼痛自觉减轻。

2. 产妇能正确使用腹压。

3. 产后不发生感染。

4. 产妇情绪稳定、对分娩充满信心。

5. 并发症得到有效防治。

【护理措施】

（一）心理护理

医护人员应陪伴产妇身旁,为其擦汗喂水,给予产妇安慰及鼓励,及时提供产程进展信息,缓解紧张情绪。

（二）观察产程

1. 观察宫缩 第二产程宫缩越来越强,应严密观察宫缩的频率、强度。如有异常及时报告医师。

2. 勤听胎心 此期宫缩频强,胎儿易缺氧,应勤听胎心音,每5~10分钟左右听1次并记录。有条件时用胎儿监护仪观察胎心变化。若发现胎心异常,立即遵医嘱处理,尽快结束分娩。

（三）指导产妇屏气

正确的屏气方法是: 产妇仰卧,双腿屈曲,双足蹬在产床上,双手拉住把手,当子宫收缩时,先深吸一口气屏住,然后如解排大便样向下屏气用力增加腹压。宫缩间歇时,放松休息。医护人员应不断纠正屏气方法,并观察先露下降情况,发现异常报告医生。

(四)做好接生准备

初产妇宫口开全,经产妇宫口开大4cm且宫缩规律有力时,应将其送到产房做好接生准备。主要准备三个方面:①用物准备:如消毒产包、抢救药物、婴儿用物等。②产妇准备:行会阴冲洗消毒。产妇仰卧于产床,双腿屈曲分开露出外阴部,臀下放便盆或塑料布,用消毒纱布蘸肥皂水擦洗外阴部,顺序为大阴唇、小阴唇、阴阜、大腿内上1/3、会阴及肛门周围。然后用消毒干纱布盖住阴道口,防止冲洗液流入阴道,再用温开水冲掉肥皂水。最后用聚维酮碘消毒,取下阴道口的纱布和臀下便盆或塑料布,铺消毒巾于臀下。③接产者准备:接产者按无菌操作规程洗手、戴手套、穿接生衣,打开产包,铺好消毒巾,准备接生。

(五)协助接生

1. 接生要领　在保护会阴的同时,协助胎头俯屈,让胎头以最小径线在宫缩间歇时缓慢通过阴道口,这是预防会阴撕裂的关键,产妇必须与接产者配合。如有会阴过紧、会阴水肿、胎儿过大、耻骨弓过低、胎儿娩出过快等,接产者在接产前应作出正确的判断,必要时行会阴切开术。

2. 接生步骤　接产者站产妇右侧,当胎头拨露使阴唇后联合紧张时开始保护会阴。方法是:在会阴部盖上无菌巾,接生者将右手肘部支于产床上,右手大拇指与其余四指充分分开,用手掌鱼际肌顶住会阴部,在宫缩时向上内方托压,同时用左手轻轻下压胎头枕部,协助胎头俯屈并缓慢下降[图9-19(1)]。宫缩间歇时,保护会阴的右手放松(不要离开),以免压迫

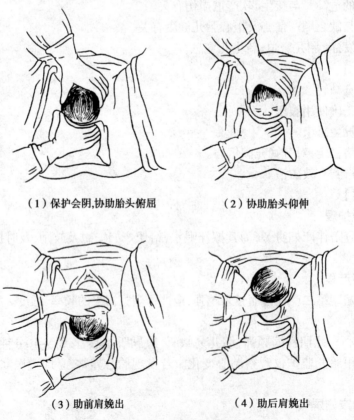

（1）保护会阴,协助胎头俯屈　　　　（2）协助胎头仰伸

（3）助前肩娩出　　　　（4）助后肩娩出

图9-19　接生步骤

过久发生会阴水肿。当胎头枕部自耻骨弓下露出(着冠)时,胎头即开始仰伸,右手仍需保护好会阴,此时若宫缩强,嘱产妇在宫缩时张口哈气消除腹压,在宫缩间歇时稍加腹压向下用力,接生者以左手协助胎头仰伸,并稍加控制,使胎头缓慢娩出[图9-19(2)],以免过强的产力造成会阴撕裂。若胎头娩出发现脐带绕颈一周且较松时,可用手将脐带顺胎肩推上或从胎头滑下,若脐带绕颈过紧或绕颈两周及两周以上,应快速松解脐带,立刻用两把止血钳夹住一段脐带从中间剪断,注意勿伤到胎儿颈部。

当胎头娩出后,右手继续保护会阴。左手从鼻根向下颏挤压,挤出胎儿口鼻腔内的黏液及羊水。然后协助胎头复位及外旋转,使胎儿双肩径与骨盆出口前后径一致。然后左手向下轻压胎儿颈部,使前肩自耻骨弓下娩出[图9-19(3)],再上托胎颈使后肩自会阴前缘缓慢娩出[图9-19(4)]。双肩娩出后才能松开保护会阴的手,然后双手协助胎体及下肢相继以侧位娩出。并在产妇臀下放一弯盘,以测出血量。记录胎儿娩出时间。

【护理评价】

1. 疼痛自觉是否减轻。

2. 产妇能否正确使用腹压。

3. 产后是否发生感染。

4. 产妇是否情绪稳定、对分娩充满信心。

5. 并发症是否得到有效防治。

知识链接

分娩镇痛护理

分娩疼痛原因来自子宫收缩、宫颈扩张、盆底组织受压、阴道扩张、会阴伸展、产妇紧张恐惧等。分娩时的剧烈疼痛可以导致体内一系列反应,使产妇发生血管收缩、胎盘血流减少、酸中毒等,对产妇及胎儿产生不良影响,良好的分娩镇痛意义重大。

分娩镇痛可分非药物与药物镇痛。非药物镇痛可以采取的方法:营造安全舒适的家化产房,提供分娩设施减轻产妇的疼痛;做好产前宣教,增强分娩自信,增加疼痛耐受性;指导呼吸技术;导乐陪伴分娩;水中分娩等。药物镇痛常用的方法有连续硬膜外镇痛、产妇自控硬膜外镇痛、腰麻-硬膜外联合阻滞、微导管连续腰麻镇痛、产妇自控静脉瑞芬太尼镇痛、氧化亚氮吸入镇痛。

第六节 第三产程的临床经过及护理

【临床表现】

1. **子宫收缩** 胎儿娩出后,子宫底降至脐平面,产妇感到轻松,宫缩暂停数分钟后重现。

2. **胎盘娩出** 胎儿娩出后,宫腔容积突然明显缩小,胎盘不能相应缩小而与宫壁发生错位而剥离,剥离面出血形成胎盘后血肿,子宫继续收缩,剥离面积继续扩大,直到胎盘完全剥离然后排出。

【护理评估】

（一）健康史

了解第一、二产程的经过，重点注意胎儿娩出的方式、速度、时间、有无会阴切开、撕裂及阴道助产术等情况。

（二）身体状况

1. 新生儿阿普加（Apgar）评分　用于判断有无新生儿窒息及窒息的严重程度。以出生后1分钟内的心率、呼吸、肌张力、喉反射及皮肤颜色5项体征为依据，每项为0~2分，满分10分（表9-1）。若评分为8~10分，属正常新生儿；4~7分属轻度窒息，又称青紫窒息；3分以下属重度窒息，又称苍白窒息。

表9-1　新生儿阿普加评分法

体征	0	1	2
心率	无	<100次/分	≥100次/分
呼吸	无	慢,不规律	规则,啼哭
肌张力	瘫软	四肢稍屈曲	活动活跃
反射	无反应	皱眉	哭声响亮
皮肤颜色	青紫、苍白	躯体红润,四肢青紫	全身红润

2. 胎盘剥离的征象　①子宫底上升达脐止，子宫收缩变硬呈球形；②阴道少量流血；③剥离的胎盘降至子宫下段，阴道口外露的脐带自行延长；④用手掌尺侧在产妇耻骨联合上方按压子宫下段，宫体上升而外露脐带不回缩。

3. 胎盘娩出方式　有两种：①胎儿面娩出式，多见。胎盘从中央先剥离，而后向周围剥离，其特点是胎盘胎儿面先娩出，后有少量阴道流血。②母体面娩出式，少见。胎盘从边缘先剥离，血液沿剥离面流出，其特点是先有较多阴道流血，然后胎盘母体面先娩出。胎盘娩出后应检查胎盘小叶有无缺损、胎膜是否完整，并检查胎盘胎儿面边缘是否有断裂的血管，以及时发现副胎盘。

4. 软产道裂伤程度　胎盘娩出后，应仔细检查会阴、小阴唇内侧、尿道口周围及阴道、阴道穹窿及子宫颈有无裂伤。

（三）心理状况

此期因胎儿已娩出、腹压降低，产妇有如释重负感，情绪高涨，非常兴奋。但也有少部分产妇可能因难产、胎儿性别不符合理想、胎儿畸形等而致心情忧郁。

【常见护理诊断/问题】

1. 疲乏　与产程较长，进食及睡眠不足及体力消耗过大有关。

2. 有感染的危险　与软产道裂伤、宫腔创面有关。

3. 潜在并发症：产后出血。

【护理目标】

1. 产后精神状况好。

2. 产后不发生感染。

3.产后不发生大出血或出血被控制。

【护理措施】

（一）新生儿护理

1.清理呼吸道 新生儿娩出后,应取侧卧位放平,用吸痰管或导尿管轻轻吸除新生儿咽部及鼻腔黏液和羊水,以免发生呼吸道堵塞和吸入性肺炎。当确认呼吸道通畅而仍未啼哭时,可用手指轻弹或轻拍新生儿足底,以刺激呼吸。新生儿大声啼哭表示正常呼吸已建立,即可处理脐带。

2.阿普加(Apgar)评分 轻度窒息需清理呼吸道、人工呼吸、吸气、用药等。重度窒息需紧急抢救,行直视下喉镜气管内插管并给氧。缺氧较严重的新生儿,应在出生后5分钟、10分钟再次评分,直至连续两次评分均≥8分。1分钟评分是出生当时的情况,反映在宫内的情况。5分钟及以后评分是反映复苏效果,与预后关系密切。新生儿阿普加评分以呼吸为基础,皮肤颜色最灵敏,心率是最终消失的指标。临床恶化顺序依次为皮肤颜色、呼吸、肌张力、反射、心率。复苏的有效顺序依次为心率、反射、皮肤颜色、呼吸、肌张力。肌张力恢复越快,则预后越好。

3.脐带处理 用两把止血钳钳夹脐带,两钳相隔2~3cm,在其中间剪断。再用75%乙醇消毒脐带根部及其周围,在距脐根0.5cm处用无菌粗线结扎第一道,再在结扎线外0.5cm处结扎第二道,在第二道结扎线外0.5cm处将脐带剪断,挤出脐带残端血,并用5%聚维酮碘溶液或75%乙醇消毒脐带断面。消毒时药液不要接触新生儿皮肤,以免灼伤。最后脐带断面用无菌纱布覆盖,脐带卷包扎。目前常用气门芯、脐带夹、血管钳等方法取代双重结扎脐带法。处理时应注意新生儿保暖。

4.新生儿一般护理 将新生儿全身擦干净,并测其身长、体重及头径,对新生儿仔细体格检查后系以标明新生儿性别、体重、出生时间、母亲姓名和床号的手腕带和包带。在新生儿记录单上打上新生儿足印和母亲的拇指印,如新生儿无异常,于娩出半小时内抱给母亲,进行第一次哺乳(早吸吮)。

（二）协助胎盘娩出

当确认胎盘已完全剥离,接生者左手握住宫底(拇指置于子宫前壁,其余4指放在子宫后壁)并按压,同时右手轻拉脐带协助胎盘娩出。当胎盘娩出至阴道口时,双手捧住胎盘向一个方向旋转并缓慢向外牵拉,协助胎盘胎膜完整剥离娩出(图9-20)。若发现胎膜部分断裂,用血管钳夹住断裂上端的胎膜,再继续向原方向旋转,直到胎膜完全排出。胎盘胎膜排出后,按摩子宫从而刺激其收缩以减少出血,同时注意观察并测量出血量。

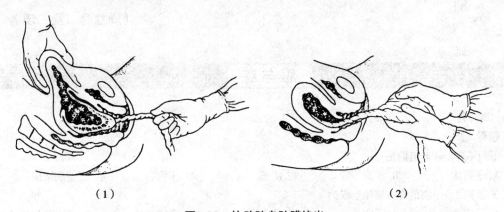

（1）　　　　　　　　　　　　　（2）

图9-20 协助胎盘胎膜娩出

（三）检查胎盘、胎膜

将胎盘铺平，先检查胎盘母体面胎盘小叶有无缺损。若疑有缺损，可用牛乳测试法，从脐静脉注入牛乳，若见牛乳自胎盘母体面溢出，则溢出部位为胎盘小叶缺损处。然后将胎盘提起，检查胎膜是否完整，再检查胎盘胎儿面边缘有无血管断裂，及时发现副胎盘。副胎盘为一小胎盘，与正常胎盘分离，但两者间有血管相连。若有副胎盘、部分胎盘残留或大部分胎膜残留时，应在无菌操作下徒手进入宫腔取出残留组织。若手取胎盘困难，用大号刮匙清宫。若确认仅有少许胎膜残留，可给予子宫收缩剂待其自然排出。

（四）检查软产道

胎盘娩出后，用无菌纱布拭净外阴血渍，检查软产道有无裂伤。如有裂伤，立即缝合。

（五）预防产后出血

正常分娩出血量多不超过300ml。如有产后出血高危因素存在的产妇，可在胎儿前肩娩出时静注缩宫素10~20U，也可以在胎儿前肩娩出后立即肌内注射缩宫素10U或者缩宫素10U加入0.9%氯化钠注射液20ml内静脉快速注入，促进胎盘尽快完整娩出以减少出血。若胎盘未完全剥离而出血多时，应行手取胎盘术。若第三产程超过30分钟，胎盘仍未排出但出血不多时，应注意排空膀胱，再轻轻按压子宫及静注子宫收缩剂，如仍不能使胎盘排出，应行手取胎盘术。若胎盘娩出后出血较多时，可经下腹部直接在宫体肌壁内或肌内注射麦角新碱0.2~0.4mg，并将缩宫素20U加于5%葡萄糖液500ml内静脉滴注。

（六）一般护理

第三产程结束时，移去产妇臀下污染的大单，垫上消毒会阴垫，让产妇平卧休息。产妇因产时出汗多，应为产妇擦汗更衣，注意保暖，同时给提供产妇易消化、营养丰富的流质食物，以帮助恢复体力。并鼓励排尿，避免膀胱充盈影响子宫收缩。

（七）产后观察

留产妇在产房严密观察2小时，观察血压、脉搏、子宫收缩情况、宫底高度、阴道出血量、膀胱是否充盈及会阴切口情况等。

【护理评价】

1. 产后是否精神状况好。

2. 产后是否发生感染。

3. 产后是否发生大出血或出血是否被控制。

（周立蓉　黄　瑛）

思 与 练

一、选择题

A1题型

1. 下列**不属于**软产道的是

　A. 子宫体　　　　B. 子宫下段　　　C. 阴道　　　　D. 子宫颈　　　　E. 盆底组织

2. 子宫下段是子宫的哪一部位形成的

　A. 子宫底　　　　B. 子宫角　　　　C. 子宫体　　　　D. 子宫峡部　　　　E. 子宫颈外口

3. **不属于**子宫收缩力特点的是

    A. 节律性　　　　B. 对称性　　　　C. 弹性　　　　D. 极性　　　　E. 缩复作用

4. **不属于**影响分娩的因素是

    A. 胎儿　　　　B. 产道　　　　C. 腹部　　　　D. 产力　　　　E. 产妇心理

5. 预示即将临产最可靠的征象是

    A. 见红　　　　B. 规律宫缩　　　　C. 不规则宫缩　　　　D. 胎儿下降感　　　　E. 宫颈口扩张

6. 判断胎先露高低的标志是

    A. 坐骨结节　　　　B. 耻骨弓　　　　C. 坐骨棘　　　　D. 骶岬　　　　E. 耻骨联合

7. 下列不是新生儿阿普加评分依据的是

    A. 呼吸　　　　B. 心率　　　　C. 皮肤颜色　　　　D. 体温　　　　E. 肌张力

8. 第三产程一般不应超过

    A. 10分钟　　　　B. 1小时　　　　C. 2小时　　　　D. 30分钟　　　　E. 20分钟

A2型题

9. 24岁初产妇,规律宫缩10小时,观察2小时,宫口由5cm开大至7cm,胎头S+2,LOA,未破膜,胎心140次/分,宫缩50s/3min。此产程处于

    A. 潜伏期　　　　B. 正常活跃期　　　　C. 异常活跃期　　　　D. 正常第二产程　　　　E. 异常第二产程

A3型题

（10~12题共用题干）

28岁初产妇,妊娠39周,临产6小时,宫口开大3cm,临产11小时,检查宫口开全。宫口开全1小时,产妇在屏气用力,阴道口可见胎儿头发,胎心正常。

10. 此产妇活跃期时间为

    A. 6小时　　　　B. 5小时　　　　C. 11小时　　　　D. 3小时　　　　E. 4小时

11. 此产妇第一产程属于下列哪种情况

    A. 活跃期异常　　　　　　B. 潜伏期异常　　　　　　C. 活跃期与潜伏期均异常

    D. 第一产程正常　　　　E. 以上均不对

12. 此时产程属于哪个时期

    A. 活跃期　　　　B. 潜伏期　　　　C. 第二产程　　　　D. 第三产程　　　　E. 第一产程

二、思考题

1. 产程如何分期?

2. 新生儿出生后1分钟评分的标准是什么?

第十章

异常分娩妇女的护理

学习目标

1. 掌握产力异常的分类、护理评估、护理诊断和护理措施。
2. 熟悉产道异常的分类、护理诊断和护理措施及产力、产道、胎位及胎儿发育异常的原因。
3. 了解和对异常分娩病人的整体护理及健康指导。
4. 具有认真勤奋的学习态度,严谨求实的实训操作作风,养成良好的职业习惯,在整个护理过程中体现对病人的关爱、服务周到、体贴。
5. 熟练掌握协调性宫缩乏力的加强宫缩的技能。

　　影响产妇分娩的主要因素包括产力、产道、胎儿及产妇精神心理因素。这些因素在分娩过程中相互影响,其中任何一个或一个以上因素发生异常,或几个因素间不能相互协调、适应,而使分娩过程受到阻碍,称为异常分娩(abnormal labor),又称难产(dystocia)。由于分娩是个动态变化的过程,产妇分娩过程中顺产与难产在一定条件下可以相互转化,若处理及时、得当,难产可能转变为顺产;相反,若处理不当或不及时,顺产也可以转变为难产。因此,有必要了解导致难产的各种因素,给予适时、适当处理,以保证母儿安全。

第一节　产力异常妇女的护理

案例导入

　　刘女士,初产妇,停经40周,规律宫缩16小时。查体: T 36.9℃,BP 120/85mmHg,P 100次/分。R 20次/分。宫缩20秒/分,强度弱,胎位LOA,胎心音156次/分,妇检:宫颈消失,宫口开大1.5cm,先露头S-2。

【概述】

　　产力是分娩的动力,在无其他因素作用及影响下,有效的产力能使宫口扩张,胎先露下

考点提示：
产力异常的种类

降,产程不断进展。

产力包括子宫收缩力、腹肌及膈肌收缩力和肛提肌收缩力,其中以子宫收缩力为主,子宫收缩力贯穿于分娩过程的始终。

在分娩过程中,子宫收缩的节律性、对称性及极性不正常或强度、频率有改变,称为子宫收缩力异常(abnormal uterine action)简称产力异常。子宫收缩力异常临床上分为子宫收缩乏力(简称宫缩乏力)和子宫收缩过强(简称宫缩过强)两类。当子宫收缩乏力时,可导致产程延长,甚至发生滞产及一系列影响母儿健康的问题;当子宫收缩过强时,可导致急产或不协调性子宫收缩过强,可出现胎儿宫内缺氧、胎儿窘迫,甚至新生儿窒息死亡及母体损伤等。每类又有协调性及不协调性之分(图10-1)。

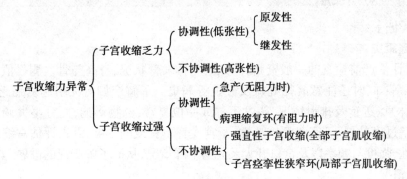

图10-1　子宫收缩力异常的分类

一、子宫收缩乏力

引起子宫收缩乏力(uterine inertia)常见的原因有以下几种:

1. 精神因素　多见于初产妇,尤其是35岁以上的高龄初产妇。由于初产妇缺少产前健康教育和分娩经历,对分娩知识不甚了解,因此对分娩有恐惧心理,精神过度紧张,大脑皮质功能紊乱,睡眠减少,加之临产后进食不足以及过多体力消耗,水、电解质紊乱,可导致原发性子宫收缩乏力。

2. 产道与胎儿因素　临产后,当骨盆异常或胎位异常时,胎儿先露部下降受阻,胎先露不能紧贴子宫下段及子宫颈内口,不能有效刺激子宫阴道神经丛引起有力的反射性子宫收缩,是导致继发性子宫收缩乏力的最常见原因。

3. 子宫因素　子宫壁过度膨胀(如双胎、羊水过多、巨大胎儿妊娠等),可使子宫肌纤维过度伸展,失去正常收缩能力;多次妊娠分娩(经产妇)及子宫的急慢性炎症均可使子宫肌纤维变性、结缔组织增生影响子宫收缩;子宫肌瘤、子宫发育不良、子宫畸形(如双角子宫)等能影响子宫的收缩力。

4. 内分泌失调　临产后,产妇体内雌激素、缩宫素、前列腺素合成及释放减少,一方面使子宫平滑肌间隙连接蛋白数量减少,另一方而缩宫素受体量减少;孕激素下降缓慢,使得子宫对乙酰胆碱的敏感性降低,从而影响子宫肌兴奋阈;子宫平滑肌细胞钙离子浓度的降低、肌浆蛋白轻链激酶及ATP酶不足,影响肌细胞收缩,以上各因素均可直接导致子宫收缩乏力。

5. 药物影响　临产后,不适当地使用大剂量镇静剂、镇痛剂及麻醉剂,如吗啡、哌替啶、氯丙嗪、硫酸镁、苯巴比妥钠等,可不同程度使子宫收缩受到抑制。

6.其他　营养不良、贫血和一些慢性疾病所致体质虚弱者,临产后进食与睡眠不足、过多的体力消耗、水及电解质紊乱、产妇过度疲劳、膀胱直肠充盈、前置胎盘影响先露下降等亦可导致宫缩乏力。

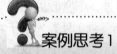

案例思考1

请结合本节的学习,思考回答:
本案例引起产力异常的原因是什么?

【护理评估】

（一）健康史

首先要评估产前检查的一般资料,产妇的身体发育状况、身高与骨盆测量值、胎儿大小与头盆关系等;同时还注意既往妊娠及分娩等病史。了解产妇有无引起宫缩乏力的原因:精神因素,休息、进食及排泄情况,头盆不称或胎位异常,药物影响,内分泌失调,子宫因素（包括子宫壁过度伸展、子宫肌纤维变性、子宫发育不良或畸形）。重点评估宫缩的节律性、对称性、极性、强度与频率以及宫口开大及先露下降情况,从而了解产程的进展;其次评估社会支持系统情况。

（二）身体状况

子宫收缩乏力分为协调性子宫收缩乏力与不协调性子宫收缩乏力两种类型。

1.协调性子宫收缩乏力　又称低张性子宫收缩乏力(hypotonic uterine inertia)是指子宫收缩具有正常的节律性、对称性及极性,但收缩力弱,宫腔压力低于15mmHg,持续时间短,间歇期长且不规律,宫缩小于2次/10分钟。在收缩的高峰期,宫体隆起不明显,用手指压宫底部肌壁仍可出现凹陷,此种宫缩乏力多属继发性宫缩乏力,可使产程延长甚至停滞。

根据其在产程中出现的时间可分为:①原发性宫缩乏力,指产程开始即出现子宫收缩乏力,宫口不能如期扩张,胎先露部不能如期下降,产程延长;②继发性宫缩乏力,指产程开始时子宫收缩正常,在产程进行到某一阶段(多在活跃期或第二产程)减弱,常由于中骨盆与骨盆出口平面狭窄,持续性枕横位或枕后位等头盆不称时,发生继发性子宫收缩乏力,表现为子宫收缩力较弱,产程进展缓慢,甚至停滞。

2.不协调性子宫收缩乏力　又称高张性子宫收缩乏力(hypotonic uterine inertia),多见于初产妇,临床表现为子宫收缩的极性倒置,宫缩的兴奋点不是起源于两侧子宫角部,而是来自子宫下段某处或宫体多处,频率高,节律不协调。其特点为宫缩时宫底部不强,而是子宫中段或下段强,宫腔内压力达20mmHg,宫缩间歇期子宫壁也不能完全松弛,表现为子宫收缩不协调。这种宫缩可导致宫口不能如期扩张、胎先露不能如期下降,属无效宫缩。该种宫缩容易使产妇自觉宫缩强,持续腹痛,拒按,精神紧张,烦躁不安,体力消耗,产程延长或停滞,严重者出现脱水、电解质紊乱、肠胀气、尿潴留;同时因胎儿-胎盘循环障碍,可出现胎儿宫内窘迫。

3.产程曲线异常　产程进展的标志是宫口扩张和胎先露部下降。临床上对以上两个指标监护和识别的重要手段主要依赖于产程图。分娩过程中,将动态监护宫口扩张及胎先露下降的记录连线所形成的曲线图称为产程曲线。观察产程曲线,可以监护产程和及时识别难产。宫缩乏力导致的产程曲线异常有以下8种:

（1）潜伏期延长（prolonged latent phase）：从临产规律宫缩开始至宫口开大：3cm称为潜伏期。初产妇潜伏期正常约需8小时，最大时限16小时，超过16小时称为潜伏期延长[图10-2（1）]。

（2）活跃期延长（prolonged active phase）：从宫口开大3cm开始至宫口开全称为活跃期。初产妇活跃期正常约需4小时，最大时限8小时，超过8小时称为活跃期延长[图10-2（2）]。

（3）活跃期停滞（prolonged active phase）：进入活跃期后，宫口不再扩张达2小时以上，称为活跃期停滞[图10-2（3）]。

（4）第二产程延长（prolonged second stage）：第二产程初产妇超过2小时、经产妇超过1小时尚未分娩，称为第二产程延长[图10-2（4）]。

（5）第二产程停滞（protracted second stage）：第二产程达1小时胎头下降无进展，称为第二产程停滞。

（6）胎头下降延缓（prolonged descent）：活跃期晚期及第二产程，胎头下降速度初产妇每小时小于1cm，经产妇每小时小于2cm，称为胎头下降延缓。

（7）胎头下降停滞（protracted descent）：活跃期晚期胎头停留在原处不下降达1小时以上，称为胎头下降停滞。

（8）滞产（prolonged labor）：指总产程超过24小时者。

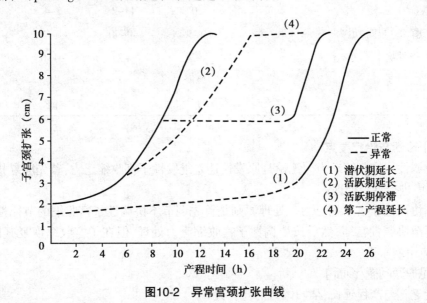

图10-2 异常宫颈扩张曲线

以上8种产程进展异常情况，可以单独存在，也可以合并存在。

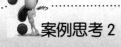

案例思考 2

请结合本内容的学习，思考回答
如何判断刘女士的产程进展？

4. 产程观察 用手触摸孕妇腹部或用胎儿电子监护仪监测宫缩的节律性、强度及频率的变化情况。变化的特点如临床表现所述，重点在于区别是协调性还是不协调性的宫缩乏力。

（三）心理社会状况

主要评估产妇精神状态及其影响因素,了解产妇及家属是否产生紧张、恐惧和悲观情绪。

（四）辅助检查

1. 多普勒胎心听诊仪监测　可及时发现心率减慢、过快或心律不齐,协调性宫缩乏力者胎心出现变化较晚,不协调性宫缩乏力者胎心音变化出现较早。

2. 实验室检查　尿液检查可出现尿酮体阳性,血液生化检查,可出现钾、钠、氯及钙等电解质的改变,二氧化碳结合力可降低。

3. 进行Bishop宫颈成熟度评分　可以利用Bishop宫颈成熟度评分法（表10-1）,估计人工破膜加强宫缩的效果。该评分法满分为13分。若产妇得分≤3分,人工破膜均失败,应该用其他方法;4~6分的成功率约为50%;7~9分的成功率约为80%;>9分均成功。

表10-1　Bishop宫颈成熟度评分法

指标	分数			
	0	1	2	3
宫口开大（cm）	0	11~2	3~4	5~6
宫颈管消退（%）（未消退为2~3cm）	0~30	40~50	60~70	80~100
先露位置（坐骨棘水平=0）	-3	-2	-1~0	+1~+2
宫颈硬度	硬	中	软	
宫口位置	后	中	前	

（五）诊断与治疗要点

1. 协调性子宫收缩乏力　无论是原发性还是继发性子宫收缩乏力,首先应寻找原因,然后针对原因进行恰当处理。

2. 不协调性子宫收缩乏力　处理原则是首先调节不协调性子宫收缩的节律性及极性,使之恢复至协调性宫缩,然后按协调性子宫收缩乏力处理,但在子宫收缩恢复其协调性之前,严禁应用缩宫素。

【常见护理问题/诊断】

1. 疲乏　与产程延长、孕妇体力消耗有关。

2. 有体液不足的危险　与产程延长、孕妇体力消耗、过度疲乏影响摄入有关。

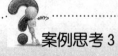

案例思考3

请结合本节的学习,思考回答:

本案例的主要护理问题是什么?

【护理目标】

1. 产妇能在产程中保持良好的体力。

2. 产妇不发生感染等并发症。

【护理措施】

（一）首要护理

1. 协调性子宫收缩乏力者首先应寻找原因，若发现有头盆不称或胎位异常不能从阴道分娩者，应及时做好剖宫产的术前准备；若估计可经阴道分娩者做好以下护理：

（1）第一产程的护理

1）改善全身情况：①保证休息，首先要关心和安慰产妇、消除其精神紧张与恐惧心理，对产程长、产妇过度疲劳或烦躁不安者按医嘱可给镇静剂，如地西泮（安定）10mg缓慢静脉推注或哌替啶100mg肌内注射，使其休息后体力有所恢复，子宫收缩力也得以恢复。②补充营养、水分、电解质，鼓励产妇多进易消化、高热量饮食，对入量不足者需补充液体。按医嘱对酸中毒者根据二氧化碳结合力，补充适量5%碳酸氢钠；低钾血症时应给产氯化钾缓慢静脉滴注；补充钙剂可提高子宫肌球蛋白及腺苷酶的活性，增加间隙连接蛋白数量，增强子宫收缩；同时，注意纠正产妇电解质紊乱状态。③保持膀胱和直肠的空虚状态。初产妇宫颈开大不足3cm、胎膜未破者，必要时可给予温肥皂水灌肠，以促进肠蠕动，排除粪便与积气，刺激子宫收缩。自然排尿有困难者可先行诱导法，无效时应予导尿，因排空膀胱能使产道拓宽。经上述处理后，子宫收缩力可加强。

2）加强子宫收缩：如经上述护理措施后子宫仍收缩乏力，在排除头盆不称、胎位异常及骨盆狭窄，无胎儿窘迫，产妇无剖宫产史者，则按医嘱加强子宫收缩。常用的方法有：①针刺穴位，通常针刺合谷、三阴交、太冲、关元、中极等穴位，有增强宫缩的效果。②刺激乳头可加强宫缩。③人工破膜，宫颈扩张≥3cm，无头盆不称，胎头已衔接者，可行人工破膜。破膜后先露下降紧贴子宫下段和宫颈内口，引起宫缩加强，加速宫口扩张及产程进展。④缩宫素静脉滴注，先用5%葡萄糖液500ml静脉滴注，调节为8~10滴/分，然后加入缩宫素2.5~5u，摇匀，每隔15分钟观察1次子宫收缩、胎心、血压及脉搏，并予记录，如子宫收缩不强，可逐渐加快滴速，一般不宜超过40滴/分，以子宫收缩达到持续40~60秒，间隔2~4分钟为好。在用缩宫素静脉滴注时，必须有专人监护，随时调节剂量、浓度和滴速，以免因子宫收缩过强（持续超过60秒，间歇少于2分钟）而发生子宫破裂或胎儿窘迫等严重并发症。

3）剖宫产术前准备：如经上述处理产程仍无进展，甚至出现胎儿宫内窘迫乃至产妇体力衰竭等情况时，应立即做好剖宫产术前准备。

（2）第二产程的护理：经第一产程中各种方法处理后，一般宫缩转为正常，进入第二产程。此时应做好阴道助产和抢救新生儿的准备，密切观察胎心、宫缩与胎先露下降情况。

（3）第三产程的护理：继续与医师合作，预防产后出血及感染。按医嘱于胎儿前肩娩出时可静脉推注麦角新碱0.2mg或用缩宫素10u肌注或静脉滴注或推注；胎儿、胎盘娩出后加大宫缩剂用量，防治产后出血。凡破膜时间超过12小时、总产程超过24小时、肛查或阴道助产操作多者，应用抗生素预防感染。同时，密切观察子宫收缩、阴道出血情况及生命体征各项指标。注意产后及时保暖及饮用一些高热量饮品，以利于产妇在产房的2小时观察中得到休息与恢复。

2. **不协调性宫缩乏力者**　医护人员要关心病人，耐心细致地向产妇解释疼痛的原因，指导产妇宫缩时做深呼吸、腹部按摩及放松，稳定其情绪，减轻疼痛。缓解其不适，通常按医嘱给予适当的镇静剂，如哌替啶100mg等，确保产妇充分休息，使产妇经过充分休息后恢复为协调性子宫收缩，产程得以顺利进展。多数产妇经过以上处理后均能恢复为协调性宫缩。若宫缩仍不协调或伴胎儿窘迫、头盆不称等,应及时通知医师,并做好剖宫产术和抢救新生儿的准备。

（二）心理护理

产妇焦虑与恐惧的心理状态是直接影响子宫收缩的重要因素。护士必须重视评估产妇的心理状况,及时给予解释和支持,可用语言和非语言性沟通技巧以示关心,防止精神紧张。指导产妇休息时行左侧卧位; 适当的室内活动有助于加强宫缩; 鼓励产妇及家属表达出他们的担心和不适感,护士随时向产妇及家属解答问题,不断对分娩进程作出判断并将产程的进展和护理计划告知产妇及家属,使产妇心中有数,对分娩有信心,并鼓励家属为产妇提供持续性心理支持。

案例思考4

请结合本节的学习,思考回答:
本案例可采取的护理措施有哪些?

【护理评价】

1. 产妇在待产和分娩过程中获得支持,满足了基本需要,产程进展顺利。

2. 母婴安全度过分娩,产后出血量小于500ml,不存在水、电解质失衡或感染等问题。

【健康教育】

鼓励产妇产后早期下床活动,告知其有利于子宫复旧及恶露排出。提倡母乳喂养,宣传对婴儿生长的意义等有关知识。加强产后锻炼,指导做产后保健操。注意乳房护理和会阴部的清洁。提醒产妇一旦发热、阴道流血增多、恶露持续不尽或有臭味、伴下腹部疼痛、全身不适等症状,及时就诊。

二、子宫收缩过强

目前尚不十分明确,但与以下因素有关:

1. 急产几乎都发生于经产妇,其主要原因是软产道阻力小。

2. 缩宫素应用不当,如引产时剂量过大、误注子宫收缩剂或个体对缩宫素过于敏感,分娩发生梗阻或胎盘早剥血液浸润子宫肌层,均可导致强直性子宫收缩。

3. 待产妇的精神过度紧张、产程延长、极度疲劳、胎膜早破及粗暴地、多次宫腔内操作等,均可引起子宫壁某部肌肉呈痉挛性不协调性宫缩过强。

【护理评估】

（一）健康史

认真阅读产前检查记录,了解有无急产、缩宫素使用不当、精神过度紧张、过多阴道检查及粗暴的宫腔操作和骨盆异常等。重点评估宫缩频率、强度、产程进展及胎儿状况。

（二）身体状况

1. 协调性子宫收缩过强是指子宫收缩的节律性、对称性和极性均正常,仅子宫收缩力过强（宫腔压力大于50mmHg）、过频（10分钟内有5次或以上的宫缩且持续达60秒或更长）,若产道无阻力、无头盆不称及胎位异常情况,往往产程进展很快,初产妇宫口扩张速度大于每小时5cm,经产妇宫口扩张速度大于每小时10cm,宫颈口在短时间内迅速开全,分娩在短时间内结束,造成急产(precipitate delivery),即总产程不超过3小时,多见于经产妇。产妇往往有痛苦面容,大声叫喊。由于宫缩过强、过频易致产道损伤、胎儿缺氧、胎死宫内或新生儿外伤等。

2.不协调性子宫收缩过强有两种表现。

(1)强直性子宫收缩(tetanic contraction of uterus):并非子宫肌组织功能异常,而是由于上述外界因素所引起宫颈口以上部分的子宫肌层出现强直性痉挛性收缩,宫缩间歇期短或无间歇,产妇烦躁不安、持续腹痛、拒按。胎方位触诊不清,胎心音听不清。有时可在脐下或平脐处见一环状凹陷,即病理性缩复环,导尿可出现血尿等先兆子宫破裂的征象。

(2)子宫痉挛性狭窄环(constriction ring of uterus):子宫壁某部肌肉在上述原因下呈痉挛性不协调性子宫收缩所形成的环状狭窄,持续不放松,称为子宫痉挛性狭窄环。狭窄环可发生在宫颈、宫体的任何部位,多在子宫上下段交界处,也可在胎体某一狭窄部,以胎颈、胎腰处多见(图10-3)。产妇持续性腹痛、烦躁、宫颈扩张缓慢、胎先露下降停滞、胎心律不规则,时快时慢。此环与病理缩复环不同,其特点是不随宫缩上升,阴道检查时在宫腔内可触及狭窄环。

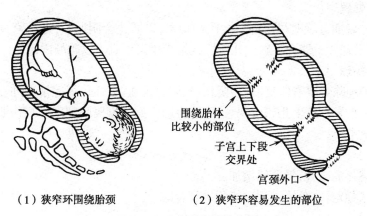

(1)狭窄环围绕胎颈　　　　　(2)狭窄环容易发生的部位

图10-3　子宫痉挛性狭窄环

3.产科检查　发现待产妇宫缩持续时间长、宫缩时宫内压很高,宫体硬,间歇时间短,触诊胎方位不清。如产道无梗阻,则产程进展快,胎头下降迅速。如遇产道梗阻,可在腹部见到一环状凹陷即病理性缩复环,此时子宫下段很薄,压痛明显,膀胱充盈或有血尿等先兆子宫破裂的征象。

(三)心理社会状况

子宫收缩过频、过强,无喘息之机,产妇阵痛难忍,毫无思想准备,尤其身旁无医护人员及家属的情况下,产妇有恐惧和极度无助感,担心胎儿与自身的安危。

(四)辅助检查

多用B超检查了解宫内胎儿、胎盘情况。

(五)诊断与治疗要点

识别发生急产的高危人群和急产征兆,正确处理急产,预防并发症。

【常见护理问题/诊断】

1.疼痛　与过频过强子宫收缩有关。

2.焦虑　与担心自身及胎儿安危有关。

【护理目标】

1．产妇能应用减轻疼痛的常用技巧。

2．产妇能描述自己的焦虑和应对方法。

【护理措施】

（一）首要护理

临产期有产兆后提供缓解疼痛、减轻焦虑的支持性措施。鼓励产妇做深呼吸，提供背部按摩，嘱其不要向下屏气，以减慢分娩过程。宫缩过强时按医嘱给予宫缩抑制剂，如25%硫酸镁20ml加入25%葡萄糖20ml缓慢静脉推注，不少于5分钟，或肾上腺素1mg加入5%葡萄糖250ml内静脉滴注。若属梗阻性原因，应停止一切刺激，如禁止阴道内操作、停用缩宫素等。如未发生胎儿窘迫征象，可给予镇静剂，如哌替啶100mg或吗啡10mg肌注，一般可消除异常宫缩。当子宫收缩恢复正常时，可行阴道助产或等待自然分娩。经上述处理不能缓解，宫口未开全，胎先露部高，或伴有胎儿窘迫征象者，均应行剖宫产术。密切观察产程进展及产妇状况，发现异常及时通知医师并配合处理。通过交谈分散待产妇注意力，减轻其焦虑与紧张。

（二）对症处理

正确处理分娩期分娩时尽可能行会阴侧切术，以防止会阴撕裂，遇有宫颈、阴道及会阴撕裂伤，应及时发现并予缝合。新生儿按医嘱给维生素K_1肌注以防颅内出血。

（三）心理护理

做好产后护理除观察宫体复旧、会阴伤口、阴道出血、生命体征等情况外，应向产妇进行健康教育及出院指导。新生儿如出现意外，需协助产妇及家属顺利度过哀伤期，并为产妇提供出院后的避孕指导。

【护理评价】

1．产妇自述疼痛减轻，舒适感增加。

2．产妇情绪稳定，在分娩过程中能积极配合。

【健康教育】

有急产史的孕妇在预产期前1~2周不宜外出，以免发生意外，宜提前2周住院待产，以防院外分娩，造成损伤和意外。经常巡视住院的孕妇，嘱其勿远离病房，一旦出现产兆，不能给予灌肠，应卧床休息，最好左侧卧位，并做好接生及抢救新生儿的准备。待产妇主诉有便意时，先判断宫口大小及胎先露下降情况，以防分娩在厕所造成意外伤害。

第二节　产道异常妇女的护理

案例导入

黄女士，初产妇，停经38W，规律宫缩8小时。查体：一般状态可，宫缩40s/4min，强度中，胎位LOA，胎心156次/分，跨耻征阳性。骨盆测量：骶耻外径17cm，坐骨棘间径8cm，坐骨结节间径7cm。肛查：宫颈消失，宫口开大3cm，先露头S-3。此时产妇非常焦虑，担心自己不能正常生产。

考点提示：

狭窄骨盆的种类

【概述】

产道包括骨产道(骨盆腔)及软产道(子宫下段、宫颈、阴道、外阴)，是胎儿娩出的通道。产道异常包括骨产道异常及软产道异常，临床上以骨产道异常多见，产道异常可使胎儿娩出受阻。常见的骨产道异常有扁平骨盆、漏斗骨盆、均小骨盆、畸形骨盆。由于骨盆径线过短或形态异常，致使骨盆腔小于胎先露可通过的限度，阻碍胎先露下降，影响产程顺利进展，称为狭窄骨盆(pelvic contraction)。狭窄骨盆可以为一个径线过短或多个径线过短，也可以一个平面狭窄或多个平面狭窄，临床上需要综合分析，作出判断。

【护理评估】

（一）健康史

了解产妇产前检查中骨盆各径线测量值及妇科检查记录、曾经处理情况。重点评估既往分娩史，内、外科疾病史，有无佝偻病、脊髓灰质炎和外伤史等。

（二）身体状况

1. 一般检查 观察产妇的体型、步态有无跛足，有无脊柱及髋关节畸形，米氏菱形窝是否对称，有无悬垂腹等体征。身高小于145cm者，应警惕均小骨盆。

2. 腹部检查

（1）测量子宫底高度和腹围，估计胎儿大小。

（2）产科检查：四步触诊，判断胎位是否正常；骨盆测量，包括骨盆外侧测量和内侧测量，具体测量方法见第二章。

3. 骨产道异常

（1）骨盆入口狭窄(contracted pelvic inlet)：扁平骨盆最常见，以骨盆入口前后径狭窄为主，其形态呈横扁圆形。入口狭窄分为三级：Ⅰ级为临界性狭窄，骶耻外径18cm，入口前后径10cm；Ⅱ级为相对性狭窄，骶耻外径16.5~17.5cm，入门前后径8.5~9.5cm；Ⅲ级为绝对性狭窄，骶耻外径≤16.0cm，入口前后径≤8.0cm。常见有单纯扁平骨盆(simple flat pelvis)（图10-4）和佝偻病性扁平骨盆(rachitic flat pelvis)（图10-5）两种。由于骨盆入口平面狭窄，于妊娠末期或临产后胎头衔接受阻，不能入盆。临产后前羊水囊受力不均，易致胎膜早破。或

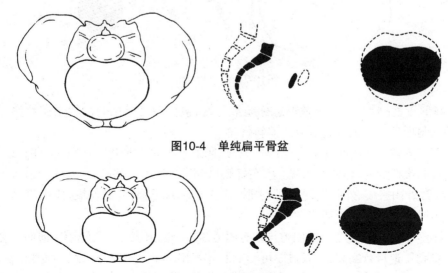

图10-4 单纯扁平骨盆

图10-5 佝偻性扁平骨盆

者胎头入盆不均或胎头骑跨在耻骨联合上方(即跨耻征阳性),表现为继发性宫缩乏力,潜伏期和活跃早期延长。胎头双顶径一旦通过入口平面,可经阴道分娩。如跨耻征阳性者强行经阴道分娩可致子宫破裂。

(2)中骨盆及骨盆出口平面狭窄:中骨盆平面狭窄分为三级:Ⅰ级为临界性狭窄,坐骨棘间径10cm,坐骨结节间径7.5cm;Ⅱ级为相对性狭窄,坐骨棘间径8.5~9.5cm,坐骨结节间径6.0~7.0cm;Ⅲ级为绝对性狭窄,坐骨棘间径≤8.0cm,坐骨结节间径≤5.5cm,常见于漏斗骨盆(funnel shaped pelvis)(图10-6),即骨盆入口平面各径线正常,两侧骨盆壁向内倾斜,状似漏斗,其特点是中骨盆及出口平面明显狭窄,耻骨弓角度小于90°,坐骨结节间径与出口后矢状径之和小于15cm。临产后先露入盆不困难,但胎头下降至中骨盆和出口平面时,常不能顺利转为枕前位,形成持续性枕横位或枕后位(图10-6),产程进入活跃晚期及第二产程后进展缓慢,甚至停滞。

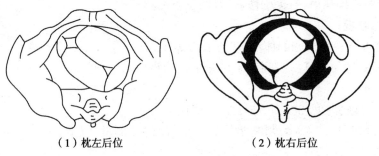

(1)枕左后位　　　　　　　　　　(2)枕右后位

图10-6　持续性枕后位

(3)骨盆三个平面狭窄:骨盆外形属女性骨盆,但骨盆每个平面的径线均小于正常值2cm或更多,称为均小骨盆(generally contracted pelvis)(图10-7)。多见于身材矮小、体形匀称的妇女。胎儿小、产力好、胎位正常者可借助胎头极度俯屈和变形,经阴道分娩。中等大小以上的胎儿经阴道分娩则有困难。

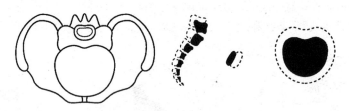

图10-7　均小骨盆

(4)畸形骨盆:骨盆失去正常形态称畸形骨盆,包括现已罕见的骨软化症骨盆,其骨盆入口呈凹三角形以及骨关节病所致的偏斜骨盆。

4. 软产道异常　软产道包括子宫下段、宫颈、阴道及骨盆底软组织构成的弯曲管道。软产道异常所致的难产少见,容易被忽视。应在妊娠早期常规行妇科检查,了解软产道有无异常。

(1)异常外阴瘢痕、外阴坚韧、外阴水肿,由于组织缺乏弹性,无伸展,使阴道口狭窄,影响胎头娩出或造成严重的撕裂伤。

(2)阴道异常:临床上常见的阴道异常有阴道纵隔和阴道横隔。当隔膜较薄而完全时,可因先露扩张和压迫自行断裂,隔膜过厚可影响胎儿娩出;阴道瘢痕性狭窄轻者因妊娠后组织变软,不影响分娩。若瘢痕广泛、部位高者可影响先露下降;阴道尖锐湿疣于妊娠期生长迅速,病人于分娩时容易发生阴道裂伤、血肿及感染；此外,阴道囊肿和肿瘤均可阻碍胎先露下降。

（3）宫颈异常：宫颈外口粘连、宫颈水肿、宫颈坚韧、宫颈瘢痕、宫颈癌、宫颈肌瘤等,均可造成宫颈性难产,影响胎头下降,导致产程延长、产妇体力衰竭等。

（三）心理-社会评估

产妇和家属担心分娩的结果和胎儿在宫内的安危,出现焦虑、恐惧。

（四）辅助检查

1. 胎头跨耻征检查　该检查目的在于判断头盆是否相称。产妇体位：排尿后仰卧,两腿伸直。检查者将手放于耻骨联合上方,将浮动的胎头向骨盆方向推压,若胎头低于耻骨联合平面表示胎头可以入盆,头盆相称,称为跨耻征阴性[图10-8（1）]；若胎头与耻骨联合在同一平面,表示可疑,为跨耻征可疑阳性[图10-8（2）]；若胎头高于耻骨联合平面,则表示头盆明显不称,为跨耻征阳性[图10-8（3）]。此项检查在初产妇预产期前两周或经产妇临产后胎头尚未入盆时有一定的临床意义。

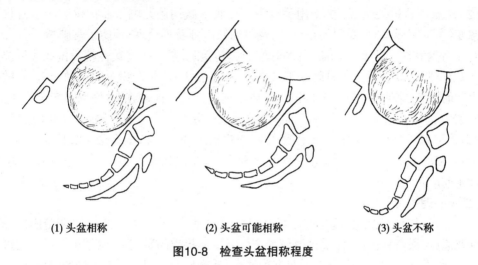

(1) 头盆相称　　　　　　(2) 头盆可能相称　　　　　　(3) 头盆不称

图10-8　检查头盆相称程度

2. B型超声检查　观察胎先露与骨盆的关系,测量胎头双顶径、胸径、腹径、股骨长度,预测胎儿体重,判断能否顺利通过骨产道。

（五）诊断与治疗要点

明确狭窄骨盆的类型和程度,了解头盆是否相称及目前产程进展等情况后进行综合判断,并结合病人具体情况选择合理的分娩方式。

【常见护理问题/诊断】

1. 有感染的危险　与胎膜早破、产程延长、手术操作有关。

2. 有新生儿窒息的危险　与产道异常、产程延长有关。

3. 潜在并发症：子宫破裂、胎儿窘迫。

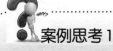

案例思考1

请结合本节的学习,思考回答：

本案例的主要护理问题是什么？

【护理目标】

1. 产妇的感染征象得到预防和控制。

2. 新生儿出生状况良好, Apgar评分＞7分。

3. 产妇能平安分娩, 无并发症发生。

【护理措施】

（一）首要护理

1. 有明显头盆不称, 不能从阴道分娩者　按医嘱做好剖宫产术的术前准备与术中、术后护理。

2. 轻度头盆不称者　在严密监护下可以试产, 试产过程一般不用镇静、镇痛药。少肛查, 禁灌肠。试产2~4小时, 胎头仍未入盆, 并伴胎儿窘迫者, 则应停止试产, 及时行刮宫产术结束分娩。为试产者提供以下护理:

（1）专人守护, 保证良好的产力: 关心产妇饮食、营养、水分、休息。必要时按医嘱补充水、电解质、维生素C。破膜后立即听胎心, 并注意密切观察胎心、羊水变化情况。

（2）注意产程进展情况: 护士用手放于产妇腹部或用胎儿电子监护仪监测子宫收缩及胎心率变化, 发现异常时, 立即停止试产, 及时通知医师及早处理, 预防子宫破裂。

3. 中骨盆狭窄　主要影响胎头俯屈, 使内旋转受阻, 易发生持续性枕横位或枕后位。若宫口已开全, 胎头双顶径达坐骨棘水平或更低, 可用胎头吸引、产钳等阴道助产术, 并做好抢救新生儿的准备; 若胎头未达坐骨棘水平, 或出现胎儿窘迫征象, 应做好剖宫产术前准备。

4. 骨盆出口狭窄者　应在临产前对胎儿大小、头盆关系作充分估计, 及早决定分娩方式, 出口狭窄者不宜试产。若出口横径与后矢状径之和大于15cm多数可经阴道分娩; 两径之和为13~15cm者, 多数需阴道助产; 两径之和小于13cm者, 足月胎儿不易经阴道分娩, 应行剖宫产术前准备。

（二）心理护理

为产妇及其家属提供心理支持做好产妇心理护理。①向产妇及家属讲清楚阴道分娩的可能性及优点, 增强其自信心; ②认真解答产妇及家属提出的疑问, 使其了解目前产程进展状况; ③向产妇及家属讲明产道异常对母儿的影响, 使产妇及家属解除对未知的焦虑, 以取得良好的合作; ④提供最佳服务, 使他们建立对医护人员的信任感, 缓解恐惧, 安全度过分娩过程。

（三）预防产后出血和感染

胎儿娩出后, 及时按医嘱使用宫缩剂、抗生素, 预防产后出血及感染。保持外阴清洁, 每天冲（擦）洗会阴2次, 使用消毒会阴垫。胎先露长时间压迫阴道或出现血尿时, 应及时留置导尿管8~12天, 必须保证导尿管通畅, 以防止发生生殖道瘘。定期更换橡皮管和接尿瓶, 防止感染。

（四）新生儿护理

胎头在产道压迫时间过长或经手术助产的新生儿, 应按产伤处理, 严密观察颅内出血或其他损伤的症状。

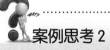

案例思考2

请结合本内容的学习, 思考回答本案例:

作为接诊护士, 请你评估该产妇能否自然分娩? 为什么? 应如何护理?

【护理评价】

1. 产妇无感染征象,产后体温、恶露、白细胞计数均正常,伤口愈合良好。

2. 新生儿窒息被及时发现并处理。

3. 产妇能配合实施处理方案,母儿平安度过分娩过程。

【健康教育】

指导产妇应定期产前检查,及早发现异常骨盆。对头盆不称、胎先露高浮,跨耻征阳性的产妇,最好提前住院,同时应指导其预防胎膜早破、脐带脱垂的方法,并告知一旦发生胎膜早破,须立即住院就诊。对产后会阴有伤口的产妇,嘱观察伤口愈合情况,保持外阴清洁,预防感染。加强新生儿护理,做好计划生育指导。

第三节　胎位异常妇女的护理

【概述】

胎儿的胎位异常或发育异常均可导致不同程度的异常分娩,造成难产。下面分别介绍:

胎位异常(abnormal fetal position)包括胎头位置异常、臀先露及肩先露。其中以头先露的胎头位置异常最常见,占妊娠足月分娩总数的6%~7%,常见于持续性枕后位或枕横位。臀先露是产前最常见的一种异常胎位,占妊娠足月分娩总数的3%~4%。肩先露占妊娠足月分娩总数的0.25%,虽然其所占比例很少,在临床已极少见,但却是对母儿最不利的胎位。可造成胎儿宫内窘迫、死胎、围生儿死亡及子宫破裂等威胁母儿生命。

1. 持续性枕后位(persistent occiput posterior position, POPP)　在分娩过程中,胎头枕部持续位于母体骨盆后方,于分娩后期仍然不能向前旋转,致使分娩发生困难者,称为持续性枕后位。多因骨盆异常、胎头俯屈不良、枕后位的胎先露部不易紧贴宫颈及子宫下段,常导致协调性子宫收缩乏力而致内旋转受阻,而子宫收缩乏力,影响胎头下降、俯屈及内旋转容易造成持续性枕横位或枕后位,两者互为因果关系。另外,头盆不称、前置胎盘、膀胱充盈、子宫下段肌瘤等均可影响胎头内旋转,形成持续性枕横位或枕后位。

临床表现为产程延长,尤其胎儿枕骨持续位于母体骨盆后方,直接压迫直肠,产妇自觉肛门坠胀及排便感,子宫颈口尚未开全时,过早用力屏气使用腹压,使产妇疲劳,宫颈前唇水肿,胎头水肿,影响产程进展。持续性枕后位常致第二产程延长。如阴道口虽已见到胎头,但历经多次宫缩屏气却不见胎头继续顺利下降时,应考虑持续性枕后位。

2. 臀先露(breech presentation)　是最常见的一种异常胎位,指胎儿以臀、足或膝为先露,以骶骨为指示点,在骨盆的前、侧、后构成6种胎方位(骶左前、骶左横、骶左后;骶右前、骶右横、骶右后)的总称,占足月分娩总数的3%~4%。根据胎儿两下肢所取姿势又可分为单臀先露或腿直臀先露;完全臀先露或混合臀先露;以及不完全臀先露。其中以单臀先露最多见(胎儿双髋关节屈曲,双膝关节伸直,以臀部为先露),其次以完全臀先露或混合臀先露较多见(胎儿双髋关节及膝关节均屈曲呈盘膝坐,以臀部和双足先露)。由于臀围小于头围,后出头困难,易发生胎膜早破、脐带脱垂、胎儿窘迫、新生儿产伤等并发症,围生儿死亡率是枕先露的3~8倍。

临床表现为孕妇常感觉肋下或上腹部有圆而硬的胎头,由于胎臀不能紧贴子宫下段及子宫颈,常导致子宫收缩乏力,产程延长,手术产机会增多。

3. 肩先露(shoulder presentation)(横位)　胎儿横卧于宫腔,其纵轴与母体纵轴垂直,称为横产式（俗称横位），先露为肩称肩先露，占妊娠足月分娩总数的0.25%，是对母儿最不利的胎位，如不及时处理，容易造成子宫破裂，威胁母儿生命。临产后由于先露部不能紧贴子宫下段，常出现宫缩乏力和胎膜早破，破膜后可伴有脐带和上肢脱垂等情况，可导致胎儿窘迫甚至死亡，足月活胎不可能经阴道娩出。

4. 面先露（face presentation）（颜面位） 多于临产后发现，因胎头极度仰伸，使胎儿枕部与胎背接触。经产妇多于初产妇，发生率约为2‰。

5. 其他 ①额先露：发生率约为6‰，以前额为先露部位的指示点，常表现为产程延长，一般需剖宫产；②复合先露：发生率约为0.8‰~1.66‰，常是胎头或胎臀伴有肢体（上肢或下肢）同时进入骨盆入口，常见头与手的复合先露。表现为产程进展缓慢，产程延长。

【护理评估】

（一）健康史

仔细阅读产前检查的资料，如身高、骨盆测量值、胎方位，估计胎儿大小、羊水量、有无前置胎盘及盆腔肿瘤等。询问既往分娩史，注意有无头盆不称、糖尿病史。了解是否有分娩巨大儿、畸形儿等家族史。评估待产过程中产程进展、胎头下降等情况。

（二）身体状况

胎位异常或胎儿发育异常均可导致产程延长、继发宫缩无力，或出现胎膜早破、脐带先露或脐带脱垂的危险，导致胎心不规则，甚至窒息死亡。

1. 腹部检查 持续性枕后位、臀位时胎体纵轴与母体纵轴一致，子宫呈纵椭圆形。如在宫底部触及胎臀，胎背偏向母体后方或侧方，前腹壁触及胎体，胎心在脐下偏外侧处听得最清楚时，一般为枕后位。如在宫底部触到圆而硬、按压时有浮球感的胎头，在耻骨联合上方触及软而宽、不规则的胎臀，胎心在脐上左（右）侧听得最清楚时，为臀位。

2. 肛门检查或阴道检查 当宫颈口部分开大或开全时，行肛查或阴道检查如感到盆腔后部空虚，胎头矢状缝在骨盆斜径上，前囟在骨盆的右（左）前方，后囟在骨盆的右（左）后方，提示为持续性枕后位；若触及软而宽且不规则的胎臀、胎足或生殖器等可确定为臀位；若感胎头很大，颅缝宽、囟门大且紧张，颅骨骨质薄而软，如乒乓球的感觉，则考虑脑积水。无论肛查或阴道检查，次数不宜过多，肛查一般少于10次，阴道检查应严格控制，检查前须严格消毒，防止感染。

（三）心理社会状况

胎位异常致继发性宫缩乏力、产程延长或梗阻性难产，产妇易失去信心而产生急躁情绪，同时也十分担心自身及胎儿的安危。

（四）辅助检查

1. B型超声检查 于产前检查则可估计头盆是否相称，探测胎头的位置、大小及形态，作出胎位及胎儿发育异常的诊断。

2. 实验室检查 可疑为巨大胎儿的孕妇，产前应做血糖、尿糖检查、孕晚期抽羊水作胎儿肺成熟度检查（L/S）、胎盘功能检查。疑为脑积水合并脊柱裂者，妊娠期可查孕妇血清或羊水中的甲胎蛋白水平。

（五）诊断与治疗要点

1. 产前

（1）胎位异常者：定期产前检查，妊娠30周以前顺其自然；妊娠30周以后胎位仍不正常者，则根据不同情况予以矫治。若矫治失败，提前1周住院待产，以决定分娩方式。

（2）胎儿发育异常：定期产前检查，一旦发现为巨大胎儿，应及时查明原因，如系糖尿病孕妇则需积极治疗，于孕36周后根据胎儿成熟度、胎盘功能及血糖控制情况择期引产或行刮宫产。各种畸形儿一经确诊，及时终止妊娠。

2. 临产后　根据产妇及胎儿具体情况综合分析，以对产妇和胎儿造成最少的损伤为原则，采用阴道助产或刮宫产术。

【护理目标】

1. 产妇能正视分娩障碍，与医护合作，接受分娩处理方案。

2. 产妇分娩过程顺利，无并发症。

3. 新生儿健康。

【常见护理问题/诊断】

1. 有新生儿窒息的危险　与分娩因素异常有关。

2. 恐惧　与难产及胎儿发育异常的结果有关。

【护理措施】

（一）一般护理

加强孕期及分娩期的监测与护理，减少母儿并发症。

1. 加强孕期保健，通过产前检查及时发现并处理异常情况。胎位异常者于30周前多能自行转为头先露，若30周后仍不纠正，可指导孕妇行膝胸卧位：孕妇排空膀胱，松解裤带，姿势如图10-9所示，每天2次，每次15分钟，连做1周后复查；还可以采用激光或艾灸刺激"至阴穴"（足小趾外侧，距趾甲角1寸）等。

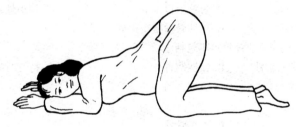

图10-9　膝胸卧位

2. 有明显头盆不称、胎位异常或确诊为巨大胎儿的产妇，按医嘱做好剖宫产术的术前准备。

3. 选择阴道分娩的孕妇应做好如下护理

（1）鼓励待产妇进食：保持待产妇良好的营养状况，按医嘱必要时给予补液，维持水、电解质平衡；指导产妇合理用力，避免体力消耗；枕后位者，嘱其不要过早屏气用力，以防宫颈水肿及疲乏。

（2）防止胎膜早破：孕妇在待产过程中应少活动，尽量少做肛查，禁灌肠。一旦胎膜早破，立即观察胎心，抬高床尾，如胎心有改变，及时报告医师，并立即行肛查或阴道检查，及早发现脐带脱垂情况。

（3）协助医师做好阴道助产及新生儿抢救的准备：必要时为缩短第二产程可行阴道助产。新生儿出生后应仔细检查有无产伤。第三产程应仔细检查胎盘、胎膜的完整性及母体产道的损伤情况。按医嘱及时应用宫缩剂与抗生素，预防产后出血与感染。

（二）心理护理

针对产妇及家属的疑问、焦虑与恐惧，护士在执行医嘱及提供护理照顾时，应给予充分解释,消除产妇与家属的精神紧张状态,并将产妇及胎儿状况及时告诉本人及家属。为待产妇提供分娩过程中增加舒适感的措施,如松弛身心、抚摸腹部等持续的关照。鼓励产妇更好地与医护配合,以增强其对分娩的自信心,安全完成分娩。

【护理评价】

1. 产妇能与医护配合,顺利完成分娩。

2. 无胎儿宫内窘迫、产后大出血等并发症发生。

3. 新生儿健康,母儿平安。

【健康教育】

定时产前检查,发现胎位异常及时矫治,矫治无效应提前住院待产。产后增加营养,指导避孕。

(周　艳)

思与练

一、选择题

A1型题

1. 属横产式胎位的是

　　A. 头先露　　　　　　B. 面先露　　　　　　C. 枕先露　　　　　　D. 臀先露　　　　　　E. 肩先露

2. 胎位异常多见于

　　A. 骨盆下口狭窄　　　　　　B. 骨盆上口狭窄　　　　　　C. 均小骨盆

　　D. 中骨盆狭窄　　　　　　E. 单纯骨盆横径狭窄

3. 协调性子宫收缩乏力的子宫收缩特点**不包括**

　　A. 有正常的节律性和对称性　　B. 极性倒置　　　　　　C. 持续时间短

　　D. 间歇期长且不规律　　　　E. 收缩力弱

4. 下列情况可行试产的是

　　A. 漏斗骨盆　　　　　　B. 均小骨盆　　　　　　C. 骨盆入口平面轻度狭窄

　　D. 横位　　　　　　E. 宫颈瘢痕

5. 可疑头盆不称者试产时间为

　　A. 2~4小时　　　B. 4~6小时　　　C. 6~8小时　　　D. 8~10小时　　　E. 12~24小时

A2型题

6. 子宫收缩乏力的病因**不包括**

　　A. 产妇精神紧张　　　　　　B. 胎位异常　　　　　　C. 子宫肌瘤

　　D. 大剂量使用缩宫素　　　　E. 内分泌失调

7. 潜伏期延长是指

　　A. 总产程不超过3小时

　　B. 总产程超过24小时

　　C. 宫口开大3cm至宫口开全超过8小时

　　D. 宫口开全后初产妇超过2小时,经产妇超过1小时尚未分娩

　　E. 从临产规律宫缩至宫口扩张3cm,超过16小时

8. 某孕妇身材矮小,匀称,骨盆测量数值如下:髂前上棘间径22cm,髂嵴间径24cm,骶耻外径17cm,出口横径7.5cm,对角径11.5cm,此孕妇骨盆为

A. 扁平骨盆　　　　B. 畸形骨盆　　　　C. 横径狭小骨盆　　D. 漏斗骨盆　　　　E. 均小骨盆

A3型题

（9~11题共用题干）

初产妇,妊娠37周入院待产。查体: 左枕前位,胎心音140次/分,规律宫缩达18小时,宫口开大2cm,宫缩间歇期长,宫缩持续时间短,宫缩达高峰时子宫不隆起和变硬,无头盆不称。

9. 应考虑该产妇为

A. 潜伏期延长　　B. 活跃期延长　　C. 活跃期停滞　　D. 胎头下降延缓　　E. 第二产程延长

10. 针对上述情况,应采取的处理措施是

A. 静脉点滴催产素　　　　B. 产钳助产　　　　　　C. 使用镇静剂

D. 行胎头吸引术　　　　　E. 立即行剖宫产

11. 针对该产妇的护理措施,**错误**的是

A. 鼓励产妇进食　　　　　　　　　B. 指导产妇6~8小时排尿一次

C. 提供心理支持　　　　　　　　　D. 加强胎心音监护

E. 避免过多使用镇静药物

二、思考题

1. 宫缩乏力分为哪几种? 各自的临床表现有哪些?

2. 针对协调性宫缩乏力,如何加强宫缩?

第十一章

分娩期并发症妇女的护理

学习目标

1. 掌握分娩并发症的身体评估、护理措施及预防。
2. 熟悉分娩并发症的辅助检查和治疗原则。
3. 了解分娩并发症的相关病因与病理生理。
4. 具有严谨的工作态度,关心体贴孕产妇,具有高度的责任心。
5. 熟练掌握按摩子宫和使用缩宫素的技能。

分娩并发症是指在分娩前、分娩过程中或分娩后出现的异常情况,如产后出血、子宫破裂、羊水栓塞等,这些并发症可直接或间接危及母儿的健康和生命,故必须高度重视。

第一节 产后出血妇女的护理

案例导入

刘女士,初产妇,32岁,足月分娩,产程中精神极度紧张,规律宫缩20小时后在胎头吸引术下娩出一成熟活女婴,继而出现心慌、头晕、出冷汗。当胎盘娩出后出现阴道大量出血,约650ml。查体: T 37.2℃, BP 90/60mmHg, P 110次/分, R 20次/分,面色苍白,检查宫底脐上一指,子宫轮廓不清,胎盘胎膜娩出完整,妇科检查,软产道无裂伤。

【概述】

考点提示:

产后出血的概念

产后出血(postpartum hemorrhage)是指胎儿娩出后24小时内阴道流血量超过500ml,剖宫产时超过1000ml,是分娩期严重的并发症,居我国产妇死亡原因首位。其发生率占分娩总数的2%~3%,80%以上发生在产后2小时内。产后出血的预后随失血量、失血速度及产妇的体质不同而异。产后短时间内大量失血,可迅速发生失血性休克,严重者危及产妇生命,休克时间过长可引起脑垂体缺

178

血坏死,继发严重的腺垂体功能减退——希恩综合征。

临床上引起产后出血的主要原因有子宫收缩乏力、胎盘因素、软产道裂伤及凝血功能障碍等,产后出血既可由单一因素所致,也可由几种因素相互影响、互为因果并存。

1. 子宫收缩乏力　是产后出血最常见原因。占产后出血总数的70%~80%。胎儿娩出后,子宫平滑肌的收缩和缩复对肌束间的血管起到有效的压迫作用,故影响子宫平滑肌收缩及缩复功能的因素均可引起子宫收缩乏力性出血。常见因素有:

(1)全身因素:产妇精神过度紧张、体质虚弱或合并慢性全身性疾病等。

(2)产科因素:产程延长使体力消耗过多;前置胎盘、胎盘早剥、妊娠高血压疾病、宫腔感染等,可使子宫肌壁水肿或渗血,影响收缩。

(3)子宫因素:子宫肌纤维过分伸展(如多胎妊娠、羊水过多、巨大儿);子宫肌壁损伤(剖宫产史、肌瘤剔除术后、产次过多等);子宫病变(子宫肌瘤、子宫畸形、子宫肌纤维变性等)。

(4)药物因素:临产后过多使用镇静剂、麻醉剂或子宫收缩抑制剂。

2. 胎盘因素

(1)胎盘滞留:胎儿娩出后30分钟胎盘仍未娩出,称为胎盘滞留。常见原因有:①膀胱充盈:阻碍已经剥离的胎盘下降而影响宫缩引起出血;②胎盘嵌顿:使用宫缩剂不当,宫颈内口附近子宫平滑肌出现环形收缩,使已剥离的胎盘嵌顿于宫腔内;③胎盘剥离不全:第三产程过早牵拉脐带或按压子宫,影响胎盘正常剥离导致的胎盘剥离不全,剥离面血窦开放导致出血。

(2)胎盘粘连或植入:胎盘绒毛全部或部分仅穿入子宫壁表层不能自行剥离者称为胎盘粘连。胎盘绒毛穿透子宫壁表层而植入子宫肌层者称为胎盘植入。完全性粘连或植入者因胎盘未剥离而无出血;部分胎盘粘连或植入者因胎盘部分剥离导致子宫收缩不良,已剥离面血窦开放发生致命性出血。

(3)胎盘部分残留:当胎盘小叶、副胎盘或部分胎膜残留于宫腔时影响子宫收缩而出血。

3. 软产道裂伤　分娩过程中软产道裂伤,常见原因有阴道助产(产钳助产、臀牵引术等)、巨大儿分娩、急产、软产道静脉曲张、外阴水肿、软产道弹性差而产力过强等。

4. 凝血功能障碍　任何原发或继发的凝血功能异常,均能造成产后出血。临床包括两种情况:一种是妊娠合并凝血功能障碍性疾病,如血小板减少症、白血病、再生障碍性贫血、重症肝炎等;另一种是妊娠并发症导致凝血功能障碍,如重度妊娠期高血压疾病、重度胎盘早剥、羊水栓塞、死胎滞留过久等均可影响凝血功能,发生弥散性血管内凝血,导致子宫大量出血。

【护理评估】

(一)健康史

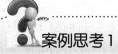
考点提示:

会阴裂伤的分度

护士除收集一般病史资料外,尤其要注意收集与诱发产后出血有关的病史,如血液系统疾病、导致宫缩乏力的全身或局部因素。

? 案例思考1

请结合本节的学习,思考回答:

本案例引起出血可能的原因是什么?

（二）身体状况

主要表现为阴道流血过多及失血性休克、严重贫血等相应的症状和体征。

1.症状　其表现与出血量的多少、出血速度、产妇机体反应、全身状况及出血时间紧密相关。产妇常主诉口渴、头晕、心慌，尤其是出血潴留于宫腔及阴道内时症状更明显。软产道损伤造成阴道壁血肿的产妇会有尿频或肛门坠胀感，且有排尿疼痛。

2.体征　随着出血量的进一步增多，产妇面色苍白、怕冷、寒战、懒言或表情淡漠，呼吸急促甚至烦躁不安。血压下降，脉搏细速，很快进入休克昏迷状态。体检发现：

（1）子宫收缩乏力性出血者：子宫轮廓不清，触不到宫底，按摩后子宫收缩变硬，停止按摩又变软。常为阵发性出血，色暗红伴血块，宫腔有积血时，子宫宫底升高，压之有较多血块流出。

（2）胎盘滞留性出血者：胎儿娩出前阴道流血量多，可能为胎盘剥离不全；如出血发生在胎盘娩出后，多为胎盘、胎膜残留。

（3）软产道裂伤所致的出血：多为胎儿娩出后、胎盘娩出前阴道持续不断流出能自凝的新鲜血。出血时宫缩较好，轮廓较清晰。检查时可见会阴、阴道、宫颈不同程度的裂伤。按其严重程度分为三度：Ⅰ度指会阴部皮肤及阴道入口处黏膜裂伤，未达肌层，一般出血不多；Ⅱ度指裂伤已达会阴体肌层，累及阴道后壁黏膜，裂伤多不规则，出血较多；Ⅲ度指肛门外括约肌已断裂甚至直肠阴道隔及部分直肠前壁有裂伤（图11-1）。

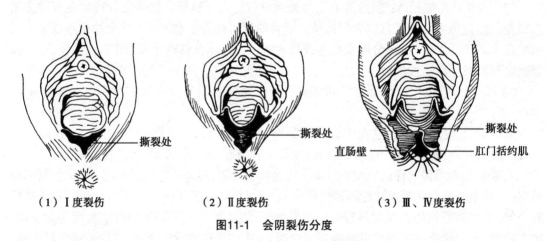

（1）Ⅰ度裂伤　　　　　（2）Ⅱ度裂伤　　　　　（3）Ⅲ、Ⅳ度裂伤

图11-1　会阴裂伤分度

（4）凝血功能障碍性出血者：经检查软产道无裂伤，胎盘娩出完整，子宫收缩良好，但仍有持续性流血，血液不凝。

（三）心理社会状况

产妇会表现出异常惊慌、恐惧、手足无措，担心自己的生命安危，把全部希望寄托于医护人员，但由于出血过多与精神过度紧张，有些产妇很快进入休克昏迷状态。

（四）辅助检查

1.评估产后出血量　注意观察阴道出血是否凝固，同时估计出血量。目前临床上测量失血量常用方法有3种：①失血量（ml）=[胎儿娩出后所有敷料湿重（g）-胎儿娩出前所有敷料干重（g）]/1.05（血液比重g/ml）；②容积法：用产后接血容器收集血液后，放入量杯测量失血量；③面积法：将血液浸湿面积按10cm×10cm为10ml粗略估计失血量。④休克指数法（shock index, SI）：休克指数=脉率/收缩压（mmHg），SI=0.5为正常；SI=1时则为轻度休克；

1.0~1.5时,失血量约为全身血容量的20%~30%;1.5~2.0时,约为30%~50%;若2.0以上,约为50%以上,重度休克。

2.实验室检查　包括血常规,出凝血时间,凝血酶原时间及纤维蛋白原测定等检查。

（五）诊断与治疗要点

产后出血主要根据临床表现,估计出血量,明确原因,及早处理。

产后出血重在预防,要积极去除各种病因及诱因,预防产后出血的发生。一旦发生,积极寻找并确定病因,针对出血原因,迅速止血;补充血容量,纠正失血性休克;防止感染。

【常见护理问题/诊断】

1.潜在并发症:出血性休克。

2.有感染的危险　与失血后抵抗力降低及手术操作有关。

3.恐惧　与阴道大量出血、担心生命安危有关。

案例思考2

请结合本节的学习,思考回答:

本案例的主要护理问题是什么?

考点提示:

宫缩乏力性产后出血止血的方法

【护理目标】

1.产妇的血容量得到恢复,血压、脉搏、尿量均正常。

2.产妇无感染征象,白细胞、体温、恶露、伤口均正常。

3.产妇情绪稳定,是否能积极配合医务人员。

【护理措施】

（一）首要护理

配合医生针对不同病因迅速止血是关键。

1.产后子宫收缩乏力所致的大出血　可以通过使用宫缩剂、按摩子宫、宫腔内填塞纱布条或结扎血管等方法达到止血的目的。

（1）按摩子宫:按摩刺激宫缩是在宫缩乏力性产后出血的治疗中最简便有效的主要止血方法。按摩方法有三种:①腹壁单手按摩子宫法:用一手置于产妇腹部,触摸子宫底部,拇指在子宫前壁,其余4指在子宫后壁,均匀有节律地按摩子宫,促使子宫收缩,是最常用的方法(图11-2)。②腹壁双手按摩子宫法:一手在耻骨联合上缘按压下腹中部,将子宫向上托起,另一手握住宫体,使其高出盆腔,在子宫底部进行有节律地按摩子宫,同时间断地用力挤压子宫,以此排出宫腔内积血和血块(图11-3)。③腹部-阴道双手按摩子宫法:将一手伸入阴道内,握拳放于阴道前穹窿,用于顶住子宫前壁,另一手在腹部按压子宫后壁,使宫体前屈。通过两手均匀有力的相对紧压并按摩,不仅可刺激子宫收缩,还可压迫子宫内血窦,减少出血。剖宫产时用腹壁按摩宫底的手法直接按摩子宫。注意:按摩子宫一定要有效,评价有效的标准是子宫轮廓清楚、收缩有皱褶、阴道或子宫切口出血减少。按压时间以子宫恢复正常收缩并能保持收缩状态为止,有时可长达数小时,按摩时配合使用宫缩剂(图11-4)。

（2）应用宫缩剂:根据产妇情况,遵医嘱使用宫缩剂。可采用肌内注射、静脉滴注、

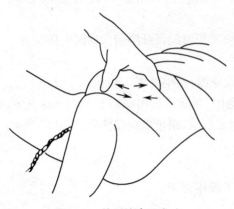

图11-2　单手按摩子宫法

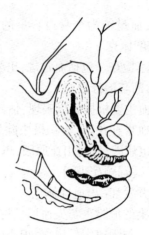

图11-3　双手按摩子宫法

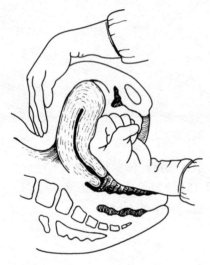

图11-4　腹部-阴道双手按摩子宫法

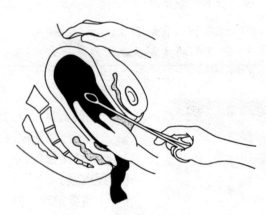

图11-5　宫腔填塞纱布止血

舌下含化、阴道给药等方式给药,达到促进子宫收缩而止血的目的。①采用缩宫素10U加入0.9%生理盐水500ml中静脉滴注的方法,必要时根据医嘱缩宫素10U直接行宫体注射。②采用麦角新碱0.2~0.4mg肌注或宫体直接注射或静脉快速滴注,或加入25%葡萄糖20ml中静脉慢推,但心脏病、高血压患者慎用。③前列腺素类药物:缩宫素无效时,尽早使用前列腺素类药物。常用米索前列醇200μg舌下含化,或地诺前列酮0.5~1mg经腹或直接行宫体注射。

（3）宫腔纱布填塞法(图11-5):应用无菌纱布条填塞宫腔,有明显局部止血作用。适用于子宫全部松弛无力,虽经按摩或宫缩剂等治疗仍无效者。具体方法:术者经消毒后,用其一手在腹部固定宫底,另一只手使用卵圆钳将宽6~8cm、长1.5~2cm、4~6层不脱脂纱布条自宫底由内而外塞入宫腔内,注意填塞紧密,不留空隙,才能达到有效止血的目的。纱布条24h后缓慢取出,取出前应先使用宫缩剂,同时应使用抗生素防止感染。由于宫腔内填塞纱布条可增加宫内感染的机会,故只在缺乏输血条件、病情危急时考虑使用。

（4）结扎盆腔血管止血:经上述处理后出血仍不止,为抢救产妇生命,可经阴道结扎子宫动脉上行支,若无效再经腹结扎子宫动脉或髂内动脉。

（5）切除子宫：对于经保守治疗仍达不到完全止血目的、且危及孕产妇生命的产后出血应采用子宫切除术。

2. 胎盘因素导致的大出血　要及时将胎盘取出，检查胎盘胎膜是否完整，必要时做好刮宫准备。胎盘已剥离尚未娩出者，可协助产妇排空膀胱，然后牵拉脐带，按压宫底协助胎盘娩出；胎盘粘连者，可行徒手剥离胎盘后协助娩出；胎盘、胎膜残留者，可行钳刮术或刮宫术；胎盘植入者，应及时做好子宫切除术的术前准备；若子宫狭窄环所致胎盘嵌顿，应配合麻醉师使用麻醉剂，待环松解后徒手协助胎盘娩出。

3. 软产道裂伤造成的大出血　应按解剖层次逐层缝合裂伤处直至彻底止血。软产道血肿应切开血肿、清除积血、彻底止血缝合，必要时可放置引流条，同时注意补充血容量。

4. 凝血功能障碍所致出血　首先应排除子宫收缩乏力、胎盘因素、软产道裂伤等原因引起的出血。尽快输血、血浆、补充血小板、纤维蛋白原或凝血酶原复合物、凝血因子等。若并发DIC应按DIC处理。

（二）症状护理

失血性休克的护理，产妇取平卧位或中凹卧位，及时给予吸氧、保暖。立即建立静脉通路，做好输血准备，遵医嘱输液、输血维持循环血量，应用止血药物或宫缩剂。严密观察并详细记录病人的意识状态、皮肤颜色、血压、脉搏、呼吸及尿量；观察子宫收缩情况有无压痛，恶露量、色、气味；观察会阴伤口情况，严格会阴护理。按医嘱给予抗生素防治感染。

（三）心理护理

1. 耐心倾听产妇的诉说，给予同情、安慰和心理支持。

2. 认真做好产妇及家属的安危和解释工作，保持产妇情绪稳定，使其与医护人员主动配合。

3. 允许家属陪伴，关心产妇，增加安全感，教会产妇一些放松的方法，鼓励产妇表达内心的真实感受。

（四）预防产后出血

1. 妊娠期　加强孕期保健，定期接受产前检查，及时治疗高危妊娠疾病或必要时终止妊娠；对高危妊娠者如妊高征、肝炎、贫血、血液病、多胎妊娠等应提前入院。

2. 分娩期　第一产程密切观察产程进展，防止产程延长，避免产妇过度疲劳；第二产程严格执行无菌技术，指导产妇正确使用腹压，适时适度做会阴侧切，胎头胎肩娩出缓慢，胎肩娩出后及时给予缩宫素，以加强宫缩，减少出血。第三产程正确处理胎盘娩出和测量出血量。胎盘未剥离前，不可过早牵拉脐带或按摩、挤压子宫，待胎盘剥离征象出现后，及时协助胎盘娩出，并仔细检查胎盘胎膜是否完整。

3. 产褥期　产后2小时内，产妇仍需在产房接受监护，密切观察宫缩情况、阴道流血及会阴伤口情况，定时测血压、脉搏、呼吸。鼓励产妇及时排空膀胱。早期哺乳可刺激子宫收缩，减少阴道流血量。

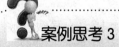

案例思考3

请结合本节的学习，思考回答：
本案例可采取的护理措施有哪些？

【护理评价】

1. 产妇血压、血红蛋白是否正常，全身状况是否得以改善。

2. 出院时产妇体温、白细胞数、恶露、伤口是否正常，是否有感染征象。

3. 产妇情绪是否稳定，是否能积极配合医务人员的各项操作。

【健康教育】

出院时指导产妇注意加强营养、适当活动，继续观察子宫复旧及恶露情况，明确产后复查的时间、目的和意义。同时应提醒产妇注意产褥期禁止盆浴，禁止性生活。还要指导产妇注意观察产褥期内恶露情况，如再次发生子宫大量出血，为晚期产后出血，多发于产后1~2周，也可推迟至6~8周甚至10周发生，应高度重视，及时就医，以免导致严重后果。

第二节　羊水栓塞妇女的护理

案例导入

黄女士，孕39周，规律宫缩6小时来院。入院检查：宫缩较强，宫口开全，胎心156次/分，产妇出现烦躁不安，恶心、呕吐，继而呼吸困难、呛咳、发绀。查体：BP 80/50mmHg，心率快而弱，P 110次/分。肺部听诊有湿啰音，阴道流血不止。随即进行抢救，同时行床边拍片，可见双肺弥漫性点片状浸润阴影，伴右心扩大，抽取下腔静脉血，镜检有羊水成分。

【概述】

考点提示：

羊水栓塞针对病因的预防

羊水栓塞（amniotic fluid embolism）是指在分娩过程中羊水突然进入母体血循环引起的急性肺栓塞、过敏性休克、弥散性血管内凝血（DIC）、肾衰竭等一系列病理改变的严重分娩并发症，产妇死亡率高达60%以上。也可发生于中期引产或钳刮术时，但病情缓和，极少造成产妇死亡。今年研究认为，羊水栓塞主要是过敏反应，建议命名为"妊娠过敏反应综合征"。

病理生理改变主要为羊水进入母体血液循环，可通过阻塞肺小血管，引起机体的变态反应和凝血机制异常而引起机体的一系列病理生理变化。

1. 肺动脉高压　羊水内有形成分如胎儿毳毛、胎脂、胎粪、角化上皮细胞等直接形成栓子，经肺动脉进入肺循环，阻塞小血管引起肺动脉高压；同时羊水内含有大量激活凝血系统的有形物质，启动凝血过程，使肺毛细血管内血管内形成弥漫性的血栓，进一步阻塞肺小血管。肺动脉高压直接使右心负荷加重，导致急性右心扩张，并出现充血性右心衰竭。而左心房回心血量减少，导致周围血循环衰竭，血压下降，出现休克甚至死亡。继而呼吸循环功能衰竭。

2. 过敏性休克　羊水有形物质成为致敏原作用于母体，引起Ⅰ型变态反应，导致过敏性休克。

3. 弥散性血管内凝血（DIC）　羊水中含有多量促凝物质类似于凝血活酶，进入母血后易在血管内产生广泛微血栓，消耗大量凝血因子及纤维蛋白原而产生DIC。DIC时，由于大量凝血物质消耗和纤溶系统激活，产妇血液系统由高凝状态迅速转为纤溶亢进，血液不凝，极易发生严重产后出血及失血性休克。

4.急性肾衰竭 由于休克和DIC使得母体多脏器受累,常见为急性肾缺血导致肾功能障碍和衰竭。

【护理评估】

（一）健康史

一般认为羊水栓塞是由于胎粪污染的羊水中的有形物质(胎儿毳毛、胎脂、胎粪、角化进入母血循环所引起。羊膜腔内压力增高(子宫收缩过强)、胎膜破裂和宫颈或宫体损伤处有开放的静脉或血窦,是导致羊水栓塞发生的基本条件。高龄初产妇和多产妇(较易发生子宫损伤)、自发或认为导致的宫缩过强、急产、胎膜早破、前置胎盘、胎盘早剥、子宫不完全破裂、剖宫产术等均可诱发羊水栓塞。评估时注意是否存在以上病史和诱因。

（二）身体状况

羊水栓塞起病急骤、临床表现复杂是其特点。多发生于分娩过程中,尤其是胎儿娩出前后的短时间内,但也有极少数病例发生于羊膜腔穿刺中、外伤时或羊膜腔灌注等情况下。典型临床经过可分三个阶段。

1.休克 主要发生于产程中或胎儿娩出前后的短时间内,尤其是刚破膜不久,产妇突然寒战,出现呛咳、气急、烦躁不安、恶心、呕吐,继而出现呼吸困难、发绀、昏迷、脉搏细速、血压急剧下降,心率加快、肺底部出现湿啰音。严重者发病急骤,甚至没有先兆症状,仅惊叫一声或打一哈欠,血压迅速下降或消失,产妇多于数分钟内迅速死亡。

2.出血期 经历休克期幸存者便进入凝血功能障碍阶段,表现为难以控制的全身广泛性出血,大量阴道流血、切口渗血、全身皮肤黏膜出血甚至出现消化道大出血。产妇可死于出血性休克。

3.肾衰竭期 全身脏器均受损害,除心脏外,肾脏是最常受损器官。存活的患者出现少尿(或无尿)和尿毒症的表现。这主要由于循环功能衰竭引起的肾缺血及DIC前期形成的血栓堵塞肾内小血管,引起肾脏缺血、缺氧,导致肾脏器质性损害。部分病人在休克出血控制后亦可因肾衰竭死亡。

上述三个阶段的临产表现典型病例按顺序出现,但有时也可不完全出现,或出现的症状不典型。有些缺乏急性呼吸循环系统症状或症状较轻;有些患者羊水破裂时突然一阵呛咳,之后缓解,未在意;也有些表现为分娩或剖宫产时的一次寒战,几小时后才出现大量阴道流血,无凝血块,伤口渗血、酱油色血尿等,并出现休克症状。

（三）心理社会状况

发病急骤,病情凶险,产妇会感到痛苦和恐惧。因担心胎儿的安全而焦虑不安。家属毫无思想准备,当产妇或胎儿的生命受到威胁时而感到焦虑,一旦抢救无效,会对医务人员产生抱怨和不满,甚至愤怒。

（四）辅助检查

1.实验室检查 痰涂片可查到羊水内容物;抽取下腔静脉血发现有羊水的有形成分;DIC各项血液指标呈阳性。

2.心电图 提示右心房、右心室扩大。

3.X线床边摄片 约90%的病人可见双肺有弥散性点片状浸润影,沿肺门周围分布,伴有轻度肺不张及心脏扩大。

（五）诊断与治疗要点

1. 诊断要点　主要根据诱发因素、临床症状和体征诊断本病。

2. 治疗要点　发生羊水栓塞时如产妇正在静脉滴注缩宫素应立即停止。采取紧急抢救措施，严格按照抗过敏、解除痉挛、纠正呼吸循环衰竭和改善低氧血症；抗休克，纠正凝血功能障碍，防治肾衰及感染。之后在产妇呼吸循环功能得到明显改善，并已纠正凝血功能障碍后进行产科处理。

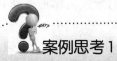

案例思考1

请结合本节的学习，思考回答：
判断此产妇发生了什么情况？

【常见护理问题/诊断】

1. 气体交换受损　与肺血管阻力增加致肺动脉高压、肺水肿有关。

2. 组织灌注量改变　与失血及弥散性血管内凝血有关。

3. 有胎儿宫内窘迫的危险　与羊水栓塞、母体呼吸循环功能衰竭有关。

4. 恐惧　与病情为重、濒死感有关。

【护理措施】

（一）首要护理

一旦发现羊水栓塞，应立即遵医嘱给予紧急处理。

1. 首先纠正缺氧　解除肺动脉高压，防止心衰，抗过敏，抗休克。

（1）吸氧：取半卧位，正压给氧，必要时行气管插管或气管切开，保证供氧，减轻肺水肿，改善脑缺氧。

（2）抗过敏：按医嘱立即静脉推注地塞米松20~40mg，以后依病情继续静脉滴注维持；也可用氢化可的松500mg静脉推注，以后静脉滴注500mg维持。

（3）解痉挛：遵医嘱使用常用解痉药物有：①阿托品：心率慢时应用，1mg每10~20分钟静注一次，直至患者面色潮红，微循环改善；②罂粟碱：与阿托品合用扩张肺小动脉效果更佳。30~90mg加于25%葡萄糖液20ml中静脉推注，能解除平滑肌张力，扩张肺、脑血管及冠状动脉；③氨茶碱：松弛支气管平滑肌及冠状动脉血管，250mg加于25%葡萄糖液10ml缓慢静注。

（4）抗休克纠正酸中毒：①用低分子右旋糖酐补足血容量后血压仍不回升，可用多巴胺20mg加于5%葡萄糖液250ml中静脉滴注，以20滴/min开始，根据病情调节滴速。②5%碳酸氢钠250ml静脉滴注，并及时纠正电解质紊乱。

（5）纠正心衰消除肺水肿：常用毛花苷C（西地兰）0.4mg加入50%葡萄糖液20ml中静脉推注，必要时1~2小时后可重复应用，一般于6小时后再重复一次以达到饱和量。

2. DIC阶段应早期抗凝　补充凝血因子，应用肝素；晚期抗纤溶同时也补充凝血因子，防止大出血。

3. 少尿或无尿阶段　要及时使用利尿药，预防和治疗肾衰竭。

4. 预防感染　应选择对肾脏毒性小的广谱抗生素。

5. 产科处理 原则上应在产妇呼吸循环功能得到改善,并已纠正凝血功能障碍后再处理分娩。

（1）第一产程发病者应立即考虑行剖宫产结束分娩以去除病因;第二产程发病者可根据情况经阴道助产结束分娩。

（2）中期妊娠钳刮术中或于羊膜腔穿刺时发生者应立即终止手术,及时进行抢救。

（3）发生羊水栓塞时如正在滴注缩宫素应立即停止,同时严密监测病人的生命体征变化,定时测量并记录,同时做好出入量记录。

（二）病情监测

1. 严密监测患者的生命体征,及时测量并记录。

2. 临产者监测产程进展、宫缩强度与胎儿情况。

3. 监测皮肤黏膜有无出血点及瘀斑。观察阴道出血量,血液凝固情况,如子宫出血不止,应及时报告医师做好子宫切除术的术前准备。

4. 观察尿量,有无少尿或无尿。

5. 监测肺部有无湿啰音。

6. 观察液体出入量,及时记录,保持体液平衡。

（三）心理护理

对于神志清醒的病人,应给予鼓励,使其增强信心并相信自己的病情会得到控制。对于家属的恐惧情绪表示理解和安危,适当的时候允许家属陪伴病人,向家属介绍病人病情的严重性,以取得配合。

（四）一般护理

1. 绝对卧床休息,采取半卧位,正确加压给氧。

2. 增强营养,多食高蛋白、高热量、高维生素的饮食,注意补铁。

3. 保持外阴清洁,每天会阴擦洗2次。

（五）羊水栓塞的预防

1. 加强产前检查 注意诱发因素,及时发现前置胎盘、胎盘早剥等并发症并及时处理。

2. 严密观察产程进展 正确掌握缩宫素的使用方法,防止宫缩过强。

3. 严格掌握破膜时间 人工破膜要在宫缩间歇时进行,破口要小并控制羊水的流出速度;剖宫产应尽量吸尽羊水后再娩出胎头。

4. 中期引产 羊膜穿刺次数不应超过3次,钳刮时应先刺破胎膜,使羊水流出后再钳夹胎块。

案例思考2

请结合本节的学习,思考回答:
本案例对该产妇应采取哪些护理措施?

【健康教育】

1. 对顺利度过休克、出血、急性肾衰竭的患者 治愈出院后讲解保健知识,增加营养,加强锻炼,产后42天检查时应做尿常规及凝血功能检查,判断肾功能恢复情况,防止并发症的发生。

2. 对保留子宫的患者　仍有生育愿望时,应指导采用合适的方法避孕,怀孕最好在一年后身体及各器官恢复正常时,怀孕前到妇产科门诊咨询最佳受孕时间及注意事项,在身心状态完好的情况下可再次怀孕。

3. 无法保留子宫而致子宫切除的患者　要用委婉的语言告知,对有生育愿望的患者可帮助其设想其他办法(如收养、领养、过继等)以实现做母亲的愿望。

第三节　子宫破裂妇女的护理

案例导入

　　王女士,32岁,孕39周,头先露。估计胎儿体重4150g,临产16小时,宫口开1cm,静脉滴注缩宫素,4小时宫口开9cm,产妇出现烦躁不安,疼痛难忍,见脐下1指处呈环状凹陷,有压痛,听诊胎心165次/分,胎动频繁。

考点提示:

先兆子宫破裂的症状和体征。

【概述】

　　子宫破裂(rupture of uterus)是指子宫体部或子宫下段于妊娠期或分娩期发生的破裂,是产科最严重的并发症之一,威胁母儿生命,多发生于经产妇。近年来由于大力推行计划生育并加强妇女保健工作,子宫破裂的病例在我国显著减少。

　　子宫破裂根据发生的时间、部位、程度可分为妊娠期破裂和分娩期破裂;子宫体部破裂和宫下段破裂;完全破裂和不完全破裂(完全性破裂指宫壁全层破裂,使宫腔与腹腔相通;不完全破裂指子宫肌层全部或部分破裂,浆膜层未穿破,宫腔与腹腔未相通)。

　　子宫破裂根据破裂原因可分为自然破裂和损伤性破裂。自然破裂可发生在梗阻性难产致子宫下段过度延伸而破裂,也可发生在子宫手术后的切口瘢痕处;损伤性破裂系指难产手术操作不规范造成的破裂。多发生于难产、高龄多产和子宫曾经手术或有过损伤的产妇。常见病因有:

　　1. 瘢痕子宫　是近年来导致子宫破裂的常见病因。如剖宫产术,子宫肌瘤剥除术、子宫畸形矫形术等。在妊娠晚期或分娩期由于宫腔内压力增高可使瘢痕破裂。前次手术后伴感染、切口愈合不良、剖宫产后间隔时间过短再次妊娠者,临产后发生子宫破裂的危险性更大。

　　2. 梗阻性难产　高龄孕妇、骨盆狭窄,头盆不称,软产道阻塞、胎位异常、胎儿畸形等因素阻碍胎先露下降,子宫为克服阻力加强收缩,子宫下段被迫拉长变薄,最终发生子宫破裂。

　　3. 子宫收缩药物使用不当　胎儿娩出前缩宫素使用指征或剂量不当,或未正确使用前列腺素类制剂等,可导致子宫收缩过强,加之瘢痕子宫或产道梗阻可造成子宫破裂。

　　4. 产科手术损伤　宫口未开全时行产钳助产或臀牵引术,中-高位产钳牵引导致子宫颈严重裂伤并上延到子宫下段;毁胎术、穿颅术可因器械、胎儿骨片导致子宫破裂;肩先露无麻醉下行内转胎位术或强行剥离植入性胎盘或严重粘连胎盘,也可引起子宫破裂。

　　5. 其他　子宫发育不良或多次宫腔操作,局部肌层菲薄也可导致子宫破裂。

【护理评估】

(一)健康史

　　主要收集与子宫破裂相关的既往史与现病史,如曾有子宫手术瘢痕、剖宫产史;此次妊娠胎位不正、头盆不称；滥用缩宫素引产或缩宫史；阴道助产手术操作史。

（二）身体状况

子宫破裂大多数发生在分娩过程中，也可发生在妊娠晚期尚未临产时。多数可分为先兆子宫破裂和子宫破裂两个阶段。症状与破裂的时间、部位、范围、内出血的量、胎儿及胎盘排出的情况以及子宫肌肉收缩的程度有关。

1. 先兆子宫破裂

（1）症状：常发生于梗阻性难产的产妇。在临产过程中，当子宫收缩加强、胎儿先露部下降受阻时，产妇烦躁不安、下腹疼痛难忍、拒按、表情极其痛苦、呼吸急促、脉搏加快。由于胎先露部位紧压膀胱使之充血，出现排尿困难，甚至形成血尿。由于子宫收缩过频，胎儿供血受阻，表现为胎儿宫内窘迫。此时，下段膨隆，压痛明显，子宫圆韧带极度紧张，可明显触及并有压痛。由于子宫过频收缩，胎儿供血受阻，胎心改变或听不清。这种情况若不立即解除，子宫将很快在病理缩复环处及其下方发生破裂。

（2）体征：胎心率表现为先加快后减慢或听不清，强有力的宫缩使子宫下段拉长变薄，而宫体更加增厚变短，两者间形成明显的环状凹陷，此凹陷会逐渐上升达脐平或脐部以上，称为病理缩复环（pathologic retraction ring）。这种情况若不及时治疗，子宫将很快在病理缩复环处或其下方发生破裂（图11-6）。

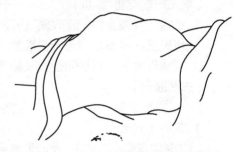

图11-6　先兆子宫破裂时的腹部外观

2. 子宫破裂

（1）症状：继先兆子宫破裂症状后，产妇突然感觉下腹部撕裂样剧痛，随之子宫收缩骤然停止，疼痛缓解后不久，随着血液、羊水及胎儿进入腹腔，很快又感到全腹持续性疼痛，伴有面色苍白、出冷汗、脉搏细速、呼吸急促、血压下降等休克征象。

（2）体征：检查时有全腹压痛、反跳痛等腹膜刺激征；腹壁下可清楚扪及胎体，子宫缩小位于胎儿侧方，胎心、胎动消失。阴道检查可见鲜血流出，肛查发现曾扩张的宫口回缩，下降中的胎先露升高甚至消失（胎儿进入腹腔内）。

（三）心理社会状况

产妇因剧烈疼痛而出现烦躁不安、恐惧、焦虑的心理，并担心母儿健康，盼望尽早结束分娩。

（四）辅助检查

1. 实验室检查　血常规检查可见血红蛋白值下降，白细胞计数增加。尿常规检查可见有红细胞或肉眼血尿。

2. 腹腔穿刺　可明确有无内出血。

3. 腹部B超检查　可协助发现子宫破裂的部位及胎儿与子宫的位置关系，仅适用于可疑子宫破裂病例。

考点提示：

先兆子宫破裂和子宫破裂的治疗要点。

（五）诊断与治疗要点

诊断要点　典型子宫破裂根据病史、症状、体征即可诊断。子宫切口瘢痕破裂，症状体征不明显。应结合前次剖宫产史、子宫下段压痛、胎心异常，胎先露部上升，宫颈口缩小等均可确诊。B超能协助确定破口部位及胎儿与子宫的关系。

（1）先兆子宫破裂者：立即采取有效措施抑制子宫收缩；如肌注哌替啶100mg，或静脉全身麻醉。立即行剖宫产术，迅速结束分娩。

（2）子宫破裂：在积极抢救休克的同时，无论胎儿是否存活均应尽快做好剖宫产术前准备。手术方式应根据产妇的全身情况、破裂的部位及程度以及有无严重感染而决定，术中、术后应给大剂量抗生素控制感染。

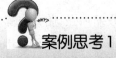

案例思考1

请结合本节的学习，思考回答：
本案例中产妇可能出现了什么情况？

【常见护理问题/诊断】

1. 疼痛　与强直性子宫收缩、病理缩复环或子宫破裂血液刺激腹膜有关。
2. 组织灌注量不足　与子宫破裂后大量出血有关。
3. 预感性悲哀　与切除子宫及胎儿死亡有关。

【护理措施】

（一）首要护理

1. 先兆子宫破裂

（1）密切观察产程进展，及时发现导致难产的诱因，注意胎儿心率的变化。

（2）待产时出现宫缩过强或下腹部压痛或腹部出现病理缩复环时，应立即报告医师并停止缩宫素引产及一切操作，同时监测产妇的生命体征，按医嘱给予抑制宫缩、吸氧并做好剖宫产的术前准备。

（3）协助医师向家属交代病情，并获得家属同意签署手术协议书。

2. 子宫破裂

（1）迅速给予输液、输血，短时间内补足血容量；同时补充电解质及碱性药物，纠正酸中毒；积极进行抗休克处理。

（2）术中、术后按医嘱应用大量抗生素预防感染。

（3）严密观察并记录生命体征、出入量；急查血红蛋白，评估失血量以指导治疗方案。

（二）一般护理

1. 保持外阴清洁，定时用0.1%苯扎溴铵溶液擦洗外阴，防止感染。
2. 产后注重补充营养，饮食多样化。
3. 定时指导排尿，防止膀胱充盈影响伤口愈合。
4. 对于缩宫素、前列腺素等子宫收缩剂的使用指征及方法应严格掌握，避免滥用。

（三）心理护理

1. 向产妇及家属解释子宫破裂的治疗计划和对再次妊娠的影响。
2. 对胎儿已死亡的产妇，要帮助其度过悲伤阶段，允许其表现悲伤情绪，甚至哭泣，倾听产妇诉说内心感受。
3. 为产妇及家属提供舒适环境，给予生活上的护理和更多的陪伴，鼓励其进食，以更好地恢复体力。

案例思考2

请结合本节的学习,思考回答:
本案例可采取的护理措施有哪些?

【健康教育】

1. 健全三级保健网,宣传孕妇保健知识,加强产前检查,密切观察产程。

2. 对有剖宫产史或子宫切开手术史者,应在预产期前2周住院待产,根据指征及既往史决定分娩方式。

3. 避孕指导 因子宫破裂而行子宫修补术的产妇,对有子女者应在术前征得产妇及家属同意后采取输卵管结扎术;对无子女者应指导避孕2年后再怀孕,避孕方法可选用口服避孕药或避孕套。在怀孕时应及时到产科门诊检查。

4. 出院指导 为产妇提供产褥期的休养计划。指导产妇采取有效的退乳方法。

（杨 孜）

思 与 练

一、选择题

A1型题

1. 产后出血最常见的病因是

　　A. 宫缩乏力　　　　　　　　B. 凝血功能障碍　　　　　　　　C. 巨大儿

　　D. 胎盘残留　　　　　　　　E. 软产道裂伤

2. 产后出血是指胎儿娩出后24小时内出血量超过

　　A. 600ml　　　　B. 500ml　　　　C. 400ml　　　　D. 300ml　　　　E. 200ml

3. 产后出血病人的护理措施**不正确**的是

　　A. 迅速建立静脉通路　　　　　　　　B. 因宫缩乏力引起的出血应立即按摩子宫

　　C. 软产道裂伤者,及时准确修补缝合　　D. 胎盘残留者应做子宫切除术

　　E. 未查明原因时积极抗休克治疗为主

4. 为预防产后出血,胎盘娩出后护理措施**不妥**的是

　　A. 按摩子宫底　　　　　　　　B. 观察子宫底高度和硬度

　　C. 避免膀胱充盈　　　　　　　D. 建立静脉通路,输血

　　E. 检查胎盘胎膜的完整性

5. 关于子宫收缩乏力,**错误**的是

　　A. 产妇精神紧张、恐惧是造成宫缩乏力的因素

　　B. 宫缩规律,但收缩力弱,持续时间短为协调性宫缩乏力

　　C. 高张性宫缩乏力可促使产程进展,胎先露下降

　　D. 协调性子宫收缩乏力又称低张性宫缩乏力

　　E. 产后应预防出血过多和感染

6. 关于子宫破裂,下列正确的是

　　A. 按破裂发展的过程,可分为先兆子宫破裂和子宫破裂两个阶段

B. 先兆子宫破裂多发生在宫缩乏力所致的产程延长

C. 多发生在妊娠后期

D. 对于子宫破裂的产妇,应积极进行子宫切除术

E. 产程中病人哭喊不已,是子宫破裂的先兆

7. 下列与子宫先兆破裂**不符合**的是

　　A. 导尿时有血尿　　　　　　B. 出现病理缩复环　　　　　　C. 子宫下段明显压痛

　　D. 胎儿先露部回升,宫颈口回缩　　E. 孕妇腹壁呈葫芦形

8. 分娩期产妇一旦发现子宫先兆破裂,首选的措施是

　　A. 抗休克,静脉输液、输血　　　B. 停止一切操作,抑制宫缩　　C. 行阴道助产,尽快结束分娩

　　D. 大量抗生素预防感染　　　　E. 密切监护胎心变化

9. 下列抢救羊水栓塞的护理措施中**不正确**的是

　　A. 应用大剂量的镇静剂　　　　B. 解除肺动脉高压　　　　　　C. 抗过敏治疗

　　D. 维持有效循环量　　　　　　E. 防治凝血功能障碍

10. 关于羊水栓塞的诱发因素,**不妥**的一项是

　　A. 宫缩过强　　　　　　　　　B. 胎膜早破　　　　　　　　　C. 胎盘早剥

　　D. 宫缩剂使用不当　　　　　　E. 胎盘功能减退

A2型题

11. 26岁初产妇,妊娠39周经胎头吸引术助娩一女活婴,胎儿体重4000g,胎儿娩出后,立即出现多量阴道流血,色鲜红,持续不断。最可能的病因诊断为

　　A. 宫缩乏力　　　　　　　　　B. 植入胎盘部分剥离　　　　　C. 凝血功能障碍

　　D. 软产道裂伤　　　　　　　　E. 难产

12. 胎儿娩出10分钟时,产妇出现阴道多量流血,用手在产妇耻骨联合上方轻压子宫下段时,外露脐带回缩,此时接产者正确处理方法应是

　　A. 继续等待胎盘剥离　　　　　B. 按压宫底用手牵拉脐带　　　C. 按摩子宫刺激子宫收缩

　　D. 徒手剥离胎盘后取出　　　　E. 注射缩宫素促使胎盘娩出

13. 28岁初产妇,临产前静脉滴注催产素,破膜后不久突然出现烦躁不安、呛咳、呼吸困难、紫绀,数分钟后死亡。本病例最可能的诊断是

　　A. 子痫　　　　　　　　　　　B. 低纤维蛋白原血症　　　　　C. 羊水栓塞

　　D. 重型胎盘早剥　　　　　　　E. 子宫破裂

14. 26岁初产妇,妊娠41周临产后7小时出现烦躁不安,自述下腹疼痛难忍。检查腹部见病理缩复环,下腹拒按,胎心听不清,导尿为血尿。此病例应诊断为

　　A. 先兆子宫破裂　　　　　　　B. 子宫破裂　　　　　　　　　C. 重型胎盘早剥

　　D. 妊娠合并急性阑尾炎　　　　E. 羊水栓塞

A3/A4型题

(15~18题共用题干)

某产妇,29岁,G_1P_1,妊娠39周,顺产,分娩中第二产程延长,行会阴侧切助产一男婴,体重3900g。目前产后1小时30分,阴道流血量多,约600ml,呈暗红色,有凝血块。检查:子宫底高度平脐,质软。患者四肢湿冷、面色苍白,血压80/50mmHg,心率110次/分。

15. 该产妇可能的医疗诊断是

　　A. 子痫　　　B. 产后出血　　　C. 羊水栓塞　　　D. 子宫复旧不良　　　E. 子宫破裂

16. 分析出血最可能的原因

　　A. 宫缩乏力　　　　　　　　　B. 植入胎盘部分剥离　　　　　C. 凝血功能障碍

　　D. 软产道裂伤　　　　　　　　E. 难产

17. 作为责任护士提出首要的护理诊断是

    A. 潜在并发症: 失血性休克   B. 有感染的危险   C. 恐惧

    D. 疼痛   E. 营养失调: 低于机体需要量

18. 护士可采取的护理措施**错误**的是

    A. 协助产妇平卧,严密观察生命体征   B. 有节律的按摩子宫

    C. 遵医嘱静脉滴注缩宫素   D. 配合医生宫腔填塞纱布条

    E. 立即准备行子宫切除术

二、思考题

1. 产后出血的病因有哪些? 不同原因导致产后出血的区别是什么?

2. 宫缩乏力致产后出血该如何处理和护理?

第十二章

正常产褥期妇女的护理

学习目标

1. 掌握产褥期定义；产褥期妇女的生理变化、心理变化；护理措施及健康指导。
2. 熟悉母乳喂养的益处和影响乳汁分泌的因素。
3. 了解泌乳机制；退乳方法；产褥期保健操。
4. 具有主动关爱产褥期妇女并保护其隐私的意识；具有与产妇及家属进行有效沟通的能力；具有运用本章所学知识对产褥期妇女进行正确的护理评估以判断护理问题的能力；具有制订和实施护理措施的能力；具有母乳喂养指导、产后心理调适指导、饮食活动指导及健康指导的能力。
5. 熟练掌握观察产后恶露、子宫复旧方法；会阴湿热敷、会阴擦洗操作技能。

案例导入

刘女士，28岁，因"停经39周，见红5小时，伴阵发性腹痛2小时"入院。

14岁月经初期，平素月经规律，周期5天/30天，无痛经。26岁结婚，孕$_1$产$_0$。此次妊娠过程平稳，经正规产前检查未见明显异常。入院当天B超示单胎，胎头双顶径9.8cm，估计体重3000g。临床诊断：妊娠39周，孕$_1$产$_0$，临产。

产科检查：宫高32cm，腹围98cm，胎位LOA，胎心音140次/分。规律宫缩，每4~5分钟宫缩一次，每次30~40秒。入院12小时后，行会阴左侧切开，以枕左前位娩出一女婴。7分钟后，胎盘自然剥离完整娩出。会阴伤口内缝数针。

女婴出生1分钟，Apgar评分10分，重3200g，产后30分钟初次母乳喂养，吮吸能力强。

产后观察2小时无特殊送母婴同室病房。

病房查体：出血量约为180ml，宫缩良好，会阴侧切伤口平整无渗血渗液，自诉尿意不明显，产妇神情疲惫。2小时前给予热敷、听流水声等暗示导尿无效。

第二天晨查房，产妇自述昨夜大量出汗，会阴切口处疼痛，夜间睡眠不好。已经开始母乳喂养,婴儿有哭闹现象,产妇怀疑奶水不足,故焦虑不安。家人询问能否给婴儿添加奶粉喂养。检查见会阴伤口周围组织有红肿及一些分泌物。

第三天查房,产妇诉乳汁量增多,自觉乳房胀痛,并于喂奶时下腹部阵发性疼痛。产后一直未排便,会阴切口处仍疼痛。检查见会阴伤口周围组织发红、肿胀明显,未见分泌物。

第一节　产褥期母体的变化

从胎盘娩出至产妇全身各器官(除乳腺外)恢复至正常未孕状态所需要的一段时期,称为产褥期(puerperium),一般为6周。在产褥期内,产妇刚经历了分娩过程,身心均处在疲惫状态。生理上,身体各系统要恢复至未孕状态;心理上,初为母亲需要一个调整和适应的过程。因此,掌握产褥期母体身心变化,做好产褥期保健,对促进母婴健康、提高人口素质具有重要意义。

一、产褥期母体的生理变化

(一)生殖系统的变化

1. 子宫　在产褥期子宫变化最明显。胎盘娩出后的子宫逐渐恢复至非孕状态的过程,称为子宫复旧。子宫复旧包括子宫体和子宫颈复旧。

(1)子宫体:子宫体复旧主要表现是子宫肌纤维缩复和子宫内膜再生。

1)子宫肌纤维缩复:子宫复旧是肌细胞缩小,而不是肌细胞数目减少,表现为肌细胞质蛋白质被分解排出,胞质减少。裂解的蛋白及代谢产物由肾脏排出体外。随着肌纤维不断缩复,子宫体逐渐缩小,胎盘排出后,宫底在脐下1~2横指,重约1000g,以后每天下降1横指(1.5cm),于产后1周子宫缩小至约孕12周大小,重500g,产后10天子宫已降至骨盆腔内,直至产后6周恢复到正常非孕大小,重50~70g。

2)子宫内膜的再生:胎盘娩出后,子宫的收缩使胎盘附着面立即缩小至手掌大,面积仅为原来的一半,导致子宫血管开放的螺旋小动脉和静脉窦被压缩变窄,同时,血管内形成血栓,使出血逐渐减少至停止。其后创面表层蜕膜坏死脱落,随恶露自阴道排出。残留的子宫内膜基底层逐渐再生新的功能层,子宫腔表面均由新生的内膜修复,约于产后第3周,除胎盘附着处以外的子宫内膜修复完成,而胎盘附着处内膜全部修复需至产后6周。

(2)子宫下段及子宫颈:产后子宫下段收缩逐渐恢复为非孕时的子宫峡部。分娩后的子宫颈松软、紫红色、壁薄皱起,外口如袖口。产后2~3天宫口仍可容2指;产后1周子宫颈内口关闭,宫颈管形成,宫口仅容1指尖;产后4周宫颈恢复至正常形态。由于分娩时常在3点和9点处有轻度(1~2cm)裂伤,使初产妇的宫颈外口由产前圆形(未产型),变为产后的"一"字形横裂(已产型)。

2. 阴道及外阴　分娩过程中阴道腔被充分扩张,分娩后阴道壁松弛及肌张力低,阴道黏膜皱襞因过度伸展而消失。产后阴道壁肌张力逐渐恢复,阴道腔逐渐缩小,约在产后3周重现黏膜皱襞,产后6周时尚不能完全恢复到未孕前的紧张度。分娩时处女膜被撕裂直达基底部,之后形成残缺不全的痕迹,称为处女膜痕。外阴因高度伸展而发生充血、水肿,产后2~3天内水肿自行消退。会阴部若有轻度撕裂或会阴切口缝合后,均能在3~4天内愈合。

3. 盆底组织　盆底肌肉及其筋膜在分娩时因过度伸展使弹性减弱,且常有肌纤维部分断裂。产后1周盆底组织水肿消失,组织张力开始逐渐恢复,但极少能恢复原状。若能在产褥期坚持做产后保健操,盆底肌可恢复至接近未孕状态。否则,若在分娩时盆底肌及其筋膜有严重裂伤,加之产褥期过早参加重体力劳动,可导致阴道壁膨出,甚至子宫脱垂。

（二）乳房的变化

乳房的主要变化是泌乳。乳汁分泌机制是:妊娠期孕妇体内雌激素、孕激素、胎盘催乳素升高,使乳腺发育及初乳形成。分娩后雌激素、孕激素水平急剧下降,抑制了催乳激素抑制因子的释放,在催乳激素的作用下,乳房腺细胞开始分泌乳汁。当新生儿吸吮乳头时,乳头传来的感觉信号,经传入神经纤维抵达下丘脑,通过抑制下丘脑分泌的多巴胺及其他催乳激素抑制因子,使腺垂体催乳激素呈脉冲式释放,可促进乳汁分泌。新生儿吸吮动作还反射性地引起神经垂体释放缩宫素(oxytocin),缩宫素使乳腺腺泡周围的肌上皮收缩,使乳汁从腺泡、小导管进入输乳导管和乳窦而喷出乳汁,此过程称为喷乳反射。由此可见,吸吮是保持不断泌乳的关键,不断排空乳房,也是维持泌乳的重要条件。影响乳汁分泌的因素还有:产妇的营养、睡眠、情绪及健康状况。因此保证产妇的休息、睡眠、饮食,避免精神刺激是产褥期护理的主要内容。

产后最初7天内分泌的乳汁称初乳(colostrum),因含β-胡萝卜素故呈淡黄色,含较多有形物质,故质稠。初乳中含有丰富的蛋白质,尤其是免疫球蛋白G(IgG)和分泌型免疫球蛋白A(IgA),脂肪和乳糖含量较成熟乳少,极易消化,是新生儿早期的天然食物。产后7~14天分泌的乳汁称为过渡乳,蛋白质含量逐渐减少,脂肪和乳糖含量逐渐增多。产后14天以后分泌的乳汁称为成熟乳,蛋白质约占2%~3%,脂肪约4%,糖类约占8%~9%,无机盐约占0.4%~0.5%,还有维生素等。初乳和成熟乳均含有大量的免疫抗体,特别是IgA可保护新生儿的肠胃系统。因多数药物经母血渗入到乳汁中,故产妇在哺乳期用药时,必须考虑药物对婴儿有无不良影响。

（三）血液循环系统的变化

妊娠期血容量增加,于产后2~3周恢复至未孕状态。但是在产后最初3天内,血容量不但没有减少反而增加了,一方面因胎盘循环停止和子宫缩复,大量血液从子宫涌入体循环,使血容量增加,另一方面因妊娠期过多的组织间液的回吸收,又使血容量增加,达到15%~25%,尤其在产后24小时心脏负荷加重,心脏病产妇此时极易发生心力衰竭。

产褥早期血液仍处于高凝状态,有利于胎盘剥离面迅速形成血栓,减少产后出血量。纤维蛋白原、凝血酶、凝血酶原于产后2~4周逐渐降至恢复正常。红细胞计数及血红蛋白值日渐增加,妊娠期生理性贫血可以在产后1~2周恢复正常。白细胞总数于产褥早期仍较高,可高达(15~30) × 10⁹/L,中性粒细胞及血小板数目增加;红细胞沉降率在产后3~4周降至正常。

（四）消化系统的变化

产妇因分娩时能量消耗及分娩后大量出汗,致产后1~2天内常感口渴,喜进流质或半流质饮食,但食欲欠佳,以后逐渐好转。产妇妊娠期胃液中盐酸的分泌量减少,产后1~2周才能恢复。产妇妊娠期胃肠肌张力及蠕动力减弱,约需2周恢复。产褥期产妇因卧床多活动少、腹直肌及盆底肌松弛、肠蠕动减弱,故易发生便秘及肠胀气。

（五）泌尿系统的变化

产妇妊娠期体内潴留的水分主要经肾排出,故产后最初几天内尿量明显增多。在分娩过程中膀胱受压致黏膜充血、水肿、肌张力降低、对膀胱内压的敏感性下降,以及会阴伤口的疼痛、不习惯于床上排尿等原因,容易出现排尿不畅及尿潴留。子宫复旧的代谢产物经尿排出,故尿中氨基酸、肌酐、肌酸增加,约产后1周恢复正常。妊娠期发生的肾盂、输尿管生理性扩张于产后2~8周可恢复正常。

（六）内分泌系统的变化

垂体前叶、甲状腺及肾上腺,于妊娠期间增大并发生一系列内分泌改变,于产褥期逐渐恢复至未孕状态。分娩后雌激素、孕激素水平急剧下降,产后1周降至未孕水平。胎盘催乳素产后6小时已降至不能测出,垂体催乳素因是否哺乳而异,哺乳产妇于产后数小时降至60μg/h,但仍高于非孕水平,吸吮乳汁此值增高;不哺乳产妇于产后2周降至未孕水平。

月经复潮及排卵时间受哺乳影响。不哺乳产妇平均产后6~8周月经复潮,约产后10周恢复排卵。哺乳产妇平均产后4~6个月恢复排卵,部分妇女在哺乳期间月经一直不来潮,但在首次月经来潮前可有排卵,故哺乳期妇女虽然未见月经来潮却有受孕可能。

（七）腹壁的变化

妊娠期出现的下腹正中线色素沉着,在产褥期逐渐消退。初产妇腹壁原有的紫红色妊娠纹变成银白色。腹壁皮肤因妊娠子宫增大使部分弹力纤维断裂、腹直肌呈不同程度分离,故使产后腹壁明显松弛,腹壁紧张度的恢复约需6~8周。

二、产褥期妇女心理变化

产褥期妇女需要经历一个从妊娠和分娩期不适、疼痛、焦虑中恢复,再到接纳、照顾新生儿的调整适应过程,称为产褥期心理调适。在这个特殊时期,产妇的心理处于脆弱和不稳定状态,并且面临着:①角色转换;②家庭关系的重构;③经济来源的需求;④家庭、社会支持系统的寻求等一系列问题。因此,及时做好产褥期心理调适的指导是十分重要的。

产褥期妇女的心理变化因人而异,与产妇分娩的经历、伤口愈合、体态恢复有关、也与婴儿的性别、外貌、健康是否符合期望有关。和婴儿的哺乳是否顺利等因素有关。有的产妇表现为高兴、乐观、情绪高涨、充满希望、满足感、幸福感;有的产妇则表现为不同程度的焦虑、冷漠及抑郁。有的产妇可能因为理想中的母亲角色与现实中的母亲角色的差距而发生心理冲突;因为胎儿娩出后生理上的排空而感到心理空虚;因为新生儿外貌及性别与理想中的不相吻合而感到失望;因为现实中母亲太多的责任而感到恐惧;也为丈夫注意力转移到新生儿而感到失落等。

（一）影响产褥期妇女心理变化的因素

许多因素将影响产褥期妇女的心理变化,主要包括:产妇的一般情况、产褥期的恢复、是否有能力胜任母亲的角色、家庭环境和家庭成员的支持等因素,均不同程度地影响产妇的心理变化。

1.产妇的一般情况　产妇的年龄、性格特征、文化背景、经济状况和身体状况影响产褥期妇女心理适应。

（1）年龄:年龄小于18岁的妇女,由于本身在生理、心理及社会等各方面发展尚未成熟,在母亲角色的学习、适应上会遇到很多困难,影响其心理适应。年龄大于35岁的妇女,心理及社会等各方面发展比较成熟,但体力和精力下降,易出现疲劳感。文化程度高的妇女往往在事业和母亲角色之间的转换上会面临更多的冲突,对心理适应有不同程度的影响。

（2）产妇的身体状况：产妇在孕前的身体素质如体格是否健壮、妊娠过程中有无出现并发症、是否手术产都会影响产妇的身体状况，对心理适应也会发生不同程度的影响。

2. 产妇对分娩经历的感受　产妇对分娩过程的感受与产妇所具有的分娩知识、对分娩的期望、分娩的方式及分娩过程中支持源的获得有关。若产妇在产房的实际的表现与期望差异很大时，则会影响其日后的自尊。

3. 社会支持　社会支持系统不但提供心理支持，同时也提供物质资助。稳定的家庭经济状况、亲朋好友的帮助，特别是家人的理解与帮助，丈夫的体贴与陪伴，医护人员的细心周到等，都将有助于产妇的心理适应，胜任新生儿的照顾角色。

（二）产褥期妇女心理调适

产褥期妇女的心理调适主要表现在两方面：一是确立家长与孩子的关系，指母亲接纳新生儿并容纳为家庭中的一员，重视并满足新生儿作为家庭成员的特殊需要。二是承担母亲角色的责任，它是指母亲逐渐表现出情感性和动作性护理孩子的技能。情感性技能是指用积极的态度去认识考虑孩子的需要与需求，动作性技能是指具体照顾孩子的行为。根据美国心理学家Rubin鲁宾研究结果，产褥期妇女的心理调适过程一般经历3个时期：

1. 依赖期（产后前3天）　表现为产妇的很多需要是通过别人来满足，如对孩子的关心、喂奶、沐浴等，同时产妇喜欢用语言表达对孩子的关注，较多地谈论自己妊娠和分娩的感受。在依赖期，丈夫及家人的关心帮助，医务人员的悉心指导是极为重要的。产妇较好的妊娠和分娩经历、满意的产后休息、丰富的营养和较早较多地与孩子间的目视及身体接触将有助于产妇较快地进入第二期。

2. 依赖-独立期（产后3~14天）　产妇表现出较为独立的行为，开始注意周围的人际关系，主动参与活动，学习和练习护理自己的孩子，亲自喂奶而不需要帮助。

但这一时期容易产生压抑，可能因为分娩后产妇感情脆弱、太多的母亲责任、因新生儿诞生而产生爱的被剥夺感、痛苦的妊娠和分娩过程、糖皮质激素和甲状腺素处于低水平等因素造成。由于这一压抑的感情和参与新生儿的护理使产妇极为疲劳，反而加重压抑。消极者可表现为哭泣，对周围漠不关心，停止应该进行的亲子活动等。医务人员应及时提供护理、指导和帮助，促使产妇纠正这种消极情绪。

3. 独立期（产后2周至1个月）　新家庭形成并正常运作。产妇度过压抑期，自觉把照护孩子当作生活中的一部分。并开始独立解决孩子喂养和养育问题，逐渐从疲劳中恢复。产妇、家人和婴儿已成为一个完整的系统，形成新的生活形态。夫妇两人开始享受孩子带来的欢乐并承担相应的责任，开始恢复分娩前的家庭生活包括夫妻生活。在这一时期，产妇及其丈夫会承受更多的压力，如兴趣与需要、事业与家庭间的矛盾，哺育孩子、承担家务及维持夫妻关系中各种角色的矛盾等。

第二节　产褥期护理

【护理评估】

（一）健康史

1. 评估该产妇妊娠前的健康状况，是否有慢性疾病史。

2. 评估此次妊娠是否有合并症、并发症及处理经过。

3. 评估产妇分娩经过是否顺利，分娩方式、产程时间、会阴是否裂

考点提示：

子宫复旧评估方法。

伤、产时用药情况、产后出血情况。

4. 评估新生儿出生时Apgar评分是否有窒息及抢救经过。

（二）身体状况

分娩后，大多数产妇感受到轻松，同时也疲劳，一般在产后不久即熟睡。有少数产妇，由于产时屏气过度，散热过快而出现畏冷、寒战现象。

1. 生命体征　评估产妇的体温、脉搏、呼吸、血压。产后的体温多数在正常范围内。若产程延长致过度疲劳时，体温可在产后最初24小时内略升高，一般不超过38℃。产后3~4天因乳房充血肿胀，可有37.8~39℃的发热，称泌乳热（breast fever），一般持续4~16小时即降至正常，不属病态。脉搏可略缓慢，约60~70次/分，1周后恢复正常。产后腹压降低，膈肌下降，由妊娠期的胸式呼吸变为腹式呼吸，使呼吸变深而慢，14~16次/分。产褥期血压较稳定，妊娠期高血压疾病的孕妇，产后血压可有较大幅度降低或恢复正常。

2. 产后出血量　产后出血总量不超过300ml。将盘弯置于产妇臀下收集较准确。

3. 生殖系统

（1）子宫：评估子宫复旧进程。进入母婴同室的最初2小时内评估4次，以后每天在同一时间评估2~3次。评估前，嘱产妇排空膀胱，平卧，双膝稍屈曲，腹部放松，解开会阴垫。注意用屏风遮挡及保暖。评估方法：评估者一手放在耻骨联合上方托住子宫下缘，另一手轻轻按压子宫底，使其收缩后，再测耻骨联合上缘至子宫底的距离。评估子宫底高度及软硬度。正常产后子宫圆而硬，位于腹部中央。若子宫质软，要考虑有无产后宫缩乏力；若子宫偏向一侧，要考虑有无尿潴留。产后当天，子宫底脐下1横指，产后第一天因宫颈外口升到坐骨棘水平，致使宫底升至平脐。以后每天下降1横指1~2cm，至产后10天降入骨盆腔内，在耻骨联合上方扪不到宫底。

（2）恶露：产后随着子宫蜕膜的脱落，血液、坏死蜕膜组织经阴道排出称为恶露（lochia）。恶露分为3种：①血性恶露：含大量血液，色鲜红，量多，有时有小血块，镜下可见多量的红细胞、坏死的蜕膜组织及少量胎膜。血性恶露约持续3~4天，随子宫出血量的减少，浆液增加，转变为浆液性恶露。②浆液性恶露：含多量的浆液，色淡红，镜下见较多的坏死蜕膜组织、宫腔渗出液、宫颈黏液、少量的红细胞、白细胞，并有细菌。浆液性恶露约持续10天左右，随浆液逐渐减少，白细胞增多，变为白色恶露。③白色恶露：含大量白细胞，黏稠，色泽较白，镜下见大量白细胞、坏死蜕膜组织、表皮细胞及细菌。白色恶露约持续3周干净。

正常恶露有血腥味，但无臭味，持续4~6周，总量为250~500ml，有个体差异。如血性恶露持续2周以上者，常提示胎盘或胎膜残留、子宫复旧不全。宫腔内残留有胎盘及大量的胎膜或合并感染时，恶露量增多，血性恶露持续时间延长并有臭味。评估者每天同一时间在按压宫底时，注意观察恶露的量、性状、颜色、气味。

（3）会阴：阴道分娩者产后会阴多有轻度水肿，于产后2~3天自行消退；若有会阴切口或撕裂修补者，会阴部疼痛。应每日评估会阴切口恢复情况，若疼痛剧烈，局部有肿胀、发红、皮肤温度高，要注意有无会阴切口感染。

4. 排泄

（1）褥汗：产褥早期，皮肤汗腺排泄功能旺盛，借以排泄孕期体内所积贮的水分，故排出大量汗液，尤以夜间睡眠及初醒时出汗更多，不属病态。于1周后逐渐好转。

（2）泌尿增多和排尿困难：产后2~3天内，产妇往往多尿，且因分娩过程中膀胱受压使其粘黏膜水肿充血，肌张力下降，会阴切口疼痛，易出现排尿困难。产妇入休养室后应评估第一次排尿的量及时间。正常情况下，产后4~6小时应排尿。

（3）便秘：因产妇卧床多、活动少，肠蠕动减弱，腹直肌及盆底肌松弛，易发生便秘。

（4）体重减轻：分娩后因胎儿、胎盘、羊水等排出，加上出汗、排尿、子宫复旧等，体重可减轻6~7kg。

5. 乳房

（1）评估乳头的类型：评估有无乳头平坦、内陷。

（2）评估乳汁的质和量：初乳呈淡黄色，质稠，产后3天每次哺乳可吸出初乳2~20ml。过渡乳和成熟乳呈白色。乳量是否充足主要评估两次喂奶之间，婴儿是否满足、安静，婴儿尿布24小时湿6次以上，软大便每天2~4次，体重增长理想等内容。

（3）评估乳房胀痛及乳头皲裂：评估乳房出现胀痛的原因，当触摸乳房有坚硬感，并有明显触痛时，提示产后哺乳延迟或没有及时排空乳房。评估乳头皲裂的原因，当初产妇因孕期乳房护理不良或哺乳方法不当，或在乳头上使用肥皂及干燥剂等，容易发生乳头皲裂。

（三）母乳喂养状况

评估有无影响母乳喂养的生理因素、心理因素和社会因素存在。

1. 生理因素　评估产妇是否有影响母乳喂养的生理因素，如：严重的心脏病、子痫、肝炎的急性期、艾滋病；营养不良；会阴或腹部切口的疼痛；使用某些药物，如麦角新碱、可待因、安乃近、地西泮（安定），巴比妥类等。乳头的类型、有无乳房胀痛、乳头皲裂及乳腺炎。

2. 心理因素　评估产妇是否有影响母乳喂养的心理因素，如：异常的妊娠史；不良的分娩体验；分娩及产后的疲劳；失眠或睡眠不佳；自尊紊乱；缺乏信心；焦虑；压抑。

3. 社会因素　评估产妇是否有影响母乳喂养的社会因素，如：得不到医护人员或丈夫及家人的关心、帮助；工作负担过重或离家工作；婚姻问题；青少年母亲或单身母亲；母婴分离；知识缺乏（营养知识、喂养知识）。通过观察其喂养动作，判断是否掌握了喂养技能。如喂养得当，喂奶时可听见吞咽声，母亲有泌乳的感觉，喂奶前乳房丰满，喂奶后乳房较柔软。

（四）心理-社会支持状况

1. 评估产妇对分娩经历的感受　是舒适或痛苦，直接影响产后母亲角色的适应和转换，若表现出情绪低落、哭泣、不关注新生儿或主诉疲劳等应注意产褥期抑郁症。

2. 评估产妇的自我形象接纳程度　包括孕期不适的恢复，产后自己形体的恢复等，关系到是否接纳孩子。

3. 评估产妇的母性行为是否属于适应性行为　母亲能满足孩子的需要并表现出喜悦，积极有效地锻炼身体，学习护理孩子的知识和技能为适应性行为。相反，母亲不愿接触孩子，不亲自喂养孩子，不护理孩子或表现出不悦、不愿交流，食欲差等为不适应性行为。

4. 评估产妇对孩子行为能否正确理解　母亲是否认为孩子吃得好，睡得好又少哭就是好孩子，因而自己是一个好母亲；而哺乳困难、常哭、常需要换尿布的孩子是坏孩子，因而自己是一个坏母亲。母亲能正确理解孩子的行为将有利于建立良好的母子关系。

5. 评估产妇的社会支持　产褥期是产妇生理和心理变化较大的一个阶段。身体不适及社会角色的转换使产妇易出现情绪波动，甚至会出现产后精神抑郁症。良好的支持系统如丈夫及家人的理解和帮助有助于产妇的心理适应，有助于建立多种亲情关系。

（五）辅助检查

产后常规身体检查,必要时进行血、尿常规检查,药物敏感试验等。产后留置导尿管者需定期做尿常规检查,以了解有无泌尿道感染。

案例思考1

结合本节所学知识,请思考回答:
你怎样为刘女士进行评估?

【常见护理诊断/问题】

1. 尿潴留　与分娩时损伤、产后卧床、会阴切口有关。
2. 母乳喂养无效　与母亲知识技能不足、信心缺乏有关。
3. 舒适改变　与产后宫缩、会阴部切口、褥汗等有关。
4. 有感染的危险　与产后体质虚弱、生殖道有创面及自然防御功能下降有关。
5. 情境性自尊低下　与产后自理能力下降及缺乏照护新生儿知识和技能有关。

案例思考2

结合本节所学知识,请思考回答:
刘女士存在哪些护理问题?

【护理目标】

1. 产妇产后24小时内没有发生尿潴留。
2. 产妇住院期间母乳喂养成功,掌握母乳喂养知识与技能。
3. 产妇舒适增加,能应对疼痛和褥汗。
4. 产妇住院期间没有发生感染。
5. 产妇维持良好自尊。

【护理措施】

考点提示:
产后2小时观察内容。

（一）首要护理

产后2小时护理最为重要。产后最初2小时极易发生严重并发症,如产后出血,产后心衰,产后子痫,羊水栓塞等,为便于抢救,总是留在产妇产房内观察,分别在产后的15分钟、30分钟、60分钟、90分钟、120分钟各观察一次。观察内容包括:①阴道出血量:用弯盘置于臀下收集出血量;②子宫收缩情况及宫底高度:若发现乏力,应按摩子宫并肌注缩宫素;若子宫收缩不良,宫底上升但阴道流血量不多,提示宫腔内有积血,应挤压宫底,排出积血;③膀胱是否充盈,膀胱充盈时应及时排空,以免影响子宫收缩,导致产后出血;④监测血压、脉搏,特别是妊娠高血压疾病的产妇,要警惕产后子痫;⑤是否有肛门坠胀感,若有行肛查,明确是否有阴道后壁血肿,及时处理。

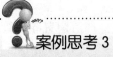

案例思考3

结合本节所学知识,请思考回答:
1. 请分析为什么要将刘女士在产后观察2小时无特殊后才送母婴同室病房。
2. 送母婴同室病房时存在哪些护理问题?
3. 针对这些问题应采取哪些护理措施?

考点提示:

产后会阴护理。

（二）回母婴同室后护理

1. 一般护理

（1）提供良好的空气清新: 通风良好,安静舒适的休养环境,保持床单位的清洁、整齐、干燥。

（2）监测生命体征: 测量体温、脉搏、呼吸、血压Tid,体温超过38℃应加强观察及时报告医生。

（3）饮食:产后1小时可给产妇流质或半流饮食,以后给予普通饮食。食物应富含营养、足够热量和水分。哺乳者,应多进蛋白质和多吃汤汁饮食,并适当补充维生素和铁剂。

（4）排尿:产后4小时内要鼓励产妇及早排尿,记录产后第一次排尿时间和尿量,防止尿潴留影响子宫收缩,导致产后出血。

产褥期内若排尿困难,除鼓励产妇坐起排尿外,还有以下几种方法诱导排尿:①置热水袋于下腹部刺激膀胱肌收缩。②用热水熏洗外阴,温开水冲洗尿道外口周围诱导排尿。③让产妇听持续流水声。④针刺关元、气海、三阴交、阴陵泉等穴位。⑤遵医嘱肌注新斯的明1mg或加兰他敏注射液2.5mg,兴奋膀胱逼尿肌促其排尿。经上述处理无效,应在无菌操作下导尿,必要时留置导尿管1~2天,并给予抗生素预防感染。在产后24小时内禁用热水袋敷于产妇下腹部,以免引起出血过多。

（5）排便:鼓励产妇早期下床活动及做产后体操,多饮水,多吃含纤维素的食物,以保持大便通畅。若发生便秘,应服用缓泻剂,或开塞露塞肛,或肥皂水灌肠。

（6）活动:产后应尽早适当活动。经阴道自然分娩者,产后6~12小时可起床轻微活动,产后第2天可下床随意走动,按时做产褥期健身操。

产褥期健身操(图12-1)可促进腹壁、盆底肌肉张力的恢复,避免腹壁皮肤过度松弛,预防尿失禁、膀胱直肠膨出及子宫脱垂。根据产妇的情况,运动量由小到大,由弱到强循序渐进练习。一般在产后第2天开始,每1~2天增加1节,每节做8~16次。出院后继续做产褥期健身操直至产后6周。

产褥期健身操:

第1节: 仰卧,深吸气,收腹部,然后呼气。

第2节: 仰卧,两臂直放于身旁,进行缩肛与放松动作。

第3节: 仰卧,两臂直放于身旁,双腿轮流上举和并举,与身体呈直角。

第4节: 仰卧,髋与腿放松,分开稍屈,脚底放在床上,尽力抬高臀部及背部。

第5节: 仰卧坐起。

第6节: 跪姿,双膝分开,肩肘垂直,双手平放床上,腰部进行左右旋转动作。

第7节: 全身运动,跪姿,双臂支撑在床上,左右腿交替向背后高举。

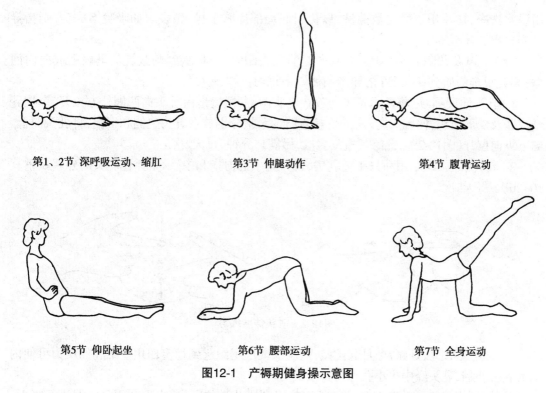

第1、2节 深呼吸运动、缩肛　　　　第3节 伸腿动作　　　　第4节 腹背运动

第5节 仰卧起坐　　　　第6节 腰部运动　　　　第7节 全身运动

图12-1　产褥期健身操示意图

2. 观察子宫复旧及恶露　进入休养室即刻、30分钟、1小时、2小时各观察一次,以后每日观察2~3次,每天在同一时间手测宫底高度,以了解子宫复旧过程,测量前应嘱产妇排尿,并按摩子宫使其收缩后测量。同时应观察恶露量、颜色、气味,发现异常及时报告医生。产后当日应禁用热水袋外敷来减轻宫缩痛,以免子宫肌肉松弛造成出血过多。

3. 会阴及会阴伤口护理　用2‰苯扎溴铵(新洁尔灭)或0.05%聚维酮碘液擦洗会阴,每天2~3次(见附录,表12-1),及时更换会阴垫,大便后清洗会阴部。会阴水肿者,用95%酒精或50%硫酸镁湿热敷(见附录,表12-2)。对会阴部有缝线者,应每天检查伤口有无渗血、血肿,周围有无红肿、硬结及分泌物。切口如有红肿用红外线照射,促进愈合。硬结者则用大黄、芒硝外敷。一般产后3~5天拆线,若伤口感染,应提前拆线并行扩创处理,定时换药。产后7~10天行1:5000的高锰酸钾溶液坐浴。

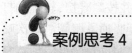

案例思考4

结合本节所学知识,请思考回答:

分析次日查房时,刘女士会阴伤口发生什么变化? 该如何处理?

4. 乳房护理　哺乳期妇女乳房应保持清洁、干燥,经常擦洗。每次哺乳前柔和地按摩乳房,让新生儿吸空乳房,如乳汁充足孩子吸不完时,应用吸乳器将剩余的乳汁吸出,以免乳汁淤积影响乳汁分泌,并预防乳腺管阻塞及两侧乳房大小不一等情况。

(1)一般护理:哺乳期建议产妇使用棉质乳罩,大小适中,避免过松或过紧。每次哺乳前,产妇应用清水将自己乳头洗净,并清洗双手。乳头处如有痂垢,应先用油脂浸软后再用温水洗净,切忌用乙醇之类擦洗,以免引起局部皮肤干燥、皲裂。如吸吮不成功,则指导产妇挤出乳汁喂养。

（2）平坦及凹陷乳头护理:有些产妇的乳头凹陷,一旦受到刺激乳头呈扁平或向内回缩,婴儿很难吸吮到奶头,可指导产妇做以下练习:

1）乳头伸展练习:将两示指平行放在乳头两侧,慢慢地由乳头向两侧外方拉开,牵拉乳晕皮肤及皮下组织,使乳头向外突出。接着将两示指分别放在乳头上侧和下侧,将乳头向上、向下纵向拉开(图12-2)。此练习重复多次,做满15分钟,每天2次。

2）乳头牵拉练习:用一只手托乳房,另一只手的拇指和中、示指抓住乳头向外牵拉重复10~20次,每天2次。

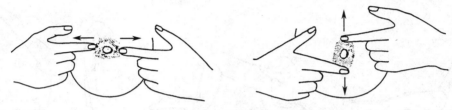

图12-2　乳头伸展练习

3）戴乳头罩:从妊娠7个月起配戴,对乳头周围组织起到稳定作用。柔和的压力可使内陷的乳头外翻,乳头经中央小孔保持持续突起。

此外,可指导产妇改变多种喂奶的姿势以利婴儿含住乳头,也可利用吸乳器进行吸引。在婴儿饥饿时可先吸吮平坦一侧,因此时婴儿吸吮力强,容易吸住乳头和大部分乳晕。

（3）乳房胀痛护理:产后3天内,因淋巴和静脉充盈,乳腺管不畅,乳房逐渐胀实、变硬,触之疼痛,可有轻度发热。一般于产后1周乳腺管畅通后自然消失。也可用以下方法缓解:①尽早哺乳:于产后半小时内开始哺乳,促进乳汁畅流。②冷热外敷乳房:哺乳前热敷乳房,可促使乳腺管畅通。在两次哺乳间冷敷乳房,可减少局部充血、肿胀。③按摩乳房:哺乳前按摩乳房,方法为从乳房边缘向乳头中心按摩,可促进乳腺管畅通,减少疼痛。④配戴乳罩:乳房肿胀时,产妇穿戴合适的具有支托性的乳罩,可减轻乳房充盈时的沉重感。⑤生面饼外敷:用生面饼外敷乳房,可促使乳腺管畅通,减少疼痛。⑥服用药物:可口服维生素B6。或散结通乳的中药,常用方剂为柴胡(炒)、当归、王不留行、木通、漏芦各15g,水煎服。

（4）乳腺炎护理:轻度乳腺炎时,在哺乳前湿热敷乳房3~5分钟,并按摩乳房,轻轻拍打和抖动乳房,哺乳时先喂患侧乳房,因饥饿时婴儿的吸吮力强,有利于吸通乳腺管。每次哺乳时应充分吸空乳汁,同时增加哺乳的次数,每次哺乳至少20分钟。哺乳后充分休息,饮食要清淡。若乳房局部热痛明显,产妇持续发热时,应停止哺乳应用抗生素治疗,定期排空乳汁,以免抑制其分泌,热敷乳房促进炎症消散。

（5）乳头皲裂护理:乳头轻度皲裂者可继续哺乳。哺乳时产妇取舒适的姿势,哺乳前湿热敷乳房3~5分钟,挤出少许乳汁使乳晕变软,让乳头和大部分乳晕含吮在婴儿口中。哺乳后,挤出少许乳汁涂在乳头和乳晕上,短暂暴露使乳头干燥,因乳汁具有抑菌作用,且含丰富蛋白质,能起到修复表皮的作用。疼痛严重者,可用吸乳器吸出喂给新生儿或用乳头罩间接哺乳,在皲裂处涂抗生素软膏或10%复方苯甲酸酊,于下次喂奶时洗净。

（6）催乳护理:对于出现乳汁分泌不足的产妇,应指导其正确的哺乳方法,按需哺乳、夜间哺乳,调节饮食,同时鼓励产妇树立信心。此外,可选用以下方法催乳:①中药涌泉散或通乳丹加减,用猪蹄2只炖烂吃肉喝汤。②针刺合谷、外关、少泽、膻中等穴位。

(7)退乳护理:产妇因疾病或其他原因不能哺乳时,应尽早退奶。最简单的退奶方法是停止哺乳,不排空乳房,少进汤汁,但有半数产妇会感到乳房胀痛,可口服镇痛药物,2~3天后疼痛减轻。目前不推荐雌激素或溴隐亭退奶。其他退奶方法:①可用生麦芽60~90g,水煎服,每天1剂,连服3~5天,配合退奶;②芒硝250g分装于两个布袋内,敷于两侧乳房并包扎固定,湿硬后及时更换,直至乳房不胀为止;③维生素B6 200mg口服,每天3次,共5~7天。

5.母乳喂养指导

知识链接

世界母乳喂养周

世界母乳喂养周,是由世界母乳喂养联盟(WABA)于1992年发起的一项全球性的活动,旨在促进社会和公众对母乳喂养重要性的认识,宣传、鼓励和支持母乳喂养。目前在全球已有120个国家参与此项活动。WABA确定每年8月1日至7日为"世界母乳喂养周",通过这个活动使全社会积极鼓励和支持母乳喂养,拓宽母乳喂养的内涵,创造一种爱婴、爱母的社会氛围。

(1)宣传母乳喂养:母乳喂养对婴儿、产妇、家庭都有益处,提高产家对母乳喂养的积极性。

1)母乳最适合婴儿营养需要:母乳中蛋白质、脂肪、碳水化合物的比例最适宜。蛋白质中乳清蛋白多,与酪蛋白之比为70:30,且以α乳蛋白为主,氨基酸比例适宜,特别是含大量牛黄氨基酸,有利于促进婴儿大脑发育。脂肪多为不饱和脂肪酸,富含Ω-3脂肪酸(亦称DHA)、胆固醇和脂肪酸。母乳中的糖主要为乳糖,有利于肠道乳酸杆菌生长,小婴儿宜于消化吸收且不易过敏。

母乳中维生素A、C、D、E均高于牛乳含量,母乳中的微量元素(如铁、锌、铜)含量较多,尤其初乳中,且铁的吸收率高达50%~75%;钙磷比例适宜(2:1),易于吸收;母乳中含较多的淀粉酶、乳脂酶等多种消化酶,有助于消化。总之,母乳营养丰富又易消化吸收,是新生儿最理想的天然食品。

2)母乳有增进婴儿抵抗力的作用:母乳尤其是初乳中含大量免疫物质,如分泌型IgA,可阻止细菌、病毒及过敏原侵入肠黏膜,有抗感染、抗过敏作用;母乳中有少量IgG、IgM抗体及B、T淋巴细胞等也有一定免疫作用;母乳中较多的乳铁蛋白可抑制大肠杆菌、白色念珠菌的生长;母乳中含的双歧因子可促进双歧杆菌、乳酸杆菌生长,因此母乳喂养可减少新生儿过敏及肠道感染、全身感染的机会。

3)母乳喂养有利于婴儿大脑发育:母乳含优质蛋白质,必需氨基酸及乳糖较多,母乳中卵磷脂可作为乙酰胆碱前体,鞘磷脂可促进神经髓鞘形成,不饱和脂肪酸可促进大脑细胞增殖,乳糖利于合成脑苷脂和糖蛋白,可促进中枢神经系统发育。

4)母乳喂养促进婴儿体格健康:婴儿是根据自己的需要决定吸吮的时间和量,并且吃得慢,这样的饮食方式可避免日后过度饮食,有利于婴儿的体格健康。母乳喂养过程中也促进婴儿视力、听力、呼吸及心脏功能的发育和完善。

5）母乳喂养有利于产妇的子宫复旧：婴儿吸吮乳头反射性引起缩宫素分泌增加，促进子宫收缩，利于子宫复旧。哺乳可推迟月经复潮，利于计划生育，哺乳母亲较少发生乳腺癌、卵巢癌、子宫癌及输卵管癌。

6）母乳喂养增进母子感情，促进婴儿心理发育：母乳喂养过程中，母亲与婴儿身体频繁接触，通过拥抱、逗引、对视、照顾、皮肤接触，使婴儿获得感情上的满足，安全、舒适、愉快等良好体验，有利于婴儿的心理发育，亦可促进母婴情感经验，同时，有利于观察小儿变化，便于护理。

7）母乳几乎为无菌食品，其温度、浓度及泌乳速度适宜，不必担心冲泡浓度、量、温度，也不必担心污染和储存问题。喂哺手续简便，十分经济。

案例思考5

结合本节所学知识，请思考回答：

为什么刘女士在产后第3天查房时诉喂奶时出现下腹部阵发性疼痛？你如何向她解释？母乳喂养有什么好处呢？

（2）指导母乳喂养方法：增强产妇母乳喂养自信心，提高母乳喂养的成功率。

世界卫生组织提倡母乳喂养。母乳喂养有利于母婴健康，因此，对能够进行母乳喂养的产妇及早进行正确的喂养方法指导具有重要的意义。

1）一般护理指导：①创造良好修养环境：为产妇提供一个舒适、温暖的母婴同室环境进行休息。多关心、帮助产妇，使其精神愉快，并树立信心。产后3日内，应主动为产妇及孩子提供日常生活护理，以避免产妇劳累。同时指导和鼓励产妇丈夫及家人参与新生儿的护理活动，培养新家庭的观念。②休息：充足的休息对保证乳汁分泌是十分重要的。嘱产妇学会与婴儿同步；休息，生活要有规律。③营养：泌乳所需的大量能量及新生儿生长发育需要的营养物质是通过产；妇的饮食摄入来保证的。因此，产妇在产褥期及哺乳期所需的能量和营养成分较未孕时高。产妇营养供给原则：A.热量：每日应多摄取2100kJ（500kcal），但总量不要超过8370~9620kJ/d（2000~2300kcal/d）；B.蛋白质：每日增加蛋白质20g；C.脂肪：控制食物中总的脂肪摄入量，保持脂肪提供的热量不超过总热量的25%，每日胆固醇的摄入量应低于300mg；D.无机盐类：补充足够的钙、铁、硒、碘等必需的无机盐；E.饮食中应有足够的蔬菜、水果及谷类；F.锻炼：产妇营养过剩可造成产后肥胖，配合适当的锻炼以维持合理的体重。

2）喂养方法指导：每次喂奶前产妇应用香皂洗净双手，用清水擦洗乳房和乳头，母亲及婴儿均取一个舒适的姿势，最好坐在直背椅子上，如会阴伤口疼痛无法坐起哺乳，可取侧卧位，使母婴紧密相贴。①哺乳时间：原则是按需哺乳。正常足月新生儿一般产后半小时内开始哺乳，此时乳房内乳量虽少，但通过新生儿吸吮动作可刺激乳汁分泌。产后1周内，是母体泌乳的过程，哺乳次数应频繁些，每1~3小时哺乳1次，开始每次吸吮时间5~10分钟，以后逐渐延长到15~20分钟，但不要超过30分钟，以免使乳头浸泽、皲裂而导致乳腺炎。②哺乳方法：哺乳时，先挤压乳晕周围组织，挤出少量乳汁以刺激婴儿吸吮，然后把乳头和大部分乳晕放在婴儿口中，用一只手托扶乳房，防止乳房堵住婴儿鼻孔。哺乳结束时，用示指轻轻向下按压婴儿下颏，避免在口腔负压情况下拉出乳头而引起局部疼痛或皮肤损伤。哺乳后，挤出少许乳汁涂在乳头和乳晕上。③注意事项：每次哺乳时都应该吸空一侧乳房后，再吸吮另一侧乳房;每次哺乳后,应将婴儿竖抱起轻拍背部1~2分钟,排出胃内空气,以防溢乳;哺乳后产妇佩戴合适棉制乳罩;乳汁确实不足时,应及时补充按比例稀释的牛奶。

3)哺乳期:世界卫生组织(WHO)建议婴儿出生后应给予4~6个月纯母乳喂养,之后添加辅食并继续母乳喂养至2岁或以上。

案例思考6

结合本节所学知识,请思考回答:
你作为一名护士如何指导刘女士母乳喂养?

(三)心理护理

1. 依赖期 满足产妇的情感和生理需求。产后3天内,让产妇充分休息,医务人员协助完成产妇及新生儿的日常护理。调动丈夫及家属的关心、支持,鼓励家人参与到照顾产妇及新生儿的活动中来,满足产妇的情感和生理需求。同时,给予产妇自我护理指导,提供常见问题如褥汗、乳房胀痛、宫缩痛的应对方法,减少产妇的无助感。

2. 依赖-独立期 平稳地应对压抑状态。在此期,医务人员及家属、配偶应加倍关心产妇,提供新生儿喂养和护理知识,耐心指导并帮助产妇喂养自己的孩子;鼓励并帮助产妇护理自己的孩子,在与孩子接触的过程中,培养母子感情。鼓励产妇表达自己的感受、心情、诉求;与其他产妇进行育儿方面的经验交流,提高产妇的自信心和自尊感。促进产妇接纳孩子、接纳自己。平稳地应对压抑状态。

3. 独立期 指导产妇及其丈夫培养新的家庭观念。指导产妇及其丈夫正确应对各种压力,包括照护新生儿、家庭模式的转变、生活方式的改变等。鼓励作丈夫的多参与新生儿的护理,当兴趣与需要背离时,多承担家务,并协调夫妻关系中的矛盾,培养新的家庭观念。

案例思考7

结合本节所学知识,请思考回答:
你如何对刘女士进行心理护理?

【护理评价】

1. 产妇产后按时排尿、排便,没有发生尿潴留。
2. 产妇喂养婴儿方法正确,新生儿体重增长理想。
3. 产妇诉身体舒适,会用正确方法减轻疼痛,睡眠良好。
4. 产妇血压、脉搏、体温正常,恶露无异常,会阴伤口愈合良好。
5. 产妇在护士指导下积极参与新生儿的护理,护理孩子时表现出自信与满足。
6. 产妇体力恢复,能回答自我护理及婴儿护理的知识和技能。

【健康教育】

1. 一般指导 强调产妇居室应清洁通风,夏季预防产褥期中暑,合理饮食保证充足的营养。注意休息,合理安排家务及婴儿护理,注意个人卫生和会阴部清洁,保持良好的心境,适应新的家庭生活方式。

2. 适当活动　经阴道分娩的产妇,产后6~12小时内即可起床轻微活动,于产后第2天可在室内随意走动。行会阴侧切或行剖宫产的产妇,可适当推迟活动时间。产后2周时开始做膝胸卧位,可预防或纠正子宫后倾。强调出院后继续做产褥期健身操到产后6~8周。

3. 出院后喂养指导　①强调母乳喂养的重要性,评估产妇母乳喂养知识和技能,对有关知识缺乏的产妇及时进行宣教;②保证合理的睡眠和休息,保持精神愉快并注意乳房的卫生,特别是哺乳母亲上班期间应注意摄取足够的水分和营养;③上班的母亲可于上班前挤出乳汁存放于冰箱内,婴儿需要时由他人哺喂,下班后及节假日坚持自己喂养;④告知产妇及家属如遇到喂养问题时可选用的咨询方法(医院的热线电话,保健人员、社区支持组织的具体联系方法和人员等)。

4. 计划生育指导　产后42天之内禁止性交。根据产后检查情况,恢复正常性生活,并指导产妇选择适当的避孕措施,一般哺乳者宜选用工具避孕,不哺乳者可选用药物避孕。

5. 产后检查　包括产后访视及产后健康检查。

(1)产后访视: 由社区医疗保健人员在产妇出院后3天内、产后14天、产后28天分别做3次产后访视,通过访视可了解产妇及新生儿健康状况,内容包括: ①了解产妇饮食、睡眠及心理状况;②观察子宫复旧及恶露;③检查乳房,了解哺乳情况;④观察会阴伤口或剖宫产腹部伤口情况,发现异常给予及时指导。

(2)产后健康检查: 告知产妇于产后42天带孩子一起来医院进行一次全面检查,以了解产妇全身情况,特别是生殖器官的恢复情况及新生儿发育情况。产后健康检查包括全身检查和妇科检查。全身检查主要是测血压、脉搏,查血、尿常规等;妇科检查主要了解盆腔内生殖器是否已恢复至非孕状态。

 知识链接

坐月子的习俗

坐月子是一些东南亚(如中国汉族、越南京族)的妇女,在分娩过后休息调养身心的习俗,时间约1个月,故称坐月子。最早可以追溯至距今已有两千多年的西汉,在西汉时期的《礼记内则》一书中,称之为“月内”,产后必需的仪式性行为。以社会学的观点,坐月子可以协助产妇顺利度过人生转折,因为婴儿出生让妇女身体、心理及生活有所改变,从人妻晋升到人母,从外人真正转变到家人,坐月子的仪式促使产妇进入家庭的神圣地位,周边的人甘愿为她付出。无论是产褥期或坐月子,都意味着产妇要卧床休息,调养好身体,促使生殖器官和机体尽快恢复。

坐月子的传统习俗很多,包括不洗发、不洗澡、不爬楼梯、不碰冷水、不看书、不哭、禁性行为、不可吹风、不可缝纫、不参加走亲访友的仪式等。如今,这些习俗已经逐渐被人们所摒弃,取而代之的是充足休息、饮食均衡、劳逸结合、良好卫生、积极康复的产褥期保健理念,正日益被广大妇女及家属接受,促进和维护产褥期妇女的身心健康。

（彭　捷）

思 与 练

一、选择题

A1型题

1. 产后腹部检查时摸不到宫底，该产妇大约在产后

    A. 第1天　　　　　B. 第3天　　　　　C. 第5天　　　　　D. 第7天　　　　　E. 第10天

2. 关于产褥期护理下列**错误**的是

    A. 多食新鲜蔬菜水果，预防便秘　　　　　　B. 产后2小时鼓励产妇下床活动

    C. 鼓励产妇多饮水　　　　　　　　　　　　D. 产后4小时鼓励产妇排尿

    E. 产后第2天可做产后健身操

3. 初乳的特点**错误**的是

    A. 含分泌型IgA较成熟乳多　　　　　　　　B. 初乳中脂肪和乳糖含量较成熟乳多

    C. 初乳是指产后7天内分泌的乳汁　　　　　D. 初乳中含蛋白质较成熟乳多

    E. 初乳含有胡萝卜素呈淡黄色

4. 关于产褥期内分泌变化**不正确**的描述是

    A. 哺乳产妇月经复潮延迟

    B. 不哺乳产妇通常在产后6~10周月经复潮

    C. 分娩后雌激素和孕激素于产后1周降至未孕水平

    D. 哺乳期产妇无月经来潮者不会受孕

    E. 胎盘催乳素于产后6小时不能测出

5. 关于产后恶露的描述正确的是

    A. 正常恶露含有血液及细菌，有血腥味

    B. 正常恶露总量为600ml

    C. 血性恶露持续7天逐渐转为浆液性恶露

    D. 正常恶露持续4~8周

    E. 产后含有血液、坏死蜕膜组织及宫颈黏液经阴道排出称为恶露

6. 不属于产后2小时观察的内容是

    A. 生命体征　　　　　B. 阴道流血情况　　　　　C. 膀胱充盈度

    D. 乳汁分泌　　　　　E. 宫底高度

7. 产褥期是指

    A. 从胎儿娩出到生殖器恢复正常所需的时间

    B. 从胎盘娩出到全身各器官（除乳房）恢复或接近未孕状态所需的时间

    C. 从第二产程到生殖器恢复正常这段时间

    D. 从胎儿娩出到全身恢复正常这段时间

    E. 从胎儿娩出到恶露干净这段时间

8. 胎盘娩出后，子宫底每天下降

    A. 5~6cm　　　　　B. 4~5cm　　　　　C. 3~4cm　　　　　D. 2~3cm　　　　　E. 1~2cm

9. 产褥期生理变化中**不正确**的是

    A. 肠蠕动减弱，易发生便秘　　　B. 出汗较多　　　　　　C. 常发生排尿不畅或尿潴留

    D. 尿量减少　　　　　　　　　　E. 白细胞可暂时增高

10. 促进母乳喂养成功的措施，**错误**的是

    A. 对所有保健人员进行技术培训　　　　　　B. 向孕产妇宣传母乳喂养的好处

  C.施行按时哺乳   D.施行母婴同室

  E.帮助母亲早开奶

A2型题

11.某产妇产后2天,下腹阵痛,宫底脐下3横指,无压痛,阴道流血不多,无恶心呕吐,正确的处理是

  A.给予抗生素预防感染 B.给予止痛药物   C.一般不需处理

  D.按摩子宫   E.停止哺乳

12.某产妇,第一胎,足月顺产,经阴道分娩,会阴Ⅰ度裂伤,产后2小时裂伤缝合处水肿明显,关于会阴的护理措施正确的是

  A.冲洗阴道   B.外用消炎药膏   C.50%硫酸镁湿热敷伤口

  D.取伤口侧卧位   E.坐浴2次/天

13.初产妇,经阴道分娩后5天,乳汁少,以下鼓励母乳喂养措施中**错误**的是

  A.母婴同室   B.精神愉快,睡眠充足 C.两次哺乳间给婴儿喂少量糖水

  D.多进汤汁饮食   E.增加哺乳次数

14.某产妇,产后5天,有下列主诉,不属于正常产褥期表现的是

  A.出汗多   B.哺乳时腹部疼痛   C.乳房胀痛

  D.体温37.5℃   E.阴道分泌物量多、颜色鲜红

15.某新生儿,出生后3天,观察脐残端少量分泌物,以下恰当的处理方式是

  A.告知家属脐部状况   B.指导家属如何观察

  C.保持脐部清洁干燥   D.用75%乙醇消毒脐带残端及脐轮周围

  E.脐部无红肿无须处理

A3型题

(16~18题共用题干)

初产妇,27岁,阴道助娩一男婴,会阴Ⅰ度裂伤,产后6小时未排尿,检查阴道出血不多,宫底脐上1横指。

16.该产妇可能的问题是

  A.子宫复旧不良 B.宫腔积血   C.尿潴留   D.腹胀   E.阴道伤口疼痛

17.该产妇如不及时处理会出现什么严重后果

  A.影响子宫收缩,造成产后出血   B.恶露排出不畅

  C.会阴伤口愈合延迟   D.腹胀、腹痛

  E.影响泌乳

18.正确的护理措施

  A.按摩子宫   B.肌注缩宫素   C.协助产妇排空膀胱

  D.硫酸镁湿热敷会阴伤口 E.给予心理疏导

二、思考题

1.怎样做好产褥期外阴护理?

2.如何观察子宫复旧与恶露?

3.产褥期为防止产妇尿潴留,可采取哪些方法?

第十三章

产褥期并发症妇女的护理

学习目标

1. 掌握产褥感染、产褥病率、晚期产后出血、产褥期抑郁症的概念；产褥感染、晚期产后出血、产褥期抑郁症的护理措施及健康指导。

2. 熟悉产褥感染、晚期产后出血、产褥期抑郁症护理评估、诊断及治疗原则。

3. 了解产褥感染、晚期产后出血、产褥期抑郁症的病因。

4. 具有主动关爱产褥期并发症妇女并保护其隐私的意识；与医生、产妇及家属进行有效沟通的能力；运用本章所学知识对产褥期并发症妇女进行正确的护理评估以判断护理问题的能力；制订和实施护理措施的能力；

5. 熟练掌握宫腔分泌物、脓肿穿刺物、后穹窿穿刺物等制备标本的方法；识别子宫复旧及恶露异常、产褥期抑郁症的技能。

第一节 产褥感染

案例导入

郭女士，28岁，孕1产0，孕39周，胎膜早破13小时临产住院。分娩过程中产程延长，产钳助产，产后第3天体温40℃，自述下腹部及会阴部切口疼痛，并因疼痛影响休息及照顾新生儿而焦虑。体格检查：会阴部切口红肿，有明显触痛，宫底平脐，宫旁压痛（＋），恶露有臭味。实验室检查：白细胞17.5×10^9/L中性粒细胞85%。

【概述】

（一）概念

产褥感染（puerperal infection）是指分娩时及产褥期生殖道受病原体感染引起局部或全身的炎性变化。产褥病率（puerperal morbidity）是指分娩24小时以后的10天内，用口表每天测量4次，体温有2次达到或超过38℃。造成产褥病率的原因以产褥感染为主，但也包括生殖道以外的其他感染，如急性乳腺炎、上呼吸道感染、泌尿系统感染、血栓性静脉炎等。产褥感染发病率约为6%左右，是孕产妇死亡的四大原因之一。

（二）病因

1. 诱因　任何削弱产妇生殖道和全身防御能力的因素均可成为产褥感染的诱因。如产妇伴有贫血、产程延长、胎膜早破、胎盘残留、产道损伤、产后出血、手术分娩或器械助产等。

2. 感染的来源　感染的来源有两种：一是自身感染，正常孕产妇生殖道或其他部位寄生的病原体，当出现感染诱因时可致病；二是外来感染，有外界的病原体侵入生殖道而引起的感染，常由被污染的衣物、用具、各种手术诊疗器械等接触病人后造成感染。

3. 病原体　产妇生殖道内有大量的病原体，以厌氧菌占优势。产褥感染常见的病原体有：需氧性链球菌属、大肠杆菌、葡萄球菌、厌氧性链球菌、厌氧类杆菌属、支原体、衣原体、白色假丝酵母菌等。许多非致病菌在特定的环境下也可以致病。

（三）病理

1. 急性外阴炎、急性阴道炎、急性宫颈炎　分娩时会阴部损伤或手术产导致感染，葡萄球菌和大肠埃希菌是主要致病菌。会阴裂伤或会阴切开创口感染是.急性外阴炎最常见部位，局部创口红肿、硬结、脓性分泌物流出、压痛明显，甚至创口裂开，阴道裂伤及挫伤感染引起急性阴道炎，感染部位较深时，可引起阴道旁结缔组织炎。宫颈裂伤感染是急性宫颈炎，但若向深部蔓延，可引起盆腔结缔组织炎。

2. 子宫感染　包括急性子宫内膜炎、子宫肌炎。病原体经胎盘剥离面侵入，扩散到子宫脱膜层称子宫内膜炎，侵及子宫肌层称子宫肌炎。两者常伴发。

3. 急性盆腔结缔组织炎、急性输卵管炎　病原体沿宫旁淋巴和血行达宫旁组织，出现急性炎症反应而引起急性盆腔结缔组织炎，同时累及输卵管可引起输卵管炎，严重者侵及整个盆腔形成"冰冻骨盆"。

4. 急性盆腔腹膜炎及弥漫性腹膜炎　炎症继续发展，扩散至子宫浆膜，形成盆腔腹膜炎，继而发展成弥漫性腹膜炎引起肠粘连，也可在直肠子宫陷凹形成局限性脓肿。

5. 血栓静脉炎　产后1~2周多见，盆腔内栓塞静脉炎常侵及子宫静脉、卵巢静脉、髂内静脉、髂总静脉及阴道静脉，厌氧性链球菌为常见病原体。

6. 脓毒血症及败血症　感染血栓脱落进入血液循环可引起脓毒血症，随后可并发感染性休克和迁移性脓肿（肺脓肿、左肾脓肿）。若病原体大量进入血液循环并繁殖可形成败血症，全身中毒症状明显，可危及生命。

【护理评估】

（一）健康史

评估是否有产褥感染的诱发因素，评估产妇的个人卫生习惯，询问是否有贫血、营养不良或生殖道、泌尿道感染病史，了解本次妊娠经过，是否有妊娠合并症及并发症，分娩是否有胎膜早破、产程延长、手术延长、手术助产、软产道损伤，是否有产前及产后出血史等。

（二）身体状况

发热、疼痛、异常恶露是产褥感染的三大主要症状，由于感染部位、程度、扩散范围不同，其临床表现也不同。

1. 急性外阴炎、急性阴道炎、急性宫颈炎　会阴裂伤或会阴切开创口感染是外阴部感染最常见部位，急性外阴炎主要表现为会阴部局部灼热、疼痛，坐位困难。检查可见局部创口红肿、硬结、脓性分泌物流出、压痛明显，甚至创口裂开，伴有低热。急性阴道炎见阴道裂伤及挫伤感染，表现为黏膜充血、溃疡、脓性分泌物增多，感染部位较深时，可引起阴道旁结缔组织炎。宫颈裂伤感染症状多不明显，但若向深部蔓延，可引起盆腔结缔组织炎。产妇可有轻度发热、畏寒、脉速等全身表现。

2. **子宫感染**　包括急性子宫内膜炎、子宫肌炎。若为子宫内膜炎，可表现为子宫内膜充血、坏死，阴道内有大量脓性分泌物且伴有臭味。若为子宫肌炎，腹痛，恶露增多呈脓性，子宫压痛明显，尤其是宫底部，子宫复旧不良，产妇可出现高热、寒战、头痛、心率加快，白细胞明显增多等全身感染征象。

3. **急性盆腔结缔组织炎、急性输卵管炎**　产妇表现为高热、寒战、脉速、头痛等全身症状，下腹明显压痛、反跳痛、肌紧张及肛门坠胀感，宫旁一侧或两侧结缔组织增厚，触及炎性包块，子宫复旧差，严重者侵及整个盆腔形成"冰冻骨盆"。淋病奈瑟菌沿生殖道黏膜上行感染，达输卵管与盆腹腔，形成脓肿后，高热不退。

4. **急性盆腔腹膜炎及弥漫性腹膜炎**　产妇出现全身中毒症状，如高热、恶心、呕吐、腹胀，检查时下腹部有明显压痛、反跳痛、肌紧张。腹膜面分泌大量渗出液，纤维蛋白覆盖引起肠粘连，也可在直肠子宫陷凹形成局限性脓肿，若脓肿波及肠管与膀胱则可出现腹泻、里急后重与排尿困难。急性期治疗不彻底可发展成盆腔炎性疾病后遗症导致不孕。

5. **血栓静脉炎**　盆腔内栓塞静脉炎常侵及子宫静脉、卵巢静脉、髂内静脉、髂总静脉及阴道静脉，厌氧性链球菌为常见病原体，这类细菌分泌肝素酶分解肝素，促成凝血。病变单侧居多，产后1~2周多见，产妇表现为寒战、高热并反复发作，持续数周。临床表现随静脉血栓形成的部位不同而有所不同，下肢血栓静脉炎，病变多在股静脉、腘静脉及大隐静脉，表现弛张热，下肢持续性疼痛，局部静脉压痛或触及硬索状，使血液回流受阻，引起下肢水肿，皮肤发白，称"股白肿"。小腿深静脉血栓时可出现腓肠肌及足底部疼痛和压痛。小腿浅静脉炎症时，可出现水肿和压痛。

6. **脓毒血症及败血症**　感染血栓脱落进入血液循环可引起脓毒血症，随后可并发感染性休克和迁移性脓肿（肺脓肿、左肾脓肿）。若病原体大量进入血液循环并繁殖可形成败血症，表现为持续高热、寒战、脉细速、血压下降、呼吸急促、尿量减少等，全身中毒症状明显，可危及生命。

评估产妇全身情况、子宫复旧及伤口恢复情况，观察恶露的色、量、质、气味等。评估腹部是否有压痛、反跳痛、肌紧张等。评估下肢皮肤颜色、温度、感觉及是否有疼痛等。

（三）辅助检查

了解血液检查结果，是否有白细胞计数升高。通过宫腔分泌物、脓肿穿刺物、后穹窿穿刺物等，进行细菌培养及药物敏感试验，确定病原体及敏感抗生素。通过B超、彩色多普勒超声、CT等，确定炎症包块、脓肿、血栓等的定位及辅助诊断。血清C-反应蛋白>8mg/L，有助于早期诊断感染。

（四）心理-社会评估

产妇可能因为感染，产生心理上的沮丧、烦躁及焦虑情绪，应评估产妇的心理变化及感受。

（五）诊断与治疗要点

1. **诊断要点**　产褥早期发热常因脱水引起，但在2~3天低热后突然出现高热，应警惕感染可能。应首先考虑产褥感染，再排除引起产褥病率的其他疾病。发热、疼痛、异常恶露是产褥感染的三大主要症状。根据病人的症状，体征，以及辅助检查的结果，确定病原体及敏感抗生素。

2. **治疗要点**

（1）支持疗法：加强营养，增强全身抵抗力，纠正水、电解质失衡。病情严重或严重贫血者,可多次少量输新鲜血或血浆,以增强抵抗力。

（2）清除感染灶：患者取半卧位以利于引流或促使炎症局限于盆腔。会阴伤口感染或盆腔脓肿时,应及时切开引流。胎盘胎膜残留时应及时清除宫腔内容物,若患者急性感染伴高热,应先控制感染再行刮宫。感染严重经积极治疗无效时,应及时行子宫切开术。

（3）抗生素的应用：未确定病原体的应选用广谱高效抗生素,然后根据细菌培养和药敏试验结果选择抗生素种类和剂量,中毒症状严重者,短期选用肾上腺皮质激素,提高机体应激能力。

（4）血栓静脉炎的治疗：在应用大量抗生素的同时,可加用肝素钠,即150U/(kg·d)肝素加于5%葡萄糖液500ml中静脉滴注,每6小时1次,体温下降后改为每天2次,连用4~7天。用药期间注意监测凝血功能。口服双香豆素、阿司匹林等,也可用活血化瘀的中药治疗。

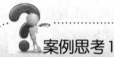

案例思考1

请结合本节的学习,思考回答：
对本案例的郭女士你如何进行护理评估？

【常见护理诊断/问题】

1. 体温过高　与感染及机体抵抗力下降有关。
2. 舒适改变　与疼痛及恶露增多且有异味有关。
3. 焦虑　与疾病导致恢复慢、担心自身健康及不能母乳喂养和照顾新生儿有关。

案例思考2

请结合本节的学习,思考回答：
本案例中的郭女士主要护理问题是什么？

【护理目标】

1. 产妇感染得到有效控制,体温恢复正常。
2. 产妇疼痛得到缓解。
3. 产妇焦虑程度减轻,积极配合治疗。

【护理措施】

（一）首要护理

1. 配合医生治疗的护理　需要做脓肿引流术、清宫术、后穹隆穿刺术者应做好术前准备、术中配合及术后护理,抗生素治疗时应严格按照给药时间给药,给药剂量充足,维持血液中有效浓度,达到最佳治疗效果。出现感染性休克及肾衰竭者应配合医生积极抢救。

2. 严密观察病情　密切观察产妇生命体征的变化,每4小时测体温1次,评估脉搏及血压变化,询问是否有恶心、呕吐、腹胀、疼痛等状况。观察并记录恶露的色、质、量及气味,观察子宫复旧及会阴伤口情况。

（二）一般护理

1. 保持病室及床单位整洁,促进产妇良好休息和睡眠。

2. 指导孕妇加强营养,给予高蛋白、高热量、高维生素、易消化饮食,以增强抵抗力。鼓励产妇多饮水,保证足够液体摄入。

3. 出现不适症状,如高热、呕吐、疼痛时应对症处理。

4. 指导产妇取半卧位,有利于恶露引流及促进炎症局限于盆腔。

（三）心理护理

向家属及产妇详细介绍病情及治疗情况,促进家庭支持,增强治疗信心,以配合治疗,促进康复。

案例思考3

请结合本节的学习,思考回答:

本案例的护理措施有哪些内容?

【护理评价】

1. 产妇出院时血压、脉搏、体温正常,恶露无异常,感染症状消失。

2. 产妇诉疼痛减轻,舒适感增加。

3. 产妇诉焦虑程度减轻,睡眠良好,在护士指导下积极参与新生儿的护理,护理孩子时表现出自信与满足。

【健康教育】

1. 应教会产妇识别异常恶露　指导产妇保持会阴部清洁,及时更换会阴垫,每日用温水清洗会阴。采用半卧位,以促进恶露引流。

2. 加强孕期卫生宣传　临产前2个月避免性生活及盆浴,加强营养,增强体质。及时治疗外阴、阴道炎及宫颈炎等慢性疾病和并发症,避免胎膜早破、滞产、产道损伤与产后出血。消毒产妇用物,接产时严格无菌操作,正确掌握手术指征,保持外阴清洁。必要时给予抗生素预防感染。

案例思考4

请结合本节的学习,思考回答:

本案例的产妇该如何健康教育?

第二节　晚期产后出血

【概述】

（一）定义

分娩24小时后,在产褥期内发生子宫大量出血,称晚期产后出血(late postpartum hemorrhage),

多于产后1~2周内产生,也有迟至产后2个月左右发病者。

（二）病因

1. 胎盘、胎膜残留 为引起晚期产后出血最常见的原因,多发生在产后10天左右。

2. 子宫胎盘附着部位感染或复旧不全 多发生在产后2周左右。

3. 感染 常见于子宫内膜炎症引起胎盘附着面复旧不良和子宫收缩欠佳,血窦关闭不全导致子宫出血。

4. 剖宫产术后子宫伤口裂开 多见于子宫下段剖宫产横切口两侧端。近年来关于子宫下段剖宫产横切口裂开引起大出血的报道已不罕见,多发生在术后2~3周,应引起重视。

5. 其他 产后子宫滋养细胞肿瘤、子宫黏膜下肌瘤等均可引起晚期产后出血。

（三）病理

1. 胎盘、胎膜残留 为引起晚期产后出血最常见的原因,多发生在产后10天左右。黏附在宫腔内的残留胎盘组织发生变性、坏死、机化;当坏死组织脱落时,暴露基底部血管,引起大量出血

2. 子宫胎盘附着部位感染或复旧不全 正常情况下胎盘娩出后其附着面血管即有血栓形成,继而血栓机化,出现玻璃样变,血管上皮增厚,管腔变窄、堵塞。胎盘附着部位边缘有内膜向内生长,底蜕膜深层残留腺体和内膜重新生长,使子宫内膜修复,此过程为6~8周。若胎盘附着面感染、复旧不全可致血栓脱落,血窦重新开放,导致出血。

3. 感染 常见于子宫内膜炎症引起胎盘附着面复旧不良和子宫收缩欠佳,血窦关闭不全导致子宫出血。

4. 剖宫产术后子宫伤口裂开 多见于子宫下段剖宫产横切口两侧端。由于术后止血不良形成局部血肿、横切口选择过低愈合能力差及手术缝合技术不当等原因可致肠线溶解脱落,血窦开放而出血。

【护理评估】

（一）健康史

询问患者的分娩过程,以及胎盘、胎膜娩出是否完整,对于剖宫产者了解手术记录。

（二）身体状况

最常见的胎盘、胎膜残留引起晚期产后出血者,临床表现为血性恶露持续时间延长,阴道流血少量或中等量,持续或间断,多发生在产后10天左右。检查发现子宫复旧不全,宫口松弛,可触及残留组织。

子宫胎盘附着部位感染或复旧不全引起晚期产后出血,多发生在产后2周左右,表现为突然大量阴道流血,检查发现子宫大而软,宫口松弛,阴道及宫口有血块堵塞。亦可表现为急骤大量流血,同时有血凝块排出;产妇常伴有感染症状如腹痛、发热、恶露呈脓性有臭味。

剖宫产术后子宫伤口裂开引起晚期产后出血,表现为大量阴道出血,甚至休克。多发生在术后2~3周。也有迟至产后2个月左右的。

评估患者生命体征,有无发热及失血性休克;评估阴道出血情况;注意观察恶露的量、性状、颜色、气味。评估子宫复旧状况。

对于剖宫产者,查看手术记录,检查切口愈合情况。

（三）辅助检查

1. 血常规检查 了解贫血与感染情况。

2. B型超声检查 了解子宫大小、宫腔有无残留物及子宫切口愈合情况。

3. 病原菌和药敏试验　有助于选择有效广谱抗生素。

4. 血 β-HCG测定　可疑滋养细胞肿瘤做此项检查,协助诊断。

5. 病理检查　宫腔刮出物或切除子宫标本应送病理检查。

（四）心理-社会评估

会引起产妇及家属的不安,对于清宫术的恐惧,以及对剖宫产切口的不愈合表示恐惧和无助,还担心再次手术会中断母乳喂养。

（五）诊断与治疗要点

1. 诊断要点　根据产后出血发生的时间,产妇症状、体征及辅助检查结果即可诊断。

2. 治疗要点　晚期产后出血的处理原则为抗感染、缩宫剂促使子宫收缩,针对原因行刮宫或剖腹探查手术。

（1）少量或中等量阴道流血:应给予足量广谱抗生素,经检查排除胎盘、胎膜残留或软产道损伤者可用子宫收缩剂。

（2）疑有胎盘、胎膜残留或胎盘附着部位复旧不全:在抗生素控制感染3~4天后,在静脉通道输液、备血及准备手术的条件下刮宫,操作应轻柔,以防止穿孔。刮出物应送病理检查,以明确诊断。术后继续给予抗生素及子宫收缩剂。

（3）疑剖宫产子宫切口裂开:仅少量阴道流血也应住院,给予广谱抗生素及支持疗法,密切观察病情变化,在出血停止后一般仍应继续治疗观察4周;若多量阴道流血,可行剖腹探查。

（4）肿瘤引起的阴道流血:应做相应处理。

【常见护理诊断/问题】

1. 组织灌注量不足　与出血过多有关。

2. 恐惧　与大出血危及产妇生命、再次清宫术或剖腹探查术有关。

【护理目标】

1. 患者出血停止、贫血纠正;自诉能够正确认识晚期产后出血。

2. 患者恐惧感减轻;积极配合各种检查和护理,自我感觉良好,恢复自信。

【护理措施】

（一）首要护理

1. 配合医生治疗的护理　遵医嘱应用止血药、宫缩剂及抗感染药。密切配合医生积极查找出血原因。出血量大导致休克者,应配合医生抢救,保持平卧,吸氧,保暖;输血、输液以补充血容量。密切检测血压、脉搏、呼吸及神志变化;观察皮肤颜色、四肢的温度、湿度及尿量并记录出入量。属胎盘、胎膜残留者应做好刮宫术前准备,术中配合,并将刮出物送病理检查;剖宫产子宫切口裂开者应做好腹部手术准备。

2. 严密观察病情　密切观察生命体征,同时注意观察阴道出血的颜色、性状、气味、评估出血量、速度及阴道有无排出物等,必要时留取标本送检。观察产后子宫收缩及复旧情况,子宫硬度和宫底高度。判断有无感染征象。

（二）一般护理

1. 卧床休息,鼓励患者进高蛋白、高维生素、易消化饮食,对呕吐较重者,应遵医嘱静脉补充营养。

2. 病房保持空气流通、安静舒适,保持患者皮肤及外阴清洁。会阴护理每天两次。

（三）心理护理

通过护理活动与患者建立良好的护患关系,鼓励患者表达自己的情绪,给患者及家属讲解出血的病因及药物、手术治疗的知识,安慰和关心产妇,允许家属陪伴,消除不良情绪,保持良好的心理状态,取得产妇的积极配合。

【护理评价】

1. 患者出血停止、贫血纠正;自诉能够正确认识晚期产后出血;恐惧感减轻。

2. 患者积极配合各种检查和护理,自我感觉良好,恢复自信。

【健康教育】

1. 应教会有阴道流血患者注意观察阴道流血量、性质及颜色等,及早发现异常并及时与医护人员联系。

2. 患者应进高蛋白、高维生素、富含营养素,易消化的食物,并保证休息与睡眠,促进患者康复。指导会阴、乳房的护理;禁止性生活至产褥期结束,指导患者避孕。

第三节　产褥期抑郁症

案例导入

患者,女,26岁,已婚。既往无精神病史,家庭关系和睦,家族中无精神病患者,孕期检查无异常。孕40周自然临产入院,血液检查无贫血,产程进展顺利规律宫缩10小时后会阴侧切分娩一活女婴。出生1分钟新生儿Apgar评分评7分,出生5分钟评10分,产后出血约300ml产后护士发现患者常坐在窗前或看着新生儿发呆。目光呆滞,反应迟钝,少言,睡眠过多。产后5天侧切伤口拆线,愈合后出院。出院后1周家属诉患者自言自语,甚至独自一人时大笑。睡眠多,每天睡10~12小时,仍觉身体虚弱,无力照顾孩子。2周后更感压抑,食欲差,易怒烦躁,疑虑孩子会有问题,家属会对孩子不好,致使孩子完全由他人照顾,情绪低落,对自己能否恢复和正常工作、生活时期信心,甚至感觉生活没有意义。家属好友劝慰并辅以高营养品利于产后恢复,病情仍未缓解,持续至产后2个月,在精神心理科检查确诊为产褥期抑郁症。

【概述】

产褥期妇女精神疾病的发病率明显高于妇女的其他时期,尤其产褥期抑郁症最常见。

(一)定义

产褥期抑郁症(postpartum depression,PPD)是指产妇在产褥期出现抑郁症状,是产褥期非精神病性精神综合征中最常见的一种类型。产后抑郁症的发病率国外报道高达3.5%~30%左右。产后抑郁症不仅影响产妇的生活质量,还影响家庭功能和产妇的亲子行为,影响婴儿认知能力和情感的发展。

(二)病因

病因不明,可能与下列因素有关。

1. **分娩因素**　产妇经过分娩,机体疲惫,尤其产时、产后的并发症,难产、滞产、手术产等均给产妇带来紧张和恐惧、神经系统功能状态不佳,促使内分泌功能状态的不稳定。

2. **心理因素**　最主要的是产妇的个性特征。敏感(神经质),自我为中心,情绪不稳定、社交能力不良、好强求全、固执、内向性格等个性特点的人群容易发生产后心理障碍。

3. 内分泌因素 分娩后产妇体内人绒毛膜促性腺激素（HCG）、人胎盘催乳素（HPL）、孕激素、雌激素含量急剧下降，可能在产后抑郁症和精神方面起重要的作用。

4. 社会因素 孕期发生不良生活事件，如失业、夫妻分离、亲人病丧、家庭不和睦、家庭经济条件差、居住环境低劣、缺少家庭和社会的支持与帮助，特别是缺乏来自丈夫与长辈的理解、支持与帮助等不仅是影响产后抑郁症的重要因素，而且还是影响产后抑郁恢复的重要因素。

5. 遗传因素 有精神病家族史特别是有家族抑郁症病史的产妇发病率高。

【护理评估】

（一）健康史

询问产妇有无抑郁症、精神疾病的个人史和家族史，有无重大精神创伤史，有无孕期不良事件，经前期综合征史等。了解本次妊娠经过及分娩是否顺利，有无难产、手术助产、滞产、剖宫产及产时并发症等。

（二）身体状况

产褥期抑郁症的主要表现是抑郁，多在产后2周内发病，产后4~6周症状明显。产妇多表现为：心情压抑、沮丧、感情淡漠、不愿与人交流，甚至与丈夫也会产生隔阂。有的产妇还可表现为对生活、对家庭缺乏信心，主动性下降，流露出对生活的厌倦，平时对事物反应迟钝、注意力不易集中，食欲、性欲均明显减退。产褥期抑郁症患者亦可伴有头晕、头痛、胃部不适、心率加快、呼吸增加、便秘等症状，有的产妇有思维障碍、迫害妄想，甚至出现伤婴或自杀行为。

观察产妇的情绪变化，询问食欲、睡眠及注意力集中情况，是否有心悸、耳鸣、头晕等症状，评估产妇的行为，如自我照顾及照顾婴儿的行为。

（三）辅助检查

产褥期抑郁症的筛查 可采用爱丁堡产后抑郁量表（Edinburgh postnatal depression scale, EPDS）对产褥期抑郁症进行筛查，该量表包括10个条目，分别涉及心境、乐趣、自责、焦虑、恐惧、失眠、应对能力、悲伤、哭泣和自伤等。每个条目根据症状严重程度分为4级：从不、偶尔、经常、总是，评分0~3分。得分范围0~30分，总分≥13分可诊断为产褥期抑郁症（表13-1）。

表13-1 爱丁堡产后抑郁量表

在过去的7天内				
1	我能够笑并能看到事物美好的方面			
	和以前一样	0分	现在不常做到	1分
	现在偶尔能做到	2分	绝对做不到	3分
2	我会很开心的期待一些事情			
	和以前一样	0分	比以前减少一些	1分
	比以前减少许多	2分	几乎做不到	3分
3	当事情变糟时,我会责备自己			
	经常	3分	有时	2分
	偶尔	1分	从不	0分

续表

4	在无明显原因的情况下,我会感到非常焦虑或担忧			
	经常	0分	有时	1分
	偶尔	2分	从不	3分
5	在无明显原因的情况下,我会感到恐惧或惊慌			
	经常	3分	有时	2分
	偶尔	1分	从不	0分
6	事情超出我预期时			
	大多我无法像过去一样应对	3分	有时候我不能像过去一样应对	2分
	大部分时间我能较好的应对	1分	我能像过去一样应对	0分
7	我感到不愉快,以致引起睡眠困难			
	经常	3分	有时	2分
	偶尔	1分	从不	0分
8	我感到忧伤或痛苦			
	经常	3分	有时	2分
	偶尔	1分	从不	0分
9	我因为感到非常不幸而哭泣			
	经常	3分	有时	2分
	偶尔	1分	从不	0分
10	我曾出现伤害自己的念头			
	经常	3分	有时	2分
	偶尔	1分	从不	0分

(四)心理-社会评估

观察母婴间互动及交流情况,了解产妇对分娩的体验、感受及对婴儿的喜爱程度,评估产妇的家庭社会支持系统。评估有无以下危险因素:

1. 背景因素 低社会经济状况、初产妇。

2. 生活应激事件 负性生活事件(如家庭成员严重的疾病或失业)。

3. 婚姻关系 与配偶关系不佳、分居、单亲、离婚等。

4. 父母矛盾 与自己母亲关系差,幼年父母照顾不佳。

5. 社会支持 配偶、家庭、朋友的支持减少。

6. 人格基础 负性归因模式,压抑、适应不良等心理易感因素。

(五)诊断与治疗要点

1. 诊断要点 产褥期抑郁症的诊断可参考美国精神病学会(American Psychiatric Association,1994)在《精神疾病的诊断与统计手册》(DSM-Ⅳ)中关于产褥期抑郁症的诊断标准(表13-2)。

表13-2 产褥期抑郁症的诊断标准

1. 在产后2周内出现下列5条或5条以上的症状，必须具备（1）（2）两条
（1）情绪抑郁
（2）对全部或多数活动明显缺乏兴趣或愉悦
（3）体重显著下降或增加
（4）失眠或睡眠过度
（5）精神运动性兴奋或阻滞
（6）疲劳或乏力
（7）遇事均感毫无意义或注意力不集中
（8）思维能力减退或注意力不集中
（9）反复出现想死亡的想法
2. 在产后4周内发病

2. 治疗要点　主要处理原则是识别诱因对症处理。

（1）心理治疗：心理治疗是重要的治疗手段。①增强产妇自信心，提高产妇的自我价值意识；②根据产妇的个性特征、心理状态、发病原因给予心理支持、咨询及社会干预，解除致病的心理因素。

（2）药物治疗：适用于中重度患者。选用抗抑郁药物以不影响哺乳为原则。常用药物有5-羟色胺再吸收抑郁剂，如盐酸帕罗西汀口服20mg/d×3周后，据病情增减剂量，1次增减10mg，间隔不得短于1周、盐酸舍曲林50mg/d，数周后可增加至100~200mg及三环类抗抑郁药，如阿米替林50mg/d，分2次口服。

【常见护理诊断/问题】

1. 家庭运行中断　与产妇无法承担母亲责任有关。

2. 有伤害自己或婴儿的危险　与产后心理障碍有关。

案例思考1

请结合本节的学习，思考回答：

本案例的主要护理问题是什么？

【护理目标】

1. 产妇情绪稳定，能配合护士和家人采取应对措施。

2. 产妇接受并承担母亲角色，能关心照顾新生儿。

3. 产妇心理、生理行为正常。

【护理措施】

（一）首要护理

1. 配合医生治疗的护理　遵医嘱指导产妇正确服用抗抑郁药物，耐心解释，解除产妇服用药物的心理压力，并注意观察药物疗效及不良反应。重症患者需要心理医生或精神科医生进行会诊治疗。

2. 预防暴力行为的发生　使用爱丁堡产后抑郁量表时，若产妇第10条评分≥1分，应密切观察产妇的行为和心理表现，警惕伤害自己或婴儿的行为，并将可能的危险告知家人，做好安全防护,合理安排产妇的生活和居住环境。

3. 促进产妇适应母亲角色　帮助产妇适应母亲角色的转换,指导产妇多与婴儿沟通、交流,并鼓励产妇多参与到照顾新生儿的活动中来,在母婴互动中转移产妇的注意力,亦可培养产妇的自信心。

（二）一般护理

提供舒适的休养环境,指导合理的饮食,保证产妇良好的休息和充足营养摄入,产后最初几日协助产妇完成日常生活,促进产妇自我护理能力和哺乳技能的掌握。

（三）心理护理

护士要关爱产妇,鼓励产妇宣泄,诉说内心感受,耐心倾听并给予适当陪伴,做好心理疏导工作,减少不良精神刺激和压力。给产妇提供更多的情感和社会支持,指导产妇对情绪和生活进行自我调节。鼓励家庭成员多陪伴、参与照顾产妇及婴儿的日常生活,使产妇感受到被支持、被尊重、被理解,增强自信心和自我控制,建立与他人的良好沟通,缓解内心的压力和不良情绪。

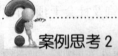

案例思考 2

请结合本节的学习,思考回答:
本案例的护理措施有哪些内容?

【护理评价】

1. 住院期间产妇情绪稳定,配合护士和家人采取应对措施。
2. 产妇主动承担母亲角色,能关心照顾新生儿。产妇、婴儿健康安全。
3. 产妇掌握自我护理和照顾新生儿的技能,心理、生理行为正常。

【健康教育】

1. 出院指导　产妇出院后,社区人员应及时进行家庭访视,评估产妇抑郁症状的变化,提供心理咨询和指导。

2. 健康指导　早期识别、早期干预是预防产褥期抑郁症加重的重要措施。应该加强对护士的教育和培训,及早识别产妇的抑郁症状。①完善孕期保健,重视孕妇的心理变化,减轻孕妇对妊娠、分娩的紧张情绪。②有精神疾病家族史的产妇应重点观察,避免不良刺激。③对有不良分娩史、死胎、畸形儿、分娩不顺利的产妇,产后应加强护理和关心。应向她们说明发生的原因,用友善、亲切、温和的语言给她们更多的关心,鼓励她们增强自信心。

案例思考 3

请结合本节的学习,思考回答:
本案例的患者该如何进行健康指导?

（彭　捷）

思与练

一、选择题

A1型题

1. 给予产褥感染产妇采取的具有特殊性的护理措施为

　　A. 安置半卧位　　　　　　　　　　B. 增加高热量、蛋白、维生素饮食

　　C. 鼓励产妇多饮水　　　　　　　　D. 观察恶露量、色、气、味

　　E. 保持会阴清洁

2. 下列疾病**不属于**产褥感染的是

　　A. 急性阴道炎　　　　　B. 急性子宫内膜炎　　　　　C. 急性盆腔炎

　　D. 急性输卵管炎　　　　E. 乳腺炎

3. 关于产褥期抑郁症病人治疗期间的哺乳问题,正确的是

　　A. 应禁忌哺乳　　　　　　　　　　B. 药物治疗期间,用药得当可以哺乳

　　C. 药物治疗期间可以哺乳　　　　　D. 药物治疗期间禁忌哺乳

　　E. 产妇状态好可以哺乳

A2型题

4. 产妇,产后第1天,诉下腹痛,查有低热,出汗,咽无充血,无恶心呕吐、腹泻,脐下2横指处触及一硬块上界,白细胞$11.0 \times 10^9/L$,中性0.75,最可能的诊断是

　　A. 产后子宫内膜炎　　　B. 子宫肌瘤红色变性　　　C. 产后宫缩痛

　　D. 卵巢囊肿扭转　　　　E. 子宫肌炎

5. 产妇,27岁,10天前经阴道分娩,产后出血约650ml,未输血。现低热,恶露有臭味。查子宫约妊娠3个月大,有明显压痛,双合诊触及子宫左侧有6cm×7cm×8cm有明显压痛、质软包块,边界不清。本例错误的处理措施为

　　A. B型超声检查盆腔　　　B. 取宫腔分泌物行细菌培养　　　C. 静滴广谱抗生素

　　D. 肌注缩宫素促进宫缩　　　E. 立即刮宫清除残留胎盘

A3型题

(6~7题共用题干)

第一胎,产钳助产,产后4天,产妇自述发热,下腹微痛。查:体温38℃,双乳稍胀,无明显压痛,子宫脐下2指,轻压痛,恶露多而混浊,有臭味。余无异常发现。

6. 该患者首先考虑医疗诊断为

　　A. 乳腺炎　　　B. 慢性盆腔炎　　　C. 急性胃肠炎　　　D. 肾盂肾炎　　　E. 急性子宫内膜炎

7. 在护理中,告知产妇取哪种卧位为恰当

　　A. 俯卧位　　　B. 平卧位　　　C. 半卧位　　　D. 头低足高位　　　E. 侧卧位

二、思考题

1. 产褥感染的护理措施有哪些?

2. 产后妇女为什么容易发生产褥感染?

3. 你怎样判断一个产妇可能发生了产褥期抑郁?

4. 引起晚期产后出血的常见原因有哪些?

第十四章

妇科病史及检查

学习目标

1. 掌握妇科病史的内容及其记录方式；各项体格检查前准备、注意事项及护理配合。
2. 熟悉妇科病史采集的方法；常用体格检查的方法及步骤。
3. 了解常用特殊检查的方法及步骤。
4. 具有指导患者的对各项检查注意事项熟知的能力；与患者及家属进行有效沟通的能力。
5. 熟练掌握各项体格检查护理配合的技能。

案例导入

患者40岁，自诉初潮年龄是13岁，月经周期提前，以往是27~30天，月经期是7天，半年来月经量多、月经周期缩短为20~23天，经期延长伴小腹疼痛，色黯红有淤血块，精神萎靡，面色晦暗，伴有焦虑，于月经干净后5天入院就诊。

第一节 妇科病史

考点提示:

某患者生育史为2-1-1-2或G_4P_2，分别表示的含义是什么？

（一）妇科病史采集的方法

妇科病史采集的过程就是通过对患者询问、倾听、观察、身体检查、心理测试等方法，获得就诊妇女生理、病理、心理社会资料，将收集取得的患者全面资料，加以整理、综合、判断的过程。由于女性生殖系统疾病常涉及与性生活有关的内容或个人隐私，收集资料时患者因羞涩、焦虑等而羞于启齿，因此病史采集过程中，护士要态度和蔼、语言亲切，体贴尊重患者，耐心细致地询问，轻柔地检查，做到可亲、可信、耐心、细心，并给予保护隐私的承诺。资料的全面性、系统性及准确性，对正确制订护理计划有决定性影响,妇科护理评估要客观、全面、系统。

(二)妇科病史的内容

1．一般项目　患者的姓名、年龄、籍贯、职业、民族、婚姻状况、受教育程度、宗教信仰、家庭住址、入院日期、入院方式,如非本人陈述应注明与本人的关系。

2．主诉　了解患者就诊的主要症状、发病时间、病程和应对方式。妇科常见症状有阴道流血、白带异常、外阴瘙痒、下腹痛、下腹部包块、闭经、不孕等。

3．现病史　是病史的主要部分,指从发病至就医时病情发展、演变及治疗过程。围绕主诉了解发病时间、原因及诱因、病情发展经过、就诊治疗经过及治疗护理效果等。还需了解患者有无伴随症状及其出现的时间、特点,尤其是与主要症状的关系。此外,询问患者的饮食、大小便、睡眠、体重变化、心理反应等。

4．月经史　询问初潮年龄、月经周期及经期持续的时间、有无痛经等;询问末次月经日期(LMP)或绝经年龄。可记录为:初潮·行经时间/月经周期·末次月经日期或绝经年龄。例如,初潮13岁,月经周期28~30天,经期持续5天,可简写为 $13\dfrac{5}{28\sim30}$ 。了解经量多少(询问每日更换卫生巾的次数)、经前期有无不适(如乳房肿痛、水肿、精神抑郁或易激动等)。询问痛经的部位、性质、程度、起止时间等。询问绝经后有无不适、有无阴道出血、分泌物增多或其他不适。

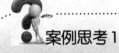

案例思考1

请结合本章的学习,思考回答:
应如何简写该患者的月经史?

5．婚育史　包括结婚或再婚年龄,配偶健康状况,是否近亲结婚等。生育史包括足月产、早产、流产次数以及现存子女数,可简写为足-早-流-存,如足月产1次,无早产,流产2次,现有子女1人,可用1-0-2-1表示,或用孕3产1(G_3P_1)表示。了解分娩方式、有无难产史、新生儿出生情况、有无产后大出血或产褥感染等,末次分娩或流产时间,目前采用何种节育措施及其效果。

6．既往史　既往健康情况、曾患疾病情况、传染病史、预防接种史、手术史、外伤史、输血史、药物过敏史。

7．个人史　出生地、生活及曾居留地区,生活状况等;个人嗜好、自理程度等。

8．家族史　患者家庭成员包括父母、兄弟姐妹及子女的健康状况。询问患者有无传染病史、家族中有无遗传性疾病或与遗传有关的疾病。

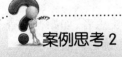

案例思考2

请结合本章的学习,思考回答:
护士应从哪几个方面对患者进行健康病史的采集?

第二节 体格检查及护理配合

【护理评估】

体格检查应在采集病史后进行。检查范围包括全身检查、腹部检查和盆腔检查,除病情危急外,应按下列先后顺序进行。不仅要记录与疾病相关的重要体征,还要记录有鉴别意义的阴性体征。

(一)全身检查

主要指常规测量生命体征、身高、体重;观察精神状态、全身发育、毛发分布、皮肤黏膜、表浅淋巴结、头颈部器官、乳房、心、肺、脊柱及四肢。

(二)腹部检查

是妇科体格检查的重要内容,应在盆腔检查前进行。观察腹部形状和大小,有无隆起或蛙状腹,腹壁有无瘢痕、妊娠纹、静脉曲张等;触诊腹壁厚度、有无压痛、反跳痛和肌紧张,肝、脾、肾有无增大和压痛,腹部能否触到包块及其部位、大小、形状、质地、活动度、表面是否光滑、有无压痛;叩诊注意鼓音和浊音分布区,有无移动性浊音。如合并妊娠时,应检查宫底高度、胎方位及胎心音。

(三)盆腔检查

盆腔检查又称妇科检查,为妇科所特有,主要检查女性外阴、阴道、宫颈、宫体以及双侧附件。

1. 检查器械 无菌手套、阴道窥器、刮片、玻片、石蜡油、碘伏、一次性垫单等。

2. 检查的护理配合与注意事项

(1)检查者关心体贴患者,做到态度严肃,语言亲切,检查前向患者做好解释工作,仔细认真地检查,动作轻柔。

(2)除尿失禁患者外,检查前嘱咐患者排空膀胱,必要时先导尿。大便充盈者应在排便或灌肠后进行。

(3)除尿瘘患者有时需取膝胸位外,一般妇科检查均取膀胱截石位,协助患者褪去一侧裤腿,臀部置于台缘,头部略抬高,两手平放于身旁,以使腹肌松弛。检查者一般面向患者,立在患者两腿间。不宜搬动的危重患者不能上检查台,可协助医生在病床上检查。

(4)每检查一人,须更换臀下的垫单;检查用品严格遵循一人一用一消毒的原则,避免感染或交叉感染。

(5)正常月经期应避免阴道检查,异常阴道出血者必须行阴道检查时,应做好外阴、阴道严格消毒,使用无菌手套、器械。

(6)未婚妇女一般仅限直肠-腹部检查,如确有阴道检查(双合诊或窥器检查)必要,应向家属及本人讲明情况,征得同意后方可检查,并予以记录。

(7)怀疑有盆腔内病变而腹壁肥厚、高度紧张不合作或无性生活史患者,如妇科检查不满意时,可行B型超声检查,必要时可在麻醉下进行盆腔检查,以作出正确的判断。

(8)男医生检查需女性医务人员在场,以免患者紧张和避免不必要的误会。

3. 检查方法

(1)外阴部检查:先观察外阴发育、阴毛多少及分布,有无畸形、损伤、炎症、水肿、溃疡、赘生物或肿块、萎缩、增生、色泽改变等异常。然后分开小阴唇,观察阴道前庭部,注意尿道口、前庭大腺开口有无异常,处女膜完整性。最后让患者向下屏气,观察有无阴道壁膨出、子宫脱垂及尿失禁等。

（2）阴道窥器检查: 根据患者阴道大小和阴道壁松弛情况,选用适当大小的阴道窥器。无性生活者未经本人同意,禁用阴道窥器检查。使用阴道窥器检查阴道和宫颈时,要注意阴道窥器的结构特点,以免漏诊。

临床常见的阴道窥器为鸭嘴形,可以固定,便于阴道内治疗操作。阴道窥器有大小之分,根据阴道宽窄选用。当放置窥器时,将阴道窥器两叶合拢,用润滑剂(生理盐水或肥皂液)润滑两叶前端,以利插入阴道,避免阴道损伤。冬天气温较低时,可将窥器前端置于40~45℃肥皂液中预先加温,防止因窥器的温度过低影响对患者的检查效果。如拟做宫颈细胞学检查或取阴道分泌物作涂片时,宜用生理盐水润滑,以免影响涂片质量和检查结果。放置窥器时,检查者左手示指和拇指轻轻分开小阴唇,右手持窥器沿阴道侧壁缓慢插入阴道内,边旋转边向上向后推进,将两叶转平,张开,直至完全暴露宫颈(图14-1),观察内容如下:

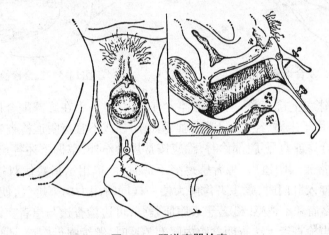

图14-1　阴道窥器检查

1）观察宫颈: 注意宫颈大小、颜色、外口形状、有无出血、糜烂、息肉、裂伤、赘生物等,可于此时采集颈管分泌物和宫颈刮片检查。

2）观察阴道: 注意阴道黏膜颜色,皱襞多少、有无充血水肿、畸形、溃疡、赘生物和囊肿等,注意阴道分泌物的量、性状、色泽、气味,白带异常者应进行白带悬滴法检查寻找病原体。

（3）双合诊检查: 即阴道和腹部联合检查,检查者一手的示指和中指涂润滑剂伸入阴道内,另一手放在腹部配合检查,此为双合诊检查。主要检查阴道、宫颈、子宫、输卵管、卵巢、宫旁结缔组织、子宫韧带以及盆腔内壁情况(图14-2、图14-3)。检查阴道深度、通畅情况及穹隆部; 触摸宫颈位置、大小、硬度及外口的情况,有无举痛; 扪清子宫的大小、位置、形态、活动度、软硬度、有无压痛。附件有无增厚、压痛、肿块等。

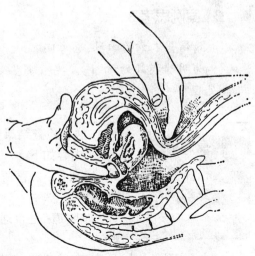

图14-2　双合诊检查子宫

（4）三合诊检查：检查者一手的示指在阴道内，中指在直肠内，另一手在腹部配合（图14-4）。可弥补双合诊的不足，能扪清后倾或后屈子宫的大小，更清楚地了解盆腔后壁、子宫后壁、直肠子宫陷凹、宫骶韧带、直肠阴道隔、骶骨前方及直肠内有无病变等。

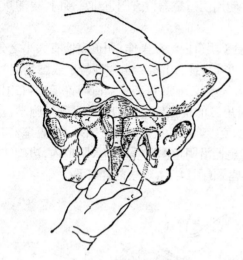

图14-3　双合诊检查附件

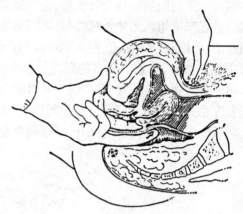

图14-4　三合诊检查

（5）直肠-腹部检查：检查者一手示指伸入直肠内，另一手在腹部配合检查，检查内容同双合诊、三合诊，适用于未婚、经期、阴道出血、阴道闭锁或不宜行阴道检查者。

行双合诊、三合诊或直肠-腹部诊时，除应按常规操作外，掌握下述各点有利于检查的顺利进行：①当两手指放入阴道后，患者感疼痛不适时，可单用示指替代双指进行检查；②三合诊时，在将中指伸入肛门时，嘱患者像解大便一样同时用力向下屏气，使肛门括约肌自动放松，可减轻患者疼痛和不适感；③若患者腹肌紧张，可边检查边与患者交谈，使其张口呼吸而使腹肌放松；④当检查者无法查明盆腔内解剖关系时，继续强行扪诊，不但患者难以耐受，且往往徒劳无益，此时应停止检查。待下次检查时，多能获得满意结果。

案例思考3

请结合本章的学习，思考回答：

为明确疾病的诊断，需要做哪些必要体格检查？作为一名护士，应将如何配合处理？

考点提示：

盆腔检查结果记录顺序是什么？

4. 盆腔检查结果记录　盆腔检查结束后应按照顺序记录检查结果，记录内容如下：

（1）外阴：发育情况、阴毛分布形态、婚产类型，有异常发现时，应详加描述。

（2）阴道：是否通畅，黏膜情况，分泌物的量、色、性状、有无异常气味。

（3）子宫颈：大小、硬度、有无糜烂、息肉、腺囊肿，有无接触性出血、举痛或摇摆痛等。

（4）子宫：位置、大小、硬度、活动度及有无压痛等。

（5）附件：有无肿块、增厚、压痛。若扪及肿块，记录其位置、大小、形状、硬度、表面光滑与否、活动度、有无压痛及其与子宫的关系。左右两侧分别记录。

【心理-社会评估】

由于妇科疾病牵涉性生活、生育、家庭等方面，因传统习惯和妇女特有的生理、心理特点，患者常出现思想顾虑多、压力大等心理社会问题。因此应注意：

1. 患者对健康问题及医院环境的感知　了解患者对自己所患疾病的认识和态度，对住院、治疗和护理的期望及感受；患者患病前及患病后的反应，面对压力时的解决方式，处理问题过程中遇到的困难。

2. 患者对疾病的反应　注意患者的定向力、注意力、认知水平、情绪、仪表、言谈举止、沟通交流能力等有无变化。

3. 患者的精神心理状态　发病后患者的定向力、意识水平、注意力、仪表、举止、情绪、沟通交流能力、思维、记忆和判断能力有无改变。患病后患者有无焦虑、恐惧、否认、绝望、自责、沮丧、愤怒、悲哀等情绪变化。如妇科检查中的暴露常使患者感到害羞、困扰，或将检查与性联想起来产生罪恶感。也可能因为以往不愉快的经历使患者对护理评估产生畏惧，拖延或拒绝接受妇科检查。

4. 患者社会支持系统的情况　其家庭及社会关系是否能满足患者的基本要求，包括生活方式、婚姻状态、经济、夫妻双方配合治疗的可能及实施情况。

【常见护理诊断/问题】

护理诊断是有关个人、家庭、社区现存或潜在的健康问题，是生命过程反应的一种临床判断，这些问题可全部或部分由护士通过护理措施解决。护士将收集到的患者有关资料进行综合整理分析，确定其健康问题，按生理、心理、社会等方面予以分类，根据北美护理诊断协会（NANDA）规定的护理诊断，确定各问题的先后顺序，护士根据病情的轻重缓急采取相应措施。

妇科患者护理诊断常有焦虑、恐惧、抑郁、自我形象紊乱、预感性悲哀、知识缺乏、疼痛、皮肤完整性受损、活动无耐力、与感染的危险等。

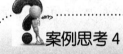

案例思考 4

请结合本章的学习，思考回答：
该患者主要的护理诊断是什么？

【护理目标】

护理目标是指通过护理干预，护士期望护理对象达到的健康状态或在行为上的改变，也是护理效果的标准。制订护理目标可以明确护理工作的方向，指导护士为达到目标中期望的结果去制订护理措施，并在护理程序的最后一步对护理工作进行效果评价。

选择的护理目标是妇产科护士和护理对象双方合作的结果，使护理对象提高自我护理的能力和适应环境的能力。根据达到目标所需的时间的长短可将护理目标分为长期目标和短期目标。

1. 长期目标　又称为远期目标，是指在较长时间内（数周或数月）能够达到的目标。长期目标有利于妇产科护士针对护理对象长期存在的问题采取连续护理行动,常用于妇科出院患者、慢性炎症患者和手术后康复者。

2. 短期目标　又称为近期目标,是指在较短的时间内(1周或1天甚至更短的时间)能够达到的目标。常用于病情变化较快或短期住院的妇科患者的护理计划。

有时长期目标中期望的结果往往需要一系列的短期目标才能更好实现,或者长期目标包括一系列渐进性的短期目标,这样可以使护士分清各个护理阶段的工作任务,也可因短期目标的逐步实现而增加患者达到长期目标的信心。长期目标和短期目标在时间上没有绝对的分界,有些护理计划只有短期目标,有些护理计划则可能具有长期和短期目标。

【护理措施】

护理措施是指护士为帮助患者达到预定目标采取的具体护理行为,是确定护理诊断与护理目标后的具体方案。其内容包括执行医嘱、用药指导、缓解症状、促进舒适、心理疏导与健康教育等。依据护理措施的内容可归纳为三类:

1. 依赖性护理措施　是指护士执行医师、营养师或药剂师等人的医嘱。受过专业训练的注册护士,既执行医嘱完成护理活动,又应对给予患者的治疗和护理负有责任。

2. 协作性护理措施　是指护士与其他医务人员协同完成的护理活动,如手术护理、检查配合等。

3. 独立性护理措施　是指护士运用自己的护理知识和技能独立完成的措施,如生活护理、健康教育、住院评估、患者教育、对患者住院环境的管理及对患者病情和心理-社会反应的监测等,都属于护士独立提出和采取的措施。

【护理评价】

护理评价是对整个护理效果的鉴定,可以判断执行护理措施后患者的反应,是评价预期目的是否达到的过程。将患者目前的健康状况与护理计划中的护理目标进行比较,判断目标是否达到,现实与目标之间可能会存在目标完全实现、目标部分实现和目标未实现等几种结果,若目标未能完全实现,应寻找原因,并重新收集资料,调整护理诊断和护理计划。

1. 停止　对于已解决的护理问题,目标已全部实现,其相应的护理措施可以同时停止。

2. 修订　对护理目标部分实现和未实现的情形进行分析,然后对护理诊断、护理目标、护理措施中不恰当的地方进行修改。

3. 排除　经过分析和实践,排除已经不存在的护理问题。

4. 增加　评价也是一个再评估的过程,根据对所获得的资料的判断,可发现新的护理诊断。应将这些诊断及其目标和措施加入护理计划中。

在评价过程中应注意总结经验教训,不断改进和提高护理质量,以争取患者早日康复。

【妇科常用特殊检查及护理配合】

（一）妇科常用的特殊检查

1. 阴道分泌物悬滴检查　检查阴道内有无滴虫或假丝酵母菌。检查滴虫时在载玻片上滴一滴温生理盐水,用棉签自阴道后穹窿取少许白带与之混匀,立即镜检检查假丝酵母菌时可用10%~20%氢氧化钾替代生理盐水,能溶解假丝酵母菌以外的其他细胞,使涂片视野变得清洁。

考点提示:

孕激素对体温有什么影响?单相型体温和双相型体温分别表示的意思是什么?

2. 生殖道脱落细胞检查　①阴道侧壁刮片：一般在阴道侧壁上1/3段，用无菌棉签或刮板轻刮分泌物少许，薄而均匀地涂在载玻片上，放入固定液内固定送检。用于了解卵巢功能。②宫颈刮片：先将宫颈外口处黏液拭净，用刮板在宫颈外口鳞—柱状上皮交界处轻轻刮取1周，然后均匀地涂在玻片上并固定送检，用于宫颈癌筛查。③子宫腔及宫颈管涂片：利用特制的"宫腔取样刷"及棉签分别在宫腔及宫颈管旋转1周，刷取上皮细胞后取出，立即放置在细胞保存液内。主要用于子宫内膜癌检查。④局部印片：用清洁玻片直接贴病灶处做印片，主要用于外阴癌初查。

3. 宫颈或颈管活体组织检查　可确定宫颈病变性质，是确诊宫颈癌的主要方法。适用于宫颈刮片细胞学检查巴氏Ⅲ级及以上者、慢性宫颈炎、宫颈溃疡或赘生物等病变。对可疑宫颈癌者，在宫颈外口3、6、9、12点处钳取组织或在阴道镜协助下在可疑病变区取材。疑有宫颈管癌变者可用小刮匙刮取宫颈管黏膜，将所取标本用10%福尔马林溶液或95%乙醇固定后送检。宫颈局部用带尾线棉球压迫止血。

4. 诊断性刮宫　刮取子宫内膜和其他组织行病理检查。将刮匙伸入宫腔，自上而下沿宫腔前壁、侧壁、后壁、宫底和两侧角部刮取组织。刮取物高度怀疑子宫内膜癌时不应继续刮宫，以免穿孔及癌扩散。将刮出组织装入标本瓶中固定送检。采取分段诊断性刮宫时，应先刮宫颈管组织，再刮取子宫内膜，将刮出组织分装小瓶标记送病理检查。用于诊断月经失调、不孕症、子宫内膜结核、子宫内膜癌等。

5. 基础体温测定　在正常月经周期中，孕激素可使基础体温升高0.3~0.5℃，基础体温呈双相型表示有排卵，单相型表示无排卵。妇女每天清晨醒来时，不做任何活动，用口表测体温5分钟，然后记录，连续测量至少3个月经周期以上。用于了解有无排卵、排卵日期、黄体功能和早孕等。

6. 输卵管通畅检查　可检查输卵管是否通畅，并兼有一定的治疗作用。适用于不孕症妇女有排卵证据、输卵管复通术后、输卵管轻度粘连者的检查、诊断和治疗。①输卵管通液是通过宫颈导管向宫腔推注温无菌生理盐水20ml（内加庆大霉素8万U，地塞米松5mg）。在推注过程中观察有无阻力及有无液体反流、患者有无不适等，判断输卵管是否通畅。②子宫输卵管碘油造影是在X线检测下边推注造影剂边观察造影剂分布情况，以了解子宫、输卵管充盈情况，寻找病变部位的一种方法。

7. 阴道后穹窿穿刺　通过阴道后穹窿穿刺抽吸直肠子宫陷凹处积液，进行肉眼观察、化验和病理检查。主要用于明确盆腔积液及子宫直肠凹陷处肿块的性质。

8. 超声波检查　是利用向人体内部发射超声波，并接收其回声信号所显示的波形、图像及信号音来诊断疾病。目前临床最常用的是B型超声，可检查妊娠时胎儿发育情况、有无畸形、胎盘位置及成熟度、羊水量，探测子宫及附件、盆腔有无异常，如肿瘤、炎症等；监测卵泡发育，探查宫内节育器情况等。

9. 内窥镜检查　是利用连接于摄像系统和冷光源的内窥镜，窥探人体体腔和脏器内部情况。

（1）阴道镜检查：利用阴道镜将宫颈阴道部上皮放大10~40倍，观察肉眼看不到的微小病变（异常上皮、异型血管和早期癌前病变）。在可疑部位进行活组织检查，可提高阳性率。

（2）宫腔镜检查：采用膨宫介质扩张宫腔，通过玻璃纤维导光束和柱状透镜将冷光源经宫腔镜导入宫腔内，直视下观察子宫颈管、宫颈内口、子宫内膜及输卵管开口，对宫腔内的生理及病理情况进行检查和诊断，并可直视下取活检和行宫腔手术治疗。

（3）腹腔镜检查：将腹腔镜自腹壁切口插入腹腔内，通过视屏观察腹腔脏器的形态及病变情况，必要时可取组织行病理检查以明确诊断，还可在腹腔镜下进行手术治疗。

（二）护理配合

1. 热情接待、指导患者　耐心向患者解释检查的目的、意义、方法及注意事项，取得患者的配合。如阴道镜检查及生殖道细胞学检查，要求受检者于检查前2天内禁止性生活、阴道检查及阴道内放药；输卵管通畅检查要求术前3天禁止性生活；诊断性刮宫要求受检者刮宫前5天禁止性生活。了解卵巢功能时，术前至少停用激素1个月，以免干扰检查结果。

2. 协助患者选择好检查时间　如判断患者有无排卵及黄体功能是否健全，应选择月经来潮前或来潮后6~12小时内刮宫；判断黄体萎缩不全时应在月经来潮第5天刮宫；输卵管通畅检查宜在月经干净后3~7天进行；宫腔镜检查在月经干净1周内为宜。

3. 做好术前准备　严格消毒检查器具，备齐各项检查用物，做到有序放置。

4. 术中陪伴患者并给予心理支持　密切观察患者生命体征，发现异常及时告知医生并协助处理；准确及时为医生提供手术用品，确保手术顺利进行。

5. 术后整理、消毒所用物品，安置患者休息。观察有无脏器损伤及内出血等异常情况，了解阴道出血情况，如有异常立即报医生并及时处理。

6. 标本处理　将吸取物、钳取或刮取组织分别放入标本瓶内固定，贴上写有患者姓名和取材部位的标签及时送验并注意收集结果。生殖道细胞涂片时必须均匀，向一个方向涂抹，以免破坏细胞。阴道分泌物悬滴检查滴虫时宜用不低于35℃的温生理盐水，以免影响滴虫活动，并立即送检；钳取宫颈组织后的创面用带尾线棉球压迫止血，嘱患者12小时后自行取出。

7. 基础体温检查　应指导患者连续测量，不能中断；确定在体温单上正确标记，并将性生活、月经期、失眠、感冒及药物治疗等影响体温的因素随时记录，以便分析病情时参考。

8. 嘱患者按时复诊　术后2周内（宫颈活组织检查者要求1个月内）禁止性生活及盆浴，保持外阴清洁，按医嘱服用抗生素预防感染。提醒患者有腹痛或出血多时及时就诊。

（叶　桦）

思 与 练

一、选择题

A₁型题

1. 某妇女足月产2次，无早产，流产1次，现存子女2人，可简写为

    A. 3-0-1-2　　B. 2-0-1-2　　C. 2-1-0-2　　D. 2-2-0-1　　E. 2-0-1-3

2. 下述属于盆腔检查的是

    A. 基础体温测定　B. 双合诊检查　C. 子宫内膜检查　D. 子宫颈刮片　E. 子宫输卵管造影

3. 妇科检查常规采用的体位是

    A. 膝胸卧位　　B. 膀胱截石位　　C. 平卧位　　D. 臀高头低　　E. 自由体位

4. 未婚女子的妇科检查方法可用

    A. 阴道窥器检查　B. 双合诊　　C. 三合诊　　D. 直肠-腹部诊　　E. 以上都可以

5. 双合诊检查能查到的部位有

    A. 子宫大小　　B. 子宫附件　　C. 子宫颈　　D. 阴道　　E. 以上均能

6. 盆腔检查中**不正确**的是
    A. 检查前必须排空膀胱
    B. 阴道出血者可暂不检查
    C. 未婚女子主要采用双合诊检查
    D. 每查一人应及时更换臀垫
    E. 宫颈癌患者必须行三合诊检查

7. 妇科检查结果记录的顺序为
    A. 阴道、宫颈、子宫、附件、外阴
    B. 外阴、阴道、宫颈、子宫、附件
    C. 宫颈、子宫、附件、外阴、阴道
    D. 子宫、宫颈、附件、外阴、阴道
    E. 附件、子宫、宫颈、阴道、外阴

8. 对于输卵管通畅检查正确的护理配合是
    A. 告诉患者月经干净后3~7天进行
    B. 不必介绍操作过程,以免患者担心
    C. 检查前憋尿
    D. 如在液体推注过程患者腹痛,要求其忍耐配合
    E. 术后无特殊医嘱

9. 关于基础体温测定**不正确**的是
    A. 双相型表示有排卵
    B. 单相型表示无排卵
    C. 受雌激素影响体温上升0.3℃
    D. 睡眠不足影响结果
    E. 需连续测3个月以上

A₂型题

10. 某患者,40岁,自诉一周前发现下腹部包块,无痛感,来院就诊。予以双合诊检查子宫时下列何项**不能**发现
    A. 位置　　　B. 大小　　　C. 活动度　　　D. 硬度　　　E. 宫颈糜烂程度

11. 某女18岁,未婚,阴道流血5天,应先做何项检查
    A. 阴道窥器检查　B. 双合诊　　C. 三合诊　　　D. 直肠-腹部诊　E. 腹腔镜

12. 李女士,55岁,13岁月经初潮,周期为28~30天,持续时间为5天,50岁绝经,其月经史可简写为
    A. $13\frac{5}{28\sim30}50$　B. $13\frac{5}{50}28\sim30$　C. $50\frac{5}{28\sim30}13$　D. $13\frac{28\sim30}{5}50$　E. $5\frac{13}{28\sim30}50$

13. 护士询问一患者婚育史,孕47天时药物流产1次,孕8周时人工流产1次,下面正确的说法是
    A. 孕2产2　　B. 孕2产1　　C. 孕2产0　　D. 孕1产0　　E. 孕0产0

二、思考题

1. 简述盆腔检查的注意事项有哪些。

2. 妇科常用特殊检查有哪些? 简述护士如何做好护理配合。

第十五章

外阴及阴道炎症妇女的护理

学习目标

1. 掌握滴虫性、外阴阴道假丝酵母菌性、细菌性阴道病、萎缩性阴道炎的护理措施。
2. 熟悉外阴炎、前庭大腺炎、滴虫性阴道炎、外阴阴道假丝酵母菌性阴道炎的病因、临床表现。
3. 了解女性生殖系统的防御功能及阴道炎的传播方式。
4. 具有尊重患者隐私与患者良好沟通的能力和对阴道炎的患者进行整体护理的能力。
5. 熟练掌握外阴坐浴的方法；阴道放药、阴道灌洗护理技能。

女性外阴及阴道炎症是妇女常见病、多发病，可发生于各年龄组。虽然健康妇女具有比较完善的自然防御功能，但由于外阴阴道与尿道、肛门毗邻；生育年龄性生活频繁，尤其在特殊时期如月经期、分娩期和产褥期，并且外阴阴道是宫腔手术操作和分娩的必经之路，容易受到损伤及病原体的感染；婴幼儿及绝经后的妇女激素水平低，使局部抵抗力降低，病原体也容易侵入机体发生感染。外阴炎和阴道炎可单独存在，也可同时发生。

（一）女性生殖器官的自然防御功能

考点提示：
阴道自净作用的概念

1. 两侧大阴唇自然合拢，遮掩阴道口、尿道口。

2. 由于盆底肌的作用，阴道口闭合，阴道前、后壁紧贴，可防止外源性污染及病原体的侵入。

3. 阴道上皮在卵巢分泌的雌激素影响下，增生变厚，增强抵抗病原体侵入的能力。同时上皮细胞中含有丰富的糖原，在阴道杆菌的作用下，分解为乳酸，维持阴道正常的酸性环境（pH多在3.8~4.4），可抑制部分病原体的生长繁殖，此称为阴道自净作用。

4. 子宫颈内膜所分泌的黏液形成"黏液栓"，堵塞宫颈口，且宫颈内口平时紧闭，有利于防止病原体侵入。宫颈黏液呈碱性，可抑制嗜酸性病原体的生长繁殖。

5. 子宫内膜周期性剥脱，可定期清除宫腔的感染。

6. 输卵管黏膜上皮细胞的纤毛向宫腔方向摆动以及输卵管的蠕动，都有利于阻止病原体的侵入。

（二）病原体

1. 细菌　大多数为化脓菌,如链球菌、葡萄球菌、大肠杆菌、厌氧菌、变形杆菌、淋病双球菌、结核杆菌等。

2. 原虫　以阴道毛滴虫最为多见,其次为阿米巴原虫。

3. 真菌　以假丝酵母菌为主。

4. 病毒　以疱疹病毒、人乳头瘤病毒为多见。

5. 螺旋体　多见苍白密螺旋体。

6. 衣原体　以沙眼衣原体常见。

（三）传染途径

1. 沿生殖器黏膜上行蔓延　病原体由外阴侵入阴道后,沿黏膜表面上行通过子宫颈、子宫内膜、输卵管内膜达卵巢及腹腔。葡萄球菌、淋病双球菌及沙眼衣原体多沿此途径扩散。

2. 经血液循环播散　病原体先侵入人体其他系统,再通过血液循环侵入生殖器官。此为结核杆菌感染的主要传播途径。

3. 经淋巴系统蔓延　病原体由外阴、阴道、宫颈及宫体等创伤处的淋巴管侵入后,经过丰富的淋巴系统扩散至盆腔结缔组织、子宫附件与腹膜。链球菌及葡萄球菌多沿此途径而致产褥感染和流产后感染。

4. 直接蔓延　腹腔中其他脏器感染后,直接蔓延到内生殖器官。如阑尾炎可引起右侧输卵管炎。

第一节　非特异性外阴炎妇女的护理

非特异性外阴炎(non-specific vulvitis)是外阴炎中最常见的一种,外阴炎主要是指外阴部的皮肤与黏膜的炎症。由于外阴部暴露于外,又与尿道、肛门、阴道邻近,与外界接触较多,因此外阴容易发生炎症,其中以大、小阴唇最多见。

【护理评估】

（一）健康史

询问有无发病原因及可能的诱发因素,阴道分泌物增多或炎症分泌物刺激外阴皮肤;外阴与尿道、肛门邻近,易受大小便及经血污染,如尿瘘患者的尿液、粪瘘患者的粪便、糖尿病患者的糖尿的长期浸渍等;穿化纤内裤;穿紧身衣致局部透气性差;此外,月经垫透气性差,外阴局部潮湿,不注意卫生等,均可引起非特异性外阴炎症。

（二）身体状况

1. 症状　外阴皮肤黏膜瘙痒、疼痛、灼热感,于性交、活动、排尿、排便时加重。

2. 体征　妇科检查可见局部充血、肿胀、常有抓痕、严重者形成湿疹、溃疡,长期慢性刺激可使外阴皮肤增厚且粗糙,可伴有皲裂甚至苔藓样变。

（三）辅助检查

阴道分泌物检查,必要时做细菌培养。检查血糖及蛲虫病等。

（四）心理-社会评估

了解患者对症状引起不适的反应,有无烦躁、焦虑不安等心理。

（五）诊断与治疗要点

1. 诊断要点　根据外阴瘙痒、疼痛等病史,外阴局部充血、肿胀、溃疡等体征及阴道分泌物检查,则可诊断。

2.治疗要点　包括病因治疗和局部治疗。积极寻找病因,治疗阴道炎、尿瘘、糖尿病。注意个人卫生,保持外阴部清洁、干燥。局部可用1:5000高锰酸钾溶液或洁尔阴溶液坐浴,每日2次。若有破溃,可涂抗生素软膏。

【常见护理诊断/问题】

1.皮肤黏膜完整性受损　与外阴黏膜炎症有关。

2.舒适改变　与外阴瘙痒、疼痛、分泌物增多有关。

3.焦虑　与疾病影响生活质量和疗效不佳有关。

【护理目标】

1.患者皮肤、黏膜完整性得到改善。

2.患者舒适感增强。

3.患者治疗后症状缓解,焦虑缓解。

【护理措施】

（一）首要护理

> **考点提示:**
>
> 坐浴的注意事项

1.寻找病因　积极治疗原发病,如治疗各种阴道炎、糖尿病等。

2.局部坐浴时需注意:溶液浓度(如高锰酸钾为1:5000)、温度(40℃左右)及坐浴时间(每次20分钟左右,每天2次),月经期要停止坐浴。

3.嘱咐患者不要搔抓皮肤,避免破溃或合并细菌感染。

4.严密观察病情　观察外阴红肿消退情况,急性期注意休息。

（二）一般护理

1.注意个人卫生,每天清洗外阴,更换内裤,保持外阴清洁、干燥。做好经期、孕期、产褥期的保健卫生,防止感染。

2.对妇女进行外阴清洁及疾病预防知识的教育,不穿化纤内裤和紧身衣,穿棉织内衣裤。

（三）心理护理

为减轻患者不安心理,要讲明病情,让患者了解此病是可治之症,进行精神鼓励,使患者心理放松。

【护理评价】

1.患者皮肤、黏膜完整性是否得到改善。

2.患者舒适感是否增强。

3.患者治疗后症状是否缓解,焦虑是否缓解。

【健康教育】

1.指导患者注意个人卫生,勤换内裤,月经期使用消毒的卫生垫,经常保持外阴清洁、干燥,尤其做到经期、孕期、分娩期和产褥期的卫生。

2.穿棉质内裤,外阴瘙痒时避免搔抓,勿用刺激性药物或肥皂清洗,勿饮酒及少吃辛辣食物。

（吴彩琴）

第二节 前庭大腺炎妇女的护理

【概述】

前庭大腺炎(Bartholinitis)是前庭大腺的炎症,包括前庭大腺脓肿和囊肿。由于前庭大腺解剖部位的特点,在月经期、分娩期、性交或其他情况下被污染时,病原体侵入引起炎症,因此以育龄期妇女发病多见。急性炎症发作时,细菌先侵犯腺管,腺管口因炎症肿胀阻塞,渗出物不能外流,集聚而形成脓肿。当急性炎症消退后,腺管口粘连闭塞,分泌物不能排出,脓液逐渐转为清液而形成前庭大腺囊肿。

【护理评估】

(一)健康史

询问有无发病原因或诱因,如在月经期、分娩期被感染或性交时不注意卫生等,了解局部不适的程度和病程情况。

(二)身体评估

1. 症状 发病初期局部肿胀、疼痛、烧灼感,行走不便,有时伴有大小便困难。

2. 体征 炎症多为一侧,局部皮肤红肿、发热、压痛明显。脓肿形成时直径可达3~6cm,有波动感,且疼痛加剧,部分患者可有发热。脓肿有时可自行破溃,若引流不畅,炎症可反复急性发作。

(三)心理、社会评估

评估患者对症状的反应及疼痛的程度,有无焦虑、羞怯心理。

(四)辅助检查

血常规、取分泌物进行细菌培养和药敏试验。

(五)诊断与治疗要点

1. 诊断要点 根据外阴有肿胀、疼痛、行走不便等病史,外阴的局部有包块的体征则可诊断。

2. 治疗要点 急性发作时,需卧床休息,保持局部清洁。根据分泌物培养结果选择有效抗生素。局部坐浴或中药热敷。脓肿形成时需行切开引流及造口术。

【常见护理诊断/问题】

1. 疼痛 与局部炎性刺激有关。

2. 皮肤完整性受损 与手术或脓肿自溃有关。

3. 焦虑 与知识缺乏、羞耻感有关。

【护理目标】

1. 患者疼痛减轻至消失。

2. 患者皮肤、黏膜完整性改善。

3. 患者及家属对疾病的认识提高,情绪稳定。

【护理措施】

(一)首要护理

1. 遵医嘱使用抗生素,必要时使用镇痛剂。

2. 切开引流术和造口术后要引流,每天换药1次;用碘伏棉球擦洗外阴,每天2次;伤口愈合后可用1:5000高锰酸钾溶液坐浴,每天2次,每次20分钟。

（二）一般护理

1. 休息　急性期注意卧床休息，手术后适当休息，活动时伤口有引流条者要注意防止脱落。

2. 补充营养　鼓励患者进高蛋白、高维生素、富含铁剂、易消化饮食。

（三）心理护理

向患者讲明病情，让患者知道和医生配合手术，并对其进行精神鼓励，使患者心理放松。

【护理评价】

1. 患者疼痛是否逐渐减轻消失。

2. 患者皮肤、黏膜完整性是否改善。

3. 患者及家属对疾病的认识是否提高，情绪是否稳定。

【健康教育】

指导患者注意外阴清洁卫生，月经期、产褥期禁止性交，月经期使用消毒卫生用品，预防感染。

（吴彩琴）

第三节　滴虫性阴道炎妇女的护理

【概述】

滴虫阴道炎（trichomonal vaginitis）是由阴道毛滴虫引起的常见的阴道炎。滴虫呈梨形，体积约为多核白细胞的2~3倍，其顶端有4根鞭毛，体侧有波动膜，后端尖并有轴柱凸出，无色透明如水滴（图13-1）。鞭毛随波动膜的波动而活动。适宜滴虫生长的温度为25~40℃、pH为5.2~6.6的潮湿环境。滴虫滋养体生活力较强，能在3~5℃生存21天，在46℃生存20~60分钟，在半干燥环境中约生存10小时，在pH为5.0以下或7.5以上的环境中则不生长。滴虫阴道炎病人的阴道pH一般在5.0~6.5，多数>6.0。

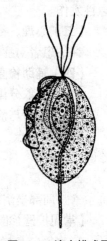

（一）病因

月经前后阴道pH发生变化，经后接近中性，故隐藏在腺体及阴道皱襞中的滴虫于月经前后常得以繁殖，引起炎症的发作。其次，妊娠期、产后等阴道环境改变，适于滴虫生长繁殖而发生滴虫阴道炎。滴虫能消耗或吞噬阴道上皮细胞内的糖原，阻碍乳酸生成，以降低阴道酸度而

图15-1　滴虫模式图

有利于繁殖。滴虫不仅寄生于阴道，还侵入尿道或尿道旁腺，甚至膀胱、肾盂以及男方的包皮皱褶、尿道或前列腺中。滴虫能消耗氧，使阴道成为厌氧环境，易致厌氧菌繁殖。约60%患者合并细菌性阴道病。

（二）传播方式

1. 经性交直接传播　由于男性感染滴虫后常无症状，易成为感染源。

2. 间接传播　经公共浴池、浴盆、浴巾、游泳池、坐式便器、衣物等间接传播，还可通过污染的器械及敷料传播。

【护理评估】

（一）健康史

询问患者白带颜色、性状、量及有无外阴瘙痒和疼痛，本次发作与月经的关系及有无尿

路感染等。并询问患者既往是否患有不孕疾病病史。

（二）身体状况

1. 症状　潜伏期4~28日，25%~50%，的患者感染初期无症状，典型症状是稀薄的泡沫状阴道分泌物增多及外阴瘙痒。分泌物可呈脓性、黄绿色，有臭味。瘙痒部位主要为阴道口及外阴，间或有灼热、疼痛、性交痛等。若尿道口有感染，可有尿频、尿痛，有时可见血尿。阴道毛滴虫能吞噬精子，并能阻碍乳酸生成，影响精子在阴道内存活，可致不孕。

2. 体征　阴道黏膜充血，严重者有散在出血斑点，甚至宫颈有出血斑点，形成"草莓样"宫颈，后穹窿有多量白带，呈灰黄色、黄白色稀薄液体或黄绿色脓性分泌物，常呈泡沫状。少数患者阴道内有滴虫存在而无炎症反应，阴道黏膜无异常，称为带虫者。

（三）辅助检查

1. 悬滴法　具体方法是：取0.9%氯化钠温溶液一滴放于玻片上，在阴道侧壁取典型分泌物混于0.9%氯化钠溶液中，立即在低倍光镜下寻找滴虫。显微镜下可见到呈波状运动的滴虫及增多的白细胞被推移。此方法的敏感性为60%~70%。

2. 培养法　对可疑患者，若多次湿片法未能发现滴虫时，可送培养准确性达98%左右。

（四）心理-社会评估

疾病确诊后，患者及家属可有极大的不安，担心疾病的结局及对今后生育的影响，并表现出对炎症知识缺乏及预后的不确定性会增加患者的焦虑情绪。

（五）诊断与治疗要点

1. 诊断要点　典型病例容易诊断，若在阴道分泌物中找到滴虫即可确诊。最简便的方法是0.9%氯化钠溶液湿片法，具体方法是：取0.9%氯化钠温溶液一滴放于玻片上，在阴道侧壁取典型分泌物混于0.9%氯化钠溶液中，立即在低倍光镜下寻找滴虫。显微镜下可见到呈波状运动的滴虫及增多的白细胞被推移。此方法的敏感性为60%~70%。对可疑患者，若多次湿片法未能发现滴虫时，可送培养，准确性达98%左右。取分泌物前24~48小时避免性交、阴道灌洗或局部用药，取分泌物时阴道窥器不涂润滑剂，分泌物取出后应及时送检并注意保暖，否则滴虫活动力减弱，造成辨认困难。

2. 治疗要点　因滴虫阴道炎可同时有尿道、尿道旁腺、前庭大腺滴虫感染，治愈此病，需全身用药，主要治疗药物为甲硝唑及替硝唑。

（1）全身用药：初次治疗可选择甲硝唑2g，单次口服；或替硝唑2g，单次口服；或甲硝唑400mg，每天2次，连服7天。口服药物的治愈率为90%~95%。服药后偶见胃肠道反应，如食欲减退、恶心、呕吐。此外，偶见头痛、皮疹、白细胞减少等，一旦发现应停药。甲硝唑用药期间及停药24小时内，替硝唑用药期间及停药72小时内禁止饮酒，哺乳期用药不宜哺乳。

（2）性伴侣的治疗：滴虫阴道炎主要由性行为传播，性伴侣应同时进行治疗，并告知患者及性伴侣治愈前应避免无保护性交。

（3）随访及治疗失败的处理：由于滴虫阴道炎患者再感染率很高，可考虑对患有滴虫阴道炎的性活跃女性在最初感染3个月后重新进行筛查。对甲硝唑2g单次口服，治疗失败且排除再次感染者,增加甲硝唑疗程及剂量仍有效。若为初次治疗失败,可重复应用甲硝唑400mg,每天2次,连服7天;或替硝唑2g,单次口服。若治疗仍失败,给予甲硝唑2g,每天1次,连服5天或替硝唑2g,每天1次,连服5天。

（4）妊娠合并滴虫阴道炎的治疗:妊娠期滴虫阴道炎可导致胎膜早破、早产及低出生体重儿,治疗有症状的妊娠期滴虫阴道炎可以减轻症状,减少传播,防止新生儿呼吸道和生殖道感染。方案为甲硝唑2g顿服,或甲硝唑400mg,每天2次,连服7天。但甲硝唑治疗能否改善滴虫阴道炎的产科并发症尚无定论,因此应用甲硝唑时,最好取得患者及其家属的知情同意。

（5）治疗中的注意事项:有复发症状的病例多数为重复感染,为避免重复感染,内裤及洗涤用的毛巾应煮沸5~10分钟以消灭病原体,并应对其性伴侣进行治疗。因滴虫阴道炎可合并其他性传播疾病,应注意有无其他性传播疾病。

【常见护理诊断/问题】

1. 皮肤黏膜完整性受损　与外阴黏膜炎症有关。

2. 舒适改变　与外阴瘙痒、疼痛、分泌物增多有关。

3. 焦虑　与疾病影响生活质量和疗效不佳有关。

【护理目标】

1. 患者皮肤、黏膜完整性得到改善。

2. 患者舒适感增强。

3. 患者治疗后症状缓解,焦虑缓解。

【护理措施】

（一）首要护理

1. 积极治疗原发病。

> **考点提示：**
> 坐浴的注意事项

2. 局部坐浴时需注意溶液浓度(如高锰酸钾为1:5000)、温度(40℃左右)及坐浴时间(每次20分钟左右,每天2次),月经期要停止坐浴。

3. 嘱咐患者不要搔抓皮肤,避免破溃或合并细菌感染。

4. 严密观察病情,观察外阴红肿消退情况,急性期注意休息。

（二）一般护理

注意个人卫生,保持外阴部清洁、干燥,尽量避免搔抓外阴部致皮肤破损,避免不洁性生活。治疗期间禁止性生活、勤换内裤。内裤、坐浴及洗涤用物应煮沸消毒5~10分钟以消灭病原体,避免交叉和重复感染。

（三）心理护理

为减轻患者不安心理,要讲明病情,让患者了解此病是可治之症,进行精神鼓励,使患者心理放松。

【护理评价】

1. 患者黏膜、皮肤完整性是否得到改善。

2. 患者舒适感是否增强。

3. 患者治疗后症状是否缓解,焦虑是否缓解。

【健康教育】

1. 指导患者注意个人卫生,勤换内裤,月经期使用消毒的卫生垫,经常保持外阴清洁、干燥,尤其做到经期、孕期、分娩期和产褥期的卫生。

2. 穿棉质内裤,外阴瘙痒时避免搔抓,勿用刺激性药物或肥皂清洗,勿饮酒及少吃辛辣食物。

（王凤云）

第四节　外阴阴道假丝酵母菌病妇女的护理

【概述】

（一）病原体及诱发因素

外阴阴道假丝酵母菌病（vulvovaginal candidiasis，VVC）曾称外阴阴道念珠菌病,是由假丝酵母菌引起的常见外阴阴道炎症。国外资料显示,约75%妇女一生中至少患过1次外阴阴道假丝酵母菌病,45%妇女经历过2次或2次以上的发病。80%~90%病原体为白假丝酵母菌,10%~20%为光滑假丝酵母菌、近平滑假丝酵母菌、热带假丝酵母菌等。酸性环境适宜假丝酵母菌生长,有假丝酵母菌感染的阴道pH多在4.5~4.7,通常<4.5。

白假丝酵母菌为双相菌,有酵母相和菌丝相,酵母相为芽生孢子,在无症状寄居及传播中起作用;菌丝相为芽生孢子伸长成假菌丝,侵袭组织能力加强。假丝酵母菌对热的抵抗力不强,加热至60℃ 1小时即死亡;但对干燥、日光、紫外线及化学制剂等抵抗力较强。白假丝酵母菌为机会致病菌,10%~20%非孕妇女及30%孕妇阴道中有此菌寄生,但菌量极少,呈酵母相,并不引起症状。只有在全身及阴道局部细胞免疫能力下降、假丝酵母菌大量繁殖并转变为菌丝相,才出现症状。常见发病诱因有:应用广谱抗生素、妊娠、糖尿病、大量应用免疫抑制剂以及接受大量雌激素治疗。长期应用抗生素,抑制乳杆菌生长,有利于假丝酵母菌繁殖。妊娠及糖尿病时,机体免疫力下降,阴道组织内糖原增加,酸度增高,有利于假丝酵母菌生长。大量应用免疫抑制剂如皮质类固醇激素或免疫缺陷综合征,机体抵抗力降低。其他诱因有胃肠道假丝酵母菌、穿紧身化纤内裤及肥胖,后者可使会阴局部温度及湿度增加,假丝酵母菌易于繁殖引起感染。

（二）传播方式

1. 主要为内源性传染,假丝酵母菌除作为条件致病菌寄生阴道外,也可寄生于人的口腔、肠道,一旦条件适宜可引起感染。这3个部位的假丝酵母菌可互相传染。

2. 少部分患者可通过性交直接传染。

3. 极少通过接触感染的衣物间接传染。

【护理评估】

（一）健康史

询问患者白带颜色、性状、量及有无外阴瘙痒和疼痛,本次发作与月经的关系等。并询问患者既往是否常见发病诱因,如应用广谱抗生素、妊娠、糖尿病、大量应用免疫抑制剂以及接受大量雌激素治疗。

（二）身体状况

主要表现为外阴瘙痒、灼痛、性交痛以及尿痛,部分患者阴道分泌物增多。尿痛特点是排尿时尿液刺激水肿的外阴及前庭导致疼痛。分泌物由脱落上皮细胞和菌丝体、酵母菌和假菌丝组成,其特征为白色稠厚呈凝乳或豆腐渣样。妇科检查可见外阴红斑、水肿,常伴有抓痕,严重者可见皮肤皲裂、表皮脱落。阴道黏膜红肿、小阴唇内侧及阴道黏膜附有白色块状物,擦除后露出红肿黏膜面,急性期还可能见到糜烂及浅表溃疡。

根据其流行情况、临床表现、微生物学、宿主情况,VVC可分为单纯性外阴阴道假丝酵母菌病(uncomplicated VVC)和复杂性外阴阴道假丝酵母菌病(complicated VVC)(表15-1)。大约10%~20%的妇女表现为复杂性VVC。

表15-1　VVC临床分期

	单纯性VVC	复杂性VVC
发生频率	散发或非经常发作	复发性
临床表现	轻到中度	重度
真菌种类	白假丝酵母菌	非白假丝酵母菌
宿主情况	免疫功能正常	免疫功能低下、应用免疫抑制剂、糖尿病、妊娠

考点提示:

念珠菌性阴道炎的最佳检查方法

（三）辅助检查

1. 悬滴法　可用0.9%氯化钠溶液湿片法或10%氢氧化钾溶液湿片法或革兰氏染色检查分泌物中的芽生孢子和假菌丝。由于10%氢氧化钾溶液可溶解其他细胞成分,假丝酵母菌检出率高于0.9%氯化钠溶液。

2. 培养法　若有症状而多次湿片法检查为阴性;或为顽固病例,为确诊是否为非白假丝酵母菌感染,可采用培养法。

（四）心理-社会评估

疾病确诊后,患者及家属可有极大的不安,担心疾病的复发及对今后生育的影响,并表现出对炎症知识缺乏及预后的不确定性会增加患者的焦虑情绪。

（五）诊断与治疗要点

1. 诊断要点　对有阴道炎症状或体征的妇女,若在阴道分泌物中找到假丝酵母菌的芽生孢子或假菌丝即可确诊。可用0.9%氯化钠溶液湿片法或10%氢氧化钾溶液湿片法或革兰氏染色检查分泌物中的芽生孢子和假菌丝。由于10%氢氧化钾溶液可溶解其他细胞成分,假丝酵母菌检出率高于0.9%氯化钠溶液。若有症状而多次湿片法检查为阴性;或为顽固病例,为确诊是否为非白假丝酵母菌感染,可采用培养法。pH测定具有重要鉴别意义,若pH<4.5,可能为单纯假丝酵母菌感染,若pH>4.5可能存在混合感染,尤其是细菌性阴道病的混合感染。

2. 治疗要点　消除诱因,根据患者情况选择局部或全身应用抗真菌药物。

（1）消除诱因:若有糖尿病应给予积极治疗,及时停用广谱抗生素、雌激素及皮质类固醇激素。勤换内裤,用过的内裤、盆及毛巾均应用开水烫洗。

（2）单纯性VVC的治疗:可局部用药,也可全身用药,主要以局部短疗程抗真菌药物为主。全身用药与局部用药的疗效相似,治愈率80%~90%;唑类药物的疗效高于制霉菌素。

1）局部用药:可选用下列药物放于阴道内:①咪康唑栓剂,每晚1粒(200mg),连用7天,或每晚1粒(400mg),连用3天;或1粒(1200mg),单次用药。②克霉唑栓剂,每晚1粒(150mg),塞入阴道深部,连用7天,或每天早、晚各1粒(150mg),连用3天;或1粒(500mg),单次用药。③制霉菌素栓剂,每晚1粒(10万U),连用10~14天。

2）全身用药:对不能耐受局部用药者、未婚妇女及不愿采用局部用药者,可选用口服药物。常用药物:氟康唑150mg,顿服。

（3）复杂性VVC的治疗

1）严重VVC：无论局部用药还是口服药物均应延长治疗时间。若为局部用药，延长为7~14天；若口服氟康唑150mg，则72小时后加服1次。症状严重者，局部应用低浓度糖皮质激素软膏或唑类霜剂。

2）复发性外阴阴道假丝酵母菌病（recurrent vulvovaginal candidiasis，RVVC）的治疗：一年内有症状并经真菌学证实的VVC发作4次或以上，称为RVVC，发生率约5%。多数患者复发机制不明确。抗真菌治疗分为初始治疗及巩固治疗。根据培养和药物敏感试验选择药物。在初始治疗达到真菌学治愈后，给予巩固治疗至半年。初始治疗若为局部治疗，延长治疗时间为7~14天；若口服氟康唑150mg，则第4天、第7天各加服1次。巩固治疗方案：目前国内外尚无成熟方案，可口服氟康唑150mg，每周1次，连续6个月；也可根据复发规律，在每月复发前给予局部用药巩固治疗。

在治疗前应作真菌培养确诊。治疗期间定期复查监测疗效及药物副作用，一旦发现副作用，立即停药。

3）妊娠合并外阴阴道假丝酵母菌病的治疗：局部治疗为主，以7天疗法效果为佳，禁用口服唑类药物。

（4）性伴侣治疗：无需对性伴侣进行常规治疗。约15%男性与女性患者接触后患有龟头炎，对有症状男性应进行假丝酵母菌检查及治疗，预防女性重复感染。

（5）随访若症状持续存在或诊断后2个月内复发者，需再次复诊。对RVVC在治疗结束后7~14天、1个月、3个月和6个月各随访1次，3个月及6个月时建议同时进行真菌培养。

【常见护理诊断/问题】

1．舒适改变　与外阴瘙痒、疼痛、分泌物增多有关。

2．皮肤黏膜完整性受损　与外阴黏膜炎症有关。

3．焦虑　与知识缺乏、羞耻感有关。

【护理目标】

1．患者舒适感增强。

2．患者皮肤、黏膜完整性得到改善。

3．患者治疗后症状缓解，焦虑缓解。

【护理措施】

（一）首要护理

1．寻找诱因，积极治疗诱发因素如糖尿病，增加免疫力。

2．局部用2%~4%碳酸氢钠液坐浴或阴道冲洗，温度（40℃左右）及坐浴时间（每次20分钟左右，每天2次），月经期要停止坐浴。

3．嘱咐患者不要搔抓皮肤，避免破溃或合并细菌感染。

4．严密观察病情　观察外阴红肿消退情况，急性期注意休息。

（二）一般护理

1．注意个人卫生，及时更换内裤，每天清洗外阴，保持外阴清洁、干燥。做好经期、孕期、产褥期的保健卫生，防止感染。

2．对患者进行外阴清洁及疾病预防知识的教育，不穿化纤内裤和紧身衣，穿棉织内衣裤。

（三）心理护理

为减轻患者紧张情绪，要讲明病情，让患者了解此病是可治之症，进行精神鼓励，使患者心理放松。

【护理评价】

1. 患者皮肤、黏膜完整性是否得到改善。

2. 患者舒适感是否增强。

3. 患者治疗后症状是否缓解，焦虑是否缓解。

【健康教育】

1. 指导患者注意个人卫生，勤换内裤，月经期使用消毒的卫生垫，经常保持外阴清洁、干燥，尤其做到经期、孕期、分娩期和产褥期的卫生。

2. 穿棉质内裤，外阴瘙痒时避免搔抓，勿用刺激性药物或肥皂清洗，勿饮酒及少吃辛辣食物。

（王风云）

第五节　细菌性阴道病妇女的护理

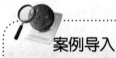

案例导入

某女，38岁已婚妇女，因外阴瘙痒伴灼热感，分泌物增多一周就诊。妇检：阴道黏膜充血（++），有散在红色斑点，白带呈泡沫状，灰黄色，质稀薄，有腥臭味。宫颈光滑，子宫正常，双附件未及异常。阴道分泌物检查结果示：脓细胞（++），白细胞（+），上皮细胞（++），线索细胞（+），加德纳菌（++++），杂菌（++），杆菌（-），pH: 4.7。

【概述】

细菌性阴道病（bacterial vaginosis，BV）是指阴道内正常菌群失调（阴道内乳杆菌减少，加德纳菌及厌氧菌群数量增加）所致的一种混合感染，临床特点为鱼腥味、稀薄阴道分泌物增加，但阴道检查无炎症改变。

正常女性阴道内存在需氧菌及厌氧菌，形成阴道正常菌群。其中以产生过氧化氢的乳杆菌占优势，细菌性阴道病时，阴道内乳杆菌减少，导致其他微生物大量繁殖，主要有加德纳菌、厌氧菌（动弯杆菌、类杆菌、陈链球菌、消化链球菌等）菌及人型支原体等增多，其中以厌氧菌增多，比正常增加100~1000倍。由于厌氧菌的过度生长，抑制了正常能产生过氧化氢的乳酸杆菌，能杀灭细菌的过氧化氢减少后，厌氧菌更能增加，形成了恶性循环。促使阴道菌群发生变化的原因仍不清楚，推测可能与频繁性交、多个性伴侣或阴道灌洗使阴道碱化有关。

【护理评估】

（一）健康史

10%~40%的患者无症状，有症状者主要表现为阴道分泌物增多，灰白色、有鱼腥臭味，阴道灼热感、瘙痒，尤其性交后加重。本病患者多为育龄妇女，起病缓慢，自觉症状不明显，主要表现为白带增多。因此详细了解患者的年龄、月经史；询问个人卫生习惯，是否使用抗生素等诱发因素；是否处于妊娠期；有无白带增多及鱼腥臭味等。

（二）身体状况

评估患者有无外阴瘙痒、灼热或疼痛感；阴道分泌物的色、量、性质、气味。了解病程及治疗情况。本病常可合并其他阴道性传播疾病，其临床表现可受到合并症的影响而有所不同。当合并淋球菌感染时，阴道分泌物表现为明显脓性并可出现尿痛、排尿困难等尿路刺激症状；合并滴虫感染时，可出现泡沫状阴道分泌物，瘙痒加剧，呈奇痒；合并念珠菌感染时，阴道分泌物可呈现为凝乳状或豆腐渣样。

（三）心理-社会评估

多数病人在出现不适临床症状后，迫于无奈就医，有些未婚或未生育女性，因害羞、恐惧、担心遭到耻笑等原因未及时就医延误病情，给治疗和护理带来了一定的困难。通过与病人交谈观察其行为变化，了解病人情绪、心理状态的改变，建立信任，促进患者积极配合医护治疗。

（四）辅助检查

1. 涂片镜检 取分泌物作涂片可找到线索细胞，线索细胞是表面附着有大量加德纳细菌的上皮细胞，特点是上皮细胞表面毛糙或有细小的颗粒，细菌为革兰氏染色阴性的球状杆菌。

2. 胺试验 取1~2滴10%氢氧化钾溶液加入阴道分泌物中，可闻到似烂鱼肉腥臭味的胺味，系因胺遇碱释放氨所致。

3. 培养法 先分离再作培养，可见直径为0.5mm圆形、不透明、表面光滑的菌落。

4. 生化法 取阴道分泌液作生化测定，正常妇女乳酸盐量高，琥珀酸盐量低，而本病妇女测定值正相反。

（五）诊断及治疗要点

1. 诊断要点 主要采用Amsel临床诊断标准，下列4项中有3项阳性，即可诊断。

（1）均匀、稀薄、白色阴道分泌物，常黏附于阴道壁。

（2）线索细胞（clue cell）阳性：取分泌物作生理盐水湿片，可见散在的上皮细胞及其间的细菌，上皮细胞多于白细胞，其表面有很多细菌，使其边缘呈锯齿状而不清晰，如20%以上的上皮细胞有此表现，可作为诊断此病的指标。

（3）分泌物pH>4.5。

（4）胺臭味实验阳性 分泌物加10%氢氧化钾出现胺味。

除Amsel临床诊断标准外，还可应用阴道分泌物涂片的Nugent革兰氏染色评分，根据各种细菌的相对浓度进行判断。本病应与其他阴道炎相鉴别，见表15-2。

表15-2 细菌性阴道病与其他阴道炎的鉴别诊断

	细菌性阴道病	滴虫性阴道炎	外阴阴道假丝酵母菌病
症状	分泌物增多，无或轻度瘙痒	分泌物增多，轻度瘙痒	重度瘙痒，灼痛
分泌物特点	匀质、稀薄、白色、腥臭味	稀薄、脓性、泡沫状	白色、凝乳状或豆渣样
阴道黏膜	正常	散在出血点	红斑、水肿
阴道pH	>4.5	>5（5.0~6.5）	<4.5（4.0~4.7）
显微镜检查	线索细胞阳性，白细胞极少	阴道毛滴虫，多量白细胞	芽生孢子及假菌丝，少量白细胞
胺试验	阳性	阴性	阴性

2. 治疗要点　治疗原则为选用抗厌氧菌药物,主要有甲硝唑、替硝唑、克林霉素。甲硝唑抑制厌氧菌生长,不影响乳杆菌,是较理想的治疗药物,但对支原体效果差。

（1）全身用药:首选甲硝唑,400mg,每天2次,口服,共7天;替代方案,替硝唑2g,口服,每天1次,连服3天;或替硝唑1g,口服,每天1次,连服5天;或克林霉素300mg,每天2次,连服7天。甲硝唑有胃肠反应、头痛、白细胞减少等副作用,应注意查血。服药期间及服药后3天禁酒,因此药能使人对酒过敏而不能耐受。

（2）局部治疗:含甲硝唑栓剂200mg,每晚1次,连用7天;或2%克林霉素软膏阴道涂布,每次5g,每晚1次,连用7天。口服药物与局部用药疗效相似,治愈率80%左右。

（3）性伴侣的治疗:本病虽与多个性伴侣有关,但对性伴侣给予治疗并未改善治疗效果及降低复发,因此,性伴侣不需常规治疗。

【常见护理诊断/问题】

1. 舒适改变　与外阴瘙痒、疼痛、分泌物增多有关。
2. 皮肤完整性受损　与外阴瘙痒、搔抓有关。
3. 焦虑　与治疗效果不佳,反复发作有关。

案例思考

请结合本节的学习,思考回答:

本案例的主要护理问题是什么?

【护理目标】

1. 患者瘙痒、疼痛症状好转,阴道分泌物转为正常。
2. 患者皮肤完整性受到保护。
3. 患者积极主动配合,精神心理状况好转。

【护理措施】

1. 一般护理　指导病人自我护理,注意个人卫生,保持外阴部清洁、干燥,尽量避免搔抓外阴部致使皮肤破损。病人所用的衣物、用具等及时消毒,用开水烫洗、煮沸,防止交叉感染。应摄取营养、易消化的饮食,忌辛辣刺激性食物。

2. 指导病人配合检查　告知病人取分泌物前24~48小时避免性生活、阴道灌洗和局部用药。

3. 对症护理

（1）教会病人正确配制溶液,水温控制在36~37℃,每天1~2次。

（2）指导病人阴道局部用药　阴道深部放入药物,7天为一疗程。月经期暂停阴道灌洗、坐浴和阴道上药。

（3）注意药物反应:甲硝唑药物的不良反应有恶心、呕吐、食欲减退等。个别人会出现皮疹、头痛、运动失调、四肢麻木等情况,发现异常及时报告医生给予处理。

4. 心理护理　介绍疾病的病因、诱因及预防措施,增强自我保护意识。嘱家属多关爱病人,协助查找病因,帮助病人树立战胜疾病的信心。

【护理评价】

1. 患者阴道分泌物是否恢复正常,瘙痒、疼痛症状是否好转,舒适感是否增加。

2. 患者皮肤完整性是否受保护。

3. 患者情绪是否稳定,是否能配合医护治疗。

【健康教育】

指导患者注意个人卫生,每日清洗外阴,更换内裤。局部严禁搔抓,勿用刺激性药物或肥皂擦洗。告知患者治疗后无症状者不需常规随访,对妊娠合并BV需要随访治疗效果。细菌性阴道病复发较常见,对症状持续或症状重复出现者,应告知患者复诊,接受治疗。可选择与初次治疗不同的抗厌氧菌药物,也可试用阴道乳杆菌制剂。

第六节　萎缩性阴道炎妇女的护理

案例导入

某女,61岁,绝经5年,阴道脓血性分泌物伴有外阴瘙痒2周余。妇科检查:阴道黏膜萎缩状,有充血糜烂。宫颈刮片未发现癌细胞。

【概述】

萎缩性阴道炎常见于自然绝经或人工绝经后妇女,也可见于产后闭经或药物假绝经治疗的妇女。因卵巢功能衰退,雌激素水平降低,阴道壁萎缩,黏膜变薄,上皮细胞内糖原含量减少,阴道内pH值增高,多为5.0~7.0,局部抵抗力降低,致病菌易入侵繁殖引起炎症。主要症状为阴道分泌物增多及外阴瘙痒、灼热感。检查见阴道呈老年性改变,上皮萎缩,皱襞消失,上皮变平滑、菲薄,阴道黏膜充血,有小出血点,有时见浅表溃疡。

【护理评估】

（一）健康史

了解病人年龄、月经史,是否闭经、闭经时间,询问患者有无卵巢手术史或盆腔放射治疗史或药物性闭经史。

（二）身体状况

评估患者有无外阴瘙痒、阴道干涩、阴道分泌物的色、量、性状、气味等。阴道黏膜萎缩,可伴有性交痛,有时有小便失禁。感染还可侵犯尿道而出现尿频、尿急、尿痛等泌尿系统的刺激症状。

（三）心理-社会评估

评估患者对疾病的心理反应及家庭的支持系统。通过与病人交谈观察其行为变化,了解病人情绪、心理状态的改变,建立信任,促进患者积极配合医护治疗。

（四）辅助检查

1. 妇科检查观察外阴情况、阴道黏膜皱襞的弹性,有无出血或溃疡;子宫是否萎缩。

2. 阴道清洁度检查。

3. 白带悬滴法检查有无滴虫及假丝酵母菌。

4. 活组织检查　对有血性白带者,应与子宫恶性肿瘤相鉴别,需做常规宫颈刮片,必要时分段诊刮。对阴道壁肉芽组织及溃疡,可行局部或组织检查,需与阴道癌相鉴别。

（五）诊断及治疗要点

1. 诊断要点　根据临床表现诊断一般不难,但应排除其他疾病才能诊断。应取阴道分泌物检查滴虫及念珠菌,排除特异性阴道炎。对有血性白带者,应与子宫恶性肿瘤鉴别,妇科检查时注意子宫大小及形态、出血来源,须常规作宫颈刮片,必要时行分段诊刮术。对阴道壁肉芽组织及溃疡需与阴道癌相鉴别,可行局部组织活检(表15-3)。

表15-3　各类型阴道炎的鉴别诊断

	滴虫性阴道炎	外阴阴道假丝酵母菌病	细菌性阴道病	老年性阴道炎
白带特点	稀薄灰黄色、黄绿色泡沫状、脓性	白色稠厚豆渣样或凝乳状	灰白色、均质,鱼腥臭味	稀薄黄水样或脓血性
阴道黏膜	散在出血点	白色膜状物	正常	萎缩、菲薄、充血
显微镜检查	阴道毛滴虫	芽生孢子及假菌丝	线索细胞,少白细胞	大量白细胞,阴道清洁度为Ⅱ~Ⅲ
阴道灌洗液	1%乳酸或0.5%醋酸	2%~4%碳酸氢钠溶液	1%乳酸或0.5%醋酸	1%乳酸或0.5%醋酸
阴道局部用药	甲硝唑	咪康唑、克霉唑、制霉菌素栓剂	甲硝唑	甲硝唑、氧氟沙星、小剂量雌激素
全身用药	甲硝唑	制霉菌素或伊曲康唑	甲硝唑或克林霉素	尼尔雌醇

2.治疗要点　治疗原则为补充雌激素,增加阴道抵抗力,抑制细菌生长。

(1)增加阴道抵抗力　针对病因给予雌激素是萎缩性阴道炎的主要治疗方法。可局部用药,也可全身给药。可用雌三醇乳膏局部涂抹,每天1~2次,连用2周。为防止复发,亦可全身用药,对同时需要性激素替代治疗的患者,可给予替勃龙2.5mg,内局部,每天1次,也可选用其他雌激素制剂连续联合用药。

(2)抑制细菌生长　用1%乳酸或0.5%醋酸液冲洗阴道,每天1次,增加阴道酸度,抑制细菌生长繁殖。阴道冲洗后,局部应用抗生素如诺氟沙星100mg,放于阴道深部,每天1次,7~10天为1个疗程。也可选用中药如保妇康栓等。对阴道局部干涩明显者,可应用润滑剂。

【常见护理诊断/问题】

1.舒适改变　与外阴瘙痒、分泌物增多有关。

2.皮肤完整性受损　与外阴瘙痒、搔抓有关。

3.知识缺乏:缺乏围绝经期保健知识。

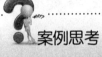

案例思考

请结合本节的学习,思考回答:
本案例的主要护理问题是什么?

【护理目标】

1.患者瘙痒、疼痛症状好转,阴道分泌物转为正常。

2.患者皮肤完整性受到保护。

3.患者能叙述疾病的预防及治疗有关知识并能积极主动配合治疗。

【护理措施】

1.加强健康教育　注意保持会阴部清洁、勤换内裤,出现症状及时诊治。

2. 用药护理 告知患者用药目的、方法与注意事项。选用1%乳酸或0.5%醋酸溶液冲洗阴道,每天1次,增强阴道防御能力。通常在阴道冲洗后进行阴道局部用药,本人用药有困难者,指导其家属协助用药或由医务人员帮助使用。

【护理评价】

1. 阴道分泌物是否转为正常,瘙痒、疼痛感是否减轻,舒适感是否增加。

2. 患者皮肤完整性是否受到保护。

3. 患者是否情绪稳定,是否配合医护治疗。

【健康教育】

1. 加强围绝经期妇女保健的健康教育。

2. 注意保持会阴部清洁、干净,每日清洗外阴、勤换内裤并选用棉质透气性好的内裤。

3. 对卵巢切除、放疗患者给予雌激素替代治疗指导。

(庞 攀)

思 与 练

一、选择题

A1型题

1. 与阴道自净作用有关的激素是

  A. 雌激素   B. 孕激素   C. 雄激素

  D. 绒毛膜促性腺激素   E. 人胎盘催乳素

2. 关于外阴炎下面**不妥**的是

  A. 病因是外阴不注意清洁   B. 穿着化纤内裤、紧身衣

  C. 主要症状是外阴皮肤黏膜瘙痒、疼痛、灼热   D. 局部可用1∶5000高锰酸钾溶液坐浴

  E. 糖尿病、尿瘘、粪瘘与发病无关

3. 正常育龄妇女阴道pH值维持在

  A. 7.0~8.0   B. 6.0~7.0   C. 5.0~6.0   D. 4.0~5.0   E. 2.0~3.0

4. 关于外阴坐浴的方法**不正确**的是

  A. 注意药物的浓度   B. 注意药液的温度   C. 每天2次,每次15~20分钟

  D. 月经期可照常进行   E. 月经期停用

5. 滴虫性阴道炎的典型白带性状呈

  A. 白色均匀稀薄   B. 血性   C. 脓性

  D. 稀薄泡沫状   E. 稠厚豆渣样

6. 哺乳期妇女患滴虫性阴道炎,适宜的治法方法是

  A. 甲硝唑口服   B. 甲硝唑栓置入阴道   C. 甲硝唑口服或置入阴道

  D. 1%龙胆紫涂阴道黏膜   E. 己烯雌酚置入阴道

7. 白色稠厚呈凝乳块状白带主要见于

  A. 滴虫性阴道炎   B. 细菌性阴道炎   C. 淋菌性阴道炎

  D. 老年性阴道炎   E. 外阴阴道假丝酵母菌阴道炎

8. 外阴阴道假丝酵母菌阴道炎典型的白带是

  A. 凝乳块状   B. 泡沫状   C. 黄色脓性   D. 水样   E. 血性

9. 绝经期妇女已除外恶性肿瘤,出现血性白带最可能的是
　　A. 宫颈息肉　　　　　　　　　B. 宫颈糜烂　　　　　　　　　C. 宫腔积液
　　D. 老年性阴道炎　　　　　　　E. 更年期月经紊乱

10. 诊断细菌性阴道病错误的是
　　A. 阴道黏膜正常　　　　　　　B. 阴道pH<4.5　　　　　　　C. 胺臭味试验阳性
　　D. 线索细胞阳性　　　　　　　E. 均质、稀薄、白色的阴道分泌物

A2型题

11. 女性,56岁。外阴痒1周,白带乳块状,镜检发现真菌丝。正确的处理是
　　A. 阴道内放置咪康唑栓　　　　B. 阴道内放置甲硝唑栓　　　　C. 阴道内放置己烯雌酚栓
　　D. 外阴应用氢化可的松软膏　　E. 外阴应用0.5%醋酸液清洗

12. 病人外阴痒1周,查阴道黏膜覆以膜状物,擦后露出红肿黏膜面正确的处理应是
　　A. 局部用克林霉素软膏　　　　B. 阴道内放置达克宁栓　　　　C. 阴道内放置甲硝唑片
　　D. 阴道内放置尼尔雌醇片　　　E. 外阴部用0.5%醋酸液洗涤

13. 关于假丝酵母菌性阴道炎的诱发因素,下列应除外
　　A. 糖尿病　　　　　　　　　　B. 口服甲硝唑　　　　　　　　C. 妊娠
　　D. 阴道局部免疫功能下降　　　E. 长期大量应用抗生素

14. 48岁,糖尿病史9年,外阴痒2个月余,白带无异味,妇检:阴道黏膜充血、白带多、呈凝乳块状。本例最可能的诊断是
　　A. 细菌性阴道病　　　　　　　B. 老年性阴道炎　　　　　　　C. 外阴硬化性苔藓
　　D. 滴虫性阴道炎　　　　　　　E. 外阴阴道假丝酵母菌阴道炎

15. 女,32岁,外阴瘙痒伴烧灼感4天。妇科检查见外阴局部充血、小阴唇内侧及阴道黏膜表面有白色片状薄膜或凝乳状物覆盖。该患者首先考虑为
　　A. 细菌性阴道炎　　　　　　　B. 滴虫阴道炎　　　　　　　　C. 外阴阴道假丝酵母菌阴道炎
　　D. 淋菌性阴道炎　　　　　　　E. 萎缩性阴道炎

16. 34岁,已婚女性,白带增多,腥臭1个月,外阴不痒。最可能的诊断是
　　A. 真菌性阴道炎　　　　　　　B. 滴虫性阴道炎　　　　　　　C. 细菌性阴道病
　　D. 外阴炎　　　　　　　　　　E. 以上都不是

17. 王女士,36岁,近几天感到外阴瘙痒,白带增多,呈稀薄泡沫状且有腥臭味。应建议她到医院作的检查是
　　A. 阴道分泌物悬滴检查　　　　B. 子宫颈刮片　　　　　　　　C. 子宫颈管涂片
　　D. 阴道侧壁涂片　　　　　　　E. 阴道窥器

18. 张女士,60岁,绝经5年,阴道脓血性分泌物伴有外阴瘙痒两周余。妇科检查:阴道黏膜萎缩状,有充血糜烂。宫颈刮片未发现癌细胞。拟诊为萎缩性阴道炎。其护理措施**错误**的是
　　A. 指导用酸性溶液冲洗阴道,恢复阴道的自净作用
　　B. 可用大剂量雌激素阴道给药增强局部防御能力
　　C. 萎缩性阴道炎顽固病例可口服尼尔雌醇
　　D. 保持外阴部清洁、干燥
　　E. 禁用肥皂水和热水烫洗

二、思考题

1. 滴虫性阴道炎传播途径及典型的白带特征有哪些?
2. 外阴阴道假丝酵母菌阴道炎护理措施有哪些?

第十六章

子宫颈及盆腔炎症妇女的护理

子宫颈炎症是妇科常见病之一，包括子宫颈阴道部炎症及子宫颈管黏膜炎症。因子宫颈阴道部鳞状上皮与阴道鳞状上皮相延续，阴道炎症均可引起子宫颈阴道部炎症。由于子宫颈管黏膜上皮为单层柱状上皮，抗感染能力较差，易发生感染。临床多见的子宫颈炎未及时诊治或病原体持续存在，可导致慢性子宫颈炎症。盆腔炎疾病是常见的女性上生殖道感染性疾病，若未及时处理或处理不彻底，将严重影响妇女的身心健康。

第一节　急性子宫颈炎妇女的护理

【概述】

急性子宫颈炎，习称急性宫颈炎，指子宫颈发生急性炎症，包括局部充血、水肿、上皮变性、坏死、黏膜、黏膜下组织、腺体周围见大量中性粒细胞浸润，腺腔中可有脓性分泌物。急性子宫颈炎可由多种病原体引起，也可由物理因素、化学因素刺激或机械性子宫颈损伤、子宫颈异物伴发感染所致。

急性子宫颈炎的病原体：①性传播疾病病原体：淋病奈瑟菌及沙眼衣原体，主要见于性传播疾病的高危人群；②内源性病原体：部分子宫颈炎的病原体与细菌性阴道病病原体、生殖支原体感染有关。但也有部分患者病原体不清楚。沙眼衣原体及淋病奈瑟菌均感染子宫颈管柱状上皮外，淋病奈瑟菌还常侵袭尿道移行上皮、尿道旁腺及前庭大腺。

【护理评估】

（一）健康史

询问有无分娩、流产或手术损伤宫颈后的感染史,有无性传播疾病,有无卫生不良等病因存在。

（二）身体状况

大部分患者无症状。有症状者主要表现为阴道分泌物增多,呈黏液脓性,阴道分泌物刺激可引起外阴瘙痒及灼热感。此外,可出现经间期出血、性交后出血等症状。若合并尿路感染,可出现尿急、尿频、尿痛。

妇科检查见子宫颈充血、水肿、黏膜外翻,有黏液脓性分泌物附着甚至从子宫颈管流出,子宫颈管黏膜质脆,容易诱发出血。若为淋病奈瑟菌感染,因尿道旁腺及前庭大腺受累,可见尿道口、阴道口黏膜充血、水肿及多量脓性分泌物。

（三）辅助检查

1. 白细胞监测　子宫颈管分泌物或阴道分泌物中白细胞增多,后者需排除引起白细胞增多的阴道炎症。

（1）子宫颈管脓性分泌物涂片作革兰氏染色,中性粒细胞＞30/高倍视野。

（2）阴道分泌物湿片检查白细胞＞10/高倍视野。

2. 病原体监测　应作衣原体及淋病奈瑟菌的检测,以及有无细菌性阴道病及滴虫性阴道炎。检测淋病奈瑟菌常用的方法:①分泌物涂片革兰氏染色,查找中性粒细胞内有无革兰阴性双球菌,由于子宫颈分泌物的敏感性、特异性差,不推荐用于女性淋病的诊断方法。②淋病奈瑟菌培养,为诊断淋病的金标准方法。③核酸检测,包括核酸杂交及核酸扩增,尤其核酸扩增方法诊断淋病奈瑟菌的敏感性及特异性高。检测沙眼衣原体常用的方法有:①衣原体培养,因其方法复杂,临床少用。②酶联免疫吸附试验检测沙眼衣原体抗原,为临床常用方法。③核酸检测,包括核酸杂交及核酸扩增,尤以后者为检测衣原体感染敏感、特异的方法。但应做好质量控制,避免污染。

（四）心理-社会评估

患者因阴道分泌物增多、外阴瘙痒等不适而焦虑担忧,如担心治疗不及时造成慢性炎症而增加患者的焦虑情绪。

（五）诊断与治疗要点

1. 诊断要点　出现两个特征性体征之一、显微镜检查子宫颈或阴道分泌物白细胞增多,可做出急性子宫颈炎症的初步诊断,子宫颈炎症诊断后,需进一步做衣原体及淋病奈瑟菌的检测。

2. 治疗要点　主要为抗生素治疗。可根据不同情况采用经验性抗生素治疗及针对病原体的抗生素治疗。

（1）经验性抗生素治疗:对性传播疾病高危因素的患者(如年龄小于25岁,多性伴或新性伴,并且为无保护性性交),在未获得病原体检测结果前,采用针对衣原体的经验性抗生素,方案为阿奇霉素1g单次顿服;或多西环素100mg,每天2次,连服7天。

（2）针对病原体的抗生素治疗:①单纯急性淋病奈瑟菌性子宫颈炎:主张大剂量、单次给药,常用药物有头孢菌素,如头孢曲松钠250mg,单次肌内注射;或头孢克肟400mg,单次口服;也可选择头孢唑肟500mg,肌内注射;头孢西丁2g,肌内注射,加用丙磺舒1g口服;头孢噻肟钠500mg,肌内注射;另可选择氨基糖苷类抗生素中的大观霉素4g,单次肌内注射。②沙眼衣原体感染所致子宫颈炎:治疗药物主要有:四环素类,如多西环素100mg每天2次,连服7天;红霉素类,主要有阿奇霉素1g,单次顿服,或红霉素500mg,每天4次,连服7天;喹诺酮类:主要有氧氟沙星300mg,每天2次,连服7天或左氧氟沙星500mg,每天1次,连服7天,或莫西沙星400mg,每天1次,连服7天。③合并细菌性阴道病:同时治疗细菌性阴道病,否则将导致子宫颈炎持续存在。

（3）性伴侣的处理:若子宫颈炎患者的病原体为沙眼衣原体及淋病奈瑟菌,应对其性伴进行相应的检查及治疗

【常见护理诊断/问题】

1. 焦虑　与担心预后有关。

2. 躯体不适　与患者阴道分泌物增多有关。

【护理目标】

1. 患者焦虑减轻。

2. 患者阴道分泌物减少。

【护理措施】

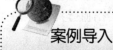
考点提示:
急性子宫颈炎的护理措施要点

（一）首要护理

配合医生治疗的护理　根据医嘱进行有效抗生素治疗,注意抗生素使用的间隔时间,维持血液中有效浓度。

（二）一般护理

1. 卧床休息,鼓励患者进高蛋白、高维生素、易消化饮食,以增强抵抗力。鼓励患者多饮水,以利于毒素的排出。

2. 病房保持空气流通、安静舒适,保持患者皮肤及外阴清洁。

（三）心理护理

通过护理活动与患者建立良好的护患关系,鼓励患者表达自己的情绪,给患者讲解急性子宫颈炎疾病相关知识和性伴侣治疗的意义,消除患者的焦虑情绪,增强治愈的信心。

【护理评价】

1. 患者焦虑感是否减轻。

2. 患者阴道分泌物是否减少,舒适感是否改善。

【健康教育】

1. 应指导妇女定期接受妇科检查,及时发现有症状的子宫颈炎病人,并予以积极治疗。

2. 注意性卫生、经期卫生,加强产后、流产后的自我保健。

3. 患者应进高蛋白、高维生素、富含营养素,易消化的食物,并保证休息与睡眠,促进患者康复。

第二节　慢性子宫颈炎妇女的护理

案例导入

某女,49岁,因腰骶部疼痛,伴白带增多2个月就诊。近2个月患者自觉腰骶部疼痛、下腹不适,白带多,略带血性,检查:见宫颈外口大部分面积呈红色细颗粒状,她很害怕,担心癌变。

【概述】

慢性子宫颈炎，习称慢性宫颈炎，指子宫颈间质内有大量淋巴细胞、浆细胞等慢性炎细胞浸润，可伴有子宫颈腺上皮及间质的增生和鳞状上皮化生。慢性宫颈炎可由急性宫颈炎迁延而来，也可为病原体持续感染所致，病原体与急性子宫颈炎相似。由于宫颈管单层柱状上皮抗感染能力较差，并且宫颈管黏膜皱襞多，病原体潜藏此处不易被彻底消除而导致慢性宫颈炎症。常见原因有流产、分娩、宫腔操作的损伤，阴道过多分泌物刺激等。常见病原体有葡萄球菌、链球菌、大肠埃希菌、厌氧菌等。目前沙眼衣原体、淋病奈瑟菌、单纯疱疹病毒感染引起宫颈炎亦日益增多。主要病理改变有：

1. 慢性子宫颈管黏膜炎　由于子宫颈管黏膜皱襞较多，感染后容易形成持续性子宫颈黏膜炎，表现为子宫颈管黏液及脓性分泌物。

2. 子宫颈息肉　炎症的长期刺激使颈管黏膜增生，逐渐自基底部向宫颈外口突出而形成息肉。息肉为一个或多个不等，直径约1cm，色红，表面光滑、质软而脆，易出血。

3. 子宫颈肥大　由于慢性炎症长期刺激，宫颈组织充血、水肿、腺体和间质增生，可达正常宫颈的2~3倍。

知识链接

宫颈柱状上皮异位

宫颈柱状上皮异位，又称宫颈糜烂样改变，指宫颈外口处的宫颈阴道部外观呈细颗粒状的红色区。以往的教科书称为"宫颈糜烂"，并认为是慢性宫颈炎的最常见病理改变。随着阴道镜的发展以及对宫颈病理生理认识的提高，"宫颈糜烂"这一术语在西方国家的妇产科教材中已被废弃，而改称宫颈柱状上皮异位，并认为"宫颈糜烂"并不是上皮脱落、溃疡的真性糜烂；也不等同于病理学上的慢性宫颈炎的诊断标准。宫颈糜烂样改变有可能是宫颈原始鳞柱交接部的外移；也可能是病理性的，如炎症时的宫颈柱状上皮充血、水肿；或宫颈上皮内瘤变以及宫颈癌的早期表现。

【护理评估】

（一）健康史

了解病人的婚育史，有无流产、分娩、妇科手术等可能造成宫颈裂伤的因素。有无白带异常及不良的卫生习惯。

（二）身体状况

1. 症状　大部分病人无症状，有症状主要表现为引道分泌物增多。分泌物的性状依据病原体的种类、炎症的程度而不同，可呈乳白色黏液状，或呈淡黄色脓性，或血性白带。阴道分泌物刺激可引起外阴瘙痒及灼热感，有时也可出现经间期出血、性交后出血等症状。偶伴有尿频、尿急、月经不调、不孕等。

2. 体征　可见子宫颈呈糜烂样改变，或有黄色分泌物覆盖子宫颈口或从子宫颈口流出，也可表现为子宫颈息肉或子宫颈肥大。

案例思考1

请结合本节的学习,思考回答:
判断该患者发生最可能的疾病是什么?

(三)辅助检查

常规做宫颈刮片细胞学检查,必要时宫颈活检,以排除宫颈癌。

案例思考2

请结合本节的学习,思考回答:
该患者治疗前需做的检查是什么? 目的是什么?

(四)心理-社会评估

因病程较长、腹痛、白带多且有异味,病人思想压力大,精神状态不佳。宫颈息肉容易出血而使病人焦虑,拒绝性生活,因担心癌变而产生恐惧。

(五)治疗要点

不同病变采用不同的治疗方法。可采用物理治疗、药物治疗及手术治疗,以物理治疗最常用且疗效稳定。子宫颈糜烂样改变只是妇科检查时常见的一个体征,是否需要治疗根据具体情况而定。对表现糜烂样改变者,若为无症状的生理性柱状上皮异位无需处理。对糜烂样改变伴有分泌物增多、乳突状增生或接触性出血,可给予局部物理治疗,包括激光、冷冻、微波等方法,也可给予中药保妇康栓治疗或作为物理治疗前后的辅助治疗。但治疗前必须经筛查除外子宫颈上皮内瘤变和子宫颈癌。慢性子宫颈管黏膜炎,针对病因给予治疗,对病原体不清者,尚无有效治疗方案,可试用物理治疗。子宫颈息肉行息肉摘除术。子宫颈肥大一般无需处理。

知识链接

物理治疗方法

物理治疗是宫颈糜烂最常用的方法,原理是破坏糜烂面的单层柱状上皮,使之坏死、脱落,由新生的复层鳞状上皮重新覆盖,恢复光滑宫颈面。为期3~4周,病变较深者,需6~8周,宫颈恢复光滑外观。临床常用的方法有激光治疗、冷冻治疗、红外线凝结疗法及微波疗法等。

【常见护理诊断/问题】

1. 皮肤完整性受损　与炎症及分泌物长期刺激有关。
2. 焦虑　与害怕子宫颈癌有关,比如案例中的患者。
3. 疼痛　与盆腔淤血、充血、粘连有关。
4. 知识缺乏:缺乏有关治疗后保健知识。

案例思考3

请结合本节的学习,思考回答:

该患者主要的护理问题有哪些?

【护理措施】

考点提示:

慢性子宫颈炎治疗的时间及注意事项

（一）首要护理

1.配合医生物理治疗的护理

（1）向患者解释治疗方法和必要性,治疗前需做子宫颈刮片细胞学检查,以排除子宫颈上皮内瘤变和子宫颈癌。

（2）有急性生殖道炎症列为禁忌。

（3）治疗时间选择在月经干净后3~7天。

（4）物理治疗后有阴道分泌物增多,甚至有大量水样排液,术后1~2周脱痂时可有少许出血。

（5）在创面未完全愈合期间（4~8周）禁盆浴、性交和阴道冲洗。

（6）物理治疗有引起术后出血,子宫颈狭窄,不孕,感染的可能,治疗后应定期复查。观察创面愈合情况直到痊愈,同时注意有无子宫颈狭窄。

2.配合手术治疗的护理　宫颈息肉行息肉摘除术,术后将切除息肉送病理组织学检查以确定病理性质。子宫颈肥大病情严重者可行宫颈锥切术。

3.配合药物治疗的护理　药物治疗慢性子宫颈管黏膜炎此处炎症局部用药疗效差需行全身治疗,药物选择须依据分泌物检查及药敏试验的结果而定。

（二）一般护理

1.指导病人合理饮食,禁忌辛辣刺激食物,加强营养,适当锻炼身体。

2.注意个人卫生,加强会阴部护理,保持外阴清洁、干燥,减少局部摩擦。

（三）心理护理

耐心倾听患者诉说,了解患者的心理感受,指导家属关心、体贴和理解患者使患者减轻焦虑,积极配合治疗,防止恶变发生。

案例思考4

请结合本节的学习,思考回答:

本案例采取的护理措施有哪些?

【健康教育】

1.应指导妇女定期接受妇科检查,及时发现有症状的子宫颈炎病人,并予以及时、系统的正规治疗,阻断癌前病变。

2.注意性卫生、经期卫生,加强产后、流产后的自我保健。

3.积极治疗急性子宫颈炎;提高助产技术,避免分娩时及手术操作对子宫颈的损伤;产后发现子宫颈裂伤及时缝合。

第三节　盆腔炎性疾病妇女的护理

【概述】

盆腔炎性疾病(PID)指女性上生殖道的一组感染性疾病,主要包括子宫内膜炎、输卵管炎、输卵管卵巢炎、输卵管卵巢脓肿(TOA)、盆腔腹膜炎。炎症可局限于一个部位,也可同时累及几个部位,最常见的是输卵管炎、输卵管卵巢炎。盆腔炎性疾病多发生在性活跃期、有月经的妇女,初潮前、无性生活和绝经后妇女很少发生盆腔炎性疾病,即使发生也常是邻近器官炎症的扩散。盆腔炎性疾病若未能得到及时、彻底治愈,可导致不孕、输卵管妊娠、慢性盆腔痛,炎症反复发作,严重影响妇女的生殖健康,且增加家庭与社会经济负担。

(一)女性生殖道的自然防御功能

女性生殖道的解剖、生理、生化及免疫学特点具有比较完善的自然防御功能,以抵御感染的发生;健康妇女阴道内虽有某些微生物存在,但通常保持生态平衡状态,并不引起炎症。

1. 两侧大阴唇自然合拢,遮掩阴道口、尿道口。

2. 由于盆底肌的作用,阴道口闭合,阴道前后壁紧贴,可防止外界污染。阴道正常微生物群尤其是乳酸杆菌,可抑制其他细菌生长。此外,阴道分泌物可维持巨噬细胞的活性,防止细菌侵入阴道黏膜。

3. 宫颈内口紧闭,宫颈管黏膜为分泌黏液的单层高柱状上皮所覆盖,黏膜形成皱褶、嵴突或陷窝,从而增加黏膜表面积;宫颈管分泌大量黏液形成胶冻状黏液栓,成为上生殖道感染的机械屏障;黏液栓内含乳铁蛋白、溶菌酶,可抑制病原体侵入子宫内膜。

4. 育龄妇女子宫内膜周期性剥脱,也是消除宫腔感染的有利条件。此外,子宫内膜分泌液也含有乳铁蛋白、溶菌酶,清除少量进入宫腔的病原体。

5. 输卵管黏膜上皮细胞的纤毛向宫腔方向摆动以及输卵管的蠕动,均有利于阻止病原体侵入。输卵管液与子宫内膜分泌液一样,含有乳铁蛋白、溶菌酶,清除偶尔进入上生殖道的病原体。

6. 生殖道黏膜如宫颈和子宫聚集有不同数量淋巴组织及散在淋巴细胞,包括T细胞、B细胞。此外,中性粒细胞、巨噬细胞、补体以及一些细胞因子,均在局部有重要的免疫功能,发挥抗感染作用。

当自然防御功能遭到破坏,或机体免疫功能降低、内分泌发生变化或外源性病原体侵入,均可导致炎症发生。

(二)病原体及其致病特点

盆腔炎性疾病的病原体有外源性及内源性两个来源,两种病原体可单独存在,但通常为混合感染,可能是受到外源性衣原体或淋病奈瑟菌的感染,从而造成输卵管损伤后,以至于容易继发内源性的需氧菌及厌氧菌感染。

1. 外源性病原体　主要为性传播疾病的病原体,如沙眼衣原体、淋病奈瑟菌。其他有支原体,包括人型支原体、生殖支原体以及解脲支原体。在西方国家,盆腔炎性疾病的主要病原体是沙眼衣原体及淋病奈瑟菌。如美国,40%~50%盆腔炎性疾病由淋病奈瑟菌引起,10%~40%盆腔炎性疾病可分离出沙眼衣原体,为了使盆腔炎性疾病发病率下降,已经采取对下生殖道淋病奈瑟菌及沙眼衣原体的筛查及治疗措施。在我国,淋病奈瑟菌、沙眼衣原体引起的盆腔炎性疾病明显增加,已引起人们重视,但目前尚缺乏流行病学资料。

2. 内源性病原体 来自原寄居于阴道内的微生物群,包括需氧菌及厌氧菌,可以仅为需氧菌或仅为厌氧菌感染,但以需氧菌及厌氧菌混合感染多见。主要的需氧菌及兼性厌氧菌有金黄色葡萄球菌、溶血性链球菌、大肠埃希菌;厌氧菌有脆弱类杆菌、消化球菌、消化链球菌。厌氧菌感染的特点是容易形成盆腔脓肿、感染性血栓静脉炎,脓液有粪臭味并有气泡。70%~80%盆腔脓肿可培养出厌氧菌。

（三）感染途径

1. 沿生殖道黏膜上行蔓延 是非妊娠期、非产褥期盆腔炎性疾病的主要感染途径。病原体侵入外阴、阴道后,或阴道内的病原体沿宫颈黏膜、子宫内膜、输卵管黏膜,蔓延至卵巢及腹腔。淋病奈瑟菌、沙眼衣原体及葡萄球菌等,常沿此途径扩散(图16-1)。

2. 经淋巴系统蔓延 产褥感染、流产后感染及放置宫内节育器后感染的主要感染途径。病原体经外阴、阴道、宫颈及宫体创伤处的淋巴管侵入盆腔结缔组织及内生殖器其他部分。链球菌、大肠埃希菌、厌氧菌多沿此途径蔓延(图16-2)。

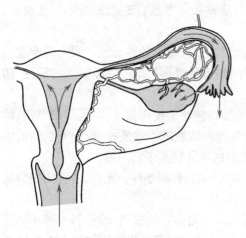

图16-1 炎症经黏膜上行蔓延

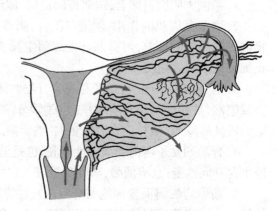

图16-2 炎症经淋巴系统蔓延

3. 经血循环传播 结核菌感染的主要途径。病原体先侵入人体的其他系统,再经血循环感染生殖器(图16-3)。

4. 直接蔓延 腹腔其他脏器感染后,直接蔓延到内生殖器,如阑尾炎可引起右侧输卵管炎。

（四）高危因素

了解高危因素利于盆腔炎性疾病的正确诊断及预防。盆腔炎性疾病多发生在性活跃期、有月经的妇女,初潮前、无性生活和绝经后妇女很少发生,即使发生也往往是邻近器官炎症的扩散。

1. 年龄 据美国统计资料显示,盆腔炎性疾病的高发年龄为15~25岁。年轻妇女容易发生盆腔炎性疾病可能与频繁性活动、宫颈柱状上皮异位、宫颈黏液机械防御功能较差有关。

2. 性活动 盆腔炎性疾病多发生在性活跃期妇女,尤其是初次性交年龄小、有多个性伴

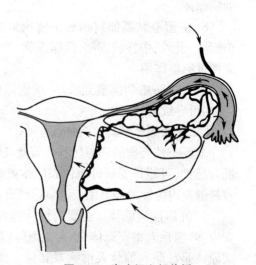

图16-3 炎症经血行传播

侣、性交过频以及性伴侣有性传播疾病者。

3. 下生殖道感染 下生殖道感染如淋病奈瑟菌性子宫颈炎、衣原体性子宫颈炎以及细菌性阴道病与盆腔炎性疾病的发生密切相关。

4. 子宫腔内手术操作后感染 如输卵管通液术、刮宫术、宫腔镜检查、子宫输卵管造影术等,由于手术导致生殖道黏膜损伤、出血、坏死,导致下生殖道内源性病原体上行感染。

5. 性卫生不良 使用不洁月经护垫、经期性交等,均可使病原体侵入而引起炎症。此外,低收入群体不注意性卫生保健,阴道冲洗者盆腔炎性疾病的发生率高。

6. 邻近器官炎症直接蔓延 病原体以大肠埃希菌为主。如阑尾炎、腹膜炎等蔓延至盆腔。

7. 盆腔炎性疾病再次急性发作 盆腔炎性疾病所致的盆腔广泛粘连、输卵管损伤、输卵管防御能力下降,造成再次感染,从而导致急性发作。

（五）病理

1. 急性子宫内膜炎及子宫肌炎 子宫内膜充血、水肿,有炎性渗出物,严重者内膜坏死、脱落形成溃疡。镜下见大量白细胞浸润,炎症向深部侵入形成子宫肌炎。

2. 急性输卵管卵巢炎 病变以输卵管间质炎为主。输卵管黏膜肿胀、间质水肿及充血、大量中性粒细胞浸润,严重者输卵管明显增粗、弯曲,纤维素性脓性渗出物增多,导致输卵管管腔及伞端闭锁,若有脓液积聚于管腔内则形成输卵管积脓。与卵巢粘连形成炎性包块,卵巢表面有一层白膜,很少单独发炎,卵巢常与发炎的输卵管伞端粘连而发生卵巢周围炎,称为输卵管卵巢炎;也可形成输卵管脓肿,如脓肿壁与输卵管伞端粘连穿通形成输卵管卵巢脓肿。输卵管卵巢脓肿多位于子宫后方或子宫、阔韧带后叶及肠管间粘连处,可破入直肠或阴道,若破入腹腔则引起弥漫性腹膜炎。

3. 急性盆腔结缔组织炎 病原体进入盆腔结缔组织而引起结缔组织充血、水肿及中性粒细胞浸润。以宫旁结缔组织炎最常见,开始局部增厚,以后向两侧盆壁浸润,若组织化脓形成盆腔腹膜外脓肿,可自发破入直肠或阴道。

4. 急性盆腔腹膜炎 盆腔内器官发生严重感染时,往往蔓延到盆腔腹膜,发炎的腹膜充血、水肿,伴有纤维素渗出,形成盆腔脏器粘连。大量脓性渗出液聚集在粘连的间隙,形成散在小脓肿,聚集在直肠子宫陷凹可形成盆腔脓肿,后者较多见。脓肿前面为子宫,后方为直肠,顶部为粘连的肠管及大网膜,脓肿可破入直肠而使症状突然减轻,也可破入腹腔引起弥漫性腹膜炎。

5. 败血症及脓毒血症 当病原体数量多、毒性强、患者抵抗力降低时,常发生败血症。发生盆腔炎性疾病后,若身体其他部位发现多处炎症病灶或脓肿者,应考虑有脓毒血症存在,但需经血培养才能证实。

6. 肝周围炎(Fitz-Hugh-Curtis综合征) 是指肝包膜炎症而无肝实质损害的肝周围炎。淋病奈瑟菌及衣原体感染均可引起。由于肝包膜水肿,吸气时右上腹疼痛。肝包膜上有纤维或脓性渗出物,早期在肝包膜与前腹壁腹膜之间形成松软粘连,晚期形成琴弦样粘连。5%~10%输卵管炎可出现肝周围炎,临床表现为继下腹痛后出现右上腹痛,或下腹疼痛与右上腹疼痛同时出现。

7. 盆腔炎性疾病后遗症 是指盆腔炎性疾病未得到及时正确的治疗,可能会发生的一系列后遗症。主要病理改变为组织破坏、广泛粘连、增生及瘢痕形成,导致输卵管阻塞、输卵管增粗、输卵管卵巢肿块、输卵管积水或输卵管卵巢囊肿,盆腔结缔组织炎的遗留改变表现为主韧带、骶韧带增生、变厚,若病变广泛可使子宫固定。

【护理评估】

（一）健康史

了解有无产后、流产后或宫腔手术后感染史；有无经期性生活、使用不洁卫生巾及性生活紊乱史；有无阑尾炎、腹膜炎蔓延至盆腔等病史。

（二）身体状况

1. 急性盆腔炎疾病

（1）症状：可因炎症轻重及范围大小而有不同的临床表现。轻者无症状或症状轻微。主要的症状为下腹痛、阴道分泌物增多。若病情严重可出现发热甚至高热、寒战、头痛、食欲缺乏症状。①腹痛：为持续性，活动、月经期或性交后加重，并向双侧大腿放射，若有腹膜炎，出现消化系统症状如恶心、呕吐、腹胀、腹泻等；若伴有泌尿系统感染，可有尿急、尿频、尿痛症状；若有脓肿形成，可有下腹包块及局部压迫刺激症状；包块位于子宫前方可压迫膀胱出现膀胱刺激症状，如排尿困难、尿频；包块位于子宫后方可有直肠刺激症状；若在腹膜外可致腹泻、里急后重感和排便困难；若有输卵管炎的症状及体征，并同时有右上腹疼痛者，应怀疑有肝周围炎。②阴道分泌物：增多，呈黄白色或脓性，偶有恶臭味。③月经改变：若为月经期发病，则可出现经量增多、经期延长。

（2）体征：患者体征差异较大，轻者无明显异常发现，或妇科检查仅发现宫颈举痛或宫体压痛或附件区压痛。严重病例呈急性病容，体温升高，心率加快，下腹部有压痛、反跳痛及肌紧张，甚至出现腹胀症状，肠鸣音减弱或消失。①急性子宫内膜炎及子宫肌炎：阴道可见脓性臭味分泌物；宫颈充血、水肿，将其表面分泌物拭净，若见脓性分泌物从宫颈口流出。穹窿触痛明显；宫颈举痛；宫体稍大，有压痛，活动受限。②急性输卵管卵巢炎：子宫两侧压痛明显，若为单纯输卵管炎，可触及输卵管增粗，压痛明显；若为输卵管积脓或输卵管卵巢脓肿，可触及包块且压痛明显，不活动。③急性盆腔结缔组织炎：宫旁结缔组织炎时，可扪及宫旁一侧或两侧片状增厚，或两侧宫骶韧带高度水肿、增粗，压痛明显；若有盆腔脓肿形成且位置较低时，可扪及后穹窿或侧穹窿有肿块且有波动感，三合诊常能协助进一步了解盆腔情况。④急性盆腔腹膜炎：下腹部压痛、反跳痛、肌紧张，抬举宫颈时更明显。

2. 盆腔炎性疾病后遗症　患者有时出现低热、乏力等，临床表现为不孕、异位妊娠、慢性盆腔疼痛或盆腔炎性疾病反复发作等症状。根据病变涉及部位，妇科检查可呈现不同特点：通常发现子宫大小正常或稍大、常呈后位、活动受限或粘连固定、触痛；宫旁组织增厚，骶韧带增粗，触痛；或在附件区可触及条索状物、囊性或质韧包块，活动受限，有触痛。如果子宫被固定或封闭于周围瘢痕化组织中，则呈"冰冻骨盆"状态。

（三）辅助检查

1. 宫颈黏液、阴道分泌物检查　涂片中是否见到大量白细胞。宫颈管分泌物及后穹窿穿刺液的涂片、培养及核酸扩增检测病原体。

2. 革兰氏染色涂片检查　若找到淋病奈瑟菌可确诊。

3. B型超声检查　发现盆腔或输卵管积液、输卵管卵巢肿物。

4. 腹腔镜检查　可见输卵管表面明显充血、输卵管壁水肿、输卵管伞端或浆膜面有脓性渗出物。

5. 细菌培养及药敏试验　感染部位的分泌物做细菌培养，并做药敏试验。

6. 后穹窿穿刺　怀疑盆腔脓肿时可行此项检查。

（四）心理-社会评估

患者烦躁不安，担心治疗效果不佳或转为盆腔炎性疾病后遗症而焦虑。

（五）诊断及治疗要点

1. 诊断要点　妇科检查为最低标准，实验室检查为附加标准，病理或影像学检查为特异标准。根据病史、症状、体征及实验室检查可做出初步诊断。由于盆腔炎性疾病的临床表现差异较大，临床诊断准确性不高（与腹腔镜相比，阳性预测值为65%~90%）。理想的盆腔炎性疾病诊断标准，既要敏感性高能发现轻微病例，又要特异性强避免非炎症患者应用抗生素。但目前尚无单一的病史、体征或实验室检查，既敏感又特异。由于临床正确诊断盆腔炎性疾病比较困难，而延误诊断又导致盆腔炎性疾病后遗症的发生。2010年美国疾病控制中心（CDC）推荐的盆腔炎性疾病的诊断标准（表16-1），旨在对年轻女性腹痛或有异常阴道分泌物或不规则阴道流血者，提高对盆腔炎性疾病的认识，对可疑患者做进一步评价、及时治疗，减少后遗症的发生。

表16-1　盆腔炎性疾病的诊断标准（美国CDC诊断标准，2010年）

最低标准（minimum criteria）
宫颈举痛或子宫压痛或附件区压痛
附加标准（additional criteria）
体温超过38.3℃（口表）
宫颈或阴道异常黏液脓性分泌物
阴道分泌物湿片出现大量白细胞
红细胞沉降率升高
血C-反应蛋白升高
实验室证实的宫颈淋病奈瑟菌或衣原体阳性
特异标准（specific criteria）
子宫内膜活检组织学证实子宫内膜炎
阴道超声或磁共振检查显示输卵管增粗，输卵管积液，伴或不伴有盆腔积液、输卵管卵巢肿块，或腹腔镜检查发现盆腔炎性疾病征象

2. 治疗要点　主要为抗生素药物治疗，必要时手术治疗。抗生素的治疗原则：经验性、广谱、及时、个体化。抗生素治疗可清除病原体，改善症状及体征，减少后遗症。经恰当的抗生素积极治疗后，绝大多数盆腔炎性疾病能彻底治愈。根据药敏试验选用抗生素较合理，但通常需在获得实验室结果前即给予抗生素治疗，因此，初始治疗往往根据经验选择抗生素。在盆腔炎性疾病诊断48小时内及时用药将明显降低后遗症的发生。具体选用的方案根据医院的条件、病人的接受程度、药物有效性及性价比等综合考虑。

（1）门诊治疗：患者一般状况好，症状轻，能耐受口服抗生素，并有随访条件，可在门诊给予口服或肌内注射抗生素治疗。

（2）住院治疗：患者一般情况差，病情严重，伴有发热、恶心、呕吐或有盆腔腹膜炎、输卵管卵巢脓肿、门诊治疗无效、不能耐受口服抗生素、诊断不清，均应住院给予抗生素药物治疗为主的综合治疗。包括支持治疗、抗生素治疗及手术治疗。

（3）中药治疗：主要为活血化瘀、清热解毒药物，例如：银翘解毒汤、安宫牛黄丸或紫血丹等。

（4）性伴侣治疗：对于盆腔炎性疾病患者出现症状前60天内接触过的性伴侣进行检查和治疗。如果最近一次性交发生在6个月前，则应对最后的性伴侣进行检查及治疗。在女性盆腔炎性疾病患者治疗期间应避免无保护性性交。

【常见护理诊断/问题】

1. 体温过高　与炎症有关，如病例中的患者。

2. 活动无耐力　与发热体弱有关。

3. 急性疼痛　与炎症脓肿形成有关。

【护理目标】

1. 患者体温降至正常。

2. 患者活动情况明显好转。

3. 患者疼痛明显减轻。

【护理措施】

（一）首要护理

1. 配合医嘱治疗的护理　通常根据病原体的特点及时选择高效的抗生素，通过静脉给药途径达到收效快的目的。要使病人了解及时、足量的抗生素治疗的重要性在于可清除病原体，改善症状及体征，减少后遗症。经恰当的抗生素积极治疗，绝大多数盆腔炎性疾病患者能彻底治愈，使其建立信心，主动配合。护士应经常巡视患者，保证液体在体内的有效浓度，并观察患者的用药反应。对于药物治疗无效、脓肿持续存在、脓肿破裂者需要手术切除病灶，根据患者情况选择经腹手术或腹腔镜手术。需要手术治疗者，为其提供相应的护理措施。

2. 病情监测

（1）严密观察生命体征，做好记录，发现感染性休克征象及时报告医生并协助抢救。

（2）注意观察会阴伤口有无感染，引流管是否通畅和引流物的量及形状。

（二）一般的护理

> 考点提示：
>
> 盆腔炎疾病的护理措施

1. 提供良好的环境，指导患者急性期卧床休息，提倡半卧位，有利于脓液积聚于直肠子宫陷凹使炎症局限。

2. 给予高热量、高蛋白、高维生素饮食，并遵医嘱纠正电解质紊乱和酸碱失衡。

3. 对高热患者及时采取物理降温，若有腹胀应行胃肠减压。

4. 做好床边消毒隔离，保持会阴清洁干燥。避免不必要的妇科检查，以免炎症扩散。

（三）心理护理

关心患者的疾苦，耐心倾听患者的诉说，提供患者表达不适的机会，尽可能满足患者的需求，解除患者思想顾虑，增强对治疗的信心。和患者及其家属共同探讨适合于个人的治疗方案，取得家人的理解和帮助。

【护理评价】

1. 患者体温是否正常并维持。

2. 患者自觉症状有否好转，活动是否受限制。

3. 患者疼痛是否减轻。

【健康教育】

1. 注意产褥期、月经期及孕期的卫生宣教；指导性生活卫生，减少性传播疾病，经期禁止性交。

2. 宫腔手术注意无菌操作，术后注意外阴清洁。

3. 对沙眼衣原体感染的高危妇女进行筛查和治疗可减少盆腔炎疾病的发生率。

4. 及时正规治疗下生殖道感染。

5. 及时治疗盆腔炎疾病，防止后遗症发生。

6. 指导随访 对于接受抗生素治疗的患者，应在72小时内随诊以确定疗效，包括评估有无临床情况的改善，如体温下降，腹部压痛、反跳痛减轻，宫颈举痛、子宫压痛、附件区压痛减轻。若此期间症状无改善，则需进一步检查，重新进行评估，必要时行腹腔镜或手术探查。对沙眼衣原体及淋病奈瑟菌感染者，可在治疗后4~6周复查病原体。

（李文婷）

思与练

一、选择题

A1题型

1. 关于慢性宫颈炎，物理治疗中正确的是

A. 治疗前肉眼检查排除宫颈癌   B. 除月经期外都可进行治疗

C. 治疗后2周阴道分泌物多，可行坐浴   D. 1个月内禁止性生活

E. 物理疗法是目前治疗宫颈糜烂疗效较好、疗程最短的方法

2. 慢性子宫颈炎物理治疗的时间应选择在月经干净后

A. 1~3天   B. 3~7天   C. 2~5天   D. 5~9天   E. 9~11天

3. **不属于**盆腔炎性疾病后遗症的病理改变是

A. 输卵管卵巢肿块   B. 输卵管积水   C. 输卵管积脓

D. 输卵管卵巢囊肿   E. 卵巢巧克力囊肿

4. 宫颈息肉最合适的治疗是

A. 电熨   B. 行息肉摘除术并送病理检查   C. 局部抗炎

D. 宫颈锥形切除术   E. 微波治疗

5. 慢性宫颈炎的主要症状是

A. 白带增多   B. 外阴瘙痒   C. 不孕   D. 外阴疼痛   E. 接触性出血

6. 有关盆腔炎性疾病后遗症的治疗指导，**错误**的是

A. 单一治疗方法效果差，应采用综合治疗方法   B. 物理治疗

C. 应用松解粘连的药物   D. 不宜手术治疗

E. 增加营养，提高抵抗力

7. 关于盆腔炎性疾病后遗症的临床表现，下列**不妥**的是

A. 下腹部及腰骶部酸痛，常于月经期、劳累后加重   B. 常有月经失调、经量增多、痛经

C. 一般不影响受孕   D. 妇科检查子宫呈后位，活动受限

E. 可有神经衰弱症状

8. 盆腔炎性疾病最低诊断标准为

A. 体温超过38.3℃   B. 阴道有异常黏液脓性分泌物   C. 宫颈举痛

　　D.红细胞沉降率升高　　　　　　　　E.血C-反应蛋白升高

A2题型

9.女性,30岁,已婚,白带增多2周,伴外阴瘙痒。妇检宫颈充血、水肿,黏液脓性分泌物从宫颈管口流出,宫颈管黏膜质脆易出血。最可能的诊断是

　　A.滴虫性阴道炎　　　　　　　　B.外阴阴道假丝酵母菌病　　　　　　C.细菌性阴道病

　　D.急性子宫颈炎症　　　　　　　E.萎缩性阴道炎

10.某女,49岁,因下腹不适、腰骶部疼痛,伴白带增多2余年,诊为"慢性子宫颈炎",正确的处理是

　　A.可暂不治疗,定期随访　　　　B.物理治疗　　　　　　C.药物治疗

　　D.宫颈锥切治疗　　　　　　　　E.先行宫颈刮片,排除宫颈癌后,再做治疗

11.患者女,37岁,G_2P_1。3天前发现"性生活后阴道有血性白带"。子宫颈刮片细胞学检查结果为巴氏Ⅲ级。患者询问检查结果的意义,正确的解释是

　　A.轻度炎症　　　　　　　　　　B.重度炎症　　　　　　C.可疑癌症

　　D.高度可疑癌症　　　　　　　　E.癌症

12.女性,33岁,2周前行人工流产术后,下腹隐痛,性交后加剧,白带量多。妇检外阴正常,阴道内有大量脓性臭味分泌物,宫颈举痛,宫体稍大,有压痛。最可能的诊断是

　　A.宫颈炎症　　　　　　　　　　B.盆腔炎性疾病　　　　　C.滴虫性阴道炎

　　D.细菌性阴道病　　　　　　　　E.宫颈癌

13.患者,女,诊断为盆腔炎性疾病,对其采取的护理措施中,**错误**的是

　　A.半卧位休息　　　　　　　　　　　　　　B.补充营养及液体,纠正水电解质紊乱

　　C.静脉滴注广谱抗生素　　　　　　　　　D.做血培养、宫颈分泌物培养及药敏试验

　　E.急性期不能采用手术治疗

A3/A4题型

（14~15题共用题干）

　　患者,女,25岁,因"白带增多3个月,近日性交后出血2次"就诊,妇科检查:宫颈呈糜烂样改变,宫体大小正常,双附件未触及肿物,无压痛。

14.该患者治疗前应进行的辅助检查是

　　A.血常规　　　　　　　　　　　　B.尿常规

　　C.阴道分泌物细菌培养及药敏　　　D.悬滴法阴道分泌物检查

　　E.子宫颈刮片

15.此患者最适宜的治疗是

　　A.宫颈锥切术　　　　　　　　　B.局部药物治疗　　　　　C.全身抗感染

　　D.物理治疗　　　　　　　　　　E.手术切除子宫

（16~17题共用题干）

　　李某,女,32岁,月经期盆浴过,现经量增多、经期延长,阴道分泌物增多、下腹痛,体温39℃。诊断为盆腔炎性疾病。

16.盆腔炎性疾病最常见的是

　　A.急性输卵管炎及输卵管卵巢炎　　　　B.急性盆腔结缔组织炎

　　C.肝周围炎　　　　　　　　　　　　　D.急性子宫内膜炎及子宫肌炎

　　E.急性盆腔腹膜炎

17.针对李某的护理措施,**错误**的是

　　A.取平卧位　　　　　　　　　　　　　B.应用有效抗生素消除病原体

　　C.高热时应行物理降温　　　　　　　　D.给予高蛋白、高热量、高维生素流食或半流食

　　E.避免不必要的妇科检查

（18~20题共用题干）

患者,女,28岁,已婚,3天前行人工流产术后出现下腹疼痛,伴有里急后重感。查体:腹部压痛、反跳痛,宫颈举痛。

18.该患者最可能的诊断为

    A.异位妊娠　　　　　　　　B.盆腔炎性疾病　　　　　　C.急性宫颈炎

    D.急性阑尾炎　　　　　　　E.卵巢肿瘤蒂扭转

19.上述疾病的主要治疗手段是

    A.后穹窿切开引流　　　　　B.剖腹探查　　　　　　　　C.抗生素治疗

    D.阴道灌洗　　　　　　　　E.手术切除

20.该患者宜采取的体位是

    A.平卧位　　　　B.半卧位　　　　C.端坐位　　　　D.俯卧位　　　　E.膀胱截石位

二、思考题

1.女性生殖系统有哪些自然防御功能?

2.典型的滴虫性阴道炎与假丝酵母菌性阴道炎的分泌物区别是什么?护理中应分别选用哪类阴道冲洗液?

第十七章

子宫内膜异位症与子宫腺肌病妇女的护理

 学习目标

1. 掌握子宫内膜异位症与子宫腺肌病的定义；子宫内膜异位症与子宫腺肌病的护理评估内容及护理措施。
2. 熟悉子宫内膜异位症与子宫腺肌病的病理变化及预防措施；子宫内膜异位症与子宫腺肌病治疗后的健康教育内容。
3. 了解子宫内膜异位症与子宫腺肌病的发病原因、病理变化、治疗原则。
4. 具有识别子宫内膜异位症与子宫腺肌病的能力；具有对子宫内膜异位症与子宫腺肌病患者进行整体护理的能力；具有与患者及家属进行沟通，帮助和指导患者配合医护的能力。
5. 熟练掌握子宫内膜异位症与子宫腺肌病妇女的饮食指导和减轻疼痛的技能。

第一节　子宫内膜异位症妇女的护理

 案例导入

　　某女，30岁，结婚5年，G_1P_0，现工具避孕。患者3年前于常规体检时发现阴道壁一肿物，直径约1cm，外阴正常，无疼痛，不影响性生活，月经周期正常，无痛经，白带正常，当时未予以任何治疗。近1年来感性生活时胀痛不适感，妇科检查发现原肿物进行性增大，现月经干净3天，来门诊就诊，妇科检查：外阴发育正常，阴道通畅，后壁中上段见一直径约4cm的肿物突出于阴道内，其上界达后穹窿，肿物表面光滑，边界清楚，无触痛，肿物颜色无改变，活动度差，要求进一步治疗。门诊拟"阴道壁肿物性质待查"收入院。入院后查白带常规、三大常规、凝血功能、肝肾功能均正常。给予阴道上药处理后，在骶麻下行阴道壁肿物切除术，术中见：阴道壁囊肿壁完整，囊内见咖啡色液体约11ml，完整剔除该囊肿。术后送病理检查示：阴道壁子宫内膜异位症。

【概述】

当具有生长功能的子宫内膜组织(腺体和间质)出现子宫腔面以外部位时,称为子宫内膜异位症(endometriosis,EMT),简称内异症。

异位子宫内膜在卵巢激素的变化影响下发生周期性出血,导致周围纤维组织增生、囊肿粘连形成,在病变区出现紫褐色斑点或小泡,后发展为大小不等的紫褐色实质性结节或包块。故在自然绝经或人工绝经后,异位内膜病灶可逐渐萎缩吸收;妊娠或使用性激素抑制卵巢功能,可暂时阻止疾病的发展。异位子宫内膜可侵犯全身任何部位,如脐、膀胱、肾,但绝大多数出现在盆腔内生殖器官和其邻近器官的腹膜面,以卵巢、宫骶韧带最常见,故临床上常称之为盆腔子宫内膜异位症。这种异位内膜虽在其他组织或器官内生长,但有别于恶性肿瘤的浸润,临床资料表明,内异症多半发生在生育期妇女(30~50岁占80%以上),且常并发卵巢功能失调。流行病学调查还发现妇女直系亲属中患此病的可能性较对照组明显增加,提示此病与遗传有关,可能为多基因遗传。

【护理评估】

(一)健康史

询问患者的年龄,婚姻状况,用药史,出现典型症状的开始时间、持续时间,是否就医、诊疗经过及其效果等一般信息。应注意收集家族史、月经史、生育史;有无子宫颈管狭窄或阴道闭锁经血排出不畅等病史;如果是不孕症患者,还需要重点询问碘油造影、输卵管通液(次数)、子宫镜及腹腔镜检查或手术史。

(二)身体状况

1. 痛经　继发性痛经、进行性加重是子宫内膜异位症的典型症状。可发生在月经前、月经时及月经后,疼痛随月经来潮加重、月经结束消失。约50%的患者在月经周期来潮的1~2天里疼痛剧烈;有部分患者表现为疼痛在月经周期前疼痛严峻;还有部分患者表现为盆腔慢性疼痛,疼痛至少持续6个月。疼痛的严重程度与病灶大小不一定成正比。如卵巢子宫内膜异位囊肿,疼痛较轻;而散在的盆腔腹膜结节,则可引起难以忍受的疼痛。疼痛多位于下腹部、腰骶部和盆腔中部,可放射至会阴部、肛门或大腿等处。部分患者的周期性腹痛与月经不同步,表现为经期结束后出现;少数为持续性下腹痛,经期加重。

2. 不孕　50%左右内异症患者伴有不孕;在不明原因的不孕症患者中,约30%~40%患子宫内膜异位症。病灶导致盆腔肿块、粘连、输卵管堵塞、卵泡发育不良或排卵障碍等因素,是引起内异症患者不孕的主要原因。

3. 性交不适　发生于直肠阴道隔、直肠子宫陷凹的子宫内膜异位症,因会导致周围组织肿胀,故在性生活时伴有疼痛。

4. 月经异常　多表现为经量增多、经期延长或经前点滴出血,可能与卵巢实质病变、无排卵、黄体功能不全,或同时合并有子宫腺肌病或子宫肌瘤有关。

5. 手术瘢痕异位症患者常在剖宫产或会阴侧切术后数月至数年出现周期性瘢痕处疼痛,可在瘢痕深部扪及剧痛的包块,并呈进行性加剧。

6. 周期性直肠刺激症状　进行性加剧的周期性直肠刺激症状,对诊断本病最有价值。多表现为大便次数增多,直肠、肛门、外阴部坠胀、坠痛、里急后重感等。

7. 周期性膀胱刺激症状　若内异症病变累及膀胱腹膜返折或侵犯膀胱肌层时,会同时出现经期尿急、尿频等症状,但易被痛经症状掩盖而被忽视。若病变侵犯膀胱黏膜(膀胱子宫内膜异位症)则伴有周期性血尿和疼痛。

8. 腹部检查时,除巨大的卵巢子宫内膜异位囊肿可在腹部扪及囊肿、囊块破裂时可出现腹膜刺激征外,一般腹部检查均无明显异常。妇科检查时,典型盆腔子宫内膜异位症可发现子宫后倾固定,子宫后壁下段、直肠子宫陷凹、宫骶韧带扪及结节,触痛明显。在子宫的一侧或双侧附件处扪到与子宫相连的囊性偏实不活动包块,有轻压痛。病变累及直肠阴道隔,可在阴道后穹窿部扪及隆起的小结节或包块,有时可见紫蓝色斑点。

9. 其他 异位内膜侵犯或压迫输尿管时,可引起输尿管狭窄、阻塞,出现一侧腰痛和血尿,甚至形成肾盂积水或继发性肾萎缩,后者较少见。卵巢子宫内膜异位囊肿破裂时,可因囊内容物流入盆腔或腹腔而引起突发性剧烈腹痛,伴有恶性、呕吐和肛门坠胀感。

（三）辅助检查

考点提示：
子宫内膜异位症的最佳检查方法

1. B型超声检查 B超是辅助检查内异症的有效方法。主要观察卵巢内膜异位囊肿,可测定异位囊肿的大小、位置和形状。声像图呈颗粒状细小回声,如囊液黏稠,内部漂浮有内膜碎片时,易与畸胎瘤内脂肪中含有毛发的回声特点相似,即为液内见小细光带,呈平行虚线状分布,有时内部见分隔,将其分成数个大小不等的囊腔,各个囊腔之间回声不一致,常与子宫粘连,而两者边界不清,畸胎瘤则一般囊肿边界清晰,卵巢内膜样囊肿,也易与附件炎块及输卵管妊娠声像图混淆,故应结合临床各自特点加以鉴别。此外,应用阴道探头,使肿块处于高频率声的近场,对位于盆腔肿块性质的鉴别,有其优越性,可确定肿块性质及来源,还可在超声指导下穿刺抽取囊液或活检,以明确诊断。

2. 腹腔镜检查 腹腔镜检查是目前诊断内异症的最佳方法。该项检查可直接窥视盆腔子宫内膜异位症病灶的典型外观,如最新鲜的种植灶呈黄色小水泡;生物活性最强的为火焰状出血灶;多数散在病灶融合成咖啡色斑块,并向深部植入;骶韧带增粗、硬化,缩短;盆底腹膜瘢痕形成,使直肠子宫陷凹变浅;卵巢种植灶多起于卵巢游离缘及其背侧,最初为1~3mm肉芽状灶,渐渐向卵巢皮质发展,形成巧克力囊肿,表面呈灰蓝色,多为双侧,相互粘连,倒向直肠子宫陷凹,与子宫、直肠及周围组织广泛粘连,蠕动受限,伞部多正常,通畅或通而不畅,做腹腔镜检查时应做子宫输卵管通液术。对可疑病变还可以进行病灶内活组织检查以明确诊断。

3. X线检查 可做单独盆腔充气造影,盆腔充气造影及子宫输卵管碘油造影和单独子宫输卵管造影,多数内异症患者有内生殖器官的粘连及与肠曲粘连,异位内膜最易种植于直肠子宫陷凹,故粘连的内生殖器易发生于直肠子宫陷凹,使之变浅,尤其在盆腔充气造影侧位片显示更明显,输卵管卵巢可形成粘连团块,碘油子宫输卵管造影可保持通畅或通而欠畅,往往24小时复查片中可见碘油因粘连而涂抹不佳,呈小团块状或粗细不等的点状似雪花样表现,结合排除其他不孕原因及具有痛经等病史,有助于诊断子宫内膜异位症。子宫碘油造影可见在一处或数处进入肌壁,形成憩室状影,但其阳性率只有20%左右。

（四）心理-社会评估

疾病确诊后,患者及家属可有极大的不安,患者对疼痛的恐惧和对不孕的担忧尤为明显。周期性、规律性的下腹部及腰骶部的疼痛,使患者在月经来潮前即出现心理应激,内心充满恐惧。不孕是心理的另一个压力源,在治疗过程中还可能会承受来自社会和经济的双重压力,患者可能会产生无望感。

（五）诊断与治疗要点

1. 诊断要点 根据病史,异位的内膜随雌激素水平变化产生少量"月经"而引起的系列临床表现如痛经、不孕等,经过腹腔镜、超声、血清检查,可确诊。

发生在中年生育期妇女、继发性进行性加重的痛经,可考虑为子宫内膜异位症。如伴有月经量过多,经期过长,子宫增大,更可以明确子宫内膜异位症。直肠、膀胱周期性出血,月经期排便疼痛,首先应考虑直肠、膀胱的子宫内膜异位症,必要时可做膀胱镜或直肠镜检查,有溃疡时还应取组织做病理检查。腹壁瘢痕有周期性硬结、疼痛,病史中有经腹子宫腹壁悬吊术、剖宫产或剖宫手术者,也可确定诊断。

若囊液黏稠、内部漂浮有内膜碎片时,易与畸胎瘤内脂肪中含有毛发的回声特点相似,即为液内见小细光带,呈平行虚线状分布,有时内部见分隔,将其分成数个大小不等的囊腔,各个囊腔之间回声不一致,常与子宫粘连,而两者边界不清,畸胎瘤则一般囊肿边界清晰,卵巢内膜样囊肿,也易与附件炎块及输卵管妊娠声像图混淆,故应结合临床各自特点加以鉴别。

2. 治疗要点　子宫内膜异位症近年来有发病率逐渐升高的趋势,临床早期误诊率可达70%,一旦确诊应缩减并去除病灶,减轻并控制疼痛,治疗并促进生育,预防并减少复发。根据患者年龄、病变部位和范围、症状以及对生育要求等不同情况加以全面考虑,实施个体化治疗。原则上症状轻者采用期待疗法;有生育要求的轻度患者可先行药物治疗,病变较重者行保守手术;年轻而无生育要求的重度患者可采用保留卵巢功能手术辅以激素治疗;症状和病变均严重的无生育要求的患者可考虑根治性手术。

(1)期待疗法:适用于病变轻微、无症状或症状轻微患者,一般可每数月随访一次。若经期有轻微疼痛时,可试给予前列腺素合成酶抑制剂如吲哚美辛、萘普生、布洛芬或双氯芬酸钠等对症治疗。有生育要求的患者,应作有关不孕的各项检查如输卵管通液试验或子宫输卵管碘油造影,特别是在腹腔镜检查下行输卵管亚甲蓝液通液试验,必要时解除输卵管粘连扭曲,以促使尽早受孕。一旦妊娠,病变组织多坏死、萎缩,分娩后症状可缓解,甚至病变完全消失,且不再复发。期待疗法期间,若患者症状和体征加剧时,应改用其他治疗方法。

(2)药物治疗:由于妊娠和闭经可避免发生痛经和经血逆流,并能导致异位内膜萎缩退化,故采用性激素治疗导致患者较长时间闭经已成为临床上治疗内膜异位症的常用药物疗法。但对较大的卵巢子宫内膜异位囊肿,特别是卵巢包块性质尚未十分确定者则不宜用性激素治疗。目前临床上采用的性激素疗法有以下几类。

1)短效避孕药:适用于有痛经症状,但暂无生育要求的轻度子宫内膜异位症患者;

2)高效孕激素:如甲羟孕酮、醋酸炔诺酮,亦可采用羟孕酮250mg肌内注射,每两周一次,共6个月,若出现不规则点滴出血,可每日加服妊马雌酮0.625mg以抑制突破性出血;

3)达那唑:适用轻度或中度子宫内膜异位症但痛经明显或要求生育的患者。一般在停药后4~6周月经恢复,治疗后可提高受孕率,但此时内膜仍不健全,可待月经恢复正常2次后方可考虑受孕。

(3)手术治疗:适用于药物治疗后症状不缓解,局部病变加剧或生育功能仍未恢复者;卵巢内膜异位囊肿直径>5~6cm,特别是迫切希望生育者。根据手术范围的不同,可分为3类:①保留生育功能手术,可经腹腔镜或剖腹直视下进行;②保留卵巢功能手术,适用于年龄在45岁以下、且无生育要求的重症患者,少数患者在术后仍有复发;③根治性手术:即将子宫、双侧附件及盆腔内所有内膜异位病灶全部切除,适用于45岁以上、近绝经期的重症患者。

(4)药物、手术联合治疗:手术治疗前先行药物治疗2~3个月,使内膜异位灶缩小、软化,以缩小手术范围,利于手术操作。术后给予药物治疗2~3个月,使残留的内膜异位灶萎缩退化,以降低术后复发率。

（5）其他:对仅表现为不孕、而无其他不适的极轻度子宫内膜异位症患者,可先试给予氯米芬治疗2~3个月;无效时氯米芬加宫腔内人工授精;仍无效时给予促性腺激素刺激排卵或同时加宫腔内人工授精,最后再采用体外受精和胚胎移植术进行治疗。

【常见护理诊断/问题】

1. 疼痛:腹痛　与痛经有关。

2. 无望感　与疾病的久治不愈及丧失生育能力有关。

3. 恐惧　与周期性阴道流血时伴有疼痛有关。

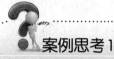

案例思考1

请结合本节的学习,思考回答:
本案例的首要护理问题是什么?

【护理目标】

1. 患者学会有效的应对疼痛的方法。

2. 患者积极配合医护工作,对受孕有信心。

3. 患者对月经来潮的恐惧感减轻。

【护理措施】

（一）首要护理

1. 配合医生治疗的护理　行期待治疗期间做好定期的随访,对症处理病变引起的腹痛;药物治疗为性激素抑制治疗,使患者假孕或假绝经,致子宫内膜萎缩、退化、坏死,根据医嘱指导给药,做好用药的护理,注意观察用药后的效果及副作用的表现,定期随访;行手术治疗的患者,做好相应手术前、后的护理。

2. 严密观察病情　观察腹痛程度及持续时间、患者意识、生命体征、月经情况等并记录。

3. 检查配合　进行腹腔镜或B超等检查时,做好检查前准备、检查后护理。

案例思考2

请结合本节的学习,思考回答:
本案例的预防措施是什么?

（二）一般护理

1. 保证休息与睡眠,保证患者生活规律,每天尽量保证10小时的睡眠时间,能积极进行锻炼,避免劳累。疼痛严重者在经期需卧床休息。

2. 饮食健康,保证营养物质的摄入。对于疼痛影响到食欲的患者,要鼓励其进食,以保证摄入足够的营养;经期避免酸、冷、辣等刺激性食物,如油菜、荠菜、苋菜、海带、黄瓜、丝瓜、冬瓜、茄子、韭白、竹笋、莲藕等,因均属凉性,在月经前后少食,且不可生食;对呕吐较重者,应遵医嘱静脉补充营养。喝热饮料,可减轻疼痛。

3.病房保持空气流通、安静舒适,保持患者皮肤及外阴清洁、干燥,每天用温开水清洗会阴1~2次。月经来潮前用热水坐浴,热敷下腹部,每天2次。

（三）心理护理

保持心情舒畅,通过护理活动与患者建立良好的护患关系,鼓励患者表达自己的情绪,倾听患者对疾病的认识和叙述,引导患者表达真实感受;给患者讲解子宫内膜异位症的相关知识和腹腔镜检查的意义、成功的案例,消除患者的顾虑和恐惧情绪,增强治愈的信心。使用放松术,如听音乐,看书,指导患者根据个人的兴趣爱好积极参与娱乐活动,转移、分散对疼痛的注意力。

案例思考3

请结合本节的学习,思考回答:
本案例的主要护理措施是什么?

【护理评价】

1.患者是否能叙述或示范有效的应对疼痛的方法。

2.患者是否积极配合各种检查和护理,自我感觉良好,恢复自信。

3.患者是否可以自诉能够正确认识月经来潮,对月经来潮的恐惧感减轻。

【健康教育及随访】

1.应教会有阴道流血患者注意观察腹痛程度及持续时间、阴道流血量、性质及颜色等,及早发现异常并及时与医护人员联系。

2.指导期待疗法和药物治疗患者的随访,告知若有急性腹痛,应及时就医,以排除异位囊肿破裂。

3.指导适龄人群进行计划生育,妊娠可延缓子宫内膜异位症的发生、发展。故有痛经症状的女性建议适龄结婚并指导孕育过程;已有子女者,可长期服用避孕药抑制排卵,促使子宫内膜萎缩、减少经量,从而减少子宫内膜异位症的发生。

4.防止经血逆流　月经期避免剧烈活动、重体力劳动,禁止性生活。尽早治疗可能引起经血潴留或引流不畅的疾病,如阴道闭锁、宫颈管闭锁、无孔处女膜、宫颈粘连、炎性阴道狭窄,以避免潴留的经血逆流入腹腔。

5.防止医源性异位内膜种植　月经期避免妇科检查和盆腔手术操作,特殊情况必须实施时,避免重力挤压子宫。尽量避免多次子宫腔手术操作,手术操作过程中动作轻柔,如人工流产应避免造成宫颈损伤,以免出现宫颈粘连;剖宫手术注意保护腹壁切口,如妊娠中期剖宫取胎术。

6.患有急性子宫内膜炎的患者,应及时、彻底治疗,以免迁延不愈转为慢性。

案例思考4

请结合本节的学习,思考回答:
如何对本案例的患者进行整体护理?

第二节　子宫腺肌病妇女的护理

案例导入

　　某女,30岁,结婚4年,人工流产1次,未育。现病史:3年前出现痛经,呈进行性加剧伴月经增多1倍,经期延长至10天。1年前在其他医院就医,诊断为子宫腺肌病,予丹那唑治疗,2个月后月经紊乱,痛经无减轻,停药后未能恢复正常,经多种方法治疗无改善,以"子宫腺肌病"于今日收入院。检查:面色苍白,贫血貌;Hb72g/L,女性内分泌检查未见异常,MRI示子宫腺肌病图象;疼痛评级4级。初步诊断:子宫腺肌病。

【概述】

　　当子宫内膜腺体及间质侵入子宫肌层时,称为子宫腺肌病(adenomyosis)。又称内在性子宫内膜异位症,属于子宫内膜异位症的一种特殊型,可以和"外在"或主要是盆腔子宫内膜异位症同时存在。

　　子宫腺肌病患者子宫内膜向肌层良性浸润并在其中弥漫性生长。其特征是在子宫肌层中出现了异位的内膜和腺体,伴有其周围的肌层细胞肥大和增生。故有子宫内子宫内膜异位症之称,而盆腔内子宫内膜异位症则称为子宫外子宫内膜异位症。许多学者都认为两者并非同一疾病,其相同之处是二者均受卵巢激素的调节。

　　通过对子宫腺肌病标本进行连续切片检查,发现子宫肌层中的内膜病灶与宫腔面的子宫内膜有些是直接相连的,故一般认为多次妊娠和分娩时子宫壁的创伤和慢性子宫内膜炎可能是导致此病的主要原因。此外,由于子宫内膜基底膜下缺乏黏膜下层。且子宫腺肌病常合并有子宫肌瘤和子宫内膜增生过长,故有人认为基底层子宫内膜侵入肌层可能与高雌激素的刺激有关。

　　子宫腺肌病患者的子宫多呈均匀增大,但很少超过妊娠12周时的子宫大小。子宫内病灶有弥漫型及局限型两种,前者多见,为异位内膜侵入整个子宫的肌壁内,在不同部位其侵入范围和深浅可不同,多累及后壁,故后壁常较前壁厚。剖开子宫壁可见其肌层明显增厚且硬。剖面无肌瘤时所见到的那种明显且规则的旋涡状结构,仅在肌壁中见到粗厚的肌纤维带和微囊腔,腔中偶可见陈旧血液。少数子宫内膜在子宫肌层中呈局限性生长形成结节或团块,类似肌壁间肌瘤,称子宫腺肌瘤。腺肌瘤不同于子宫肌瘤之处在于其周围无包膜存在,故与四周的肌层无明显分界,因而难以将其自肌层剥出。镜检见肌层内有呈岛状分布的子宫内膜腺体与间质。由于异位内膜细胞属基底层内膜,对卵巢激素、特别是对孕激素不敏感。故异位腺体常处于增生期,仅偶尔见到局部区域有分泌期改变。

　　子宫腺肌病多发生于30~50岁经产妇,约15%的患者合并子宫内膜异位症,约有半数患者同时合并子宫肌瘤。

考点提示：

子宫腺肌病患者的护理评估

【护理评估】

（一）健康史

询问年龄、婚姻状况等一般信息。询问月经史、生育史，还需询问不孕史、痛经史、月经过多史等病史。询问出现典型症状的情况，包括痛经及月经异常出现的时间和持续时间、症状的严重程度、对患者的身心影响等。询问是否有全身性疾病、局部疼痛史。

（二）身体状况

1. 痛经　30岁以上的女性，出现继发性、渐进性加剧的痛经为本病的主要症状。疼痛多位于下腹正中。由于子宫肌层的子宫内膜异位灶随着月经周期的变化也发生周期性的变化，使内膜异位灶发生周期性充血、水肿、出血，这些出血被肌层包裹，而肌层扩张受限，具有很大的张力，这种变化使子宫发生痉挛性收缩而发生严重的痛经。有研究者认为痛经与内膜浸润肌层的深度有关。同时痛经也与肌层内内膜异位灶出血的程度有关，出血的患者往往有痛经，而无出血者痛经一般较轻。

2. 月经不调　月经不调可作诊断参考，但在鉴别诊断中并无价值。患者主要表现为月经量增多，经期延长，其发生原因多为：

（1）肌层内有子宫内膜异位灶，不能使子宫肌层有效的收缩而致月经过多。

（2）腺肌瘤患者一般处于高雌激素状态，常伴有子宫内膜增生过长，也可致月经过多或经期延长。有文献报道腺肌瘤合并子宫内膜增生过长的发生率为25%左右。

（3）子宫增大，子宫腔面积随之增大，因此出血量增多。有研究者认为肌层受浸润的范围愈广，经量增多的发生率愈高，如果腺肌瘤合并肌瘤月经量增多则更为明显。

3. 妇科检查　了解子宫的大小、位置、活动度、触痛等。如果是子宫腺肌病，多为子宫增大、呈球形，质地变硬，子宫一般不超过妊娠12周子宫大小。近月经期检查，子宫有触痛。如果病灶为局限型，子宫则呈不规则增大，结节不平。常与子宫肌瘤合并存在。月经期，由于病灶充血、水肿及出血，子宫可增大，质地变软，压痛较平时更为明显；月经期后再次妇检发现子宫有缩小。这种周期性出现的体征改变为诊断本病的重要依据之一。若合并盆腔子宫内膜异位症时，子宫增大、后倾、固定、骶骨韧带增粗，或直肠子宫陷凹处有痛性结节等。

4. 并发症　长时间阴道出血可导致贫血，并发感染。

（三）辅助检查

1. B超检查　B超检查的图像特点为：子宫呈均匀性增大，轮廓尚清晰；子宫内膜线可无改变，或稍弯曲；子宫切面回声不均匀，有时可见有大小不等的无回声区。有学者认为组织学变化与B超的声像图无关，B超诊断的敏感性为63%，特异性为97%。有报道用阴道B超诊断子宫腺肌病，结果73%与组织学诊断相符，其敏感性为95%，特异性为74%，腹部B超与阴道B超的准确性接近。B超检查是有效的检查，确诊取决于手术后的病理学检查。

2. MRI检查　常用T2重影像诊断子宫腺肌病。图像表现为在正常的子宫内膜强回声外，环绕一低强带信号，大于5mm厚度的不均匀的回声带为子宫腺肌病的典型影像。月经前后对比检查，图像发生变化，对诊断有重要意义。病灶内有出血时可见大小不等的强回声信号。MRI可以区别子宫肌瘤和子宫腺肌病，并可以诊断两者同时并存，对决定处理方法有较大帮助，这也是MRI的主要价值。

3. 子宫输卵管造影　由于子宫腺肌病很少引起宫腔变形，故子宫输卵管造影的诊断意义不大。若病变涉及子宫内膜的表面，可见充盈缺损。

4.肌层针刺活检　在宫腔镜下用穿刺针取肌层活检对诊断腺肌病特异性较高,但敏感性低。大多数学者认为肌层针刺活检在诊断中无重要价值,除非为重度腺肌病,可以在阴道超声或MRI的指导下进行,而对盆腔痛患者不存在常规活检的地方。

（四）心理-社会评估

了解患者月经前期和月经期的症状,包括紧张、焦虑,判断对疼痛恐惧的程度。疾病确诊后,患者及家属可有极大的不安,子宫腺肌病给患者带来的心理压力主要有两个方面,一是对疼痛的恐惧;二是对月经异常的担忧。周期性、进行性加重的下腹疼痛使患者常恐惧月经期的来临。同时月经经期延长、经量增多也使患者疑虑不安,患者的性生活也因为疾病受到影响。另外,对子宫腺肌病知识的缺乏及预后的不确定性也会增加患者的焦虑情绪。

（五）诊断与治疗要点

1.诊断要点　应根据患者症状、年龄以及对生育要求等不同情况予以综合考虑。注意与下列疾病进行鉴别:

（1）盆腔子宫内膜异位症:患者也伴有痛经,同时在盆腔可触及包块,不活动,子宫正常大小或稍大,后倾固定。B超检查可见一侧或双侧附件包块,并结合临床症状则可诊断。

（2）子宫肌瘤:患者一般不伴有痛经。妇科检查,子宫增大,结节凹凸不平,质硬,无压痛,子宫活动度好。B超检查子宫肌壁肿块与周围组织界线清楚。

（3）功能性子宫出血:患者不伴痛经,月经不规则,经量增多,或经期延长。妇科检查,子宫及双侧附件区均无异常。B超检查,盆腔无异常回声。通过诊断性刮宫病理检查可确定诊断。

2.治疗要点　治疗方法包括药物治疗和手术治疗。药物治疗适用于年轻、有生育要求、近绝经期及症状较轻的患者。药物有达那唑、孕三烯酮或GnRH-a等,可缓解症状,但不能根治。近年来,左炔诺孕酮宫内节育器(曼月乐环)用于子宫腺肌病的症状缓解,有较好的作用。手术治疗可行全子宫切除术,适用于症状严重、年龄偏大、无生育要求或药物治疗无效者。

【常见护理诊断/问题】

1.慢性疼痛　与月经期或月经前期,出现下腹疼痛并呈进行性加重有关。

2.活动无耐力　与痛经有关。

3.恐惧　与周期性的月经来潮时伴有痛经有关。

4.焦虑　与痛经及治疗效果不佳有关。

5.知识缺乏:缺乏子宫腺肌病患者的饮食指导等相关护理知识。

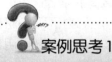

案例思考1

请结合本节的学习,思考回答:
本案例的首要护理问题是什么?

【护理目标】

1.患者疼痛减轻。

2.患者活动量增大。

3.患者舒适度提高。

4. 患者焦虑症状减轻。

5. 患者能说出手术治疗的意义及术后的注意事项,并配合治疗和护理。

【护理措施】

（一）首要护理

1. 配合医生诊治的护理　和患者讨论非药物治疗减轻痛经症状的方法,如局部热敷。观察用药的副作用。GnRH-a治疗可使疼痛缓解或消失、子宫缩小,但停药后症状复现,子宫重又增大。要观察GnRH-a治疗时的骨质疏松的症状,预防骨折的发生。达那唑治疗可以使子宫肌层变薄,子宫变小,长期服用有男性化的副作用,出现声音低沉、青春痘、长胡子等表现。

2. 严密观察病情　观察腹痛程度及持续时间、患者意识、生命体征、月经情况等并记录。观察药物副作用,发现异常及时与医生联系。

3. 预防措施　根据子宫内膜异位症发生的原因,为了防止子宫内膜异位症的发生,可采取下列预防措施:

（1）月经期间应避免不必要的妇科检查,必须检查时切忌过度用力挤压子宫,以防止将子宫内膜挤入输卵管,引起腹腔子宫内膜种植。

（2）月经期间避免做宫腔内手术,如输卵管通畅试验,一定要在月经干净后3~7天进行,如果经血未净时手术,可将子宫内膜碎屑经输卵管进入腹腔,造成异位种植。

（3）尽量避免在接近月经期进行妇科手术,必须进行时应动作轻柔,避免用力挤压。

（4）坚持避孕,不做或少做人工流产术,由于采用负压吸宫,如果在手术操作时使用的压力及使用方法不适当时,也可造成血液倒流入腹腔,引起子宫内膜异位种植。

（5）子宫极度后屈或宫颈、阴道狭窄,先天性无阴道（有子宫）等生殖道畸形,宫颈粘连都可造成经血排出不畅或者无法排出,经血逆流而造成子宫内膜异位症,故应积极治疗上述疾病,以防子宫内膜异位症的发生。

（6）避免医源性种植,在行子宫肌瘤剔除术、尤其是手术时穿透子宫腔者,或剖宫产、剖宫取胎手术者,都应保护好手术切口,以免将子宫内膜碎屑种植于切口造成腹壁切口子宫内膜异位症,或带入盆腔种植造成盆腔子宫内膜异位症。

（7）注意经期卫生,月经期禁止性生活。

案例思考2

请结合本节的学习,思考回答:

本案例的预防措施是什么?

（二）一般护理

1. 帮助患者保持愉快的心情,积极面对疾病及其治疗。月经期注意休息、避免剧烈活动和劳累,避免摄入刺激性食物。根据患者个人喜好,指导使用放松的方法,如看书、听音乐,以转移和分散对疼痛的注意力,降低患者的痛苦。

2. 病房保持空气流通、安静舒适,保持患者皮肤及外阴清洁、干燥。

（三）饮食指导

1. 忌食生冷寒凉的食物　肠胃功能不佳的女性,经前和经期忌食的食物如冷饮、凉拌菜、螃蟹、田螺、蚌肉、蛏子、绿豆、黄瓜、苦瓜、梨、柿子、西瓜、香蕉、山竹、荸荠、柚子、橙子等，以免血液循环不畅致痛经加重。

2.忌食酸性的食物　中医认为酸性食物有固涩收敛的作用，使血液涩滞，不利于经血的畅行和排出。因此有痛经症状的患者，应尽量避免在经期使用酸性食物。包括米醋、酸辣菜、泡菜、柠檬、酸枣、石榴、青梅、杨梅、草莓、杨桃、樱桃、芒果、杏子、李子等。

3.忌食辛辣温热、刺激性强的食物　部分痛经患者在月经来潮时经量过多，如果再食用辛辣温热、刺激性强的食物，会加重盆腔充血、炎症，或造成子宫肌纤维过度收缩，导致痛经加重。该类食物包括葱、姜、大蒜、韭菜、鸡汤、榴莲、辣椒、胡椒、辛辣调味剂等。

4.忌食热性、凝血性和含激素成分的食物　如桂圆、红枣、阿胶、蜂王浆等。

5.忌食羊肉、虾、蟹、鳗鱼、咸鱼、黑鱼等食物。

6.多摄入富含钙质的食物，严重者也可按医嘱服用活性枸橼酸钙以补充食物中钙的摄入不足。

（四）术后护理

1.按术后护理常规进行护理，积极进行治疗配合。应注意提醒患者，术后一般需禁止性生活1个月左右。

2.注意保持外阴部清洁卫生，每天擦洗外阴两次。观察阴道有无出血等异常表现，如果有少量阴道出血，一般是正常现象，安抚患者的情绪；如果出血量过多，应及时就诊接受治疗。

3.定期门诊复查，如果有剧烈的腹痛及大量阴道出血，应立即到医院诊治。

4.指导患者采取有效的避孕措施，尽量少做人工流产术或刮宫术。

（五）心理护理

积极向住院患者介绍医院及病房的环境、病房内医护人员的办公地点及饮水室、吸烟室、卫生间，减轻患者对新环境的陌生感；本病有复发的可能，应评估患者及其家属对本病的心理反应，了解患者既往面对应激情况的反应方式并指导正确的应对措施；向患者提供治疗及护理的相关信息，以减轻患者的担忧，多鼓励患者倾诉心理痛苦和不安情绪，倾听患者对疾病的详细描述，引导患者表达真实的感受，以采取相应措施对患者进行人性化的心理安慰与心理疏导，缓解、消除患者的焦虑，减轻心理压力，保证良好的治疗效果；介绍成功案例，帮助患者及家属树立战胜疾病的信心。

案例思考3

请结合本节的学习，思考回答：

本案例的主要护理措施是什么？

【护理评价】

1.患者疼痛是否减轻。

2.患者是否活动量增大。

3.患者是否不舒适痛苦表情减少，对战胜疾病有信心。

4.患者能否与其他患者及护理人员进行沟通，焦虑症状减轻。

5.患者能否正确认识子宫腺肌病,能说出手术治疗的意义及术后的注意事项,并配合治疗和护理。

【健康教育】

1.月经期间不要做剧烈的活动,注意饮食禁忌。

2.在月经前和月经期尽量保持情绪稳定,不要过度劳累,一旦劳累过度使囊腔内张力突然升高时,会导致囊壁破裂,形成急腹症。

3.帮助患者选用合适的治疗方法,讲解不同治疗方法的优势和不足,让患者在知情情况下参与治疗方案的决策过程中,提高患者治疗的积极性。如果选择药物治疗,应按医嘱严格用药,保证患者用药安全,告知药物的副作用,并严密观察,一旦出现异常应立即就医。

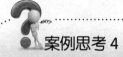

案例思考4

请结合本节的学习,思考回答:
如何对本案例的患者进行整体护理?

（王　敏）

思与练

一、选择题

A1型题

1.子宫内膜异位症异位的子宫内膜最常见的侵犯部位是

　　A.乳腺和胸膜　　　　　　　　B.卵巢和宫骶韧带　　　　　　C.脐和膀胱

　　D.直肠阴道隔　　　　　　　　E.盆腔脏器

2.子宫内膜异位症患者典型的症状是

　　A.阴道出血　　　　　　　　　B.性交不适　　　　　　　　　C.继发性痛经,进行性加重

　　D.膀胱刺激征　　　　　　　　E.消化道症状

3.子宫内膜异位症和子宫腺肌病共同病理变化特点是

　　A.以血行转移为主　　　　　　B.病变局限在宫腔内　　　　　C.保持完整的绒毛结构

　　D.受卵巢激素调节　　　　　　E.侵犯子宫肌层

4.诊断子宫内膜异位症最佳的辅助检查是

　　A.阴道B超检查　　　　　　　B.X线胸片检查　　　　　　　C.MRI检查

　　D.腹腔镜检查　　　　　　　　E.B超检查

5.对子宫内膜异位症患者实施的护理措施中**不正确**的是

　　A.嘱患者生活规律、睡眠充足　　　　　　B.嘱患者经期卧床休息

　　C.嘱患者月经期可参加篮球比赛　　　　　D.保持会阴清洁、干燥

　　E.安排盆腔手术时避开月经期

6.子宫腺肌病的高发人群是

　　A.20~30岁　　　B.30~50岁　　　C.50~60岁　　　D.60~70岁　　　E.70岁以上

7.诊断子宫腺肌病最有效的辅助检查是

　　A.子宫镜检查　　　B.X线胸片检查　　　C.B超检查　　　D.腹腔镜检查　　　E.MRI检查

8. 子宫腺肌病诱发痛经时,疼痛部位是

　　A. 下肢　　　　　　B. 左下腹　　　　　C. 右下腹　　　　D. 脐周　　　　　E. 下腹正中

9. 非药物治疗减轻疼痛症状的方法中首选

　　A. 使用安慰剂　　　　　　　　B. 分散注意力　　　　　　　　C. 局部热敷

　　D. 避免刺激性食物　　　　　　E. 保持心情舒畅

10. 对子宫腺肌病患者实施的护理措施中**不正确**的是

　　A. 嘱患者生活规律、睡眠充足　　　B. 嘱患者经期卧床休息　　　C. 可摄入羊肉、虾、蟹等食物

　　D. 保持会阴清洁、干燥　　　　　　E. 疼痛时转移注意力

A2型题

11. 某女,31岁,进行性痛经8年,婚后5年未孕。妇科检查:宫骶韧带处可触及花生米大小的触痛性结节3个,连接成片。右附件区可触及包块,活动性差,最有效的辅助检查方法是

　　A. 宫腔镜检查　　　　　　　　B. 腹腔镜+组织病理学检查　　　C. CA125

　　D. B超　　　　　　　　　　　E. 诊刮

12. 某女,30岁,经产妇,近3年痛经并逐渐加重,伴经量增多,需服用止痛药。子宫后倾,如妊娠8周子宫大小,质硬。痛经逐渐加重的原因最可能的是

　　A. 不全流产　　　B. 葡萄胎　　　　C. 子宫腺肌病　　　D. 子宫肌瘤　　　E. 子宫内膜癌

13. 某女,26岁,因"痛经3年逐渐加重,月经量增多"入院,经检查后确诊为子宫内膜异位症,护士小张在护理过程中**不正确**的是

　　A. 接受药物治疗的患者应按医嘱长期服药　　　　B. 保持会阴部清洁、干燥

　　C. 告知患者该病复发率高　　　　　　　　　　　D. 告知患者该病为恶性疾病

　　E. 做好定期随访

14. 某女,35岁,子宫下段剖宫产术后6年,近6年痛经逐渐加剧。妇科检查:子宫后位,活动性差,后穹隆可触及多个质硬小结节,触痛明显,以子宫内膜异位症收入院。该患者首先要解决的护理问题是

　　A. 恐惧　　　　　B. 焦虑　　　　　C. 无助感　　　　　D. 慢性疼痛　　　　E. 活动无耐力

A3/A4型题

(15~16题共用题干)

刘某,女,30岁,G₂P₁,平素月经规则,15岁5~6天/28~30天,量中,色红,无明显痛经,无血块。因无诱因出月经增多,经期第2~3天量如潮水状,色暗红,伴血块,偶伴头晕,腰酸、下腹坠胀,无畏寒及发热。B超:子宫后位,宫体范围约6.5cm×6.2cm×5.8cm,形态规则,轮廓清楚,实质回声欠均匀,宫腔线居中,可见范围约3.8cm×1.2cm的稍高回声区,边界欠清楚,内部回声不均匀,延续至宫颈,宫颈部见一液区,边界清楚,内液透声好,直径约0.9cm。双侧附件区未发现异常回声。

15. 该患者首先考虑医疗诊断为

　　A. 肺结核　　　　　　　　　B. 子宫内膜异位症　　　　　　C. 子宫腺肌病

　　D. 葡萄胎　　　　　　　　　E. 绒毛膜癌

16. 该患者首先要解决的护理问题为

　　A. 疼痛　　　　　　　　　　B. 恐惧　　　　　　　　　　　C. 无助感

　　D. 清理呼吸道无效　　　　　E. 知识缺乏

(17~18题共用题干)

某女,29岁,结婚4年,G₁P₁,至今未育。因"3个月前出现痛经,呈进行性加剧伴月经增多,经期延长至11天"入院。做相关检查后,确诊为子宫腺肌病。

17. 该病的典型症状是

　　A. 月经量增多　　　　　　　B. 性交不适　　　　　　　　　C. 继发性痛经进行性加重

　　D. 月经不调　　　　　　　　E. 继发性膀胱炎

18. 患者因未育问题近来不愿与人交谈,护士在对其进行心理护理时首先需注意的是

  A. 倾听   B. 介绍现阶段的治疗情况   C. 减轻患者家属的焦虑情绪

  D. 多帮助患者完成日常活动 E. 引导患者表达真实感受

（19~20题共用题干）

某女,17岁,在校学生。因鼻出血2小时来诊。患者2小时前被同学用手轻轻拍了一下头顶后,鼻内流出少量血液,并吐出少量血液。查体:T 37.8℃,BP 105/65mmHg,R 19次/分。用棉签探查鼻腔未见出血点,无充血,有少量血丝。因无内镜未查鼻腔深部。刚把棉签取出,患者述有液体流到咽部,咽部血腥味明显,并吐出少量血液。自述今日为月经第1天,1年多前出现每逢经期,就会有鼻出血,经尽血止。

19. 该"倒经"表现最可能是以下哪种病的典型表现

  A. 肺结核   B. 子宫腺肌病   C. 子宫内膜异位症

  D. 月经不调   E. 继发性膀胱刺激征

20. 对于该病患者应如何防止经血逆流的发生,下列叙述**不正确**的是

  A. 月经期避免剧烈运动、性生活   B. 若为阴道闭锁的患者应积极治疗

  C. 若为无孔处女膜的患者则无需治疗   D. 若为宫颈管闭锁的患者应积极治疗

  E. 若为后天性阴道狭窄的患者应积极治疗

二、思考题

1. 如何对子宫腺肌病的患者进行饮食指导?

2. 如何对子宫内膜异位症的患者进行护理评估?

3. 如何预防子宫腺肌病?

4. 如何预防子宫内膜异位症?

第十八章

生殖器官损伤疾病妇女的护理

 学习目标

1. 掌握子宫脱垂、尿瘘、粪瘘的定义;子宫脱垂、尿瘘、粪瘘的护理评估、护理诊断及护理措施。

2. 熟悉子宫脱垂的病理变化;子宫脱垂、尿瘘、粪瘘治疗后的健康教育内容;子宫脱垂、尿瘘、粪瘘的手术护理。

3. 了解子宫脱垂、尿瘘、粪瘘的发病原因;尿瘘、粪瘘的病理变化;子宫脱垂、尿瘘、粪瘘的治疗原则。

4. 具有识别并监测子宫脱垂、尿瘘、粪瘘的能力;具有指导子宫脱垂患者随访的能力;具有与患者及家属进行沟通,帮助和指导患者配合医护的能力;具有爱伤观念。

5. 熟练掌握子宫托取、放护理技能。

第一节 子宫脱垂妇女的护理

 案例导入

某妇女,66岁,绝经16年,G_5P_4。因下腹坠胀半年,近3个月感阴道有物脱出,可还纳,无出血、发热,无排液。无排尿、排便异常收入院。既往体健,否认心脏病、高血压、糖尿病等病史,无手术史。查体: T 36.8℃, P 88次/分, R 20次/分, BP 130/85mmHg,神志清楚,自主体位,皮肤黏膜未见异常。心肺听诊未闻及异常。腹平软,未及包块,无压痛、反跳痛。妇科检查:外阴萎缩,嘱患者用力后见小部分宫颈脱出于阴道口外,宫颈光滑,宫口闭合;阴道黏膜光滑,未及包块;子宫平位,萎缩,活动佳,无压痛;双附件未及异常。血常规: WBC $5.84×10^9$/L, N 67.2%, Hb 107g/L, PLT $225×10^9$/L。肝功能: ALT 10IU/L, AST 18IU/L。肾功能: BUN 13mg/dl,CREA 0.9mg/dl。TCT: 轻度炎性反应。B超:子宫双附件未见明显异常。心电图:无异常。正位胸片:无异常。

【概述】

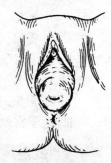

图18-1　子宫脱垂

正常情况下,由于韧带的牵拉,子宫位于骨盆的中央,宫颈外口位于坐骨棘水平以上。子宫从正常位置沿阴道下降或脱出,当宫颈外口达坐骨棘水平以下,甚至子宫全部脱出阴道口以外,称子宫脱垂(uterine prolapse)(图18-1)。急性子宫脱垂时可发生剧烈的腹膜刺激症状,患者可出现下腹剧痛、面色苍白、出冷汗、恶心呕吐等表现。子宫脱垂在我国农村是与产妇保健、产科质量关系密切的"两病"之一(另外一"病"指尿瘘)。目前,随着人类寿命的延长,子宫脱垂疾病仍然存在。

引起本病的原因有:①分娩损伤是主要原因。分娩时,第二产程延长或阴道助产,造成宫颈、子宫韧带及盆底肌过度延伸,甚至出现撕裂,产后局部张力降低,则导致本病。②产褥期过早重体力劳动或蹲式劳动,可使腹压增高,增高的腹压将子宫推向阴道而发生脱垂。③长期慢性咳嗽、习惯性便秘、长时间站立或蹲位、经常重体力劳动以及巨大腹腔肿瘤等,可使腹内压增高,子宫下移而发生脱垂。④未产妇子宫脱垂发病率低,多系先天性盆底组织发育不良或退行性变所致。⑤其他:营养不良可引起支持子宫的结缔组织发育不良而导致子宫脱垂;部分老年女性因雌激素水平下降,盆底组织萎缩,对子宫的承托能力下降,也可发生子宫脱垂。腹腔内压力增加,作用于子宫,使子宫下移。特别是产后2个月内,任何增加腹内压的因素,如过重劳动,都容易导致子宫脱垂。

【护理评估】

（一）健康史

询问患者的月经史、生育史,分娩方式及经过,了解有无产程延长,阴道手术助产及盆底组织裂伤等异常分娩过程,了解患者产褥期休息活动情况。评估患者全身健康状况,有无营养不良,慢性咳嗽,习惯性便秘以及盆腹腔肿瘤病史,询问患者职业,是否长期需蹲位工作,是否有重体力劳动史。

（二）身体状况

1. 临床表现　Ⅰ度子宫脱垂患者常无症状。患者自述有块状物自阴道口脱出,伴腹部下坠感及腰骶部酸痛,多于站立走路过久、蹲位后以及重力劳动后加重。子宫下垂后,可因长期摩擦导致子宫表面溃疡和出血,继发感染导致阴道大量脓性分泌物。合并阴道前壁脱垂的患者,可出现排尿困难、尿潴留或尿失禁;合并直肠膨出的患者,可出现排便困难及便秘等。病变早期,经卧位休息后,脱出子宫可回纳,多不影响受孕,甚至妊娠后症状有所改善,但产后病情加重。不能回纳的子宫脱垂常伴有阴道前后壁膨出、阴道黏膜增厚角化、宫颈肥大并延长。

2. 妇科检查　患者取平卧位,用力屏气时观察子宫下降程度,也可取下蹲位。合并膀胱膨出者可见张力性尿失禁。无法回纳的子宫因长期暴露摩擦,导致宫颈及阴道壁溃疡或大出血及大量脓性阴道分泌物。

3. 子宫脱垂分为三度(图18-2)。

Ⅰ度:子宫颈下垂距处女膜<4cm,但未脱出阴道口外。

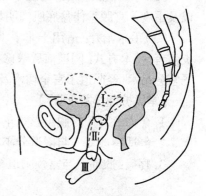

图18-2　子宫脱垂分度

轻型：宫颈外口距处女膜缘<4cm，未达处女膜缘。

重型：宫颈已达处女膜缘，阴道口可见子宫颈。

Ⅱ度：子宫颈及部分子宫体已脱出阴道口外。

轻型：宫颈脱出阴道口，宫体仍在阴道内。

重型：部分宫体脱出阴道口。

Ⅲ度：子宫颈及子宫体全部脱出阴道口外。

考点提示：
子宫脱垂的最佳检查方法

（三）辅助检查

1. 盆腔B超检查 了解生殖系统各器官情况，排除其他妇科疾病。也可行阴道镜检查。

2. 实验室检查 分泌物检查、激素水平检测。

（四）心理-社会评估

子宫脱出患者长期行动不便和腰骶部酸痛等症状，影响患者的工作和生活，严重者可影响性生活，患者及家属可表现出不安、焦虑和情绪低落。保守治疗效果不佳时，易产生悲观失望的心理，有不愿与他人交往等表现。

（五）诊断与治疗要点

1. 诊断要点 一般根据病史、临床表现及检查结果确定诊断。首先，在不用力情况下，注意阴道壁脱垂及子宫脱垂的情况，注意外阴情况及会阴破裂程度。另外，对临床表现相似的疾病应注意鉴别：黏膜下肌瘤，在脱出物上找不到宫口，前后阴道壁不脱出，手插入阴道内可触到子宫颈；子宫颈延长症，多为未产妇，前后阴道壁不脱出，前后穹窿部很高，子宫体仍在盆腔之内，仅子宫颈极度延长如柱状，突出于阴道口外；慢性子宫内翻症，在肿块上找不到子宫口，但可找到两侧输卵管入口的凹陷，表面为红色黏膜，易出血，三合诊盆腔内空虚，触不到子宫体；阴道壁囊肿或肌瘤，常被误诊为膀胱膨出或子宫脱垂，经检查子宫仍在正常位置或被肿块挤向上方，而肿物与宫颈无关。阴道内诊时应注意两侧肛提肌情况，确定肛提肌裂隙宽度，宫颈位置，然后明确子宫大小，在盆腔中的位置及附件有无炎症或肿瘤。最后，嘱患者运用腹压，必要时取蹲位，使子宫脱出再次确定子宫脱垂程度。

2. 治疗要点

（1）子宫脱垂治疗原则：去除病因，根据患者年龄，盆底张力以及子宫脱垂分度等方面进行综合考虑，以确定采用非手术治疗或手术治疗。

（2）子宫托：适用于各度子宫脱垂及阴道前后壁脱出者；宫颈口或阴道壁有炎症、溃疡以及重度子宫脱垂伴盆底肌肉明显萎缩者不宜使用（图18-3）。

（3）手术治疗：适用于非手术治疗无效及Ⅱ度以上子宫脱垂或合并膀胱或直肠膨出有炎症者。手术方式：阴道前后壁修补术、阴道前后壁修补术加主韧带缩短及宫颈部分切除术、子宫悬吊术、经阴道子宫全切术及阴道前后壁修补术或阴道纵隔成形术等。

【常见护理诊断/问题】

1. 焦虑 与子宫脱出影响正常的生活和工作以及担心手术效果有关。

2. 舒适感改变 与阴道分泌物增多有关。

3. 疼痛：腹痛 与宫颈阴道壁溃疡形成有关。

支撑型
子宫托

填充型
子宫托

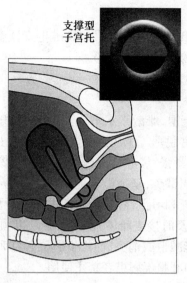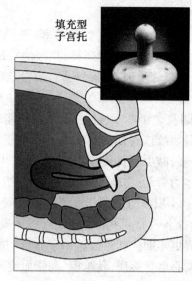

图18-3 各式子宫托

案例思考1

请结合本节的学习,思考回答:
本案例的常见护理诊断/问题是什么?

【护理目标】

1. 患者经治疗后焦虑减轻。

2. 患者舒适感增加。

3. 治疗后疼痛消失。

【护理措施】

（一）首要护理

1. 配合医生治疗的护理 注意休息,指导患者进行盆底肌肉和肛门肌肉的锻炼,增强盆底肌肉及肛门括约肌的张力,每天3次,每次5~10分钟。同时积极治疗原发疾病,如慢性咳嗽、习惯性便秘。保持外阴清洁,保护脱出阴道口的组织,每天给予1:5000高锰酸钾液坐浴,坐浴后,擦干溃疡面,给予己烯雌酚或鱼肝油软膏局部涂抹。

2. 严密观察病情 观察阴道流血量、阴道分泌物的变化、腹痛程度、生命体征、子宫脱垂程度等,并记录。

案例思考2

请结合本节的学习,思考回答:
本案例的预防措施有哪些内容?

（二）一般护理

1. 改善患者的全身状况,加强营养,鼓励患者采用高蛋白和高维生素饮食,以增强体质,避免重体力劳动,保持大便通畅,积极治疗长期增加腹压的疾病。

2. 病房保持空气流通、安静舒适,保持患者皮肤及外阴清洁、干燥。

3. 预防措施

（1）更年期及老年期女性: 由于卵巢功能衰退,雌激素水平低下,盆底组织及子宫韧带薄弱,张力减退。故该时期的妇女更易发生子宫脱垂。①注意劳逸结合,避免过度疲劳,注意保持心情舒畅,减少精神负担,尽量避免产生紧张、焦虑、恐惧等负面情绪;②适当减少工作量,避免重体力劳动;③保证营养的摄入,适当锻炼,坚持做肛提肌运动,预防组织过度松弛或过早衰退;④积极防治老年性慢性支气管炎和习惯性便秘,定期进行全身及妇科检查,尽早发现并治疗各种常见病;⑤确诊后按医嘱及时接受雌激素替代治疗,以预防骨质疏松症,减轻和缓解更年期症状。改善由于卵巢功能减退或消失,而产生的子宫脱垂和阴道壁膨出。妇科肿瘤、心血管疾病、乳腺癌、高脂血症和肝胆疾病患者禁止使用。

（2）各生理期的女性

1）青春期: 由于卵巢及女性生殖器官尚未完全发育成熟,发育不良的女性,肌肉韧带张力较差,往往伴有腹壁松弛无力,如果增加腹内压,易发生子宫脱垂。故应避免大笑、咳嗽、打喷嚏等增加腹压的动作。

2）月经期: 月经期间大脑皮质兴奋性降低、盆腔充血,若受到冷的刺激,易引起卵巢功能紊乱而导致月经失调,甚至闭经,闭经时由于卵巢功能减退,雌激素分泌少,使盆腔支持组织张力减退,容易发生子宫脱垂。应注意避免各种冷刺激,特别是冷水的刺激。

3）妊娠期: 及时发现并纠正胎位异常,防止发生胎位性难产,是预防子宫脱垂的重要措施之一。

4）分娩期: 产伤是子宫脱垂的重要病因。产程越长,子宫韧带和盆底软组织受损程度加大,子宫脱垂的发病率越高。防止产伤,是预防子宫脱垂的最重要环节。

5）产褥期: 产褥期子宫脱垂的发生率显著高于其他各期,以1个月内参加劳动者,子宫脱垂发生率最高。因此,产褥期妇女应避免过早参加劳动,如繁重的家务劳动,是预防子宫脱垂的关键。

6）哺乳期: 产后长期哺乳,卵巢功能长期处于较低的状态,可导致子宫萎缩、子宫韧带松弛无力、盆底肌肉张力和弹性减退。故若遇到增加腹压或错误用力姿势时,均可诱发子宫脱垂。调查发现,哺乳期在1年以上者,子宫脱垂的发病率显著升高。另外,妇女在哺乳期承受腹压后,子宫位置下降较非哺乳期明显。因此,哺乳期妇女应注意避免上面各种情况,避免子宫脱垂。

（三）子宫托护理

配合医生选择大小适宜的子宫托,并指导患者正确取放。

1. 放置子宫托　放之前嘱患者排净大小便,洗净双手,双腿分开蹲下,一手握住子宫托柄使托盘呈倾斜状进入阴道口内,向阴道顶端旋转推进,直至托盘达子宫颈,放妥后,将托柄弯度朝前,正对耻骨弓(图18-4)。

2. 取出子宫托　取子宫托时,洗净双手,手指捏住子宫托柄,上下左右轻轻摇动,待子宫托松动后向后外方牵拉,子宫托即可自阴道滑出。用温水洗净子宫托,拭干后包好备用。

3. 注意事项　子宫托的大小应因人而异,以放置后不脱出且无不适感为宜。子宫托应

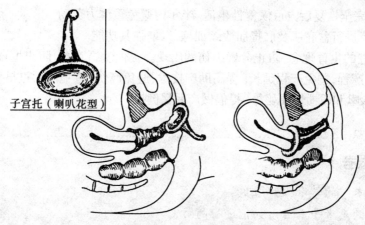

子宫托（喇叭花型）

图18-4　放置子宫托

在每日清晨起床后放入，每晚睡前取出，并洗净包好备用。久置不取可发生子宫托嵌顿，甚至引起压迫坏死性生殖道瘘。放托后3个月复查。

（四）手术患者的护理

1. 术前准备　Ⅰ度子宫脱垂患者，用41~43℃、1:5000高锰酸钾或0.2%碘伏阴道冲洗；Ⅱ、Ⅲ度子宫脱垂患者，阴道冲洗，每天两次，冲洗后局部涂40%紫草油或抗生素软膏，戴无菌手套还纳脱垂的子宫，嘱床上平卧半小时。

2. 术后护理　除按一般外阴护理和阴道手术后患者的护理外，还应嘱患者卧床休息7~10天；留置尿管10~14天。每天行外阴冲洗。注意观察阴道分泌物的量及性状；避免增加腹压的动作，如下蹲或咳嗽；多进食富含纤维素的饮食，预防便秘，必要时按医嘱用缓泻剂。

（五）心理护理

子宫脱垂病程较长，长期影响患者正常的工作和生活，甚至影响性生活，易导致患者情绪低落。护士应理解患者，通过护理活动与患者建立良好的护患关系，鼓励患者表达自己的情绪，与患者及其家属一起讨论解除焦虑的方法，告知患者子宫脱垂的手术及非手术方法，消除患者的顾虑和恐惧情绪，增强治愈的信心。做好患者家属的工作，嘱其多关心、体贴患者，促进患者的早日康复。

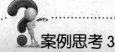

案例思考3

请结合本节的学习，思考回答：
本案例的护理措施有哪些内容？

【护理评价】

1. 患者经治疗后焦虑能否减轻。
2. 患者舒适感是否增加。
3. 治疗后疼痛是否消失。

【健康教育及随访】

1. 随访时间　手术后一般需要休息3个月；出院后1个月复查伤口愈合情况；3个月再次

复查,医生确认完全恢复后方可恢复性生活;半年内避免重体力劳动。

2. 指导患者进行盆底肌及肛提肌收缩训练,以增强其功能。

3. 宣传先进的生育理念,防止分娩损伤的出现。提倡晚婚晚育,防止生育过早、过多和过密;正确处理产程,避免产程延长;提高助产技术,避免产伤;避免产后过早参加体力劳动;积极治疗慢性咳嗽和习惯性便秘等;提倡做产后保健操。

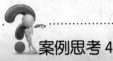

案例思考4

请结合本节的学习,思考回答:

本案例的患者手术后该如何进行随访?

第二节　生殖道瘘妇女的护理

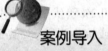

案例导入

某妇女,36岁,G_1P_1。因"产后7天,不能控制的排尿,尿液从阴道流出"入院。既往体健,月经规律。头位分娩,第二产程延长使胎头长时间停留在真骨盆的中骨盆平面,不能正常下降。查体:亚甲蓝试验发现蓝色液体从阴道壁小孔渗出。

生殖道瘘是指生殖道某部分与泌尿道或肠道之间有异常通道,前者称为尿瘘,后者称为粪瘘。尿瘘或粪瘘可单独发生,也可合并或同时存在。生殖道瘘患者由于自己不能控制排便及大小便长期浸泡外阴部、大腿内侧皮肤,给患者带来精神及肉体上的极大痛苦,重者不能参加集体活动或生产劳动,丧失正常性生活或生育能力,严重影响家庭生活。泌尿生殖道瘘,仍以产伤和妇科手术为主要病因。在发达国家,因难产所致的生殖道瘘已几乎不见。我国自大力开展妇女病普查普治以来,发病率明显下降,少量新发病例主要在边远山区以及妇女保健工作薄弱地区。

一、尿　　瘘

【概述】

尿瘘(urinary fistula)是指泌尿系统与其他系统之间存在异常通道。泌尿生殖瘘是临床上最常见的尿瘘类型,本节主要讨论泌尿生殖瘘。根据泌尿生殖道瘘发生的部位,可分为膀胱阴道瘘、膀胱宫颈瘘及尿道阴道瘘等,其中以膀胱阴道瘘最为多见(图18-5)。

(一)病因

1. 分娩损伤

(1)压迫坏死:由于头盆不称、胎位或胎儿异常形成滞产,尤其是第二产程延长使胎先露(特别是头先露)长时间停留在真骨盆的某一部位不能顺利下降,致使膀胱、尿道和阴道壁

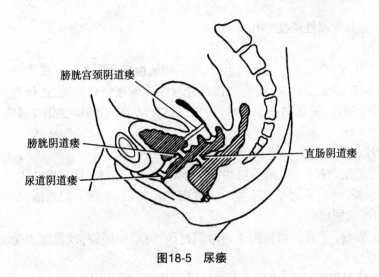

膀胱宫颈阴道瘘

膀胱阴道瘘

尿道阴道瘘

直肠阴道瘘

图18-5　尿瘘

等软组织长时间被挤压在胎先露和母体耻骨联合之间,因缺血、坏死而形成尿瘘。组织压迫可发生在骨盆的不同平面使组织发生缺血坏死,即"干性坏死",产后7~10天组织脱落形成瘘孔。若在骨盆入口平面,常累及子宫颈、膀胱三角区以上部位或输尿管,导致膀胱宫颈瘘、膀胱阴道瘘或输尿管阴道瘘;挤压在中骨盆平面时,多累及膀胱三角区及膀胱颈部,导致低位膀胱阴道瘘或膀胱尿道阴道瘘;挤压发生在骨盆底部达骨盆出口平面时,多累及尿道,导致尿道阴道瘘。

（2）产道撕裂:在头盆不称、胎位异常（特别是横位）时,不合理使用缩宫素（催产素）及前列腺素引产等,均可使宫颈、阴道壁撕裂,甚至子宫破裂,累及泌尿系统形成尿瘘。尿瘘修补术后再次阴道分娩,原瘘口瘢痕可因承压过大而裂开,导致尿瘘复发。

（3）产科手术损伤:处理难产患者时术者不遵守操作规程是主要原因。如:术前不导尿、臀牵引和内倒转时手法粗暴、施行产钳和胎头吸引器时未及时发现误夹或误吸阴道宫颈组织、穿颅毁胎器械放入产道时未用手指保护等;剥离胎盘时手指抠破子宫及膀胱;膀胱与子宫下段粘连、下推膀胱不充分,胎儿娩出时子宫切口撕裂累及膀胱而又未及时发现修补、缝合子宫切口时误缝膀胱或输尿管等。

2. 妇科手术损伤　女性生殖系统与输尿管下段、膀胱及尿道解剖位置紧密,若手术者对局部解剖不熟悉,操作不仔细,或者解剖位置变异、粘连、畸形均可导致尿瘘。

（1）子宫颈癌根除术:此术手术范围涉及膀胱、输尿管部位较多,易造成输尿管阴道瘘。此种瘘孔一般在术后14~20天出现。

（2）盆腔子宫内膜异位症手术:子宫内膜异位症可导致盆腔脏器粘连,引起输尿管与周围组织关系不清,手术时若不先分离粘连恢复正常解剖关系,极易损伤输尿管与膀胱。有时也由于术者对解剖关系不熟悉,虽已暴露输尿管但未识别,误切输尿管所致。

（3）全子宫切除术:如子宫肌瘤患者,若不预先剥除肌瘤,易损伤输尿管;宫颈肌瘤时,膀胱常被牵至高位,组织变薄,应仔细辨清膀胱与宫颈之间的界限,小心分离,否则也易损伤膀胱。上述损伤如不能及时发现并修补均可造成尿瘘。

（4）阴道手术:阴道成形术、经阴道子宫切除、张力性尿失禁矫治手术、阴道前后壁修补术等,均易导致尿瘘。

（5）妇科内镜手术:腹腔镜手术时主要与分离膀胱子宫返折腹膜、处理子宫血管误伤有关,宫腔镜时主要与忽略性膀胱穿孔有关。

3. 疾病损伤

（1）膀胱结石：由于结石压迫膀胱组织,致组织缺血坏死脱落而形成瘘管。

（2）膀胱结核：多见于幼女,病变往往最先发生在输尿管口周围,逐渐蔓延至膀胱三角区,然后延及整个膀胱,膀胱黏膜充血水肿,形成结核结节、干酪样变化及溃疡,最后病变侵入肌层形成瘘孔。

4. 局部治疗损伤

（1）子宫脱垂注药损伤：应用药物注射治疗时,如无水酒精、明矾等注入子宫旁韧带,使组织发生瘢痕挛缩,将脱垂之子宫上提。若注射部位错误,如注入阴道前壁及膀胱,可致组织坏死、脱落而形成尿瘘。

（2）子宫托嵌顿：子宫托留置阴道内时间过久,可形成嵌顿,致使组织受压、缺血、坏死而形成尿瘘。

（3）放射治疗引起的损伤：多因放射剂量过大,容器置入的位置不当或固定不佳而引起。

5. 先天畸形　较少见,主要有输尿管口异位和先天性尿道下裂两种。有些尿道开口在尿道下1/3的尿道下裂患者,产前能控制小便,但产后由于盆底肌肉松弛和阴道前壁膨出而出现漏尿,临床上可因此而误诊为产伤性尿瘘。

（二）分类

1. 按解剖部位分类

（1）尿道阴道瘘：系指尿道有瘘管通向阴道。下列几种损伤形式,统计时也可包括在尿道阴道瘘内,如尿道完全缺损、尿道纵裂伤、尿道横断。

（2）膀胱阴道瘘：系指膀胱各部位有瘘管与阴道相通。

（3）膀胱尿道阴道瘘：系指膀胱颈与尿道连接处的瘘管,瘘孔累及膀胱和尿道,残存尿道短于3cm。

（4）膀胱宫颈阴道瘘：系指瘘管累及子宫颈,同时又损伤了阴道,瘘孔上缘位置较高,宫颈前唇常呈严重撕裂或缺损。累及宫颈的尿瘘,尚有膀胱尿道宫颈阴道瘘（常为巨大瘘孔）及比较少见的膀胱子宫瘘和膀胱宫颈瘘。

（5）输尿管阴道瘘：瘘管沟通输尿管及阴道。

（6）尿瘘合并直肠阴道瘘时,可称为尿粪联合瘘或混合瘘。①合并阴道闭锁或严重狭窄时,解剖部位难以确定者,可称为尿瘘未分类。同时有尿道,膀胱及输尿管多处瘘管,而各瘘孔之间未连成一片者,在统计分析时,可称为多发性尿瘘。②瘘孔大小：小瘘孔<1cm,中瘘孔1cm以上,大瘘孔3cm以上。

2. 按瘘孔性质分类

（1）简单尿瘘：膀胱阴道瘘,位置不高,瘘孔大小不到3cm;尿道阴道瘘,瘘孔小于1cm;膀胱宫颈阴道瘘,宫颈活动,瘘孔较易暴露者;阴道瘢痕较轻,容易暴露;未曾修补过,无合并症。

（2）复杂尿瘘：膀胱阴道瘘,瘘孔大小超过3cm,或输尿管口接近瘘孔缘不到0.5cm,或瘘孔虽未超过3cm,但紧贴耻骨弓后方或深入侧穹隆不易暴露者;尿道阴道瘘,瘘孔超过1cm,或为横断,完全纵裂或部分缺损;膀胱宫颈阴道瘘,宫颈深裂,位置固定;尿粪联合瘘（直肠瘘孔小或位置低瘢痕不重）,或为多发性尿瘘;有中度瘢痕;曾经修补失败,或合并膀胱结石,会阴重度撕裂;因癌症、结核或放疗损伤引起的尿瘘。

（3）最复杂尿瘘：尿道完全缺损；尿瘘合并阴道重度瘢痕狭窄或闭锁；尿粪联合瘘，直肠瘘孔巨大，或位置高，瘢痕重不易暴露。

【护理评估】

（一）健康史

询问患者的月经史、流产史、生育史、病史。询问发生尿瘘的时间及经过，了解有无难产史，阴道手术助产史及盆腔手术史，既往有无肿瘤、结核或接受放射治疗等。询问患者是否接受子宫托治疗等。

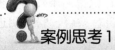

考点提示：

尿瘘的最常见身体状况

（二）身体状况

1. 漏尿　为主要临床表现。尿液经瘘孔从阴道流出，排尿不能自控。坏死型尿瘘，常在产后3~7天开始出现漏尿；创伤型尿瘘，常在手术后立即出现漏尿。膀胱阴道瘘，表现为不能控制的排尿，尿液从阴道流出；瘘孔极小者，膀胱充盈时漏尿；高位膀胱阴道瘘，平卧位是漏尿不止，站立时则无漏尿。

2. 并发症的表现　长期受尿液浸渍，患者外阴部、臀部及大腿内侧皮肤可出现不同程度的皮炎或湿疹，导致局部瘙痒、疼痛及行动不便。可因搔抓破溃而继发感染。尿瘘患者可有不同程度的尿频、尿急及尿痛等尿路感染的症状。患者易出现精神创伤，不少患者可出现继发性闭经或经量稀少，性交困难或不孕等。

（三）辅助检查

1. 亚甲蓝试验　用于鉴别膀胱阴道瘘、膀胱宫颈瘘及输卵管阴道瘘，协助辨认位置不明的细小瘘孔。将亚甲蓝稀释溶液100~200ml经尿道注入膀胱，若蓝色液体从阴道壁小孔渗出为膀胱阴道瘘；自宫颈外口流出为膀胱宫颈瘘；若阴道内流出的液体清亮为输尿管阴道瘘。

2. 靛胭脂试验　静脉注射靛胭脂5ml，约5~10分钟见到蓝色液体流出阴道为输尿管阴道瘘。

3. 排泄性尿路造影　可了解双肾功能及输尿管有无异常，用于诊断输尿管阴道瘘、结核性尿瘘和先天性输尿管异常。

4. 膀胱镜检查　可见膀胱瘘孔的位置和数目。

5. 肾显像　可协助确定尿瘘的诊断。

（四）心理-社会评估

疾病确诊后，患者及家属可有极大的不安，由于不断有尿液不自主地自阴道排出，给患者生活起居带来诸多不便，加之常伴异常气味，患者不愿意出门，与他人的接触和交往减少，出现严重的心理问题，甚至影响夫妻感情和家庭关系。多表现为无助感、自卑和失望等。

？ 案例思考1

请结合本节的学习，思考回答：

对本案例的患者进行护理评估时应收集哪些方面的材料？

（五）诊断与治疗要点

1. 诊断要点　根据病史、症状及妇科检查可明确诊断,但较复杂。尿液不由自主地随时溢出,有两种可能,一种是有异常通道,如瘘或畸形;一种是虽然尿液从正常的尿道口流出,但不能自主控制,症状同瘘一样,故应与各种原因引起的尿失禁相鉴别。主要依据是,尿瘘患者尿液自瘘孔经阴道漏出,而尿失禁患者尿液不能控制地由尿道口流出。

2. 治疗要点　尿瘘的治疗以手术治疗为主。根据漏孔的类型和部位选择不同的手术方式,膀胱阴道瘘和尿道阴道瘘可经阴道手术,输尿管阴道瘘选择经腹手术。肿瘤及结核所致的尿瘘,首先应积极治疗原发疾病。分娩或妇科手术后7天内发生的尿瘘,置导尿管或输尿管导管2~4周,部分患者可痊愈。年老体弱不能耐受手术者,可采用尿收集器等保守治疗。

【常见护理诊断/问题】

1. 社交孤独　与长期漏尿,身体有异味无法与他人正常交往有关。
2. 皮肤完整性受损　与长期尿液刺激皮肤导致皮炎有关。
3. 自我形象紊乱　与长期漏尿无法达到自我欣赏标准有关。

案例思考2

请结合本节的学习,思考回答:
本案例的常见护理诊断/问题是什么?

【护理目标】

1. 患者逐渐恢复正常的人际关系。
2. 患者皮肤完整性得到恢复。
3. 患者重新获得自尊。

【护理措施】

（一）首要护理

1. 关心、爱护患者　护士使用亲切的言语使患者体会到关爱;护士技术熟练、手法轻柔、及时告知治疗方案,让患者和家属对治疗充满信心;指导患者、家属一起战胜疾病。

2. 强调饮水的重要性　由于漏尿患者自己会限制饮水量,甚至不饮水,从而加重酸性脓液对皮肤的刺激。应嘱患者不限制液体的饮入。

3. 预防措施　加强围生期保健,提高产科质量;预防妇科手术损伤;提高放射治疗的精确性,特别是膀胱及直肠的保护,已有膀胱或直肠转移者不应采用放射治疗,放射治疗后的患者做手术时,术者应注意保护输尿管处的血液循环;用子宫托的患者指导按时放取。

（二）一般护理

1. 取适当体位　妇科手术后分娩所致的小瘘孔,给予留置导尿管者,应根据瘘孔的位置采取正确体位,使瘘孔高于导尿面,有利于保持创面部干燥,使小瘘孔自行愈合。膀胱阴道瘘患者瘘孔在后底部,应取俯卧位,瘘孔在侧面者采取健侧卧位。

2. 保持外阴清洁干燥　及时清洗外阴部,也可给予坐浴,以避免感染。

3. 加强病情观察　观察漏尿并发症表现,如皮炎或尿频。对已行尿瘘修补术患者,注意术后瘘孔愈合状况,有无继续漏尿或其他不适等情况。

4. **饮食护理**　多吃大豆及豆制品,该食物中含有丰富的蛋白质、钙、铁、磷、维生素B、中等量脂肪及少量碳水化合物等,多吃对本病有益处。

（三）术前护理

1. 保持外阴部干燥清洁；术前3~5天用1:5000高锰酸钾液或1:20碘伏液坐浴。外阴湿疹者在坐浴后给予氧化锌软膏局部涂擦,使局部干燥,促进舒适,待外阴局部病变痊愈后再行手术治疗。

2. 术前1天遵医嘱使用抗生素预防感染。

3. 老年妇女或闭经者遵医嘱口服雌激素1周,促阴道黏膜上皮细胞增生,有利于术后伤口愈合。

4. 合并尿路感染者遵医嘱先行感染控制,再行手术。

5. 余同外阴阴道手术前常规护理。

（四）术后护理

1. **体位**　根据瘘孔的位置采取正确体位,使瘘孔高于尿液面,以保持创面部干燥,减少尿液浸渍,促进伤口愈合。

2. **尿管护理**　术后保留尿管7~14天。注意尿管的固定和引流通畅,避免膀胱过度充盈而影响伤口的愈合。每天尿量不应低于3000ml,防止发生尿路感染。尿管拔出前开展膀胱功能训练,拔出后协助患者每1~2小时排尿1次,并逐步延长排尿时间。

3. 遵医嘱继续给予抗生素或雌激素治疗。

4. 余同外阴阴道手术后的常规护理。

（五）心理护理

评估患者及其家属对疾病的心理反应,了解患者既往面对应激事件时的反应方式并引导正确的应对措施。对住院患者做好环境、医护人员的介绍,减轻患者的陌生感。讲解有关疾病的知识及手术治疗的目的,告知患者及其家属,本病以通过手术治疗可恢复正常的排尿功能,帮助患者及家属树立战胜疾病的信心。关心体贴患者,不因异常气味而疏远患者。消除患者思想顾虑,解除其自卑心理。向患者及其家属讲解手术前后的配合要点,减轻患者对手术的紧张恐惧心理,对如何配合做好心理准备。多鼓励患者倾诉心中痛苦和不安情绪,减轻心理压力,以促进治疗效果。

案例思考3

请结合本节的学习,思考回答:

本案例的患者手术后该如何进行护理?

【护理评价】

1. 患者是否逐渐恢复正常的人际关系。

2. 患者皮肤完整性是否得到恢复。

3. 患者是否重新获得自尊。

【健康教育】

1. 保证营养摄入,进食高蛋白、高维生素、高纤维素及低脂饮食。

2. 术后3个月内禁止性生活及重体力劳动,注意休息,避免增加腹压的动作,出现咳嗽或便秘时应积极治疗,并及时轻按腹壁,以辅助用力;保持外阴清洁和干燥,每天清洗外阴,勤换内裤。

3. 术前口服雌激素者,术后继续服药1个月,告知患者服用的方法及注意事项。

4. 尿瘘修补后妊娠者,应加强孕期保健,提前住院分娩,原则上行剖宫产终止妊娠。若再次出现漏尿,应及时到医院就诊。

案例思考4

请结合本节的学习,思考回答:

本案例的患者该如何进行健康教育?

二、粪　瘘

案例导入

某妇女,36岁,G_2P_1。因阑尾切除术后3天,突感右下腹疼痛,体温升高,检查右侧腹肌紧张,明显压痛及反跳痛,诊断为"局限性腹膜炎"而再次手术探查,术中剪开皮肤缝线后即有带粪汁、恶臭的脓液流出,拆除腹壁缝线进入腹腔,见右下腹积有脓液粪汁约85ml,吸净后见阑尾残端的结扎线脱落,有肠内容物自残端流出。

【概述】

粪瘘(fecal fistula)是指生殖道与肠道之间形成的异常通道,在妇产科临床中最常见的是直肠阴道瘘。滞产形成的粪瘘有时并发尿瘘。此外也可有小肠,结肠阴道瘘。粪瘘发生的原因基本与尿瘘相同,引起粪瘘的主要原因为产伤。此外,不少是由于会阴Ⅲ度裂伤缝合手术失败,或者行会阴切开术缝合时缝线透过肠黏膜所致,小肠,结肠阴道瘘虽较少见,但多由手术损伤或术后粘连所致。长期放置子宫托、盆腔肿瘤组织浸润或放疗损伤等也可导致粪瘘。

【护理评估】

(一)健康史

基本同尿瘘。

(二)身体状况

漏粪为主要的临床表现。直肠阴道瘘瘘孔较大而接近阴道口者,可见粪便经阴道排出,并有不能控制的排气症状,稀便时上述症状更为严重;瘘孔较小者则可出现排气不能自控,粪便较干燥则可无粪便自阴道排出,只是在稀便时表现为阴道排便持续外流。若粪瘘与尿瘘同时并存,则漏尿中常夹杂粪便或同时排气,阴道及外阴因常受粪便及带有粪便的分泌物刺激而发生慢性外阴皮炎。

(三)辅助检查

钡剂灌肠可协助明确瘘孔部位。

（四）心理-社会评估

基本同尿瘘。

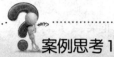

案例思考1

请结合本节的学习,思考回答:

对本案例的患者进行护理评估时应收集哪些方面的材料?

（五）诊断与治疗要点

1. 诊断要点　粪瘘的症状比较单纯,故诊断较尿瘘容易,根据病史、症状及妇科检查即可确定诊断。大的瘘孔可在阴道窥器暴露下看到或在指诊时触及;瘘孔较小者不易发现,或于阴道后壁仅见到一处鲜红的小肉芽组织,如从此处用子宫探子探查,同时另一手手指伸入肛门,手指与深针相遇则可明确诊断。若疑为小肠或结肠阴道瘘,除结合手术史分析外,可考虑钡灌肠或钡餐透视,必要时可采用消化道内窥镜检查。

2. 治疗要点　粪瘘的治疗以手术修补为主,修补效果比尿瘘佳。其损伤后自愈的机会也比尿瘘多。新鲜创伤(如手术或外伤)应立即进行修补。陈旧性粪瘘,如为部位较高的直肠阴道瘘,则按尿瘘修补的原则方法及手术要求,若粪瘘与尿瘘两者并存,宜同时修补。若粪瘘较大,或瘢痕组织较多,估计手术困难者可先作腹壁结肠造瘘及尿瘘修补,待尿瘘愈合后,间隔4周,再进行粪瘘修补,成功后再使造瘘之结肠复位,如果瘘孔经多次修补失败无成功希望者,可考虑做永久性人工肛门手术。

【常见护理诊断/问题】

1. 皮肤完整性受损　与长期粪便刺激所致皮炎有关。

2. 社交孤独　与长期身体有异味而无法自然和他人交往有关。

3. 自我形象紊乱　与长期漏粪引起的自卑和失望等精神压力有关。

案例思考2

请结合本节的学习,思考回答:

本案例的常见护理诊断/问题是什么?

【护理目标】

1. 患者皮肤完整性得到恢复。

2. 患者逐渐恢复正常的人际关系。

3. 患者重新获得自尊。

【护理措施】

（一）预防措施

粪瘘的预防基本同于尿瘘,此外,应正确助产,避免发生重度会阴裂伤;会阴切开缝合时应注意缝线勿穿透直肠黏膜,注意会阴缝合后常规肛诊,发现直肠黏膜有缝线及时拆除,对于经腹手术,盆底剥离面大,不得不借乙状结肠掩覆者,与盆腹膜缝合时亦应注意勿穿透肠壁,在缝合盆底腹膜时,注意勿暴露粗糙面,以免肠粘连,感染坏死,形成瘘孔。

（二）一般护理

1. 基本同尿瘘。

2. 饮食护理　多吃田螺、海带、紫菜等海产品;多吃芹菜、金针菜、韭菜、冬瓜等蔬菜;还可多吃乌梅、柿饼、芝麻、莲子等。

（三）术前护理

1. 准备肠道　术前进低渣饮食,术前给肠道消炎药(如呋喃唑酮、盐酸小檗碱及氟哌酸)3~5天,术前1天行清洁灌肠。

2. 余同尿瘘。

（四）术后护理

1. 保持会阴清洁干燥。

2. 进无渣饮食3天,同时口服复方樟脑酊4ml,每天3次,共3天,以控制大便。

3. 术后第4天口服缓泻剂或用肥水灌肠,大便后冲洗会阴。

4. 术后5天拆线。

5. 余同尿瘘。

（五）心理护理

基本同尿瘘。

案例思考3

请结合本节的学习,思考回答:

本案例的患者手术后该如何进行护理?

【护理评价】

1. 患者皮肤完整性是否得到恢复。

2. 患者是否逐渐恢复正常的人际关系。

3. 患者是否重新获得自尊。

【健康教育】

基本同尿瘘。

（王　敏）

思与练

一、选择题

A1型题

1. 下列**不符合**子宫脱垂的是

　A. 阴道外口可见子宫颈,即可诊断为子宫脱垂

　B. 子宫颈在阴道口以内为Ⅰ度脱垂

　C. 重度子宫脱垂必须与子宫内翻鉴别

    D. 子宫脱垂常发生于产后过早参加重体力劳动的妇女

    E. 子宫脱垂常伴发阴道后壁膨出

2. 尿瘘发生的主要原因是

    A. 产伤和手术损伤   B. 膀胱病变   C. 泌尿系感染

    D. 子宫托长期放置   E. 放疗后损伤

3. 预防尿瘘发生,下列**不正确**的是

    A. 防止滞产及第二产程延长   B. 正确处理难产手术

    C. 积极治疗膀胱膨出   D. 疑有损伤可能者,产后导尿管持续开放7~14天

    E. 盆腔手术避免输尿管损伤

4. 产伤所致的尿瘘开始漏尿的时间多在

    A. 产后3~7天   B. 产后10~14天   C. 产后半个月后

    D. 产后1个月后   E. 产后的2个月后

5. 下列与生殖道瘘的发生无关的是

    A. 分娩时胎头停滞在阴道内致局部受压缺血坏死

    B. 妇科手术组织粘连分离造成损伤

    C. 生殖道晚期癌肿破溃

    D. 胎盘滞留

    E. 会阴Ⅲ度裂伤修补术

6. 临床多见哪种形式的子宫脱垂

    A. 阴道前壁脱垂   B. 阴道后壁脱垂   C. 生殖道晚期癌肿破溃

    D. 胎盘滞留   E. 会阴Ⅲ度裂伤

7. 子宫托放置时间正确的是

    A. 每天早上放入   B. 每晚睡觉前放入   C. 月经干净后3~7天放入

    D. 月经期放入   E. 停止活动后放入

8. 子宫脱垂患者术后采取的卧位是

    A. 平卧位   B. 仰卧中凹卧位   C. 左侧卧位

    D. 右侧卧位   E. 头低足高位

9. 预防子宫脱垂的护理措施中**不正确**的是

    A. 产褥期增加腹压   B. 提高接生技术   C. 积极开展计划生育

    D. 增强体质   E. 执行妇女劳保条例

A2型题

10. 患者女,31岁,产后1周即参加体力劳动。近日外阴部有下坠感,阴道口见宫颈达处女膜边缘。主要的护理措施是

    A. 教会患者正确使用子宫托   B. 择期手术   C. 阴道冲洗

    D. 增强体质   E. 执行妇女劳保条例

11. 某妇女,26岁,G_1P_1,患者屏气用力时,阴道口可见到子宫颈已达到处女膜缘,临床诊断为

    A. 子宫脱垂Ⅰ度轻型   B. 子宫脱垂Ⅰ度重型   C. 子宫脱垂Ⅱ度轻型

    D. 子宫脱垂Ⅱ度重型   E. 子宫脱垂Ⅲ度

A3/A4型题

(12~14题共用题干)

  患者,53岁,G_3P_2,产后即下地干活,致子宫脱垂已有18年之久。自己不知道,只感觉到两腿之间有东西磨,因发现长期的磨损,使子宫表面出现出血、糜烂,伴发热,来医院就诊。妇科检查:子宫体脱出阴道外,大如拳头,色紫红,黄水淋漓,有腥味。

12. 该患者首先考虑的医疗诊断为

    A. 子宫脱垂Ⅰ度轻型   B. 子宫脱垂Ⅰ度重型   C. 子宫脱垂Ⅱ度轻型

    D. 子宫脱垂Ⅱ度重型   E. 子宫脱垂Ⅲ度

13. 该患者首选治疗方案为

    A. 肺结核治疗   B. 化疗   C. 放疗

    D. 清宫术   E. 阴式子宫全切术

14. 为了让患者接受该治疗方法,护士的解释正确的是

    A. 放置子宫托是最有效的方法

    B. 该治疗方法实施后只需抗炎治疗,比较方便

    C. 患者年龄已近绝经期,子宫已脱垂,最好接受该治疗方法

    D. 活动度非常好,可接受该方法

    E. 根据患者的情况上子宫托的意义不大

（15~16题共用题干）

某妇女,32岁,G_2P_1,3年前足月产钳助娩一女婴,主诉阴道掉出一肿物半年,伴下坠感、腰酸痛。查体:已婚经产型外阴,宫颈轻糜,脱出阴道口约3cm,伴阴道壁明显脱垂,子宫正常大小,双附件（-）。

15. 进行护理评估时,还需收集哪些资料,下列**不正确**的是

    A. 有无营养不良   B. 月经史   C. 生育史

    D. 询问患者职业   E. 习惯性便秘以及盆腹腔肿瘤病史

16. 确定诊断后实施护理措施,以下做法**不正确**的是

    A. 每天给予1:5000高锰酸钾液坐浴   B. 锻炼肛门括约肌的张力,tid,30分钟/次

    C. 避免重体力劳动   D. 保持大便通畅

    E. 消除患者的顾虑和恐惧情绪

二、思考题

1. 如何预防子宫脱垂?

2. 子宫脱垂如何分度?

第十九章

外阴癌妇女的护理

 学习目标

1. 掌握外阴癌患者的临床表现,护理评估内容,护理措施;外阴、阴道手术前准备、手术后护理的措施。
2. 熟悉外阴、阴道手术的种类;外阴癌患者处理原则。
3. 了解外阴癌的病因、病理改变;临床分期,相关检查方法。
4. 具有识别外阴癌的能力;具有指导外阴癌患者随访的能力;具有与患者及家属进行沟通,指导和帮助患者配合医护的能力。
5. 熟练掌握外阴癌放疗的护理技能。

 案例导入

　　女,65岁,因外阴瘙痒10余年,加重2年,发现外阴赘生物1年入院。患者既往体健,无高血压及心肺疾病史,无绝经后出血及阴道分泌物增多。外阴瘙痒10余年,未诊治。入院检查:T 37℃,P 68次/分,R 21次/分,BP 82/54mmHg,心肺检查无异常。妇科检查:外阴皮肤变白、粗糙,阴蒂处有2cm×2.5cm×1.5cm肿块,表面有溃烂、肿块浸及尿道口,阴道口光滑、通畅,宫颈萎缩轻度糜烂,子宫及双侧附件区未扪及异常,双侧腹股沟区未扪及增大淋巴结。外阴活检诊断为外阴高分化鳞状细胞癌。

【概述】
　　外阴癌(carcinoma of vulva)是女性外阴恶性肿瘤中最常见的一种(约占90%),占女性生殖系统肿瘤的3%~5%,多见于60岁以上妇女。近年发病率有增高趋势。主要包括外阴鳞状细胞癌(约占95%)、恶性黑色素瘤、基底细胞癌、前庭大腺癌等,以外阴鳞状细胞癌(约占95%)最为常见。约2/3外阴癌发生在大阴唇,其余1/3发生在小阴唇、阴蒂、会阴、阴道等部位。
　　(一)病因
　　病因尚不完全清楚。但外阴癌病人常并发外阴色素减退疾病,其中仅约5%~10%伴不典型增生者可能发展为外阴癌。其他如外阴受慢性长期刺激如外阴尖锐湿疣、外阴瘙痒、慢性前庭大腺炎、慢性溃疡等也可发生癌变。外阴癌可与宫颈癌、阴道癌合并存在。目前认为单纯疱疹病毒Ⅱ型、人乳头瘤病毒（HPV）、巨细胞病毒等与外阴癌的发生有关。

（二）病理

外阴癌的癌前病变称为外阴上皮内瘤样病变（VIN），包括外阴上皮不典型增生及原位癌。外阴上皮内瘤样变分为轻度不典型增生（VIN Ⅰ级）、中度不典型增生（VIN Ⅱ级）、重度不典型增生及原位癌（VIN Ⅲ级）3级。病变初期多为圆形硬结，少数为乳头状或菜花样赘生物，病变继续发展可形成火山口状质硬的溃疡或菜花状肿块。镜下见多数外阴鳞癌分化好，有角珠和细胞间桥。

（三）转移途径

以直接浸润、淋巴转移为主，血行转移常发生在晚期。

1. 直接浸润　为外阴癌是一种重要转移途径，癌组织可沿皮肤黏膜直接浸润尿道、阴道、肛门，晚期可累及直肠、膀胱等。

2. 淋巴转移　外阴淋巴血管丰富，两侧互相交通形成淋巴网，外阴鳞状细胞癌几乎都通过淋巴道转移。癌灶多向同侧淋巴结转移，最初转移到腹股沟淋巴结，再至股深淋巴结，并经此进入盆腔淋巴结，最后转移至腹主动脉旁淋巴结。另外，若癌灶累及尿道、阴道、直肠、膀胱，也可直接进入盆腔淋巴结。

3. 血行播散　较少见，一般晚期患者才出现血行转移，可转移至肝、肺、肾、乳腺、骨等器官。

【护理评估】

（一）健康史

外阴癌一般见于60岁以上的老年人，该年龄组人群常伴有高血压、冠心病、糖尿病等，应仔细评估各系统健康状况。外阴瘙痒是最常见症状，且持续时间较长。外阴癌常表现为结节肿物或疼痛，有时伴有溃疡或少量出血。因此应询问患者有无不明原因的外阴瘙痒史，烧灼感等局部刺激症状，外阴赘生物史等。如果有继发性感染则分泌物增多，有臭味；自组织向深部浸润，出现明显的疼痛；当血管被浸润时有大出血的危险。肿瘤侵犯直肠或尿道时，产生尿频、尿急、尿痛、血尿、便秘、便血等症状。

（二）身体状况

1. 评估外阴局部有无丘疹、硬结、溃疡或赘生物，并观察其形态、涉及范围；有无疼痛、瘙痒、恶臭分泌物、尿频、尿痛或排尿困难等伴随症状。

2. 癌灶若转移至腹股沟淋巴结，检查可扪及一侧或双侧腹股沟淋巴结增大、质硬且固定。

3. 晚期主要症状是疼痛。注意评估其程度、深浅及发生部位的关系。

（三）心理-社会评估

病人常因外阴局部瘙痒、疼痛、分泌物增加等症状烦躁、工作及参与活动能力下降。疾病确诊后，病人常感到悲哀、恐惧、绝望。外阴部手术致使身体完整性受到影响等原因常使病人出现自尊低下、自我形象紊乱等心理方面问题。

（四）辅助检查

1. 妇科检查　外阴局部特别是大阴唇处，有单个或多个融合或分散的灰白色、粉红色丘疹或斑点，或发现硬结、溃疡或菜花样赘生物。

2. 特殊检查　通过外阴活体组织病理检查以明确诊断。常采用1%甲苯胺蓝涂抹外阴病变皮肤,待干后用1%醋酸液擦洗脱色,在仍有蓝染部位取材做活检,或借助阴道镜做定位活检,以提高活检阳性率。

3.影像学检查 B型超声、CT、MRI。

4.内窥镜检查 膀胱、直肠镜检有助于判断是否有局部或远处转移。

（五）诊断及治疗要点

1.诊断要点 根据病史、症状结合妇科检查,组织学检查即可诊断。影像学检查,膀胱镜检查、直肠镜检等有助于判断是否有局部或远处转移,有助于判断临床分期。目前采用国际妇产科联盟外阴癌分期（FIGO,2009年）分期法（表19-1）。

表19-1 外阴癌分期（FIGO,2009年）

FIGO	肿瘤累及范围
Ⅰ期	肿瘤局限于外阴
ⅠA期	肿瘤最大径线≤2cm,局限于外阴或会阴且间质浸润≤1.0mm*,无淋巴结转移
ⅠB期	肿瘤最大径线＞2cm或间质浸润＞1.0mm*,局限于外阴或会阴,无淋巴结转移
Ⅱ期	任何大小的肿瘤侵犯至会阴邻近结构（下1/3尿道、下1/3阴道、肛门）,无淋巴结转移
Ⅲ期	任何大小的肿瘤,有或无侵犯至会阴邻近结构（下1/3尿道、下1/3阴道、肛门）,有腹股沟-股淋巴结转移
ⅢA期	（i）1个淋巴结转移（≥5mm）；或（ii）1~2个淋巴结转移（＜5mm）
ⅢB期	（i）≥2个淋巴结转移（≥5mm）；或（ii）≥3个淋巴结转移（＜5mm）
ⅢC期	阳性淋巴结伴囊外扩散
Ⅳ期	肿瘤侵犯其他区域（上2/3尿道,上2/3阴道）,或远处转移
ⅣA期	肿瘤侵犯下列任何部位:（i）上尿道和（或）阴道黏膜、膀胱黏膜直肠黏膜,或固定在骨盆壁;或（ii）腹股沟-股淋巴结出现固定或溃疡形成
ⅣB期	包括盆腔淋巴结的任何远处转移

*浸润深度指从肿瘤邻近的最表浅真皮乳头的表皮-间质连接处至浸润最深点之间的距离

2.治疗要点 手术治疗为主,辅以放射治疗及化学治疗。

（1）手术治疗:是外阴癌的主要治疗手段。原则是必须严格掌握手术指征和切除足够的外阴及周围组织,根据外阴局部癌灶的大小、位置、病理分化及腹股沟淋巴结肿大的情况决定行不同范围的淋巴结切除术。一般采取外阴根治术及双侧腹股沟深浅淋巴清扫术。如病理检查发现腹股沟深浅淋巴结有转移,应行盆腔淋巴结清扫。

（2）放射治疗:适用于需要缩小癌灶再手术的病人、晚期病人或术后局部残留癌灶及复发癌的病人。

（3）化学药物治疗:主要用于晚期外阴癌或复发癌的治疗,可以采用静脉注射和局部动脉灌注的方法。

【常见护理诊断/问题】

1.疼痛 与晚期癌肿侵犯神经、血管和淋巴系统有关。

2.自我形象紊乱 与外阴切除有关。

3.有感染的危险 与病人年龄大、免疫力低下,手术创面大及邻近肛门等有关。

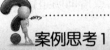

案例思考1

请结合本节的学习,思考回答:
本案例的主要护理问题是什么?

【护理目标】

1. 患者疼痛程度逐渐减轻。

2. 手术后患者对自身疾病有正确的自我认识。

3. 治疗期间患者无感染发生。

【护理措施】

1. 心理护理　向病人讲解外阴癌的相关知识,鼓励病人表达自己的不适,针对具体问题给予耐心解释、帮助;指导病人采取积极应对方式;给家属讲解疾病相关知识,得到家属的理解和支持,让病人体会到家人的关爱和支持。做好病人的术前指导,向病人讲解手术的方式、治疗后效果,使病人对手术充满信心,积极配合治疗。

2. 术前护理

(1)手术前进行全面的身体检查和评估,积极治疗各种内科疾病,完善各项化验检查。特别是糖尿病病人,纠正血糖,防止影响术后伤口愈合。

(2)皮肤准备:多数外阴癌病人局部病灶都有溃疡,脓性分泌物较多,伴有不同程度的继发感染,术前3~5天给予1:5000高锰酸钾溶液坐浴,每天两次,保持外阴清洁;外阴及双侧腹股沟备皮。病人通常于术前一天备皮,范围上至耻骨联合上10cm,两侧至腋中线,下至外阴部、肛门周围、臀部及大腿内上1/3,操作时动作轻柔,防止损伤局部病变组织。

(3)肠道准备:由于阴道与肛门解剖位置很近,术后排便易污染手术视野,因此会阴部手术做好肠道准备非常重要。术前3天进少渣饮食,并按医嘱给肠道抗生素,常用庆大霉素口服,每天3次,8万U。每天肥皂水洗肠一次或20%甘露醇250ml加等量水口服;术前1天禁食,给予静脉补液;术前晚及术晨行清洁灌肠。

(4)阴道准备:术前3天开始准备,一般行阴道冲洗或坐浴。常用1:5000高锰酸钾、0.2‰的聚维酮碘(碘伏)或1:1000苯扎溴铵溶液等。术晨用消毒液行阴道消毒,消毒时应特别注意阴道穹隆,消毒后用大棉签蘸干,必要时涂甲紫。

(5)膀胱准备:嘱病人去手术室前排尿,根据手术需要,术中、术后留置导尿。

3. 术后护理

(1)按硬膜外麻醉或全麻护理常规:保持病人平卧位。严密观察生命体征,保持引流通畅,注意观察引流物的量、色、性状,严格记录出入量及护理记录。

(2)伤口护理:手术后外阴及腹股沟伤口加压包扎24小时,压沙袋4~8小时。严密观察切口有无渗血,皮肤有无红、肿、热、痛等感染征象以及皮肤湿度、温度、颜色等移植皮瓣的愈合情况。按医嘱给予抗生素,外阴切口术后5天开始间断拆线;腹股沟切口术后7天拆线,外阴及腹股沟伤口拆除敷料后,要保持局部清洁,每天用1:40碘伏溶液擦洗两次,病人大便后及时擦洗外阴部;术后2天起,会阴部腹股沟部可用红外线照射,每天2次,每次20分钟,促进切口愈合。

(3)尿管护理:保持尿管通畅、无污染,保留尿管期间鼓励病人多饮水,观察尿的颜色、性质及量。一般5~7天后拔除尿管,拔尿管前2天训练膀胱功能,拔除尿管后注意观察病人排尿情况。

（4）体位：术后取平卧、外展、屈膝体位，并在腘窝垫一软垫。向病人讲解腹部压力增加会影响伤口的愈合，应避免增加腹压的动作，如用力大便，咳嗽等。

（5）减轻疼痛：会阴部神经末梢丰富，对疼痛特别敏感。针对病人的个体差异，采取不同的方法缓解疼痛，如保持环境安静、分散病人的注意力、保证病人休息、勿过多的打扰病人、更换体位减轻伤口的张力、遵医嘱及时给予止痛药物、应用自控镇痛泵等，同时注意观察用药后的止痛效果。

（6）饮食：指导病人合理进食，外阴癌术后1天进流食，术后2天进半流食，以后根据病情改为普食。术后第5天，给予缓泻剂口服使粪便软化。

4. 放疗病人的皮肤护理　放射线治疗者常在照射后8~10天出现皮肤的反应。护理人员应注意随时观察照射皮肤的颜色、结构及完整性，根据损伤的程度进行护理（表19-2）。

表19-2　外阴癌放疗病人皮肤损伤程度

	轻度	中度	重度
表现	红斑/干性脱屑	水疱/溃烂/组织皮层丧失	溃疡
处理	保护皮肤继续照射	停止放疗，待其痊愈。避免感染，勿刺破水疱，可涂1%甲紫或用凡士林纱布换药	停止照射，消炎止痛，保持清洁干燥。可用生肌散或抗生素软膏换药

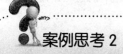

案例思考2

请结合本节的学习，思考回答：
本案例的护理措施有哪些内容？

【护理评价】

1. 住院期间，患者疼痛程度是否减轻。
2. 患者是否能用语言或行为表达接受外表的改变。
3. 治疗期间，患者是否无感染发生。

【健康教育及随访】

1. 保持外阴清洁干燥，养成良好的卫生习惯。不滥用药物，内裤和卫生用品要干净舒适。
2. 注意外阴部的各种不适，如瘙痒、疼痛、破溃、出血等，有症状及时就诊。
3. 注意外阴部的颜色改变、发白、局部黑斑、痣点、紫蓝结节等。注意外阴部的硬结、肿物，如发现任何的异常要及时就诊，不要随意抠抓。
4. 告知病人应于外阴根治术后3个月复诊以全面评估术后恢复情况。外阴癌放疗以后2年内复发的病人约占80%，5年内约占90%，故应指导病人具体随访时间，第一年：1~6个月每月1次，7~12个月每2个月1次；第二年：每3个月1次；第3~4年，每半年1次；第5年及以后每年1次。随访内容包括放疗效果、不良反应及有无复发征象。
5. 鼓励病人进食高热量、高蛋白、高维生素饮食，加强营养，促进机体康复。

（庞　攀）

思 与 练

一、选择题

A1型题

1. 外阴癌中下列最常见的是
   A. 恶性黑色素瘤　　　　　B. 基底细胞瘤　　　　　　C. 外阴鳞状细胞癌
   D. 人乳头状瘤　　　　　　E. 前庭大腺癌

2. 外阴癌术后拆线的时间为
   A. 术后第4天　　　　　　B. 术后第5天　　　　　　C. 术后第6天
   D. 术后第7天　　　　　　E. 术后第8天

3. 外阴癌术后腹股沟拆线的时间为
   A. 术后第4天　　　　　　B. 术后第5天　　　　　　C. 术后第6天
   D. 术后第7天　　　　　　E. 术后第8天

4. 关于会阴手术术后切口护理**错误**的是
   A. 每天行外阴擦洗2次　　　　　　　　　B. 观察阴道分泌物量、性质、颜色
   C. 观察切口有无渗血、红、肿、热、痛等炎症反应　　D. 术后纱布条压迫止血在4~6小时内取出
   E. 术后3天可行外阴烤灯保持伤口干燥

A2型题

5. 某妇女,52岁,发现右侧大阴唇有黄豆大小结节1年余,有瘙痒伴灼热感,搔抓后易破溃、出血。局部取活检镜下组织自表皮基底层长出,有黏液样分泌物,最可能的临床诊断是
   A. 乳头瘤　　　　　　　　B. 外阴癌　　　　　　　　C. 脂肪瘤
   D. 外阴恶性黑色素瘤　　　E. Paget病

6. 张女士,诊断为外阴癌,行外阴根治术,术毕返回病房,护士应为病人摆放的体位是
   A. 半卧位,膝下垫软枕　　　　　　　　B. 侧卧位并且上腿伸直
   C. 头高足低位　　　　　　　　　　　　D. 平卧位,双腿外展屈膝,膝下垫软枕
   E. 端坐卧位,按需垫软枕

A3型题

(7~9题共用题干)

某妇女,60岁,近2年来发现外阴右侧有一肿块,疼痛,1个月前破溃伴有血性分泌物,查体见右侧大阴唇中段有一硬结,3cm×2.5cm×2.5cm,基底宽,不活动,腹股沟淋巴结未触及。诊断为外阴癌,拟行外阴广泛切除及双侧腹股沟、盆腔淋巴结清扫术。

7. 关于手术前的肠道准备工作,**错误**的是
   A. 术前1天可口服甘露醇　　B. 术前1天流质饮食　　　C. 术前3天少渣饮食
   D. 术前3天口服抗生素　　　E. 术晨行清洁灌肠

8. 患者术后护理措施中**错误**的是
   A. 术后第3天即可拔出尿管
   B. 术后第5天,给予缓泻剂口服使粪便软化
   C. 术后伤口加压包扎24小时,压沙袋4~8小时
   D. 术后保持局部清洁,每天用碘伏擦洗两次,大便后及时擦洗外阴部
   E. 术后2天起,可用红外线照射会阴部、腹股沟部促进切口愈合

9. 指导出院随访内容中,下列**错误**的是
   A. 第1年: 1~6个月每月1次,7~12个月每2个月1次

B. 第2年: 每3个月1次

C. 第3~4年,每半年1次

D. 第5年及以后每年1次

E. 第5年及以后每2年1次

二、思考题

1. 外阴癌患者最常见的症状是什么? 如何在早期发现外阴癌?

2. 外阴癌放疗皮肤损害程度如何辨认及护理?

第二十章

子宫颈肿瘤妇女的护理

学习目标

1. 掌握子宫颈上皮内瘤变和宫颈癌妇女的护理评估内容及护理措施。
2. 熟悉子宫颈肿瘤的定义,熟悉子宫颈上皮内瘤变和宫颈癌的病理变化及其治疗。
3. 了解子宫颈癌患者的放疗和化疗护理。
4. 具有指导子宫颈上皮内瘤变和宫颈癌患者随访的能力;具有与患者及家属进行沟通,帮助和指导患者配合医护的能力,对患者具有同情心。
5. 熟练掌握护理子宫颈上皮内瘤变和宫颈癌患者术前、术中、术后的评估和护理技能。

【概述】

子宫颈肿瘤包括良性肿瘤和恶性肿瘤。子宫颈癌是最常见的妇科恶性肿瘤,起源于子宫颈上皮内瘤变,两者病因相同,均为高危型HPV感染所致,在本章分节介绍。子宫颈良性肿瘤以肌瘤为常见,在"子宫肌瘤"一章叙述,其余较为少见,不在本章范围。

第一节 子宫颈上皮内瘤变妇女的护理

案例导入

某女,28岁,因在单位组织妇检时出现接触性出血而入院。既往月经规律,5d/30d,G_1P_1,2年前自然分娩一女婴,无高血压及其他疾病史。全身检查:一般状况好,BP 18/12kPa,妇科检查:阴道通畅,宫颈肥大,中度糜烂,子宫大小正常,双侧附件未触及。辅助检查:宫颈活检示:上皮下1/3~2/3层细胞核明显增大,核质比例增大,核深染,核分裂象较多。诊断为:CIN Ⅱ级。

　　子宫颈上皮内瘤变（cervical intraepithelial neoplasia，CIN）是与子宫颈浸润癌密切相关的一组子宫颈病变，常发生于25~35岁妇女。大部分低级别CIN可自然消退，但高级别CIN具有癌变潜能，可能发展为浸润癌，被视为癌前病变。CIN反映了子宫颈癌发生发展中的连续过程，通过筛查发现CIN，及时治疗高级别病变，是预防子宫颈癌行之有效的措施。CIN还包括腺上皮内瘤变，比较少见，本节仅介绍子宫颈鳞状上皮内瘤变。

　　子宫颈上皮由子宫颈阴道部鳞状上皮和子宫颈管柱状上皮组成，两者交接部称为移行带，又称为鳞—柱状交接部或鳞—柱交接。胎儿期，来源于泌尿生殖窦的鳞状上皮向头侧生长，至子宫颈外口与子宫颈管柱状上皮相邻，形成原始鳞—柱状交接部。青春期后，在雌激素作用下，子宫颈发育增大，子宫颈管黏膜组织向尾侧移动，即子宫颈管柱状上皮及其下的间质成分到达子宫颈阴道部，使原始鳞—柱状交接部外移。原始鳞—柱状交接的内侧，由于覆盖的子宫颈管单层柱状上皮菲薄，其下间质透出呈红色，外观呈细颗粒状的红色区，称为柱状上皮异位（columnar ectopy）。由于肉眼观似糜烂，过去称为"宫颈糜烂"，实际上并非真性糜烂；此后，在阴道酸性环境或致病菌作用下，外移的柱状上皮由原始鳞—柱状交接部的内侧向子宫颈口方向逐渐被鳞状上皮替代，形成新的鳞—柱状交接部，即生理鳞—柱状交接部。原始鳞—柱状交接部和生理鳞—柱状交接部之间的区域，称为转化区。在转化区形成过程中，新生的鳞状上皮覆盖子宫颈腺管口或伸入腺管，将腺管口堵塞，腺管周围的结缔组织增生或形成瘢痕压迫腺管，使腺管变窄或堵塞，腺体分泌物潴留于腺管内形成囊肿，称为子宫颈腺囊肿（Naboth cyst）。子宫颈腺囊肿可作为辨认转化区的一个标志。绝经后雌激素水平下降，子宫颈萎缩，原始鳞—柱状交接部退回至子宫颈管内。

　　转化区表面被覆的柱状上皮被鳞状上皮替代的机制有：①鳞状上皮化生（squamous metaplasia）：暴露于子宫颈阴道部的柱状上皮受阴道酸性影响，柱状上皮下未分化储备细胞（reserve cell）开始增殖，并逐渐转化为鳞状上皮，继之柱状上皮脱落，被复层鳞状细胞所替代。化生的鳞状上皮偶可分化为成熟的角化细胞，但一般均为大小形态一致、形圆而核大的未成熟鳞状细胞，无明显表层、中层、底层3层之分，也无核深染、异型或异常分裂象。化生的鳞状上皮既不同于子宫颈阴道部的正常鳞状上皮，镜检时见到两者间的分界线；又不同于不典型增生，因而不应混淆。子宫颈管腺上皮也可鳞化而形成鳞化腺体。②鳞状上皮化（squamous epithelization）：子宫颈阴道部鳞状上皮直接长入柱状上皮与其基底膜之间，直至柱状上皮完全脱落而被鳞状上皮完全脱落而被鳞状上皮替代。

　　转化区成熟的化生鳞状上皮对致癌物的刺激相对不敏感，但未成熟的化生鳞状上皮却代谢活跃，在人乳头瘤病毒等的刺激下，发生细胞异常增生、分化不良、排列紊乱、细胞核异常、有丝分裂增加，最后形成CIN。

【护理评估】

（一）健康史

　　CIN的病因尚不清楚，但流行病学调查发现CIN与人乳头瘤病毒（HPV）感染、多个性伴侣、吸烟、性生活过早（<16岁）、性传播疾病、经济状况低下和免疫抑制等因素相关。

　　1. HPV感染　目前已知HPV共有120多个型别，30余种与生殖道感染有关，其中10余种与CIN和子宫颈癌发病密切相关。已在接近90%的CIN和99%以上的子宫颈癌组织发现有高危型HPV感染，其中约70%与HPV16和18型相关。高危型HPV产生病毒癌蛋白，其中E6和E7分别作用于宿主细胞的抑癌基因*P53*和*Rb*使之失活或降解，继而通过一系列分子事件导致癌变。

2. 性行为及分娩次数 多个性伴侣、初次性生活<16岁、早年分娩、多产与子宫颈癌发生有关。青春期子宫颈发育尚未成熟，对致癌物较敏感。分娩次数增多，子宫颈创伤几率也增加，分娩及妊娠内分泌及营养也有改变，患子宫颈癌的危险增加。孕妇免疫力较低，HPV DNA检出率很高。与有阴茎癌、前列腺癌或其性伴侣曾患子宫颈癌的高危男子性接触的妇女，也易患子宫颈癌。

3. 其他 吸烟可增加感染HPV的几率，屏障避孕法则可以降低HPV感染几率，从而降低患子宫颈癌的几率。

（二）身体评估

1. 症状 无特殊症状。偶有阴道排液增多，伴或不伴臭味。也可在性生活或妇科检查后发生接触性出血。

2. 体征 检查子宫颈可光滑，或仅见局部红斑、白色上皮，或子宫颈糜烂等一般宫颈炎的表现，未见明显病灶。子宫颈组织学检查，CIN分为3级（图20-1），反映了CIN发生的连续病理过程。

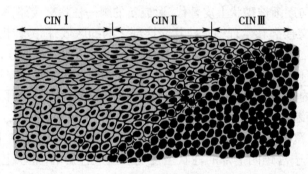

图20-1 CIN分级

Ⅰ级：即轻度异型。上皮下1/3层细胞核增大，核质比例略增大，核染色稍加深，核分裂象少，细胞极性正常。

Ⅱ级：即中度异型。上皮下1/3~2/3层细胞核明显增大，核质比例增大，核深染，核分裂象较多，细胞数量明显增多，细胞极性尚存。

Ⅲ级：包括重度异型和原位癌。病变细胞占据2/3层以上或全部上皮层，细胞核异常增大，核质比例显著增大，核形不规则，染色较深，核分裂象多，细胞拥挤，排列紊乱，无极性。

（三）辅助检查

1. 子宫颈细胞学检查 是CIN及早期子宫颈癌筛查的基本方法，也是诊断的必需步骤，相对于高危HPV检测，细胞学检查特异性高，但敏感性较低。可选用巴氏涂片法或液基细胞涂片法。筛查应在性生活开始3年后开始，或21岁以后开始，并定期复查。子宫颈细胞学检查的报告形式主要有巴氏5类法和TBS（the Bethesda system）分类系统。巴氏分类法简单：Ⅰ级正常、Ⅱ级炎症、Ⅲ级可疑癌、Ⅳ级高度可疑癌、Ⅴ级癌；TBS分类诊断报告包括：感染、反应性细胞的改变、鳞状上皮细胞异常、腺上皮细胞异常、不能分类的癌细胞、其他恶性肿瘤细胞、激素水平的评估等。巴氏3级及以上，TBS分类中有上皮细胞异常时，应进一步检查，明确诊断。

2. 高危型HPV DNA检测 相对于细胞学检查其敏感性较高，特异性较低。可与细胞学检查联合应用于子宫颈癌筛查。也可用于细胞学检查异常的分流，当细胞学为意义未明的不典型鳞状细胞（ASCUS）时进行高危型HPV DNA检测，阳性者行阴道镜检查，阴性者12个月后行细胞学检查。也可作为子宫颈癌初筛的方法。但由于年轻妇女的HPV感染率较高，且大多为一过性感染，推荐用于30岁以后的女性，在子宫颈癌高发或开展细胞学检查有困难的地区也可在25岁开始使用，阴性者常规随访，阳性者再行细胞学等检查进行分流。

3. 阴道镜检查　若细胞学检查为ASCUS并高危HPV DNA检测阳性，或低度鳞状上皮内病变（LSIL）及以上者，应作阴道镜检查。

4. 子宫颈活组织检查　是确诊子宫颈鳞状上皮内瘤变的最可靠方法。任何肉眼可见病灶，均应作单点或多点活检。若无明显病变，可选择在子宫颈转化区3、6、9、12点处活检，或在碘溶液试验（又称Schiller试验）不染色区或涂抹醋酸后的醋酸白上皮区取材，或在阴道镜下取材以提高确诊率。若需要了解子宫颈管的病变情况，应行子宫颈管内膜刮取术（endocervical curettage, ECC）。

（四）心理-社会评估

CIN早期无明显症状，病人及家属对病情不了解，一旦知晓后容易出现恐癌等心理。

（五）诊断与治疗要点

1. 诊断要点　根据病史，子宫颈细胞学检查筛查后，可疑者进行宫颈活组织检查，找到癌细胞则可确诊。

2. 治疗要点

（1）CIN Ⅰ级：约60%CIN Ⅰ级会自然消退，若细胞学检查为LSIL及以下，可仅观察随访。若在随访过程中病变发展或持续存在2年，宜进行治疗。若细胞学检查为高度鳞状上皮内病变（HSIL）应予治疗，阴道镜检查满意者可采用冷冻和激光治疗等，阴道镜检查不满意或ECC阳性者，推荐子宫颈锥切术。

（2）CIN Ⅱ级和CIN Ⅲ级：约20% CIN Ⅱ级会发展为CIN Ⅲ级，5%发展为浸润癌。故所有的CIN Ⅱ级与CIN Ⅲ级均需要治疗。阴道镜检查满意的CIN Ⅱ级可用物理治疗或子宫锥切术；阴道镜检查不满意的CIN Ⅱ级和所有CIN Ⅲ级通畅采用子宫颈锥切术，包括子宫颈环形电切除术（loop electrosurgical excision procedure, LEEP）和冷刀锥切术。经子宫颈锥切确诊、年龄较大、无生育要求、合并有其他手术指征的妇科良性疾病的CIN Ⅱ级也可行全子宫切除术。妊娠期间，增高的雌激素使柱状上皮外移至子宫颈阴道部，转化区的基底细胞出现。典型增生改变；妊娠期免疫功能可能低下，易患HPV感染。诊断时应注意：妊娠时转化区的基底细胞可有核增大、深染等表现，细胞学检查易误诊，但产后6周可恢复正常。大部分妊娠期患者为CIN Ⅰ级，仅约14%为CIN Ⅱ级或CIN Ⅲ级。一般认为妊娠期CIN仅作观察，产后复查后再处理。

【常见护理诊断/问题】

1. 知识缺乏：缺乏CIN相关知识，比如案例中的患者。

2. 恐惧　与CIN的确诊及可能的不良预后有关。

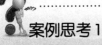
案例思考1

请结合本节的学习，思考回答：
本案例的主要护理问题是什么？

【护理目标】

1.病人能说出CIN及宫颈癌的有关常识及防治措施。

2.病人能正确认识CIN,并自觉定期复查、随诊。

【护理措施】

（一）首要护理

根据目前病人的身心状况及对疾病的认识程度,利用挂图、实物、宣传资料等向病人介绍有关CIN的医学常识。介绍各种诊治方法和可能出现的不适及有效的应对措施,对确诊CIN I级者,可按炎症处理,每3~6个月随访刮片结果,必要时再次活检,确诊为CIN I级者,应选用电熨、冷冻等物理疗法,术后每3~6个月随访一次,确诊为CIN I级者,建议行子宫全切除术,对有生育要求的年轻病人,可行宫颈锥形切除术,术后定期随访。做好手术前后的护理工作。

（二）一般护理

1.保证充分的营养 根据病人目前的营养状况和饮食习惯,有针对性地提供食谱,指导病人进食,保证病人营养。

2.注意个人卫生 协助病人勤擦身,更衣,保持床单位清洁。保持室内空气流通,促进舒适。指导病人勤换会阴垫,每天冲洗会阴2次,便后及时冲洗外阴并更换会阴垫。

（三）心理护理

通过护理活动与患者建立良好的护患关系,鼓励患者表达自己的情绪,给患者讲解CIN疾病相关知识和手术的意义,消除患者的顾虑和恐惧情绪,增强治愈的信心。

案例思考2

请结合本节的学习,思考回答:
本案例的护理措施有哪些内容?

【护理评价】

1.病人自诉能够正确认识CIN,对CIN疾病的恐惧感减轻。

2.病人积极配合各种检查和护理,自我感觉良好,恢复自信。

【健康教育及随访】

大力宣传并积极祛除与CIN发病有关的高危因素,及时诊治,防止CIN进展为宫颈癌。30岁以上的已婚妇女每年进行妇科检查,有异常者应进一步处理。已婚妇女尤其是绝经前后有月经异常或有接触性出血者及时就医,预防癌症的发生。患者应进高蛋白、高维生素、富含营养素、易消化的食物,并保证休息与睡眠,促进患者康复。

案例思考3

请结合本节的学习,思考回答:
对本案例的患者如何进行随访?

第二节　子宫颈癌妇女的护理

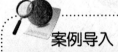

案例导入

> 某女,40岁,因月经不规则半年,阴道流血40天入院。既往月经规律,7d/35d,G_5P_1,13年前自然分娩一女婴,后人工流产4次。近半年来,月经不净,周期改变,伴下腹部疼痛,曾因慢性宫颈炎和盆腔炎住院治疗。本次连续阴道流血,淋漓不净40天,伴下腹部疼痛。全身检查:贫血貌,T37.3℃,心肺正常,BP18/12kPa。妇科检查:阴道有血性混合物,腥臭味。宫颈肥大,外口可见赘生物,呈菜花状,5cm×3cm×2cm大小。子宫大小正常,双侧附件和盆腔未扪及异常。宫颈活检示鳞状细胞癌。

【概述】

子宫颈癌(cervical cancer),又称宫颈癌,是最常见的妇科恶性肿瘤。原位癌的高发年龄为30~35岁,浸润癌为50~55岁。半个世纪以来,由于子宫颈细胞学筛查的普遍应用,子宫颈癌和癌前病变得以早期发现、早期诊断和早期治疗,有效地控制了子宫颈癌的发生和发展,使子宫颈癌的发病率和死亡率均有明显下降,但目前国内外仍有相当高的年死亡率。

【护理评估】

(一)健康史

几乎所有已婚妇女均有发生宫颈癌的危险,慢性宫颈炎宫颈糜烂妇女更是高危人群。注意询问病人的婚育史、性生活史以及是否与高危男子有性接触史,聆听年轻病人主诉时特别注意是否有月经异常,是否有接触性出血的病史,评估老年病人是否有绝经后不规则阴道流血的病史。评估既往妇科检查情况、子宫颈刮片细胞学检查结果及处理经过。

(二)身体评估

1. **症状**　早期无自觉症状,多数病人在普查中发现异常宫颈刮片细胞学检查报告。随着病情的进展,逐渐出现以下表现:

(1)阴道流血:早期表现为点滴样出血或因性交、阴道灌洗、妇科检查而引起接触性出血,多为癌肿侵及间质内血管所致。随着病情进展,可出现月经间期或绝经后少量断续不规则出血,晚期可能出现致命性大出血。病人出现贫血。

(2)阴道排液:多发生在阴道流血之后,病人出现白色或血性、稀薄如水样或米泔样排液,伴有腥臭味。晚期癌组织坏死继发感染时则可出现难以忍受的恶臭的脓性阴道排液。

(3)疼痛:当恶性肿瘤病变累及邻近器官壁时,可出现严重持续性腰骶部或坐骨神经痛。晚期盆腔病变广泛时,可因静脉和淋巴回流受阻,导致下肢肿痛,输尿管阻塞和肾盂积水等,病人出现消瘦、贫血,全身衰竭。

2. **体征**　根据癌组织的生长发展的不同类型,宫颈局部表现不同。

(1)鳞癌:微小浸润癌肉眼观察无明显异常,或类似子宫颈柱状上皮异位。随病变发展,可形成4种类型(图20-2),占子宫颈癌的65%~70%。

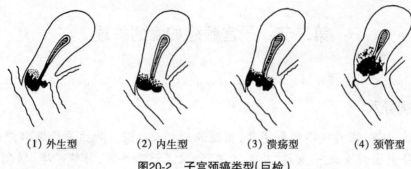

| （1）外生型 | （2）内生型 | （3）溃疡型 | （4）颈管型 |

图20-2　子宫颈癌类型（巨检）

外生型：最常见，癌灶向外生长呈乳头状或菜花样，组织脆，触之易出血。常累及阴道。

内生型：癌灶向子宫颈深部组织浸润，子宫颈表面光滑或仅有表浅溃疡，宫颈肥大变硬，宫颈管膨大如桶状。常累及宫旁组织。

溃疡型：上述两型癌组织继续发展合并感染坏死，脱落后形成溃疡或空洞，似火山口状。

颈管型：癌灶发生于子宫颈管内，常侵入子宫颈管及子宫峡部供血层及转移至盆腔淋巴结。

（2）腺癌：近年来子宫颈腺癌的发生率有上升趋势，占子宫颈癌的20%~25%。

来自子宫颈管内，浸润管壁；或自子宫颈管内向子宫颈外口突出生长；常可侵犯宫旁组织，导致宫旁组织双侧增厚呈结节状，浸润盆腔，组织变硬形成"冰冻骨盆"；病灶向子宫颈管内生长时，子宫颈外观可正常，但子宫颈管膨大，形如桶状。

（3）腺鳞癌：占子宫颈癌3%~5%。是由储备细胞同时向腺细胞和鳞状细胞分化发展而形成。癌细胞中含有腺癌和鳞癌两种成分。

临床上宫颈癌的转移途径以直接蔓延和淋巴转移为主，血性转移极为少见。

（1）直接蔓延：最常见，癌组织局部浸润，向邻近器官及主治扩散。常向下累及阴道壁，极少向上有子宫颈管累及宫腔；癌灶向两侧扩散可累及主韧带及子宫颈旁、阴道旁组织直至骨盆壁；癌灶压迫或侵及输尿管时，可引起输尿管阻塞及肾积水。晚期可向前、后蔓延侵及膀胱或直肠，形成膀胱阴道癌或直肠阴道癌。

（2）淋巴转移：癌灶局部浸润后侵入淋巴管，形成瘤栓，经淋巴液引流流进入局部淋巴结，在淋巴管内扩散。淋巴转移一级组包括宫旁、子宫颈旁、闭孔、髂内、髂外、骶前淋巴结；二级组包括腹股沟深浅淋巴结、腹主动脉旁淋巴结。

（3）血行转移：极少见，晚期可转移至肺、肝或骨骼等。

临床宫颈癌的分期采用国际妇产科联盟（Federation International of Gynecology and Obsterics，FIGO，2009年）的临床分期标准（表20-1）。临床分期在治疗前进行，治疗后不再更改。

表20-1　子宫颈癌临床分期（FIGO，2009年）

0期	原位癌
I 期	癌灶局限在子宫颈（扩散至宫体将被忽略）
I_A	肉眼未见病变，仅在镜下可见浸润癌
	间质浸润深度<5mm，宽度≤7mm
I_{A1}	间质浸润深度≤3mm，宽度≤7mm
I_{A2}	间质浸润深度>3mm且小于5mm，宽度≤7mm

I_B	临床癌灶局限于子宫颈,或者镜下病灶>I_A
I_{B1}	临床癌灶≤4cm
I_{B2}	临床癌灶>4cm
Ⅱ期	肿瘤超越子宫,但未达骨盆壁或未达阴道下1/3
Ⅱ$_A$	肿瘤侵犯阴道上2/3,无明显宫旁浸润
Ⅱ$_{A1}$	临床可见癌灶≤4cm
Ⅱ$_{A2}$	临床可见癌灶>4cm
Ⅱ$_B$	有明显宫旁浸润,但未达到盆壁
Ⅲ期	肿瘤已扩展到骨盆壁,在进行直肠指诊时,在肿瘤和盆壁之间无间隙。肿瘤累及阴道下1/3,由肿瘤引起的肾盂积水或肾无功能的所有病例
Ⅲ$_A$	肿瘤累及阴道下1/3没有扩展到骨盆壁
Ⅲ$_B$	肿瘤扩展到骨盆壁,或引起肾盂积水或肾无功能
Ⅳ期	肿瘤超出了真骨盆范围,或侵犯膀胱和(或)直肠黏膜
Ⅳ$_A$	肿瘤侵犯邻近的盆腔器官
Ⅳ$_B$	远处转移

(三)辅助检查

1. 宫颈刮片细胞学检查 宫颈刮片细胞学检查是普查常用的方法,也是目前发现宫颈癌前期病变和早期宫颈癌的主要方法。在宫颈移行带区取材并仔细镜检,必要时重复刮片并行活检以免漏诊或误诊。检查结果报告同CIN。

2. 碘试验 正常宫颈阴道部鳞状上皮含有丰富的糖原,可被碘液染成棕色。宫颈管柱状上皮、瘢痕、宫颈糜烂部位及异常鳞状上皮区均无糖原,故不着色。碘试验中,不着色的部位为宫颈病变的危险区。在此处取材活检可提高诊断率。

3. 阴道镜检查 凡宫颈刮片细胞学检查巴氏Ⅲ级及以上。TBS法鳞状上皮内瘤变,均应在阴道镜检查下选择可疑癌变区行宫颈活组织检查以提高诊断正确率。

4. 宫颈活组织检查 宫颈活组织检查是确诊宫颈癌前期病变和宫颈癌的最可靠方法。选择宫颈鳞—柱状细胞交接部3、6、9和12点处取4点活体组织送检,或在碘试验、阴道镜指导下或肉眼观察可疑区取多处组织进行切片检查,宫颈刮片细胞检查阳性而宫颈光滑或宫颈活检为阴性时,需用小刮匙搔刮宫颈管将刮出物送检。

(四)心理-社会评估

由于患者对肿瘤和手术的片面认识,认为癌症就等于死亡,产生焦虑、恐惧、抑郁甚至绝望,情绪低落;有些患者对手术不了解,认为根治手术极其危险,还有些因害怕手术后疼痛,而产生焦虑。由于宫颈癌症病人的根治手术需要切除子宫、附件,有的还要清扫淋巴结,还要多次化疗,家人不但要承担大量的治疗费用,而且要长期陪伴,往往感到疲惫不堪,对治疗效果感到悲观。

(五)诊断与治疗要点

1. 诊断要点 根据病史,子宫颈细胞学检查筛查后,可疑者进行宫颈活组织检查,找到癌细胞则可确诊。

2.治疗要点　根据临床分期、患者年龄、生育要求、全身情况、医疗技术水平及设备条件等,综合考虑制订适当的个体化治疗方案。总原则为采用手术和放疗为主、化疗为辅的综合治疗。

（1）手术治疗:手术的优点是年轻患者可保留卵巢及阴道功能。主要用于早期子宫颈癌（I_A~II_A期）患者。①I_{A1}期:无淋巴脉管间隙浸润者行筋膜外全子宫切除术,有淋巴脉管间隙浸润者按I_{A2}期处理;②I_{A2}期:行改良广泛性子宫切除术及盆腔淋巴结切除术;③I_{B1}期和II_{A1}期:行广泛性子宫切除术及盆腔淋巴结切除术,必要时行腹主动脉旁淋巴取样;④I_{B2}期和II_{A2}期:行广泛性子宫切除术及盆腔淋巴结切除术和腹主动脉旁淋巴结取样,或同期放、化疗后行全子宫切除术。也有采用新辅助化疗后行广泛性子宫切除术,化疗可使病灶缩小利于手术,减少手术并发症,但其远期疗效有待进一步验证。未绝经、<45岁的鳞癌患者可保留卵巢。对要求保留生育功能的年轻患者,I_{A1}期可行子宫颈锥形切除术;I_{A2}期和肿瘤直径<2cm的I_{B1}期,可行广泛性子宫颈切除术及盆腔淋巴结切除术。

（2）放射治疗适用于:①部分I_{B2}期和II_{A2}期和II_B~IV_A期患者;②全身情况不适宜手术的早期患者;③子宫颈大块病灶的术前放疗;④手术治疗后病理检查发现有高危因素的辅助治疗。放射治疗包括腔内照射及体外照射。早期病例以局部腔内照射为主,体外照射为辅;晚期以体外照射为主,腔内照射为辅。

3.化疗　主要用于晚期或复发转移患者和同期放化疗。常用抗癌药物有顺铂、卡铂、氟尿嘧啶和紫杉醇等。常采用以铂类为基础的联合化疗方案,如TP（顺铂与紫杉醇）、FP（顺铂与氟尿嘧啶）、BVP（博来霉素、长春新碱与顺铂）,BP（博来霉素与顺铂）等。多采用静脉化疗,也可用动脉局部灌注化疗。

【常见护理诊断/问题】

1.恐惧　与宫颈癌的确诊及可能的不良预后有关。

2.自我形象紊乱　与疾病及术后长期留置尿管有关。

3.排尿异常　与宫颈癌根治术后影响膀胱正常张力有关。

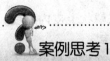

案例思考1

请结合本节的学习,思考回答:
本案例的主要护理问题是什么?

【护理目标】

1.病人及其家属能正确面对患病事实,积极配合治疗,且转归较好。

2.病人逐渐恢复信心,重塑自我形象。

3.病人手术后逐渐恢复排尿功能。

【护理措施】

（一）首要护理

1.提供预防保健知识　根据目前病人的身心状况及对疾病的认识程度,利用挂图、实物、宣传资料等向病人介绍有关宫颈癌的医学常识。介绍各种诊治方法和可能出现的不适及有效的应对措施。

2. 术前护理　按照治疗方案,根据腹部、会阴部手术护理内容,认真执行术前护理活动,并让病人了解各项操作的目的、时间、可能的感受等,以取得主动配合,于手术前3天选用消毒剂或氯己定等消毒宫颈及阴道。菜花型癌病人(如案例中的患者)有活动性出血可能,需用消毒纱条填塞止血,并认真交班、按医嘱及时取出更换。手术前夜认真做好清洁灌肠,保证肠道清洁、空虚。

3. 术后护理　宫颈癌根治术后,每15~30分钟观察并记录1次病人的生命体征及出入量,平稳后再改为4小时1次。注意保持导尿管、腹腔、盆腔各种引流管及阴道引流通畅,认真观察引流液的性状及量。通常按医嘱于术后48~72小时取出引流管,术后7~14天拔除尿管。拔除尿管前3天开始夹管,每2小时开放一次,定时间断放尿以训练膀胱功能,促使恢复正常排尿功能。病人于拔管后1~2小时自行排尿1次,如不能自解应及时处理。必要时重新留置尿管;少于100ml者每日测一次,2~4次均在100ml以内者说明膀胱功能已经恢复。指导卧床病人进行床上肢体活动,以预防长期卧床并发症的发生。注意渐进性增加活动量,包括参与生活自理。术后需接受放疗、化疗者按要求进行护理。

（二）一般护理

1. 保证充分的营养　根据病人目前的营养状况和饮食习惯,有针对性地提供食谱,指导病人进食,保证病人营养。

2. 注意个人卫生　协助病人勤擦身,更衣,保持床单位清洁。保持室内空气流通,促进舒适。指导病人勤换会阴垫,每天冲洗会阴2次,便后及时冲洗外阴并更换会阴垫。

（三）心理护理

通过护理活动,了解不同病人所处不同时期的心理特点,与病人共同讨论问题,寻找引起不良心理反应的原因,与患者建立良好的护患关系,鼓励患者表达自己的情绪,给患者讲解宫颈癌疾病相关知识和手术的意义,消除患者的顾虑和恐惧情绪,增强治愈的信心,同时教会病人用积极的应对方法缓解心理应激,与病人家属沟通,获得其支持与配合。

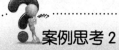

案例思考 2

请结合本节的学习,思考回答:
本案例的护理措施有哪些内容?

【护理评价】

1. 病人心平气和,以积极态度配合诊治全过程。

2. 病人合理膳食,维持体重不减轻。

3. 病人自诉能够正确认识宫颈癌,对癌症的恐惧感减轻。

4. 病人积极配合各种检查和护理,自我感觉良好,恢复自信。

【健康教育及随访】

1. 大力宣传并积极祛除宫颈癌发病有关的高危因素,及时诊治CIN,防治发展为宫颈癌。30岁以上的已婚妇女每年进行妇科检查,有异常者应进一步处理。已婚妇女尤其是绝经前后有月经异常或有接触性出血者及时就医,预防癌症的发生。

2. 做好随访工作,出院后第1年内,出院后1个月行首次随访,以后每2~3个月复查1次,出院后第2年,每3~6个月复查1次,出院后第3~5年,每半年复查1次,第6年开始,每年复查1次。出现症状随时来诊。

3. 患者应进高蛋白、高维生素、富含营养素、易消化的食物,并保证休息与睡眠,促进康复。

4. 帮助病人调整、重塑自我形象,提供有关术后生活方式的指导,包括根据机体康复情况逐渐增加活动量和强度,适当参加社会交往活动或恢复日常工作。

5. 妊娠期宫颈癌病人处理原则同非妊娠患者。但妊娠期盆腔血液与淋巴液流速增加可促进癌肿转移,且分娩时易发生癌组织扩散,并导致出血和感染,因此,病人一般不经阴道分娩。对宫颈原位癌合并妊娠者,严密随访至妊娠足月,行剖宫产结束分娩,产后继续随访。对确诊为宫颈浸润癌者,应立即终止妊娠并接受相应治疗。对宫颈癌合并妊娠者,应根据肿瘤发展情况及妊娠月份确定其治疗方法。

案例思考3

请结合本节的学习,思考回答:

本案例的患者子宫根治术后,该如何恢复膀胱功能?

（陈　路）

思与练

一、选择题

A1型题

1. 下列哪项是CIN Ⅰ 的描述

　A. 上皮下1/3层细胞核增大,核质比例略增大,细胞极性正常

　B. 上皮下1/3~2/3层细胞核明显增大,细胞极性尚存

　C. 病变细胞占据2/3层以上或全部上皮层,细胞拥挤,排列紊乱,无极性

　D. 上皮下1/3~2/3层细胞核明显增大,细胞极性正常

　E. 病变细胞占据2/3层以上或全部上皮层,细胞极性正常

2. 早期宫颈癌筛查的基本方法是

　A. 子宫颈刮片细胞学检查　　　　　　　B. 宫腔镜检查

　C. 阴道镜检查　　　　　　　　　　　　D. 子宫颈活检

　E. 腹腔镜检查

3. 确诊宫颈癌的最可靠的方法是

　A. 子宫颈刮片细胞学检查　　B. 高危型HPV DNA检测　　C. 阴道镜检查

　D. 子宫颈活检　　　　　　　E. 腹腔镜检查

4. 关于CIN和宫颈癌的发病,不是相关因素的是

　A. HPV感染　　　　　　　B. 多个性伴侣　　　　　　C. 吸烟

　D. 性生活过早(<16岁)　　E. 未婚或少产

5. 关于宫颈癌 I 期说法正确的是

  A. 肿瘤局限在子宫颈   B. 肿瘤超越子宫,但未达骨盆壁或未达阴道下1/3

  C. 肿瘤已扩展到骨盆壁   D. 肿瘤超出了真骨盆范围,侵犯膀胱

  E. 肿瘤全身转移

6. 关于宫颈癌根治术后患者的随访,**错误**的是

  A. 出院后第1年内,出院后1个月行首次随访,以后每4~5个月复查1次

  B. 出院后第2年,每3~6个月复查1次

  C. 出院后第3~5年,每半年复查1次

  D. 第6年开始,每年复查1次

  E. 出现症状随时来诊

A2型题

7. 某女,38岁。阴道分泌物增多5个月,近2个月来偶尔出现血性白带,检查子宫颈重度糜烂,触之出血,子宫大小正常,双附件正常。为确诊要做的检查是

  A. 宫颈活组织检查   B. TCT   C. 诊断性刮宫

  D. 宫颈碘油造影   E. 宫腔镜检查

二、思考题

1. CIN分级标准是什么?

2. 怎样治疗CIN?

第二十一章

子宫肿瘤妇女的护理

学习目标

1. 掌握子宫肿瘤的主要护理问题；护理措施；健康教育。
2. 熟悉子宫肿瘤患者的临床表现；治疗原则。
3. 了解子宫肿瘤病因；病理；分类；辅助检查；护理评价。
4. 具有关爱、尊重子宫肿瘤患者的基本素质，保护患者隐私，尽力为患者减轻病痛。
5. 熟练掌握子宫肿瘤患者的术前及术后护理；能对药物治疗的患者进行正确指导；能为患者提供正确的健康教育。

第一节　子宫肌瘤妇女的护理

案例导入

患者,40岁,因"月经量增多3年、经期延长1年,加重伴有头昏、乏力、心慌1个月"收入院。自诉:无痛经史,孕1产1。查体:贫血貌,血压95/60mmHg,脉搏106次/分,呼吸18次/分,体温37.4℃,坐起感觉头晕。下腹稍膨隆,子宫中位,约2月孕大小,形态不规则,质硬,无压痛。辅助检查:超声:子宫右前壁突起,中低回声,79mm×77mm×75mm,左后壁肌层中低回声:直径8mm,右卵巢大小28mm×24mm×19mm,内无回声区19mm×16mm×12mm,提示:子宫不规则增大,质地不均匀,多发肌瘤可能,右卵巢内囊性结构。医生拟完善相关检查及准备后进行子宫全切术。

考点提示：

子宫肌瘤的发病年龄

【概述】

子宫肌瘤(uterine myoma)是由子宫平滑肌组织增生形成的良性肿瘤,又称为子宫平滑肌瘤,是女性生殖系统最常见的良性肿瘤。多见于30~50岁女性,20岁以下少见。据尸检统计,30岁以上妇女约20%有子宫肌瘤。因其临床表现有的不明显,故其临床报道发病率远低于实际发病率。

（一）病因

确切病因尚未明了。因肌瘤好发于生育年龄，青春期前少见，绝经后萎缩或消退，提示其发生可能与女性性激素相关。生物化学检测证实肌瘤中雌二醇的雌酮转化明显低于正常肌组织；肌瘤中雌激素受体浓度明显高于周边肌组织，故认为肌瘤组织局部对雌激素的高敏感性是肌瘤发生的重要因素之一。细胞遗传学研究显示25%~50%的子宫肌瘤存在细胞遗传学异常。

（二）病理

1. 巨检　肌瘤为实质性球形包块，表面光滑，质地较子宫肌层硬，压迫周围肌壁纤维形成假包膜，肌瘤与假包膜间一层疏松网状间隙，故易剥出。肌瘤长大或多个相融合时，呈不规则形状。切面呈灰白色，可见漩涡状或编织状结构。颜色和硬度与纤维组织多少有关。

2. 镜检　主要由梭形平滑肌细胞和不等量纤维结缔组织构成。肌细胞大小均匀，排列成漩涡状或棚状，核为杆状。极少情况下尚有一些特殊的组织学类型，如富细胞型、奇异型、核分裂活跃型、上皮样平滑肌瘤及静脉内和播散性腹膜平滑肌瘤等，这类特殊类型平滑肌瘤的性质及恶性潜能尚有待确定。

知识链接

肌 瘤 变 性

　　肌瘤变性是指肌瘤失去原有的典型结构。常见的变性有玻璃样变（hyaline degeneration），又称透明变性，最常见。囊性变（cystic degeneration），子宫肌瘤玻璃样变继续发展，肌细胞坏死液化即可发生囊性变。红色样变（red degeneration），多见于妊娠期或产褥期，为肌瘤的一种特殊类型坏死。肉瘤样变（sarcomatous change），肌瘤恶变为肉瘤少见，仅为0.4%~0.8%，多见于绝经后伴疼痛和出血的患者。钙化（calcification）多见于蒂部细小、血供不足的浆膜下肌瘤以及绝经后妇女的肌瘤。

考点提示：

子宫肌瘤的分类

（三）分类

1. 按肌瘤生长部位分为宫体肌瘤（90%）和宫颈肌瘤（10%）。

2. 按肌瘤与子宫肌壁的关系分为3类：

（1）肌壁间肌瘤（intramural myoma）：占60%~70%，肌瘤位于子宫肌壁间，周围均被肌层包围。

（2）浆膜下肌瘤（subserous myoma）：约占20%，肌瘤向子宫浆膜面生长，并突出于子宫表面，肌瘤表面仅由子宫浆膜覆盖。若瘤体继续向浆膜面生长，仅有一蒂与子宫相连，称为带蒂浆膜下肌瘤，营养由蒂部血管供应。若血供不足肌瘤可变性坏死。若蒂扭转断裂，肌瘤脱落形成游离性肌瘤。若肌瘤位于宫体侧壁向宫旁生长突出于阔韧带两叶之间，称为阔韧带肌瘤。

（3）黏膜下肌瘤（submucous myoma）：占10%~15%。肌瘤向宫腔方向生长，突出于宫腔，表面仅为黏膜层覆盖。黏膜下肌瘤易形成蒂，在宫腔内生长犹如异物，常引起子宫收缩，肌瘤可被挤出宫颈外口而突入阴道。

子宫肌瘤常为多个，各种类型的肌瘤可发生在同一子宫，称为多发性子宫肌瘤（图21-1）。

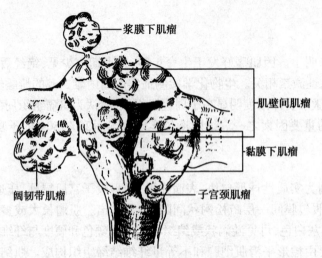

浆膜下肌瘤

肌壁间肌瘤

黏膜下肌瘤

阔韧带肌瘤

子宫颈肌瘤

图21-1　子宫肌瘤分类示意图

（四）与妊娠及分娩的相互影响

子宫肌瘤对妊娠、分娩和产褥期造成一系列不利影响。子宫肌瘤对妊娠的影响视肿瘤的大小和部位而异，小肌瘤、浆膜下肌瘤或近浆膜面的肌瘤对妊娠影响甚微。

妊娠早期，肌瘤的存在不利于受精卵在子宫腔内着床和生长发育，引起不孕或流产，流产常不完全而出血较多。大的肌壁间肌瘤或黏膜下肌瘤，妨碍胎儿在宫内活动，造成胎位不正，导致横位、臀位发生率增加，剖宫产率也增加。分娩过程中肌瘤影响子宫的正常收缩，使产程延长。宫颈肌瘤、子宫下段肌瘤阻塞产道，造成难产。子宫肌瘤还可影响产后子宫收缩，致产后出血或子宫恢复不良。

另一方面，早孕期的子宫肌瘤在妊娠激素作用下，生长加快，瘤体增大。在妊娠中期后，由于肌瘤的供血相对减少，容易产生肌瘤红色变性或感染。孕妇子宫的增大可引发浆膜下肌瘤蒂扭转。

【护理评估】

（一）健康史

询问并记录患者的月经史、生育史，有无不孕、流产史，有无长期使用雌激素史，有无接受过药物治疗及治疗的经过和治疗后的效果等情况。

（二）身体状况

考点提示：
子宫肌瘤最常见的临床表现

1. 月经量增多　多见于黏膜下及肌壁间肌瘤，表现为月经量过多、经期延长或不规则阴道流血。月经改变是最常见的症状。应详细评估月经的量、经期及周期，并与既往月经史相比较。

2. 下腹部包块　当肌瘤增大超出盆腔时，患者可以自己扪及包块而去医院就诊，可伴有下腹坠胀感。了解患者是否在下腹扪及包块，尤其当膀胱充盈时更易扪及质硬、形态不规则的腹部包块。

3. 白带增多　肌瘤使宫腔表面积增大，内膜腺体分泌增多，故多数患者可出现白带增多。黏膜下肌瘤脱垂至阴道时，可继发感染而出现大量感染性白带，或有腐肉样组织排出，伴臭味。了解患者阴道分泌物的量、颜色及性状。因较大的肌壁间肌瘤和黏膜下肌瘤可致白带增多。黏膜下肌瘤感染、坏死、溃疡时可致不规则阴道出血、脓血性或伴有臭味的液体排出。

4. 妇检 妇科检查时可发现子宫长大，变硬。肌壁间肌瘤子宫常呈不规则增大，表面有单个或多个结节状突起，质硬；浆膜下肌瘤可触及质硬的球状包块与子宫相连；黏膜下肌瘤子宫常呈均匀增大，有时可在宫颈口或阴道内见到红色、表面光滑的黏膜下肌瘤，如伴感染，表面有渗出液覆盖或有溃疡灶形成。

5. 其他 评估患者有无头晕、面色及眼睑苍白等表现。评估患者有无尿频、尿潴留、排尿及排便困难等肌瘤压迫膀胱、直肠的症状。询问患者有无腹痛、腰痛、下腹坠胀等症状，当浆膜下肌瘤蒂扭转和子宫肌瘤红色变性时可出现急性剧烈腹痛。了解患者有无不孕或流产的病史。

（三）辅助检查

1. B超检查 B超是最常见的检查方法。可查到肌瘤大小、位置和数目。

2. 内镜检查 宫腔镜、腹腔镜可在直视下查清黏膜下肌瘤、浆膜下肌瘤的位置、大小、形状，并可在镜下切除肌瘤。

3. 其他检查 子宫探针探测宫腔、子宫输卵管造影等可协助诊断。

考点提示：
子宫肌瘤最常见的检查方法

（四）心理-社会状况

子宫和月经来潮是女性的特征，患者担心术后丧失女性特征，影响夫妻感情；对肿瘤性质的疑虑；迫切想要了解疾病相关知识、手术方式等；未育患者担心以后的生育问题。因此产生不同程度的焦虑、紧张和恐惧心理。

（五）诊断与治疗要点

1. 诊断要点 子宫肌瘤的诊断主要依靠病史、体检及辅助检查三方面来综合判断。

2. 治疗要点 治疗应根据患者的症状、年龄和生育要求，以及肌瘤的类型、大小、数目全面考虑。

（1）观察等待：无症状肌瘤一般不需治疗，特别是近绝经期妇女。绝经后肌瘤多可萎缩和症状消失。每3~6个月随访一次，若出现症状可考虑进一步治疗。

（2）药物治疗：适用于症状轻、近绝经年龄或全身情况不宜手术者。

（3）手术治疗：适用于月经过多致继发贫血，药物治疗无效；严重腹痛、性交痛或慢性腹痛、有蒂肌瘤扭转引起的急性腹痛；体积大或引起膀胱、直肠等压迫症状；能确定肌瘤是不孕或反复流产的唯一原因者；疑有肉瘤变。手术可经腹、经阴道或经宫腔镜及腹腔镜进行。手术方式有肌瘤切除术和子宫切除术。术前应行宫颈细胞学检查，排除宫颈上皮内瘤变或子宫颈癌。发生于围绝经期的子宫肌瘤要注意排除合并子宫内膜癌。

（4）其他治疗：子宫动脉栓塞术（uterine artery embolization, UAE）：通过阻断子宫动脉及其分支，减少肌瘤的血供，从而延缓肌瘤的生长，缓解症状。宫腔镜子宫内膜切除术：适用于月经量多、没有生育要求但希望保留子宫或不能耐受子宫切除术的患者。

【常见护理诊断/问题】

1. 焦虑/恐惧 与担心子宫肌瘤恶变及手术切除子宫会产生后遗症有关。

2. 组织灌注不足 与出血过多有关。

3. 疼痛 与肌瘤变性、扭转、压迫盆腔神经有关。

4. 自我形象紊乱 与手术切除子宫有关。

5. 知识缺乏：缺乏对子宫肌瘤的正确认识。

6. 潜在并发症：贫血、感染。

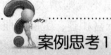

案例思考1

请结合本节的学习,思考回答

本案例的主要护理问题是什么?

【护理目标】

1. 患者焦虑减轻,能积极配合治疗。

2. 患者不发生贫血或贫血得到及时纠正。

3. 患者在住院期间不发生感染或感染得到及时控制。

4. 患者出院后有能力和信心适应术后的生活。

5. 患者能叙述子宫肌瘤的治疗方法及术后的效果。

【护理措施】

（一）首要护理

1. 病情观察　严密监测生命体征,了解有无头晕、乏力、眼花、面色苍白等症状。观察阴道流血的时间、量、色及性状,正确评估阴道出血量。注意观察腹痛的部位、性质、程度。出现剧烈腹痛时,应立即报告医师处理,必要时做好急症手术的准备。

2. 药物治疗的护理　对用激素治疗的患者,应讲明药物的名称、作用原理、剂量、用药方法、可能出现的副作用及应对措施,告知服药过程中不能擅自停用或多用药物,以免出现撤退性出血或女性患者男性化等不良反应。

3. 手术治疗的护理

（1）术前护理

1）术前常规护理:术前一天进流质,术前8~12小时禁饮水。经腹子宫次全切除的患者,术前一天灌肠2次;经腹子宫全切的患者,术前3天进无渣半流质,术前一天行清洁灌肠。术前半小时插导尿管,术中持续开放,并注意观察尿液引流情况。腹腔镜手术术前,腹部皮肤准备时应注意脐部的清洁护理。教会、督促患者进行术后卧床时生活习惯改变的锻炼,如呼吸、排尿、排便的锻炼。教会患者进行阴道肛门缩、舒练习,提高盆底肌肉的韧性。

2）术前专科护理:阴道擦洗与上药。经腹子宫次全切除的患者,术前一天行阴道灌洗;经腹行子宫全切的患者,术前3天每天阴道灌洗1次,术日晨常规阴道擦洗后,宫颈口、阴道穹窿部消毒处理;保持外阴清洁干燥,防止感染。

（2）术后护理

1）了解本次手术情况:及时从麻醉师处了解患者术中情况,手术的范围和种类,麻醉方式及效果,术中的出入量及术中是否使用药物,若使用,应了解药物名称和剂量。

2）严密观察:观察生命体征及敷料的干燥程度,以防出血。一般术后每0.5~1小时观察生命体征1次,直至生命体征平稳后,改为每4小时1次。术后体温会略有增高,这是手术后的正常反应,一般不超过38℃。若术后体温持续增高,则提示感染的可能。

3）体位:不同的手术及麻醉方式决定了术后不同的体位。未清醒前的全麻病人应专人守护,去枕平卧,头偏向一侧,且稍垫高一侧肩胸,以免呕吐物误吸,引起吸入性肺炎而窒息。蛛网膜下腔麻醉者,12小时内应去枕平卧;硬膜外麻醉者,6~8小时内去枕平卧。

4）尿管的护理:认真观察尿量及性质,以便尽早发现输尿管或膀胱损伤。术后病人尿量应保持在50ml/h以上。根治性全子宫切除术或瘤体缩减术者,导尿管需保留7天或更长,以待膀胱功能恢复。留置尿管时,应擦洗外阴,保持局部清洁;尿管拔除后应鼓励患者多喝水利尿,并鼓励尽快自行排尿。

5)疼痛的护理:疼痛是术后较常见的问题,其主要来源于术后麻醉作用消失后切口处的疼痛,部分患者还可出现术中固定的体位而导致下背部及肩膀疼痛。切口的疼痛在术后24小时内最为明显,持续而剧烈的疼痛会给患者带来焦虑、不安、失眠等不适感,也让患者不能很好地配合护理活动,因此,必要时需要药物止痛。自控镇痛装置是一个电子控制的静脉注射泵,如患者感到疼痛,可自控注射事先准备好的连接到静脉的镇痛药,此装置还设有不应期或锁定装置,可限制患者过于频繁注射镇痛药。此方法是目前一个较好的镇痛选择,不仅可以及时止痛,减少拖延,而且所需的镇痛药的总量小于常规肌内注射总量。当然除了药物镇痛以外,护理人员还应教会患者一些行为应对策略,如放松练习,注意力分散技术等以减轻术后疼痛。

6)并发症的护理:术后并发症的护理是术后护理的一个重要环节。为了防止循环和呼吸系统的并发症,应鼓励病人勤翻身,咳嗽和深呼吸。术后还应勤观察伤口的情况,注意有无血肿、渗血、渗液或裂开等感染征象,如有应立即报告医生,协助处理。

7)饮食护理:术后饮食护理与外科术后病人一样,一般术后24小时内,患者只进食流食,若术中没有过度移动肠部和未涉及肠道的手术,术后第1天,在肠鸣音存在的前提下,可进食软食,之后过渡到固体食物;若涉及肠道手术或手术范围较大的手术患者,排气后才能进食流质饮食,之后过渡到半流食、普食。能进食者,应鼓励患者进食高蛋白、高维生素的饮食,以满足术后机体功能恢复的需要。

（二）一般护理

1.营养支持　注意休息,加强营养,尤其是贫血的患者应进食高蛋白、高维生素和含铁量丰富的食物,必要时静脉给予营养。

2.卫生　注意保持外阴清洁,防止感染。黏膜下肌瘤如脱出至阴道者,每日用消毒液行外阴擦洗或冲洗。

3.相应症状护理　肿瘤压迫膀胱出现排尿障碍、尿潴留时应给予导尿;压迫直肠引起便秘者,可给缓泻剂软化粪便或灌肠等。

4.协助标本采集　完成血常规、血型及凝血功能检查等各项标本采集,并交叉配血备用。

（三）心理护理

1.主动关心患者,鼓励患者说出心里的担忧和感受,让患者尽快适应病房环境,建立良好的护患关系。

2.讲解子宫肌瘤的相关知识,帮助患者正确认识疾病,使患者相信子宫肌瘤属于良性肿瘤,恶变率极低;对采取手术治疗的患者,讲解术后的效果,增强信心。

3.与患者及家属交流,帮助患者分析住院期间及出院后可能被利用的资源与支持系统,减轻无助感,增强康复信心,也有利于家属参与患者的治疗和护理。

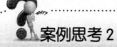

案例思考2

请结合本节的学习,思考回答

本案例的患者该如何进行护理?

【护理评价】

1. 患者焦虑是否减轻,能否积极配合治疗。
2. 患者是否发生贫血或贫血有无得到及时纠正。
3. 患者在住院期间是否发生感染或感染是否得到及时控制。
4. 患者出院后是否有能力和信心适应术后的生活。
5. 患者能否叙述子宫肌瘤的治疗方法及术后的效果。

【健康教育及随访】

告知患者任何时候出现不适或异常情况均需及时随诊。让患者明确随访的目的、时间、联系方式,不可忽视定期检查,应按时接受随访指导,以便根据病情需要及时修正治疗方案。手术患者出院后1个月应到门诊复查,了解术后康复情况。指导患者术后性生活及自我保健知识。

第二节 子宫内膜癌妇女的护理

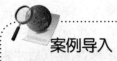

案例导入

患者,女,32岁,未婚。阴道不规则流血2年余,发现宫颈包块10个月。3个月前因阴道大出血,于某医院就诊给予止血治疗,2天前于当地医院就诊,妇科检查发现宫颈突出坏死组织,送病理报告示:子宫内膜样腺癌。入院妇科检查:外阴、阴道未见异常,宫颈:肥大,Ⅱ度糜烂,宫颈管前壁扪及直径约4cm包块,质硬。宫体:前位,40天妊娠大小,质软,无压痛,附件:双侧未见明显异常。入院查B超示:子宫,前位大小5.6cm×6.0cm×4.1cm,形态不规则,肌层回声欠均匀,子宫内膜0.8cm,右卵巢大小3.0cm×2.3cm,卵泡直径0.8cm,子宫颈明显增大,大小6.5cm×5.2cm×5.1cm,回声不均质,其内探及一中等强回声,大小约4.0cm×3.7cm×4.5cm形态不规则,边缘模糊,向上延续至子宫下段,CDFI于包块边缘可见稀疏的血流信号。左卵巢增大,大小约5.2cm×5.2cm×4.6cm,其内探及三个较大的液性暗区,较大的直径约3.7cm,囊壁薄,光滑,内透声好。

【概述】

考点提示:

最常见的是腺癌

子宫内膜癌(endometrial carcinoma)是发生于子宫内膜的一组上皮性恶性肿瘤,以来源于子宫内膜腺体的腺癌最常见。为女性生殖道三大恶性肿瘤之一,占女性全身恶性肿瘤7%,占女性生殖道恶性肿瘤20%~30%。平均发病年龄为60岁,其中75%发生于50岁以上妇女。近年发病率在世界范围内呈上升趋势。

(一)病因

目前病因不明确。目前认为子宫内膜癌有两种发病类型。Ⅰ型是雌激素依赖型,其发生可能是在无孕激素拮抗的雌激素长期作用下,发生子宫内膜增生症(单纯型或复杂型,伴或不伴不典型增生),继而癌变。临床上可见于无排卵性疾病(无排卵性功血,多囊卵巢综合征）、分泌雌激素的卵巢肿瘤（颗粒细胞瘤、卵泡膜细胞瘤）、长期服用雌激素的绝经后妇女以及长期服用他莫昔芬的妇女。占子宫内膜癌的大多数，肿瘤分化较好，雌孕激素受体阳性率高，预后好。并且患者较年轻，常伴有肥胖、高血压、糖尿病、不孕或不育及绝经延迟。Ⅱ型是非雌激素依赖型，发病与雌激素无明确关系。如子宫内膜浆液性癌、透明细胞癌、腺鳞癌、黏液腺癌等。多见于老年体瘦妇女，肿瘤恶性度高，分化差，雌孕激素受体多呈阴性，预后不良。

（二）病理

1. 巨检　不同组织学类型内膜癌的肉眼观无明显区别。大体可分为弥散型和局灶型。①弥散型：子宫内膜大部或全部为癌组织侵犯，并突向宫腔，常伴有出血、坏死，较少有肌层浸润。晚期癌灶可侵及深肌层或宫颈，若阻塞宫颈管可引起宫腔积脓。②局灶型：多见于宫腔底部或宫角部，癌灶小，呈息肉或菜花状，易浸润肌层。

2. 镜检及病理类型

（1）内膜样腺癌：占80%~90%，内膜腺体高度异常增生，上皮复层，并形成筛孔状结构。癌细胞异型明显，核大、不规则、深染，核分裂活跃，分化差的腺癌腺体少，腺结构消失，成实性癌块。按腺癌分化程度分为Ⅰ级（高分化，G1）、Ⅱ级（中分化，G2）、Ⅲ级（低分化，G3）。分级越高，恶性程度越高。

（2）腺癌伴鳞状上皮分化：腺癌组织中含鳞状上皮成分，伴化生鳞状上皮成分者称为棘腺癌（腺角化癌），伴鳞癌者称为鳞腺癌，介于两者之间称为腺癌伴鳞状上皮不典型增生。

（3）浆液性癌：又称为子宫乳头状浆液性腺癌（UPSC），占1%~9%。癌细胞异型性明显，多为不规则复层排列，呈乳头状或簇状生长，1/3可伴砂粒体。恶性程度高，易有深肌层浸润和腹腔、淋巴及远处转移，预后极差。无明显肌层浸润时也可能发生腹腔播散。

（4）黏液性癌：约占5%，肿瘤半数以上由胞质内充满黏液的细胞组成，大多腺体结构分化良好，病理行为与内膜样癌相似，预后较好。

（5）透明细胞癌：占不足5%，多呈实性片状、腺管样或乳头状排列，癌细胞细胞质丰富、透亮，核呈异型性，或由靴钉状细胞组成。恶性程度高，易早期转移。

（三）转移途径

多数子宫内膜癌生长缓慢，局限于内膜或在宫腔内时间较长，部分特殊病理类型（浆液性腺癌、鳞腺癌）和低分化腺癌可发展很快，短期内出现转移。其主要转移途径为直接蔓延、淋巴转移，晚期可有血行转移。

1. 直接蔓延　癌灶初期沿子宫内膜蔓延生长，向上可沿子宫角波及输卵管，向下可累及宫颈管及阴道。若癌瘤向肌壁浸润，可穿透子宫肌层，累及子宫浆膜层，种植于盆腹膜、直肠子宫陷凹及大网膜。

2. 淋巴转移　为子宫内膜癌的主要转移途径。当癌肿累及宫颈、深肌层或癌组织分化不良时，易发生淋巴转移。

转移途径与癌肿生长部位有关：宫底部癌灶常沿阔韧带上部淋巴管网经骨盆漏斗韧带转移至腹主动脉旁淋巴结。子宫角或前壁上部病灶沿圆韧带淋巴管转移至腹股沟淋巴结。子宫下段或已累及子宫颈管癌灶的淋巴转移途径与子宫颈癌相同，可累及宫旁、闭孔、髂内、髂外及髂总淋巴结。子宫后壁癌灶可沿宫骶韧带转移至直肠淋巴结。约10%内膜癌经淋巴管逆行引流累及阴道前壁。

3. 血行转移　晚期患者经血行转移至全身各器官，常见部位为肺、肝、骨等。

【护理评估】

（一）健康史

询问患者有无不孕不育、绝经延迟等病史；有无月经紊乱、月经过多、绝经后阴道出血等情况；是否用过激素替代治疗及有无家族史。评估患者有无肥胖、高血压、糖尿病等子宫内膜癌的体质因素。

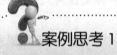

考点提示：

子宫内膜癌最典型的临床表现

（二）身体状况

1. 阴道流血　主要表现为绝经后阴道流血，量一般不多。尚未绝经者可表现为月经增多、经期延长或月经紊乱。子宫内膜癌极早期无明显症状，一旦出现症状，绝经后不规则阴道流血为最典型的症状。应从患者阴道出血的量及与月经周期、经期的关系进行详细评估。

2. 阴道排液　多为血性液体或浆液性分泌物，合并感染则有脓血性排液，恶臭。因阴道排液异常就诊者约占25%。详细了解患者阴道排液的量、色、性、味等。早期子宫内膜癌呈浆液性或浆液血性白带，晚期合并感染时出现脓性或脓血性排液，并有恶臭。

3. 下腹疼痛及其他　若癌肿累及宫颈内口，可引起宫腔积脓，出现下腹胀痛及痉挛样疼痛。晚期浸润周围组织或压迫神经可引起下腹及腰骶部疼痛。

4. 晚期癌症状　评估患者有无贫血、消瘦、发热、恶病质等晚期癌表现。

5. 妇检　早期无明显异常。病情逐渐发展时，子宫增大，稍软。晚期时，可见癌组织自宫颈口脱出，质脆，触之易出血。癌组织向周围浸润时，子宫固定，可于宫旁扪及结节状不规则肿块。

（三）辅助检查

考点提示：

确诊子宫内膜癌最常用、最可靠的方法

1. 分段诊刮　是确诊子宫内膜癌最常用、最可靠的方法。先环刮宫颈管，再进入宫腔刮取子宫内膜，标本分瓶做好标记，送病理检查。

2. 细胞学检查　是筛查子宫内膜癌的方法。采用特制的宫腔吸管或宫腔刷放入宫腔，吸取分泌物做细胞学检查，查找癌细胞。

3. 宫腔镜检查　可直接观察子宫内膜病灶的生长情况，并可取活组织送病理检查。

4. 其他检查　B超检查、淋巴造影、CT及血清CA125检测等。

案例思考 1

请结合本节的学习，思考回答
如何对案例中的患者进行确诊？

（四）心理-社会状况

子宫内膜癌多发于绝经后的妇女，此年龄段的妇女常有孤独感，表现为恐惧和焦虑、绝望。尤其是晚期癌症患者，迫切希望能采取各种方法减轻痛苦，延长生命。

（五）诊断与治疗要点

1. 诊断　根据患者阴道流血、流液等症状结合分段诊刮等辅助检查进行诊断。子宫内膜癌的分期，采用国际妇产科联盟（FIGO，2009年）修订的手术病理分期，见表21-1。

表21-1　子宫内膜癌手术病理分期（FIGO, 2009年）

分期	肿瘤范围
Ⅰ期	肿瘤局限于子宫体
ⅠA	肿瘤浸润深度<1/2肌层
ⅠB	肿瘤浸润深度≥1/2肌层
Ⅱ期	肿瘤侵犯宫颈间质,但无宫体外蔓延
Ⅲ期	肿瘤局部和(或)区域扩散
ⅢA	肿瘤累及浆膜层和(或)附件
ⅢB	阴道和(或)宫旁受累
ⅢC	盆腔淋巴结和(或)腹主动脉旁淋巴结转移
ⅢC1	盆腔淋巴结阳性
ⅢC2	腹主动脉旁淋巴结阳性伴(或不伴)盆腔淋巴结阳性
Ⅳ期	肿瘤侵及膀胱和(或)直肠黏膜和(或)远处转移
ⅣA	肿瘤侵及膀胱和(或)直肠黏膜
ⅣB	远处转移,包括腹腔内和(或)腹股沟淋巴结转移

2. 治疗要点　主要治疗方法为手术、放疗及药物(化学药物及激素)治疗。应根据肿瘤累及范围及组织学类型,结合患者年龄及全身情况制订适宜的治疗方案。

（1）手术治疗: 为首选的治疗方法。Ⅰ期患者行筋膜外全子宫切除及双侧附件切除术。Ⅱ期行改良广泛性子宫切除及双侧附件切除术,同时行盆腔淋巴结切除及腹主动脉旁淋巴结取样术。Ⅲ期和Ⅳ期的手术应个体化,以尽可能切除所有肉眼可见病灶为目的,手术范围也与卵巢癌相同,进行肿瘤细胞减灭术。

（2）放疗: 是治疗子宫内膜癌有效方法之一,分腔内照射及体外照射两种。

（3）化疗: 为晚期或复发子宫内膜癌综合治疗措施之一,也可用于术后有复发高危因素患者的治疗以期减少盆腔外的远处转移。常用化疗药物有顺铂、多柔比星、紫杉醇、环磷酰胺,氟尿嘧啶、丝裂霉素、依托泊苷等。可单独或联合应用,也可与孕激素合并应用。子宫浆液性癌术后应给予化疗,方案同卵巢上皮性癌。

（4）孕激素治疗: 主要用于晚期或复发癌,也可试用于极早期要求保留生育功能的年轻患者。其机制可能是孕激素与癌细胞孕激素受体结合形成复合物进入细胞核,延缓DNA和RNA复制,抑制癌细胞生长。孕激素以高效、大剂量、长期应用为宜,至少应用12周以上方可评定疗效。孕激素受体（PR）阳性者有效率可达80%。常用药物: 口服醋酸甲羟孕酮200~400mg/d; 己酸孕酮500mg,肌内注射每周2次。长期使用可有水钠潴留、水肿或药物性肝炎等副作用,停药后即可恢复。

【常见护理诊断/问题】

1. 焦虑/恐惧　与癌症的确诊、住院及手术治疗有关。

2. 舒适改变　与癌组织破溃、感染、肿瘤浸润周围组织或压迫神经有关。

3. 营养失调: 低于机体需要量　与阴道出血造成贫血或手术、放疗、化疗引起食欲下降、摄入减少有关。

4. 知识缺乏: 缺乏子宫内膜癌的相关知识。

5. 潜在并发症: 感染和损伤。

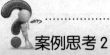

案例思考2

请结合本节的学习,思考回答
本案例的主要护理问题是什么?

【护理目标】

1. 患者恐惧感缓解,能主动配合治疗。

2. 患者舒适感增加。

3. 患者能主动摄食,增加营养,纠正营养失调。

4. 患者能说出与子宫内膜癌相关的治疗和护理知识。

5. 患者无感染发生或感染得到有效控制。

【护理措施】

(一)首要护理

1. 病情观察　手术患者术后6~7天阴道残端羊肠线吸收或感染可致残端出血,需严密观察并记录阴道出血情况,如发生大出血,应立即向医师汇报,并协助实施纱条填塞等止血措施。

2. 药物治疗的护理

(1)孕激素治疗:①教会患者口服药物的方法。常用甲羟孕酮200~400mg/d;己酸孕酮500mg,每周2次。②告知患者孕激素治疗一般用药剂量大,至少10~12周才能评价疗效,患者需要有配合治疗的耐心。③治疗过程中注意观察副作用,此药可引起药物性肝炎、水钠潴留、水肿等,一般副作用较轻,停药后会逐渐好转。

(2)抗雌激素制剂治疗:他莫昔芬(TMX)20~40mg/d,口服,可长期应用或分疗程应用。用药过程中注意观察药物副作用,如潮热、畏寒、急躁等类似围绝经期症状。还可引起骨髓抑制、阴道流血、恶心、呕吐等反应。如有异常,及时汇报,给予对症处理。

(3)化疗药物治疗:晚期不能手术或复发患者,可考虑使用化疗。一般按化疗常规进行护理。

3. 手术治疗的护理　做好分段诊刮患者的术前准备、术中配合及术后护理,刮出物应送病理学检查。告知患者手术是治疗子宫内膜癌的首选方法,只要全身情况能耐受,手术无禁忌证,均应行剖腹探查。手术前后的护理严格按腹部手术患者进行护理。

4. 放射治疗的护理　对患者讲解放疗的目的、方法、作用、副作用。按放疗患者护理。

(二)一般护理

1. 保持外阴清洁卫生,尤其对大量阴道排液患者应每日冲洗外阴1~2次,促进舒适,预防感染。

2. 注意患者进食状况,给予高蛋白、高维生素饮食;进食不足或全身营养状况极差者,应按医嘱给予支持疗法,静脉补充营养。出现恶病质者应加强观察,记录出入量,饮水不足时应按医嘱补液。

(三)心理护理

1. 热心与患者交谈,介绍有关疾病的知识,让患者正确认识疾病。给患者及家属讲明子宫内膜癌虽是一种恶性肿瘤,但转移晚,预后较好,缓解其恐惧、焦虑心理,增强治疗疾病的信心。

2.介绍病室环境,提供安静、舒适的睡眠环境,减少夜间不必要的治疗护理,必要时按医嘱使用镇静剂,以保证患者充分休息。

3.鼓励患者选择积极有效的应对方式,如听音乐,分散注意力,向家人、朋友或医护人员述说心理感受等。

【护理评价】

1.患者恐惧感是否得到缓解,能否主动配合治疗。

2.患者舒适感是否增加。

3.患者是否能主动摄食,营养失调是否纠正。

4.患者能否说出与子宫内膜癌相关的治疗和护理知识。

5.患者有无感染发生或感染是否得到有效控制。

【健康教育及随访】

出院前应教育患者定期随访,及时确定有无复发。随访时间为术后2年内,每3~6个月1次,术后3~5年,每6~12个月1次。如有症状随时检查。大力宣传定期进行妇科检查的重要性,中年妇女每1~2年接受1次防癌普查。对子宫内膜癌高危因素的人群应增加检查次数,尤其注意体重、血压、血糖的监测。对雌激素替代治疗者应严格用药指征,加强用药期间的监护。绝经过渡期月经紊乱及绝经后阴道流血患者应进行排除子宫内膜癌的检查,尽早接受正规治疗。

（李文平）

思 与 练

一、选择题

A1型题

1.子宫肌瘤可能的发病因素为

A.吸烟 　　　　B.酗酒 　　　　C.体内雌激素水平过高

D.生育过多 　　E.肥胖

2.患者,女性,32岁。因患子宫肌瘤入院。护士在采集病史时,应重点追溯的内容是

A.是否长期使用雌激素 　　B.高血压家族史 　　C.月经史

D.两便情况 　　E.饮食习惯

A2型题

3.患者,女性,38岁。体检:子宫处可扪及有蒂与子宫相连球状物,质地较硬。该患者的子宫肌瘤最可能是

A.宫体肌瘤 　　B.黏膜下肌瘤 　　C.浆膜下肌瘤

D.子宫颈肌瘤 　　E.子宫肌瘤钙化

4.初产妇,30岁,产后5天,下腹疼痛3天,发热1天。查体:恶露无异味,子宫增大。既往有子宫肌瘤史。首先考虑是

A.产褥感染 　　B.急性乳腺炎 　　C.尿路感染

D.肌瘤囊性变 　　E.肌瘤红色样变

5.患者,女性,50岁,孕1产1,2年前发现子宫肌瘤,一直服用药物。近半年来经量明显增多,子宫3个月妊娠大小。目前恰当的治疗方案应是

A.随访观察 　　B.激素治疗 　　C.子宫肌瘤切除术

D.子宫切除术 　　E.诊断性刮宫

6. 患者,女性,55岁,查体时发现子宫肌瘤,无月经周期的改变及其他不适主诉。妇科检查:子宫<2个月妊娠大小。最佳的处理方法是

　　A. 服抗贫血药物　　　　　B. 定期随访　　　　　　C. 子宫肌瘤切除术

　　D. 次全子宫切除术　　　　E. 激素治疗

7. 患者,女性,45岁,拟行经腹全子宫切除术,术前护士为其行阴道准备,正确的是

　　A. 术前5天每天冲洗1次　　B. 术前4天每天冲洗1次　　C. 术前3天每天冲洗2次

　　D. 术前1天每天冲洗2次　　E. 术前2天每天冲洗1次

8. 患者,女性,45岁,子宫肌瘤,全子宫切除术后。术后2周,患者适宜的活动是

　　A. 骑自行车郊游　　　　　B. 在电脑前工作　　　　C. 在家人协助下提重物

　　D. 一般生活料理　　　　　E. 形体训练

A3型题

(9~11题共用题干)

患者,女性,45岁,经量增多,经期延长2年,头晕、乏力2个月。妇科查体:子宫呈不规则增大,如孕3个月大小,表面结节状突起,质硬。

9. 首先考虑该患者的诊断是

　　A. 子宫颈癌　　　　　　　B. 子宫内膜癌　　　　　C. 浸润性葡萄胎

　　D. 子宫肌瘤　　　　　　　E. 绒毛膜癌

10. 为患者制订护理计划,护理诊断应**除外**

　　A. 焦虑　　　　　　　　　B. 活动无耐力　　　　　C. 自尊紊乱

　　D. 营养失调: 低于机体需求量　E. 潜存并发症: 贫血

11. 可能导致子宫内膜癌的因素是

　　A. 肥胖　　　　　　　　　B. 雌激素水平降低　　　C. 多产

　　D. 人乳头状病毒　　　　　E. 不良生活习惯

二、思考题

1. 子宫肌瘤常用的分类方法是什么？各类型子宫肌瘤的典型表现是什么？

2. 子宫内膜癌的"三早"具体是什么？

第二十二章

卵巢肿瘤妇女的护理

学习目标

1. 掌握卵巢肿瘤的主要护理问题；护理措施；健康教育。
2. 熟悉卵巢肿瘤患者的临床表现；并发症；转移途径；良、恶性肿瘤的鉴别；治疗原则。
3. 了解卵巢肿瘤病因；病理；分类；特点；辅助检查；护理评价。
4. 具有关爱、尊重妇科肿瘤患者的基本素质，保护患者隐私，尽力为病人减轻病痛。
5. 熟练掌握卵巢肿瘤患者术前、术后护理措施；能熟练配合医生为患者放腹水治疗；能为患者提供正确的健康教育。

案例导入

患者，女性，46岁，已婚。发现下腹部包块6个月，伴消瘦、腹胀3个月余入院。患者于半年前因下腹隐痛做B超提示"双侧卵巢肿物"，未治疗。查：营养差，神清，贫血貌。浅表淋巴结未触及肿大。心肺正常。腹部膨隆，无压痛及反跳痛，移动性浊音明显，下腹部可触及不规则包块，上达脐上3指，界清，质硬，表面凹凸不平，无压痛，肝脾未触及。妇检：经产型外阴，阴道畅，宫颈光滑，子宫轮廓不清。三合诊：可触及双侧附件肿物，分别为12cm×11cm×13cm以及8cm×7cm×7cm，实质感，表面不平，不活动，与盆壁紧密粘连，直肠受压，但肠壁软，无出血。患者因病情进展迅速，异常紧张。

考点提示：

卵巢恶性肿瘤是女性生殖器三大恶性肿瘤之一；致死率居妇科恶性肿瘤首位

【概述】

卵巢肿瘤（ovarian tumor）是常见的妇科肿瘤，可发生于任何年龄。其组织学类型繁多，但在不同年龄组分布有所变化。卵巢恶性肿瘤是女性生殖器常见的三大恶性肿瘤之一，由于卵巢位于盆腔深部，早期病变不易发现，晚期病例也缺乏有效的治疗手段,因此卵巢恶性肿瘤致死率居妇科恶性肿瘤首位,已成为严重威胁妇女生命和健康的主要肿瘤。直接蔓延及腹腔种植、淋巴转移是卵巢恶性肿瘤主要的转移途径,因此其转移特点是盆、腹腔内广泛转移灶,包括横膈、大网膜、腹腔脏器表面、壁腹膜以及腹膜后淋巴结等部位。即使外观肿瘤局限在原发部位,也可存在广泛微转移,其中以上皮性癌表现最为典型。卵巢肿瘤病因尚未明确。目前,环境和内分泌影响在卵巢肿瘤致病因素中备受重视。

知识链接

卵巢肿瘤组织学分类

卵巢发生学比较复杂,其肿瘤种类多属全身各器官肿瘤的首位,分类方法多,最常用的是世界卫生组织(WHO)的卵巢肿瘤组织学分类(2003年制订)。

1. 上皮性肿瘤 有良性、交界性、恶性之分。包括浆液性肿瘤、黏液性肿瘤(宫颈样型及肠型)、子宫内膜样肿瘤(包括变异型及鳞状分化)、透明细胞肿瘤、移行细胞肿瘤、鳞状细胞肿瘤、混合性上皮性肿瘤(注明各成分)、未分化和未分类肿瘤。

2. 性索-间质肿瘤 包括颗粒细胞-间质细胞肿瘤(颗粒细胞瘤及卵泡膜细胞瘤-纤维瘤)、支持细胞-间质细胞肿瘤(睾丸母细胞瘤)、混合性或未分类的性索-间质肿瘤、类固醇细胞肿瘤。

3. 生殖细胞肿瘤 无性细胞瘤、卵黄囊瘤、胚胎性癌、多胎瘤、非妊娠性绒毛膜癌、畸胎瘤、混合型。

4. 转移性肿瘤。

【护理评估】

(一)健康史

询问患者年龄,了解患病时间、经过、有无自觉症状,有无家族史;注意有无与发病密切相关的不良的环境因素、饮食情况及内分泌方面的高危因素。

(二)身体状况

1. 卵巢良性肿瘤 肿瘤生长缓慢,早期常无症状,常在妇检时偶然发现。随肿瘤增大会出现腹胀感,患者自己可从腹部触及肿物。肿瘤长大而占满盆腔时可产生压迫症状,如尿频、便秘、气急、心悸等。良性肿瘤一般无疼痛,只在发生并发症如扭转、破裂或继发感染时引起腹痛。腹部检查可触及轮廓清楚的肿物,叩诊实音,无移动性浊音。妇科检查可在子宫一侧或双侧触及囊性或实性的肿物,表面光滑,活动,与子宫不相连。

2. 恶性卵巢肿瘤 早期多无自觉症状,出现症状往往已到晚期。晚期主要症状为腹胀、腹部肿块、腹腔积液及其他消化道症状;部分患者可有消瘦、贫血等恶病质表现。肿瘤向周围组织浸润或压迫,可引起腹痛、腰痛或下肢疼痛;压迫盆腔静脉可出现下肢水肿;功能性肿瘤可出现不规则阴道流血或绝经后出血。妇科检查可在直肠子宫陷凹处触及质硬结节或肿块,肿块多为双侧,实性或囊实性,表面凹凸不平,活动差,与子宫分界不清,常伴有腹腔积液。有时可在腹股沟、腋下或锁骨上触及肿大的淋巴结。

3. 并发症

(1)蒂扭转:是卵巢肿瘤最常见的并发症,也是妇科常见的急腹症。好发于瘤蒂长、活

考点提示：

卵巢肿瘤的并发症有哪些？

动度大、中等大小及重心偏于一侧的肿瘤,如成熟畸胎瘤。常在体位突然改变,或妊娠期、产褥期子宫大小、位置改变时发生蒂扭转(图22-1)。卵巢肿瘤扭转的蒂由骨盆漏斗韧带、卵巢固有韧带和输卵管组成。发生急性扭转后,因静脉回流受阻,瘤内充血或血管破裂致瘤内出血,导致瘤体迅速增大。若动脉血流受

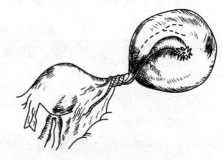

阻,肿瘤可发生坏死、破裂和继发感染。蒂扭转的典型症状是体位改变后突然发生一侧下腹剧痛,常伴恶心、呕吐甚至休克。双合诊检查可扪及压痛的肿块,以蒂部最明显。有时不全扭转可自然复位,腹痛随之缓解。治疗原则是一经确诊,尽快行手术治疗。手术时应先在扭转蒂部靠子宫的一侧钳夹后,再切除肿瘤和扭转的蒂,钳夹前不可先将扭转的蒂回复,以防血栓脱落造成重要器官栓塞。

图22-1 卵巢肿瘤蒂扭转

（2）破裂：约3%卵巢肿瘤会发生破裂。有自发性破裂和外伤性破裂。自发性破裂常因肿瘤发生恶性变,肿瘤快速、浸润性生长穿破囊壁所致。外伤性破裂则在腹部受重击、分娩、性交、妇科检查及穿刺后引起。症状轻重取决于破裂口大小、流入腹腔囊液的量和性质。小的囊肿或单纯浆液性囊腺瘤破裂时,患者仅有轻度腹痛;大囊肿或畸胎瘤破裂后,患者常有剧烈腹痛伴恶心呕吐。破裂也可以导致腹腔内出血、腹膜炎及休克。体征有腹部压痛、腹肌紧张,可有腹腔积液征,盆腔原存在的肿块消失或缩小。诊断肿瘤破裂后应立即手术,术中尽量吸净囊液,并涂片行细胞学检查;彻底清洗盆、腹腔。切除的标本送病理学检查。

（3）感染：较少见。多继发于蒂扭转或破裂。也可来自邻近器官感染灶,如阑尾脓肿的扩散。患者可有发热、腹痛、腹部压痛及反跳痛、腹肌紧张、腹部肿块及白细胞升高等。治疗原则是抗感染治疗后,手术切除肿瘤。感染严重者,应尽快手术去除感染灶。

（4）恶变：肿瘤生长迅速且为双侧性,应考虑有恶变可能,并应尽早手术。

（三）辅助检查

1. B超 是诊断卵巢肿瘤最主要的手段。B超可见肿瘤位置、形状、大小、性质及有无腹水。临床诊断符合率＞90%。但直径＜1cm的实性肿瘤不易测出。

2. 细胞学检查 经腹腔或后穹窿穿刺抽吸腹水查找癌细胞。如无腹水,则注入生理盐水后抽吸冲洗液检查,可协助诊断卵巢恶性肿瘤。

3. 腹腔镜检查 镜下可直视肿瘤情况,并可在可疑部位多点活检协助诊断。

4. 肿瘤标志物 卵巢肿瘤可释放抗原、激素及酶等多种产物,这些物质在患者血清中可通过免疫、生化等方法检测出,提示体内有某种肿物存在。

（1）AFP：是内胚窦瘤的最佳标志物。

（2）CA125：卵巢上皮性癌患者血清中CA125浓度高于正常。

（3）β-HCG：对于原发性卵巢绒癌有特异性。

（4）性激素：颗粒细胞瘤、卵泡膜细胞瘤具有产生雌激素功能,使患者体内雌激素水平升高。

（5）其他检查：X线检查、CT及MRI、淋巴造影。

（四）心理-社会状况

卵巢肿瘤可以是良性,也可以是恶性,患者担心肿瘤的性质及预后,检查期间注意患者

焦虑、恐惧等心理状况，一旦确诊为恶性肿瘤患者易出现悲观、绝望的心理反应。

（五）诊断与治疗要点

1. 诊断要点　根据患者腹部包块和腹痛、腹胀、发热、腹水、贫血、消瘦等症状体征，结合B超等辅助检查进行诊断。

（1）卵巢良性肿瘤与恶性肿瘤的鉴别见表22-1。

表22-1　卵巢良性肿瘤与恶性肿瘤的鉴别

项目	卵巢良性肿瘤	卵巢恶性肿瘤
年龄	育龄期女性	幼女、青年女性、绝经后女性
病史	病程长，逐渐长大	病程短，迅速长大
一般情况	良好	逐渐恶病质
症状	早期多无症状，肿瘤长大后在腹部扪及包块，出现腹胀、便秘、尿频、心悸、气急等	早期多无症状，肿瘤迅速长大，伴腹水，腹胀。晚期可出现贫血、消瘦、疼痛等症状
体征	多为单侧、囊性、包膜完整、表面光滑，活动性好，多无腹水	多为双侧、实性或囊实性、表面结节状、固定，常伴腹水，多为血性，可查到癌细胞
B超检查	为液性暗区，可有间隔光带，边缘清晰	液性暗区内有杂乱光团、光点、肿块边界不清

（2）临床分期：原发性卵巢恶性肿瘤的分期，采用国际妇产科联盟（FIGO，2006）制订标准，根据临床、手术和病理来分期，用以估计预后和比较疗效（表22-2）。

表22-2　卵巢恶性肿瘤的手术病理分期（FIGO，2006年）

分期	肿瘤范围
Ⅰ期	肿瘤局限于卵巢
ⅠA	肿瘤局限于一侧卵巢，包膜完整，卵巢表面无肿瘤；腹腔积液中未找到恶性细胞
ⅠB	肿瘤局限于双侧卵巢，包膜完整，卵巢表面无肿瘤；腹腔积液中未找到恶性细胞
ⅠC	肿瘤局限于单侧或双侧卵巢并伴有如下任何一项：包膜破裂；卵巢表面有肿瘤；腹腔积液或腹腔冲洗液有恶性细胞
Ⅱ期	肿瘤累及一侧或双侧卵巢，伴有盆腔扩散
ⅡA	扩散和（或）转移至子宫和（或）输卵管
ⅡB	扩散至其他盆腔器官
ⅡC	ⅡA或ⅡB，伴有卵巢表面有肿瘤，或包膜破裂，或腹腔积液或腹腔冲洗液有恶性细胞
Ⅲ期	肿瘤侵犯一侧或双侧卵巢，并有组织学证实的盆腔外腹膜种植和（或）局部淋巴结转移；肝表面转移；肿瘤局限于真骨盆，但组织学证实肿瘤细胞已扩散至小肠或大网膜
ⅢA	肉眼见肿瘤局限于真骨盆，淋巴结阴性，但组织学证实腹腔腹膜表面存在镜下转移，或组织学证实肿瘤细胞已扩散至小肠或大网膜
ⅢB	一侧或双侧卵巢肿瘤，并有组织学证实的腹腔腹膜表面肿瘤种植，但直径≤2cm，淋巴结阴性
ⅢC	盆腔外腹膜转移灶直径＞2cm和（或）区域淋巴结转移
Ⅳ期	肿瘤侵犯一侧或双侧卵巢，伴有远处转移。有胸腔积液且胸腔肿瘤细胞阳性为Ⅳ期；肝实质转移为Ⅳ期

2. 治疗要点

（1）良性肿瘤：应根据患者年龄、生育要求及对侧卵巢情况，决定手术范围。年轻、单侧肿瘤行患侧卵巢肿瘤剔除或卵巢切除术，保留同侧正常卵巢组织和对侧正常卵巢；双侧良性肿瘤应行肿瘤剔除术。绝经后妇女可行子宫及双侧附件切除术或单侧附件切除术。巨大良性囊性肿瘤可穿刺放液，待体积缩小后取出，但穿刺前须保护穿刺周围组织，以防被囊液污染。放液速度应缓慢，以免腹压骤降发生休克。

（2）恶性肿瘤：治疗原则是以手术为主，辅以化疗、放疗等综合治疗。

【常见护理诊断/问题】

1. 焦虑/恐惧　与担心肿瘤危及生命、手术会留下后遗症、化疗或放疗的作用有关。

2. 舒适的改变　与肿瘤压迫症状、肿瘤并发症及手术有关。

3. 营养失调：低于机体需要量　与恶性肿瘤的慢性消耗及接受化疗副作用有关。

4. 自理能力缺陷　与恶性肿瘤衰竭、手术、化疗等有关。

5. 有感染的危险　与手术、肿瘤并发症、机体抵抗力低等有关。

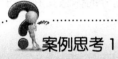

案例思考 1

请结合本节的学习，思考回答：

本案例的主要护理问题是什么？

【护理目标】

1. 患者能正确对待疾病，积极配合治疗。

2. 患者能叙述舒适的各项措施。

3. 患者营养合理，体重维持正常。

4. 患者生活能自理。

5. 患者住院期间无感染发生，生命体征维持在正常范围。

【护理措施】

（一）首要护理

1. 病情观察　注意观察患者腹痛的特点，如发生蒂扭转、破裂等，则可发生急性剧烈腹痛；恶性肿瘤浸润周围组织或压迫神经，可产生腰痛、下腹疼痛。重视盆腔肿块生长速度、质地，观察是否有气急、心悸、尿频、便秘等压迫症状出现及明显消瘦、贫血、水肿、衰竭等恶病质的表现。

2. 药物治疗的护理　多采用联合化疗，并以铂类药物为主。目前提倡大剂量顺铂腹腔内化疗，药物可直接作用于肿瘤，局部浓度大大高于血浆浓度，副作用较全身用药为轻，但仍有肾脏损害。

（1）腹腔化疗护理：注意手术后留置的腹腔化疗管是否脱落，保持化疗管局部干燥，出现腹水渗出时，应及时更换敷料。应于抽腹水后进行腹腔化疗，将化疗药物稀释后注入腹腔，注入后更换体位，使药物尽量接触腹腔每个部位。严密观察药物对机体的毒性反应，如发现有骨髓、肝、肾、心、肺及神经系统的不良反应，应及时报告医师并遵医嘱减量或停药，以免发生不可逆的毒性反应而致死。

（2）化疗期间的其他护理按化疗常规进行。

3. 手术治疗的护理　认真按腹部手术护理内容做好术前准备及术后护理,包括与病理科联系快速切片组织学检查事项及应对必要时扩大手术范围的需要。巨大卵巢肿瘤患者应准备沙袋,术后腹部置沙袋压迫,以防腹压骤降引起休克。

考点提示：

放腹水的注意事项

4. 放腹水时的护理　需放腹水者,备好腹腔穿刺用物,并协助医师完成操作过程。

放腹水过程中,严密观察患者反应、生命体征变化及腹水性状,并记录。一次可放腹水3000ml左右,不宜过多,速度宜缓慢,放腹水后腹部用腹带包扎,以免腹压骤降发生虚脱。

（二）一般护理

1. 饮食　向患者讲解营养对疾病治疗和康复的重要性,纠正不良的饮食习惯,给予高蛋白、高维生素及易消化的饮食。进食不足或全身状况极差者应给予支持治疗。按医嘱静脉补充营养,提高机体对手术及化疗的耐受力。

2. 休息　创造安静的休养环境,排除不必要的刺激,使患者得到充分的休息。肿瘤过大或腹部过度膨隆的患者,不能平卧时,应帮助患者取半卧位。

（三）心理护理

主动热情关心患者,使之尽快适应病区环境。建立良好的护患关系。耐心向患者及其家属讲解疾病有关知识、治疗方案、护理措施等,消除患者疑虑,以积极心态配合各种治疗护理。

？案例思考2

请结合本节的学习,思考回答:
如何对案例中的患者进行护理?

【护理评价】

1. 患者是否能正确对待疾病,能否积极配合治疗。

2. 患者能否叙述舒适的各项措施。

3. 患者是否营养合理,体重是否维持正常。

4. 患者生活是否能自理。

5. 患者住院期间有无感染发生,生命体征是否维持在正常范围。

【健康教育】

（一）健康知识宣教

1. 加强高危妇女的监测　高危人群无论年龄大小最好每半年接受一次检查,以排除卵巢肿瘤,必要时配合辅助检查,以提高阳性检出率。提倡高蛋白、富含维生素A的饮食,避免高胆固醇饮食,高危妇女口服避孕药有利于预防卵巢癌的发生。

2. 正确处理卵巢肿物

（1）卵巢实性肿瘤或囊肿直径＞5cm者,应及时手术切除。

（2）青春期前、绝经后或生育年龄口服避孕药的妇女，若发现卵巢肿大，应考虑为卵巢肿瘤。

（3）对于查体中发现卵巢小囊肿直径<5cm，疑为卵巢瘤样病变者(卵泡囊肿、黄体囊肿、黄素囊肿)暂行观察或口服避孕药，如为非赘生性肿物，一般追踪观察1~2个月，无需特殊治疗，囊肿会自行消失。

（4）有盆腔肿物诊断不清或治疗无效者，应及早行腹腔镜或剖腹探查术。

3. 凡乳癌、胃肠癌等患者，治疗后应严密随访，定期作妇科检查。

（二）出院指导

1. 生活指导　嘱患者术后两个月内应避免持重，要逐渐增加运动量，不可操之过急；根据术后恢复情况指导性生活。

2. 随访指导　良性肿瘤手术后的患者，术后1个月常规检查。恶性肿瘤患者应遵医嘱长期随访和监测，一般术后1年内，每月1次；术后第2年，每3个月1次；术后第3年，每6个月1次；3年以上，每年1次。向患者说明卵巢切除术后出现的潮热、阴道分泌物减少等属正常现象，可在医生指导下进行药物治疗。如有阴道分泌物异常、阴道流血等异常情况，随时就诊。

3. 手术后需加化疗或放疗者，应按医务人员的要求按时到医院进行各种治疗，并遵医嘱及时复查血常规、肝、肾功能。

（李文平）

思 与 练

一、选择题

A1型题

1. 卵巢肿瘤并发症中排名第一的是

　A. 蒂扭转　　　　B. 钙化　　　　C. 出血　　　　D. 破裂　　　　E. 液化

2. 诊断、确定卵巢癌分期及选择治疗方案的依据是

　A. CT检查　　　　　　　　B. 腹腔镜　　　　　　　　C. 淋巴造影检查

　D. 腹水中细胞学检查　　　E. 血清中肿瘤标记物测定

3. 卵巢肿瘤术后随访的时间，正确的是

　A. 术后1年内，每3个月1次　　　B. 术后第3年，每3个月1次　　　C. 术后第3年，每6个月1次

　D. 术后4~10年，每6个月1次　　　E. 术后10~20年，每2年1次

4. 卵巢良性肿瘤中最常见的类型是

　A. 浆液性囊腺瘤　　　　　　B. 成熟畸胎瘤　　　　　　C. 黏液性囊腺瘤

　D. 颗粒细胞瘤　　　　　　　E. 未成熟畸胎瘤

5. 卵巢癌患者放腹水的叙述中正确的是

　A. 一次放腹水约3000ml左右　　　　　B. 放腹水的速度宜快

　C. 一次放腹水的量不超过1000ml　　　D. 放腹水每小时800ml

　E. 放水的量应根据病员腹水多少而定，腹水多时多放，腹水少时则少放

6. 下列关于卵巢癌的描述，**不正确**的是

　A. 死亡率高居妇科恶性肿瘤之首　　　B. 治疗常用手术、放疗、化疗的综合治疗方案

　C. 早期不易发现，发现时往往已属晚期　　　D. 其发生与环境、内分泌无关

　E. 腹腔化疗后应注意变动体位，使药物充分与癌细胞接触，提高治疗效果

A2型题

7. 患者,女性,28岁,妇科检查:阴道、子宫未见异常,左侧附件可触及5cm×6cm×7cm囊性包块,表面光滑,活动良好。该患者首先考虑的疾病是

    A. 卵巢转移性肿瘤　　　　　B. 异位妊娠　　　　　C. 卵巢内膜样癌

    D. 卵巢良性肿瘤　　　　　　E. 子宫内膜异位症

8. 患者,女性,27岁。体检发现卵巢囊性肿物,直径3cm,月经正常,无其他主诉。恰当的处理是

    A. 每3个月复查1次　　　　　B. 择期患侧卵巢切除术　　　　　C. 预防性化疗

    D. 腹腔镜探查　　　　　　　E. 雄激素治疗

9. 女,38岁,停经52天,做人工流产术后3天。今晨起床活动突感右下腹疼痛,伴右腰部酸痛,恶心、呕吐,侧卧位时疼痛稍有减轻。体温:37℃,心率100次/分,血压13/9kPa,痛苦呻吟,全腹软,右下腹压痛明显,子宫正常大小,右角有压痛,子宫右侧后方可及张力高的囊块状物约8cm,活动受限,白细胞10×10^9/L,中性0.8。该病人最可能的诊断是

    A. 阑尾炎　　　　　　　　　B. 宫外孕　　　　　C. 盆腔炎

    D. 卵巢囊肿扭转　　　　　　E. 子宫内膜炎

10. 女,50岁,B超示卵巢增大5cm×8cm×6cm,剖腹见双侧卵巢增大,实质性,表面乳头生长,腹腔液内含有恶性变细胞。最佳手术方案为:

    A. 全子宫、双附件、大网膜切除术和腹膜后淋巴清扫术

    B. 子宫全切除术

    C. 全子宫及双附件切除术

    D. 子宫全切除及双附件和大网膜切除

    E. 子宫根治术和双侧盆腔淋巴结清扫术

二、思考题

1. 卵巢肿瘤的常见并发症有哪些?

2. 卵巢癌患者放腹水时如何护理?

第二十三章

滋养细胞疾病妇女的护理

 学习目标

1. 掌握葡萄胎、妊娠滋养细胞肿瘤的定义；葡萄胎、妊娠滋养细胞肿瘤的护理评估内容及护理措施。
2. 熟悉葡萄胎、妊娠滋养细胞肿瘤的病理变化；葡萄胎治疗后的健康教育内容；妊娠滋养细胞肿瘤的化疗护理。
3. 了解葡萄胎的发病原因；妊娠滋养细胞肿瘤病理变化；葡萄胎的治疗原则。
4. 具有识别并监测葡萄胎的能力；具有指导葡萄胎患者随访的能力；具有与患者及家属进行沟通，帮助和指导患者配合医护的能力。
5. 熟练掌握妊娠滋养细胞肿瘤患者的化疗技能。

第一节 葡萄胎妇女的护理

 案例导入

某女,28岁,因停经3个月,阴道少量流血20天伴恶心、呕吐入院。既往月经规律,6d/28~30d, G₂P₁,3年前自然分娩一女婴,无高血压及其他疾病史。全身检查: 一般状况好, BP 18/12kPa, 下腹膨隆。妇科检查: 阴道及宫颈有血迹,呈紫蓝色, 子宫增大明显,双侧附件区有增大约3cm囊性包块。宫底脐下两指,如妊娠4个月 大小,质软,未闻及胎心音。辅助检查: 血HCG 80 000U/L, B超显示宫腔内充满 不均质密集状回声,呈"落雪状",双侧附件区见到直径约3.5cm大小的囊性肿物。

【概述】

　　葡萄胎因为妊娠后胎盘绒毛滋养细胞增生、间质水肿,而形成大小不一的水泡,水泡见 借蒂相连成串,形如葡萄而名之,也称为水泡状胎块。葡萄胎可分为完全性葡萄胎和部分性 葡萄胎两类。发病高危因素有妊娠物染色体核型异常,如二倍体,系由一个细胞核却如或失 活的空卵与一个单倍体精子受精,经自身复制为2倍体(46,XX),或由一个空卵分别和两个单倍体精子（23, X和23, Y）同时受精而成（46, XY）。三倍体如69, XXY, 69, XXX, 69, XYY。完全性葡萄胎的镜下可见：可确认的胚胎或胎儿组织缺失；绒毛水肿；弥漫性滋养细胞增生；种植部位滋养细胞呈弥漫或显著的异型性。部分性葡萄胎镜下可见：有胚胎或胎儿组织存在；局限性滋养细胞增生；绒毛大小及其水肿程度明显不一；绒毛呈显著的扇贝样轮廓、间质内可见滋养细胞包涵体；种植部位滋养细胞呈局限和轻度的异型性。

【护理评估】

（一）健康史

询问患者的月经史、生育史、本次妊娠的反应，有无剧吐、阴道流血、下腹部不适等。若有阴道流血，应询问阴道流血的时间、量、颜色。并询问有无水泡状组织排出。患者及家属的既往疾病史，是否患有滋养细胞疾病病史。

（二）身体状况

1. 停经后阴道流血　80%以上患者会出现阴道流血，为最常见的症状。一般在停经8~12周左右开始不规律阴道流血，量多少不定。若大血管破裂，可造成大出血和休克，甚至死亡。葡萄胎组织有时可自行排出，但排出前和排出时常伴有大量流血。反复阴道流血若不及时治疗，可继发贫血和感染。

2. 子宫异常增大、变软　因葡萄胎迅速增大及宫腔内积血，约半数以上患者的子宫大于停经月份，质地变软，并伴HCG水平异常升高。约1/3患者的子宫与停经月份相符，另有少数子宫小于停经月份，原因可能与水泡退行性变有关。

3. 妊娠呕吐　多发生于子宫异常增大和HCG水平异常升高者，出现时间一般较正常妊娠早，症状严重且持续时间长。发生严重呕吐且未及时纠正者可导致水电解质平衡紊乱。

4. 子痫前期征象　多发生于子宫异常增大者，可在妊娠24周前出现高血压、蛋白尿和水肿，但子痫罕见。若早期妊娠发生子痫前期，要考虑葡萄胎可能。

5. 腹痛　因葡萄胎增长迅速和子宫过度快速扩张所致，表现为阵发性下腹痛，一般不剧烈，能忍受，常发生于阴道流血之前。若发生卵巢黄素化囊肿扭转或破裂，可出现急腹症。

6. 卵巢黄素化囊肿　大量HCG刺激卵巢卵泡内膜细胞发生黄素化而造成。常为双侧，但也可单侧，大小不等，最小仅在光镜下可见，最大可在直径20cm以上。黄素化囊肿一般无症状。由于子宫异常增大，在葡萄胎排出前一般较难通过妇科检查发现，多由B超发现。黄素化囊肿常在葡萄胎清宫后2~4个月自行消退。

完全性葡萄胎症状比不完全性葡萄胎症状典型，程度也常较重些。

（三）辅助检查

考点提示：

葡萄胎的最佳检查方法

1. B型超声检查　B型超声是一项可靠和敏感的辅助检查。典型超声图像为子宫大于相应孕周，无妊娠囊或胎心搏动，宫腔内充满不均质密集状或短条状回声，呈"落雪状"，水泡较大时则呈"蜂窝状"。常可测到双侧或单侧卵巢囊肿。

2. 人绒毛膜促性腺激素（HCG）测定　血清HCG测定是另一项重要辅助检查。葡萄胎时，血清HCG滴度明显高于正常孕周的相应值，而且在停经8~10周以后继续持续上升，约45%的完全性葡萄胎患者血清HCG水平在100 000U/L以上，最高可达24万U/L。有少数如部分性葡萄胎因绒毛退行性变而HCG升高不明显。

3. DNA倍体分析　流式细胞计数是最常用的倍体分析方法。完全性葡萄胎的染色体核型为二倍体，部分性葡萄胎为三倍体。

（四）心理-社会评估

疾病确诊后,患者及家属可有极大的不安,担心此次妊娠的结局及对今后生育的影响,并表现出对清宫手术的恐惧,对葡萄胎知识缺乏及预后的不确定性会增加患者的焦虑情绪。

（五）诊断与治疗要点

1. 诊断要点　根据病史,停经后不规则阴道流血,子宫异常增大,如阴道排出水泡状物,则可确诊; 临床症状结合B超见到"落雪状"回声图像也可确诊。

2. 治疗要点

（1）一旦确诊应迅速清除子宫腔内容物: 一般选用吸刮术。子宫小于妊娠12周可以一次刮净,子宫大于妊娠12周或术中感到一次刮净有困难时,可一周后行第二次刮宫。

（2）预防性化疗:可降低高危葡萄胎发生妊娠滋养细胞肿瘤的几率,因此仅适用于有高危因素和随访困难的完全性葡萄胎患者。

（3）子宫切除术:对年龄接近绝经、无生育要求者可行全子宫切除术,两侧卵巢可以保留。手术不作为常规处理,且手术后仍需要定期随访。

【主要护理问题/诊断】

1. 恐惧　与葡萄胎对健康的威胁及将要接受清宫手术有关。

2. 有体液不足的危险　与阴道流血、宫腔内积血有关,比如案例中的患者。

3. 有感染的危险　与阴道流血未及时纠正、贫血造成免疫力下降有关。

案例思考1

请结合本节的学习,思考回答:

本案例的主要护理问题是什么?

【护理目标】

1. 患者能正确认识手术,消除恐惧心理。

2. 患者能很好配合治疗和护理,血压正常。

3. 患者住院期间没有感染发生。

【护理措施】

（一）首要的护理

1. 配合医生治疗的护理　刮宫前配血备用,建立静脉通道,遵医嘱输液,并准备好缩宫素、抢救药品和物品,以防治大出血造成的休克。

2. 严密观察病情　观察阴道流血量的变化、腹痛程度、生命体征、患者意识等并记录。

（二）一般护理

1. 卧床休息,鼓励患者进高蛋白、高维生素、易消化饮食,对呕吐较重者,应遵医嘱静脉补充营养。

2. 病房保持空气流通、安静舒适,保持患者皮肤及外阴清洁。

（三）心理护理

通过护理活动与患者建立良好的护患关系,鼓励患者表达自己的情绪,给患者讲解葡萄胎疾病相关知识和清宫术的意义,消除患者的顾虑和恐惧情绪,增强治愈的信心。

案例思考2

请结合本节的学习,思考回答:
本案例的护理措施有哪些内容?

【护理评价】

1. 患者是否能够正确认识葡萄胎,消除恐惧感心理。

2. 患者是否积极配合改善血液循环情况,血压稳定。

3. 患者住院期间是否发生感染。

【健康教育及随访】

1. 应教会有阴道流血患者注意观察阴道流血量、性质及颜色等,及早发现异常并及时与医护人员联系。

2. 清宫术后每周查HCG 1次,直至连续3次阴性,以后每个月1次共6个月,然后再每2个月1次,一共6个月,自第一次阴性后共计1年。

3. 正确留置尿标本,一般情况下,以晨尿作为尿HCG酶联免疫检测的标本。

4. 随访期间应避孕,由于含雌激素的避孕要有促进滋养细胞生长的作用及宫内节育器易混淆子宫出血的原因,故避免使用药物避孕及宫内节育器,以采用阴茎套及阴道隔膜避孕为好。

5. 患者应进高蛋白、高维生素、富含营养素,易消化的食物,并保证休息与睡眠,促进患者康复。

案例思考3

请结合本节的学习,思考回答:
本案例的患者清宫术后该如何进行随访?

第二节　妊娠滋养细胞肿瘤妇女的护理

【概述】

妊娠滋养细胞肿瘤60%继发于葡萄胎妊娠,30%继发于流产,10%继发于足月妊娠或异位妊娠,其中侵蚀性葡萄胎全部继发于葡萄胎妊娠,绒癌可继发于葡萄胎妊娠,也可继发于非葡萄胎妊娠。即葡萄胎妊娠后可以继发侵蚀性葡萄胎或绒癌,而非葡萄胎妊娠后只继发绒癌。侵蚀性葡萄胎恶性程度一般不高,大多数仅造成局部侵犯,仅4%的患者并发远处转移,预后较好。绒癌恶性程度极高,发生转移早而广泛,在化疗药物问世以前,其死亡率高达90%以上。随着诊断技术及化疗的发展,绒癌患者的预后已得到极大的改善。

侵蚀性葡萄胎的大体检查可见子宫肌瘤内有大小不等的水泡状组织,宫内可有原发病灶,也可没有原发病灶。当病灶接近子宫浆膜层时,子宫表面可见紫蓝色结节。病灶可穿透子宫浆膜层或侵入阔韧带内。镜下可见水泡状组织侵入子宫肌层,有绒毛结构及滋养细胞增生和异型性。但绒毛结构也可退化,仅见绒毛阴影。

绒癌的大体观可见肿瘤侵入子宫肌层内,可突向宫腔或穿破浆膜,单个或多个,大小不等,无固定形态,与周围组织分界清,质地软而脆,海绵样,暗红色,伴明显出血坏死。镜下见细胞滋养细胞和合体滋养细胞成片状高度增生,明显异型,不形成绒毛或水泡状结构,并广泛侵入子宫肌层造成出血坏死。肿瘤不含间质和自身血管,瘤细胞靠侵蚀母体血管而获取营养物质。

【护理评估】

（一）健康史

询问患者的月经史、流产史、生育史,有无阴道流血、下腹部不适等。若有阴道流血,应询问阴道流血的时间、量、颜色。并询问有无水泡状组织排出。患者既往疾病史,是否患有滋养细胞疾病病史。

（二）身体状况

1.无转移滋养细胞肿瘤　大多数继发于葡萄胎妊娠。

（1）阴道流血:在葡萄胎排空、流产或足月产后,有持续的不规则阴道流血,量多少不定。也可表现为一段时间的正常月经后再停经,然后又出现阴道流血。长期阴道流血者可继发贫血。

（2）子宫复旧不全或不均匀增大:常在葡萄胎排空后4~6周子宫尚未恢复到正常大小,质地偏软。也可受肌层内病灶部分和大小的影响,表现出子宫不均匀性增大。

（3）卵巢黄素化囊肿:由于HCG的持续作用,在葡萄胎排空、流产或足月产后,双侧或一侧卵巢黄素化囊肿持续存在。

（4）腹痛:一般无腹痛,但当子宫病灶穿破浆膜层时可引起急性腹痛及腹腔内出血症状。若子宫病灶坏死继发感染也可引起腹痛及脓性白带。黄素化囊肿发生扭转或破裂时也可出现急性腹痛。

考点提示:
妊娠滋养细胞肿瘤的最常见转移部位

2.转移性滋养细胞肿瘤　多见于绒癌。肿瘤主要经血行播散,转移发生早而且广泛。最常见的转移部位是肺(80%),其次是阴道(30%),以及盆腔(20%)、肝(10%)和脑(10%)。由于滋养细胞的生长特点之一是破坏血管,所以各转移部位症状的共同特点是局部出血。

（1）肺转移:可以无症状,仅通过胸片或肺CT作出诊断。典型表现为胸痛、咳嗽、咯血及呼吸困难。

（2）阴道转移:转移灶常位于阴道前壁及穹窿,呈紫蓝色结节,破溃时引起不规则阴道流血,甚至大出血。

（3）脑转移:预后凶险,为主要的致死原因。脑转移的形成可分为3个时期,首先为瘤栓期,可表现为一过性脑缺血症状如猝然跌倒、暂时性失语、失眠等。继而发展为脑瘤期,即瘤组织增生侵入脑组织形成脑瘤,出现头痛、喷射样呕吐、偏瘫、抽搐直至昏迷。最后进入脑疝期,因脑瘤增大及周围组织出血、水肿造成颅内压进一步升高,脑疝形成,压迫生命中枢,最终死亡。

（4）其他转移:包括肝、脾、肾、膀胱、消化道、骨等,其症状视转移部位而异。

（三）辅助检查

1.血清HCG测定　HCG水平是妊娠滋养细胞肿瘤的主要诊断依据。对于葡萄胎后滋养细胞肿瘤,凡符合下列标准中的任何一项且排除妊娠物残留或再次妊娠即可诊断为妊娠滋养细胞肿瘤:①HCG测定4次高水平呈平台(±10%),并持续3周或更长时间;②HCG测定3次上升(>10%),并至少持续2周或更长时间。

2.超声检查　是诊断子宫原发病灶最常用的方法。

3.X线胸片　为常规检查。肺转移的典型表现为棉球状或团块状阴影。

4.CT和磁共振检查　有助于转移灶的诊断。

(四)心理-社会评估

疾病确诊后,患者及家属可有极大的不安,担心疾病的不良结局和治疗效果,对妊娠滋养细胞肿瘤知识缺乏及预后的不确定性会增加患者的焦虑情绪。

(五)医疗诊断与治疗要点

1.诊断要点　根据病史,原发灶症状如不规则阴道流血、腹痛等,转移灶症状如胸痛、咳嗽、咯血等可初步诊断;临床症状结合血HCG测定、B超、胸片甚至CT等检查可确诊。

2.治疗要点　治疗原则以化疗为主、手术和放疗为辅的综合治疗。

【常见护理诊断/问题】

1.活动无耐力　与腹痛、存在转移灶症状及化疗副作用有关。

2.恐惧　与疾病的恶性程度和治疗效果的不确定性有关。

3.有体液不足的危险　与阴道流血、肿瘤组织侵犯部位出血有关。

4.知识缺乏:缺乏妊娠滋养细胞肿瘤相关知识和化疗知识。

【护理目标】

1.患者活动耐力恢复。

2.患者消除对疾病的恐惧心理。

3.患者能很好配合治疗和护理,血压正常。

4.患者能正确认识恶性滋养细胞疾病肿瘤的知识。

【护理措施】

(一)首要的护理

1.配合医生诊治的护理　遵医嘱抽血查HCG、血常规等,严格遵医嘱使用化疗药物。

2.严密观察病情　观察患者阴道流血情况、有无咳嗽咯血、呼吸困难,有无头部不适、失眠、一过性晕厥等相关转移灶症状,发现异常及时与医生联系。

(二)一般护理

1.卧床休息,鼓励患者进高蛋白、高维生素、易消化饮食,对呕吐较重者,应遵医嘱静脉补充营养。促进大小便正常化。

2.病房保持空气流通、安静舒适,保持患者皮肤及外阴清洁。根据病情决定每日测量体温的次数。

(三)化疗的护理

1.严密观察化疗期间出现的副反应。观察有无牙龈出血、鼻出血、皮下淤血或活动性出血等倾向;观察有无腹痛、恶心、腹泻等肝脏损害的症状和体征;观察有无尿频、尿急、血尿等膀胱炎症状;观察有无肢体麻木、肌肉软弱、偏瘫等神经系统的副作用。如有异常立即通知医生并配合处理。

2.遵医嘱用药,严格"三查七对"。正确溶解和稀释药物,做到现配现用。一般常温下不超过1小时,尤其是氮芥类的药物。如果联合用药需根据药物的性质顺序使用。放线菌素

D、顺铂等需要避光的药物,使用时用避光罩或黑布包好。

3.保护静脉并预防药物外渗。从远端开始,有计划地穿刺,并使穿刺次数减少到最少。用药前,先注入少量生理盐水,确认针头在静脉中后再注入药物。一旦怀疑或发现药物外渗应重新穿刺,遇到局部刺激较强的药物,如氮芥、长春新碱、放线菌素D等外渗,应立即停止药物输入,局部可用生理盐水5ml加2%普鲁卡因1ml局部封闭,外渗24小时内局部冷敷,可减轻疼痛及防止药物扩散;48~72小时使用热敷,以促进药物吸收,减轻局部组织损伤。化疗结束前应用生理盐水冲管,以降低穿刺部位拔针后的残留浓度,起到保护血管的作用。

4.严密监测药物副反应

(1)造血功能障碍:是最常见和严重的副作用,主要表现为外周白细胞和血小板计数减少,表现为牙龈出血、鼻出血、皮下淤血、阴道出血,严重时贫血。定期测定白细胞计数,低于3.0×10^9/L,应与医生联系考虑停药。如白细胞计数低于1.0×10^9/L时要进行保护性隔离,减少探视,遵医嘱使用抗生素,输新鲜血或白细胞等。

(2)消化道反应:最常见的为恶心、呕吐,多数在用药后2~3天开始,5~6天达高峰,停药后逐步好转。一般不影响继续治疗。护理中注意有无电解质紊乱、口腔溃疡等发生,如有发生及时处理。

(3)其他系统的副反应:如药物中毒性肝炎表现为血转氨酶升高、上腹不适、恶心、呕吐、腹泻,一般停药后一定时期内即恢复正常。但未恢复正常不能继续化疗;某些药物对肾脏有一定毒性,肾功能正常才能进行化疗。应用甲氨蝶呤易出现皮疹,严重者可以引起剥脱性皮炎。应用放线菌素D常见脱发,患者1个疗程可全脱,但停药后均可生长。

(四)转移灶护理

1.肺转移患者的护理

(1)卧床休息:减轻患者消耗,有呼吸困难者给予半卧位并间断吸氧。

(2)治疗配合:遵医嘱给予镇静剂及化疗药物。

(3)大量咯血:避免发生窒息、休克。一旦咯血应立即通知医生,同时给予头低侧卧位并保持呼吸道通畅,叩击背部,排出积血。

2.阴道转移患者的护理

(1)卧床:预防出血,密切观察阴道有无溃破出血,禁做阴道检查和窥阴器检查。

(2)配血备用:做好各种抢救器械和药品的准备。发生大出血时,立即通知医生并配合抢救。用长纱条填塞阴道压迫止血,同时遵医嘱输血、输液,使用抗生素。监测生命体征并记录。

3.脑转移的护理

(1)严密观察病情:观察生命体征,记录液体出入量,观察有无水电解质紊乱症状,并做好记录。

(2)治疗配合:遵医嘱给予静脉补液,给予止血剂、脱水剂、吸氧、化疗等。

(3)预防并发症:采取必要的护理措施预防跌倒、咬伤、吸入性肺炎、角膜炎、压疮等发生。

(4)检查配合:做好HCG测定、腰穿、CT等项目的检查配合。

(5)昏迷、偏瘫患者:按相应的护理常规实施。

(五)心理护理

评估患者及家属对疾病的心理反应,了解患者既往面对应激情况的反应方式并指导正确的应对措施。对住院患者做好环境、医护人员的介绍,减轻患者的陌生感。向患者提供有关化疗及护理的信息,以减轻患者的恐惧和无助感,多鼓励患者心理痛苦和不安情绪的倾诉,减轻心理压力,以促进治疗效果,帮助患者及家属树立战胜疾病的信心。

【护理评价】

1. 患者是否恢复了活动耐力。

2. 患者是否消除对疾病的恐惧心理。

3. 患者是否能很好配合治疗和护理,血压正常。

4. 患者是否能正确认识恶性滋养细胞疾病肿瘤的知识。

【健康教育】

1. 保持外阴部清洁,每天外阴清洁2~3次。

2. 注意休息,并动静结合。

3. 进食营养丰富、全面的食物,如鸡蛋、牛奶、鱼、蔬菜水果等。并少食多餐。在避免辛辣的食物时,应照顾患者的饮食习惯。

4. 有阴道转移的患者应禁止性生活。

5. 定期检查肝、肾功能及血常规。

6. 临床痊愈出院后应严密随访,第1年内每个月1次,1年后每3个月1次,持续3年,再每年1次至5年,此后每2年1次。随访内容同葡萄胎。

（周立蓉）

思　与　练

一、选择题

A1型题

1. 葡萄胎术后随访的目的是

　　A. 及早发现妊娠　　　　　B. 及早发现恶变　　　　　C. 指导避孕

　　D. 检查清宫是否彻底　　　E. 了解盆腔恢复情况

2. 侵蚀性葡萄胎及绒癌最常见的转移部位是

　　A. 阴道转移　　　B. 脑转移　　　C. 肺转移　　　D. 肝转移　　　E. 消化道转移

3. 滋养细胞疾病共同病理变化特点是

　　A. 以血行转移为主　　　　B. 病变局限在宫腔内　　　　C. 保持完整的绒毛结构

　　D. 滋养细胞呈不同程度增生　　　E. 侵犯子宫肌层

4. 绒癌最可靠的确诊依据是

　　A. 阴道可见紫蓝色转移结节　　　　　　　B. X线胸片可见转移阴影

　　C. 卵巢黄素囊肿持续存在　　　　　　　　D. 病理检查只见滋养细胞而无绒毛结构

　　E. 葡萄胎清宫术后血HCG持续阳性

5. 葡萄胎确诊后的治疗原则是

　　A. 催产素静滴引产　　　　B. 子宫切除术　　　　C. 及时清除宫腔内容物

　　D. 预防性化疗　　　　　　E. 刮宫术

A2型题

6. 某妇女,30岁,停经3个月,不规律阴道流血1个月,查体:阴道排出血液中可见水泡状组织,子宫增大如孕5个月大小,首先考虑的医疗诊断是

　　A. 不全流产　　　B. 葡萄胎　　　C. 双胎妊娠流产　　　D. 子宫肌瘤　　　E. 子宫内膜癌

A3/A4型题

（7~8题共用题干）

某妇女,30岁,葡萄胎清宫术后5个月,阴道流血不净,时多时少,伴咳嗽咯血,血HCG 30 000U/L。

7.该患者首先考虑医疗诊断为

    A.肺结核   B.葡萄胎未清除   C.侵蚀性葡萄胎   D.再次葡萄胎   E.绒毛膜癌

8.该患者首选治疗方案为

    A.肺结核治疗   B.子宫切除   C.放疗   D.清宫术   E.化疗

（9~10题共用题干）

某女,30岁,因侵蚀性葡萄胎入院治疗。检查:BP 100/60mmHg,R 18次/分,P 93次/分,双合诊检查提示子宫丰满、质软,血HCG明显高于正常值。

9.应用化疗第3天,患者出现恶心、呕吐反应,正确的处理措施是

    A.嘱患者禁食   B.停用化疗药物   C.提供患者喜欢的可口饮食

    D.可选择流食   E.减少化疗药物用量

10.患者用药第5天出现口腔溃疡,以下做法**不正确**的是

    A.进食清凉、质软饮食   B.进餐前用丁卡因溶液局部镇痛

    C.进餐前局部涂冰硼酸   D.选择软毛牙刷刷牙

    E.生理盐水漱口

二、思考题

1.如何指导葡萄胎术后患者随访?

2.绒癌患者化疗的副作用及相应护理措施有哪些?

第二十四章

生殖内分泌疾病妇女的护理

学习目标

1. 掌握功血的概念、分类、护理评估、护理措施；闭经、痛经、绝经综合征的概念、护理评估、护理措施。
2. 熟悉无排卵、有排卵性功血的病因、临床表现及辅助检查，性激素用药护理原则；绝经综合征的病因、临床表现。
3. 了解无排卵、有排卵性功血的治疗要点；闭经的病因、分类及治疗要点；痛经及绝经综合征的治疗要点。
4. 具有尊重患者、与患者换位思考的意识及良好的护患沟通能力。
5. 熟练掌握功血患者激素治疗的给药方法并能进行指导用药技能。

第一节 功能失调性子宫出血妇女的护理

案例导入

某女，49岁，月经淋漓不净半月余，量时多时少，近1周有时伴头晕，不伴腹痛及其他不适。月经周期近半年不规则，由原来的30天变为20~40天不等，查体：生命体征正常，心肺听诊未见异常。妇科检查：生殖器官未见明显异常。G₂P₁，无高血压、心脏病及其他病史。辅助检查：血常规：WBC: 4.6×10^9/L, N: 67%, L: 33%, RBC: 3.2×10^{12}/L, HB: 97g/L, PLT: 223×10^9/L。

考点提示：

功血的概念

【概述】

功能失调性子宫出血（dysfunctional uterine bleeding, DUB）简称功血。是由于调节生殖的神经内分泌机制失常引起的异常子宫出血，而全身及内外生殖器官无明显器质性病变存在。常表现为月经周期不规律、经期延长、经量过多或有不规则阴道流血。功血分为无排卵性和排卵性两类，约80%~90%病例属于无排卵性功血，功血可发生于月经初潮至绝经间的任何年龄。

（一）病因及发病机制

1. 无排卵性功血　无排卵性功血多见于青春期和绝经过渡期妇女,也可发生于生育期。青春期下丘脑和垂体的调节功能尚未完全成熟,与卵巢间尚未建立稳定的周期性调节,尤其对雌激素的正反馈反应不敏感,不能释放足够的黄体生成素（LH）,导致卵泡刺激素（FSH）多于LH,使FSH与LH的比例失调,无排卵前LH高峰,卵巢不能排卵,无黄体形成,也不分泌孕激素而至月经异常。绝经过渡期卵巢功能衰退,剩余卵泡对垂体促性腺激素反应低下,雌激素分泌量锐减,对下丘脑、垂体负反馈作用减弱,正反馈作用也减弱,无排卵前LH高峰,卵巢不能排卵,出现月经异常。

2. 有排卵性功血　多见于生育期妇女,病因不十分清楚。有排卵性功血卵巢虽有排卵发生,但黄体功能异常,常见有两种类型:黄体功能不足和子宫内膜不规则脱落。黄体功能不足指月经周期中有卵泡发育及排卵,但因排卵后LH相对不足致黄体发育不全或黄体过早衰退,导致子宫内膜提前脱落而使月经周期缩短;子宫内膜不规则脱落指月经周期有排卵,但排卵后LH持续分泌致黄体萎缩不全,导致子宫内膜持续受孕激素影响,不能完整脱落修复止血使月经期延长。

（二）子宫内膜的病理变化

1. 无排卵性功血　根据体内雌激素水平的高低及作用时间的长短,及子宫内膜对雌激素的敏感性,可发生不同程度的增生性改变,少数可呈萎缩性改变。

2. 排卵性功血

（1）黄体功能不足:表现为分泌期子宫内膜腺体分泌不良,间质水肿不明显,或间质与腺体发育不一致。

（2）子宫内膜不规则脱落:表现为黄体功能良好但萎缩过程长,持续分泌少量孕激素,致使在月经周期第5~6天,仍能见到分泌期的子宫内膜。呈现混合型子宫内膜,即增生期内膜和分泌期内膜共存。

【护理评估】

（一）健康史

询问患者年龄、月经史、婚育史、避孕措施、既往史、有无慢性疾病（如肝脏疾病、血液病、高血压、代谢性疾病等）,了解患者发病前有无精神紧张、情绪打击、过度劳累及环境改变等引起月经紊乱的诱发因素,回顾发病经过如发病时间、目前阴道流血情况、流血前有无停经史及诊治经历、所用激素名称和剂量、效果、诊刮的病理结果等。

（二）身体状况

1. 无排卵性功血　可有各种不同的临床表现,常见的症状是子宫不规则出血,特点是月经周期紊乱,经期长短不一,出血量时多时少,量可少至点滴淋漓,或可多至大量出血,有时有数周至数月停经,然后出现不规则出血,血量往往较大,持续2~3周甚至更长时间,不易自止。少数表现为类似正常月经的周期性出血,但量较多。出血期不伴有下腹部疼痛或其他不适,出血多或时间长的病人常伴贫血,大量出血可导致休克。根据出血的特点,异常子宫出血分为:①月经过多:周期规则,但经量过多（>80ml）或经期延长（>7天）。②月经频发:周期规则,但短于21天。③不规则出血:周期不规则,经期延长而经量正常。④子宫不规则出血过多:周期不规则,经期延长,血量过多。出血期间一般不伴腹痛,询问有无贫血和感染。

2. 有排卵性功血

（1）黄体功能不足:表现为月经周期缩短,月经频发。有时月经周期虽在正常范围内,但因卵泡期延长,黄体期缩短,故不孕或早孕期流产发生率高。

（2）子宫内膜不规则脱落:表现为月经周期正常,但经期延长,多达9~10天,且出血量多。

（3）围排卵期出血:在两次月经中间即排卵期,由于雌激素水平短暂下降,使子宫内膜失去激素的支持而出现部分子宫内膜脱落引起的有规律性阴道出血,多数持续1~3天。

（三）辅助检查

考点提示:
功血的刮官的时间

1. 妇科检查　通过盆腔检查排除器质性病灶,常无异常发现。

2. 诊断性刮宫　无排卵性功血于经前期或月经来潮6小时内刮宫,子宫内膜病理检查见增生期或增生过长,而无分泌期的变化;不规则流血者可随时进行刮宫。子宫内膜不规则脱落者应在月经周期第5~6天诊刮,见子宫内膜增生期和分泌期共存现象。诊刮时应注意宫腔大小、形态、宫壁是否光滑,刮出物的性质和量。

3. B超检查　可了解子宫大小、形状、内膜厚度等。

4. 宫腔镜检查　直接观察子宫内膜情况,表面是否光滑,有无组织突起及充血。在宫腔镜直视下选择病变区进行活检,提高其诊断价值。

考点提示:
功血的基础体温曲线类型

5. 基础体温测定（BBT）　是测定排卵的简易可行方法。无排卵性功血基础体温无上升改变BBT呈单相曲线（图24-1）,提示无排卵。黄体功能不足者BBT呈双相型,但高温相小于11天（图24-2）。子宫内膜不规则脱落者,BBT呈双相型,但下降缓慢（图24-3）。

6. 宫颈黏液结晶检查　经前出现羊齿植物叶状结晶提示无排卵。

7. 其他　如血常规、阴道脱落细胞涂片检查、激素测定、妊娠试验、宫颈细胞学检查等。

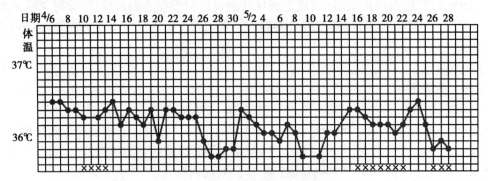

图24-1　基础体温单相型（无排卵性功血）

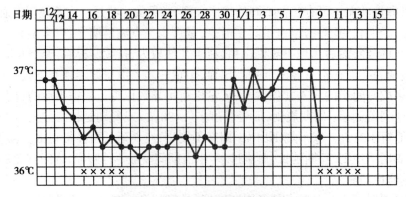

图24-2　基础体温双相型（黄体期短）

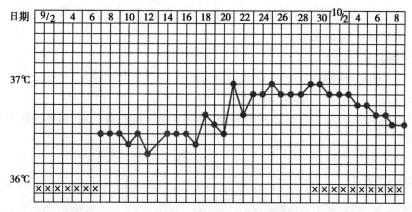

图24-3　基础体温双相型（黄体萎缩不全）

（四）心理-社会评估

患者常害羞或其他顾虑,不及时就诊,因大出血或出血时间长而感到焦虑和无助,给患者造成较大的精神压力。绝经过渡期的患者常常心存顾虑,担心是否恶变而到处求医。评估患者的焦虑程度和存在的思想压力。

（五）诊断与治疗要点

1. 诊断要点　根据患者出血的特点、有无诱因、年龄,结合辅助检查一般可诊断,功血本身是排除性诊断。

2. 治疗要点　无排卵性功血,青春期及生育期患者以止血、调整月经周期、促进排卵为主;绝经过渡期患者以止血、调整周期、减少经量,防止子宫内膜病变为治疗原则;有排卵性功血,以调整黄体功能为主。

（1）支持治疗:加强营养,改善全身状况。补充铁剂、维生素C和蛋白质。贫血严重者需输血。出血期间注意休息,流血时间长者给予抗生素预防感染。

（2）止血

> **考点提示:**
>
> 功血的治疗原则

1）药物止血:为功血的一线治疗,但应根据不同年龄的患者采取不同方法。使用性激素治疗时应周密计划,制订合理方案,主要有雌孕激素联合用药法、雌激素内膜生长法、孕激素内膜脱落法,雄激素适合于围绝经期患者,以减少月经量。

2）刮宫术:刮宫术不但可以迅速止血,还具有诊断价值。

3）辅助止血治疗:如一般止血药、矫正贫血、凝血功能等。

（3）调整月经周期:功血患者在止血后,必须调整周期,用药3个周期为一个疗程。常用的调整月经周期的方法有以下几种:

1）雌、孕激素序贯疗法:即人工周期,此法适用于青春期功血或育龄期功血内源性雌激素水平较低者。

2）雌、孕激素联合法:常用口服避孕药,可很好的调整周期,尤其适用于有避孕要求的患者。

3）孕激素法:适用于青春期或组织检查为增生期内膜的功血。

（4）促进排卵:适用于有生育要求的无排卵性功血患者,青春期一般不提倡应用。常用的药物有氯米芬、人绒毛膜促性腺激素、人绝经期促性腺激素和促性腺激素释放激素激动剂。

（5）手术治疗：对激素治疗无效或复发者、无生育要求,尤其年龄较大不易随访者,可行子宫内膜去除术或子宫切除术。

【常见护理诊断/问题】

1. 焦虑　与担心疾病性质和治疗效果有关。

2. 知识缺乏　与缺乏正确使用性激素的知识有关。

3. 有感染的危险　与子宫不规则出血、出血量多而导致严重贫血,机体抵抗力下降有关。

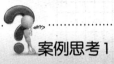

案例思考1

请结合本节的学习,思考回答

本案例的主要护理问题是什么?

【护理目标】

1. 患者情绪稳定,能够配合护理活动。

2. 患者获得与疾病有关的知识,能主动配合用药。

3. 患者住院期间没有发生感染。

【护理措施】

（一）首要护理

1. 配合医生治疗的护理　遵医嘱使用性激素。

（1）按时按量服用性激素,保持药物在血中的稳定程度,不得随意停服和漏服,坚持按疗程服药。用大剂量雌激素口服治疗时,部分患者可引起恶心、呕吐、头昏、乏力等副反应,故宜在睡前服用。严重者同时加服维生素B$_6$、甲氧氯普胺或镇静剂。长期用药者,需注意肝功能监测。

（2）药物减量必须按规定在血止后才能开始,每3天减量一次,每次减量不得超过原剂量的1/3,直至维持量。

（3）维持量服用时间,用于止血时从开始服药到维持量,持续21日周期结束。

（4）指导病人在治疗期间如出现不规则阴道流血,应及时就诊。

2. 严密观察病情　观察阴道流血量,生命体征,嘱患者保留出血期间使用的会阴垫及内裤,以便更准确地估计出血量。出血量较多者,督促其卧床休息,避免过度疲劳和剧烈活动。

3. 预防感染　严密观察与感染有关的征象,如体温、脉搏、子宫体压痛等,监测白细胞计数和分类,同时做好会阴护理保持局部清洁。如有感染征象,及时与医师联系并遵医嘱应用抗生素治疗。

（二）一般护理

1. 休息　出血多时嘱咐患者卧床休息,保证充足睡眠,避免剧烈运动。保持患者皮肤及外阴清洁。

2. 补充营养　鼓励患者进高蛋白、高维生素、富含铁剂、易消化饮食,向患者推荐含铁较多的食物如猪肝、豆角、胡萝卜、黑木耳等。制订适合于个人的饮食计划,以保证足够的营养。

（三）心理护理

1. 减轻患者不安心理,讲明病情,让患者了解此病是可治之症,进行精神鼓励,使病人积极配合治疗。

2. 月经调节受多种因素影响,因此要同家属取得联系,让她(他)们了解真实的病情,取得她(他)们的支持和理解。

3. 护士应主动介绍有关月经的生理卫生知识,针对不同的对象,耐心给予解释,消除思想负担,树立战胜疾病的信心。可使用放松术如听音乐、看书等缓解精神紧张。

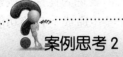

案例思考 2

请结合本病的学习,思考回答

本案例的护理措施有哪些内容?

【护理评价】

1. 患者情绪是否稳定,焦虑是否减轻或消失。

2. 患者是否按规定正确服用性激素,服药期间药物副反应程度是否减轻。

3. 患者是否未发生感染,体温是否正常。

【健康教育】

1. 加强营养,注意锻炼身体,尤其强调补充铁剂、钙和维生素,及时纠正贫血。

2. 经期禁止盆浴、性生活,避免剧烈运动。保持外阴清洁,防止继发感染。

3. 鼓励患者积极参加集体活动,保持心情愉快。

案例思考 3

请结合本病的学习,思考回答

你对本案例的患者如何进行健康教育?

第二节　闭经妇女的护理

考点提示:

闭经的概念

【概述】

闭经(amenorrhea)是妇科疾病中常见症状,而非疾病的诊断。根据其发生原因,闭经可分为生理性和病理性两大类,青春期前、妊娠期、哺乳期及绝经后的月经不来潮均属生理现象,本节不讨论。病理性闭经分为原发性闭经和继发性闭经两类。原发性闭经(primary amenorrhea)年龄超过15岁,第二性征已发育,月经还未来潮;或年龄超过13岁第二性征尚未发育,且无月经来潮者。继发性闭经(secondary amenorrhea)指正常月经建立后,月经停止6个月,或按自身原来月经周期计算停经3个周期以上者。

正常月经的建立和维持必须具备:①下丘脑-垂体-卵巢轴的神经内分泌调节;②卵巢周期性排卵;③子宫完整,子宫内膜对性激素的周期性反应;④下生殖道通畅,使月经能自阴道流出。其中任何一个环节发生障碍就会出现月经失调,甚至导致闭经。按病变解剖部位闭经可分为下丘脑性闭经,垂体性闭经,卵巢性闭经,子宫性闭经。

1.下丘脑性闭经　是最常见的一类闭经,以功能性原因为主。中枢神经系统-下丘脑功能失调可影响垂体功能,进而影响卵巢功能而引起闭经。

（1）精神应激:突然或长期精神压抑、过度劳累、精神紧张、忧虑过度、环境改变、寒冷、情感变化等,均可引起神经内分泌障碍导致闭经。

（2）特发性因素:是闭经中最常见的原因之一。其确切机制不明,但表现为促性腺激素释放激素（GnRH）的脉冲式分泌异常,这种改变与中枢神经系统的神经传递或下丘脑功能障碍有关。

（3）体重下降和营养缺乏:中枢神经对体重急剧下降极为敏感,而体重又与月经联系密切。单纯性体重下降或真正的神经性厌食均可诱发闭经。单纯性体重下降系指体重减轻标准体重的15%~25%。神经性厌食者通常由于内在情感的剧烈矛盾或为保持体形而强迫节食引起下丘脑功能失调。特征性的表现为进食障碍,进行性消瘦,GnRH的浓度降到青春期前水平,促性腺激素释放激素、促性腺激素和雌激素水平均低下而发生闭经。

（4）运动性闭经:剧烈运动和其他形式的训练如长跑、芭蕾和现代舞可引起闭经。原因是多方面的。初潮发生和月经的维持有赖于一定比例（17%~22%）的机体脂肪,若运动员机体肌肉/脂肪比率增加或总体脂肪减少,可使月经异常。因为脂肪是合成甾体激素的原料。另外,运动加剧后GnRH释放受到抑制可引起闭经。目前认为体内脂肪减少和营养不良引起瘦素水平下降,是生殖轴功能受抑制的机制之一。

（5）药物性闭经:长期应用某些药物如吩噻嗪衍生物（奋乃静、氯丙嗪）、利血平等通过抑制下丘脑多巴胺使垂体分泌催乳素增加,偶尔也可引起闭经和异常乳汁分泌。甾体类避孕药对下丘脑分泌GnRH的抑制可引起闭经。药物性抑制所致的闭经泌乳综合征常常是可逆的,一般在停药后3~6个月月经可自然恢复。

（6）颅咽管瘤:是垂体、下丘脑性闭经的罕见原因,瘤体增大压迫下丘脑和垂体柄时,可引起闭经、生殖器官萎缩、肥胖、颅压增高、视力障碍等症状,称为肥胖生殖无能营养不良症。

2.垂体性闭经　主要病变在垂体。腺垂体器质性病变或功能失调使促性腺激素的分泌降低,继而影响卵巢功能而引起闭经。如垂体肿瘤、腺垂体功能减退（Sheehan综合征）、垂体梗死、原发性垂体促性腺功能低下。

3.卵巢性闭经　闭经的原因在卵巢。卵巢性激素水平低落,子宫内膜不发生周期性变化而导致闭经。如先天性卵巢发育不全或缺如、卵巢功能早衰、卵巢已切除或组织被破坏、卵巢功能性肿瘤和多囊卵巢综合征等。

4.子宫性闭经　闭经的原因在子宫。此时月经调节功能正常,第二性征发育也往往正常,但子宫内膜受到破坏或对卵巢激素不能产生正常的反应,从而引起闭经。如先天性无子宫、子宫内膜损伤、子宫内膜炎、子宫切除后或子宫腔内放射治疗后。

5.先天性下生殖道发育异常　包括处女膜闭锁,阴道缺如等均可引起经血引流障碍而闭经。

6.其他内分泌功能异常　肾上腺、甲状腺、胰腺等功能异常也可引起闭经。常见的疾病为甲状腺功能减退或亢进、肾上腺皮质功能亢进、肾上腺皮质肿瘤、糖尿病等均可通过下丘脑影响垂体功能而造成闭经。

【护理评估】

（一）健康史

询问患者在婴幼儿期生长发育过程,有无先天性缺陷或其他疾病。询问家族中有无相同疾病者。详细询问月经史,包括初潮年龄、第二性征发育情况、月经周期、经期、经量、有无痛经,了解闭经前月经情况。已婚妇女询问其生育史及产后并发症。评估闭经时间及伴随症状,发病前有无引起闭经的诱因如精神因素、环境改变、体重增减、剧烈运动、各种疾病及用药的影响等。

（二）身体状况

1. 年满15岁无月经来潮,或以往月经规律目前月经停止6个月以上。

2. 注意患者精神状态、营养、全身发育状况、身高、体重、智力情况、躯干和四肢的比例,观察有无多毛,注意患者第二性征发育情况,如音调、乳房发育、阴毛及腋毛情况、骨盆等。并挤双侧乳头观察有无乳汁分泌。

（三）辅助检查

1. 妇科检查　注意内、外生殖器的发育,有无缺陷、畸形和肿瘤。已婚妇女可用阴道窥器暴露阴道和宫颈,通过检查阴道壁厚度及宫颈黏液了解体内雌激素的水平。

2. 子宫功能检查　主要了解子宫、子宫内膜状态及功能。

（1）诊断性刮宫:适用于已婚妇女。用以了解宫腔深度和宽度,子宫颈管或宫腔有无粘连。刮取子宫内膜作病理学检查,可了解子宫内膜对卵巢激素的反应,还可以确定子宫内膜结核的诊断,刮出物同时作结核菌培养。

（2）子宫输卵管碘油造影:了解宫腔形态、大小及输卵管情况,用以诊断生殖系统发育不良、畸形、结核及宫腔粘连等病变。

（3）宫腔镜检查:在直视下观察子宫腔及内膜有无宫腔粘连、可疑结核病变,常规取材送病理学检查。

（4）药物撤退试验:以评估体内雌激素水平,确定闭经程度。

1）孕激素试验:服用孕激素(黄体酮或甲羟孕酮)5~10天,停药3~7天后出现撤药性出血(阳性反应),提示子宫内膜已受一定水平的雌激素影响。如停药后无撤药性出血(阴性反应),应进一步作雌、孕激素序贯试验。

2）雌孕激素序贯试验:对孕激素试验阴性的患者进行,停药后出现撤退性出血,可以了解子宫和下生殖道情况。每晚服用雌激素20天,最后10天加用孕激素,停药后3~7天发生撤药性出血为阳性,提示子宫内膜功能正常,可排除子宫性闭经,闭经是由于患者体内雌激素水平低落所致,应进一步寻找原因。若无撤药性出血为阴性,可再重复试验一次,若两次试验均阴性,提示子宫内膜有缺陷或被破坏,可诊断为子宫性闭经。

3. 卵巢功能检查

（1）基础体温测定:基础体温在正常月经周期中显示双相型,即月经周期后半期的基础体温较前半期上升0.3~0.5℃,提示卵巢功能正常,有排卵或黄体形成。

（2）阴道脱落细胞检查:涂片见有正常周期性变化,提示闭经原因在子宫。涂片中见中、底层细胞,表层细胞极少或无,无周期性变化,若FSH升高,提示病变在卵巢。涂片表现不同程度雌激素低落,或持续轻度影响,若FSH、LH均低,提示垂体或以上中枢功能低下引起的闭经。

（3）宫颈黏液结晶检查:羊齿状结晶越明显、越粗,提示雌激素作用越显著。若涂片上见成排的椭圆体,提示雌激素作用的基础上已受孕激素影响。

（4）血甾体激素测定:作雌二醇、孕酮及睾酮的放射免疫测定。若雌、孕激素浓度低,提示卵巢功能不正常或衰竭;若睾酮值高,提示有多囊卵巢综合征、卵巢男性化肿瘤或睾丸女性化等疾病的可能。

（5）B超监测：从月经周期第10天开始用B超动态监测卵泡发育及排卵情况。卵泡直径达18~20mm时为成熟卵泡，估计约在72小时内排卵。

（6）卵巢兴奋试验：又称尿促性素（HMG）刺激试验，若卵巢对垂体激素无反应，提示病变在卵巢；若卵巢有反应，则病变在垂体或垂体以上。

4.垂体功能检查　雌激素试验阳性提示病人体内雌激素水平低落。为确定原发病因在卵巢、垂体或下丘脑，需作以下检查：

（1）血催乳激素（PRL）、FSH、LH放射免疫测定：PRL＞25/L见时称高催乳激素血症，PRL升高时应进一步作头颅CT或核磁共振（MRI）检查，以排除垂体肿瘤；FSH＞40U/L升高提示卵巢功能衰竭；LH＞25U/L升高高度怀疑多囊卵巢；FSH、LH均＜5U/L，提示垂体功能减退，病变可能在垂体或下丘脑。

（2）垂体兴奋试验：又称Gn-RH刺激试验，用以了解垂体功能减退起因于垂体或下丘脑。静脉注射LHRH15~60分钟后LH较注射前高2~4倍以上，说明垂体功能正常，病变在下丘脑；若经多次重复试验，LH值仍无升高或增高不显著，提示引起闭经的病变在垂体。

（3）影像学检查：有垂体肿瘤时应作蝶鞍X线摄片，阴性时需再作CT或MRI检查。疑有子宫畸形、多囊卵巢、肾上腺皮质增生或肿瘤时可作B超检查。

5.其他检查　有先天性畸形者，应作染色体核型分析及分带检查。考虑闭经与甲状腺功能异常有关者应测定血T3、T4、TSH。闭经与肾上腺功能有关时可作尿17-酮、17-羟类固醇或血皮质醇测定。

（四）心理-社会评估

患者常常担心闭经对自己的健康、性生活和生育能力的影响。病程过长及反复治疗效果不佳时会加重患者和家属的心理压力，表现为情绪低落，对治疗和护理丧失信心，形成恶性循环。

（五）诊断与治疗要点

1.诊断要点　根据病史、辅助检查寻找闭经的原因。

2.治疗要点　纠正全身健康情况，进行心理和病因治疗，因某种疾病或因素引起的下丘脑-垂体-卵巢轴功能紊乱者，可用性激素替代治疗。

（1）全身治疗：由于闭经的发生与神经内分泌的调控有关，因此全身体质性治疗在闭经治疗中占有重要地位，此外要经常进行适当体力劳动和锻炼。

（2）心理治疗：在闭经中占重要位置。如精神性闭经应行精神心理疏导疗法，神经性厌食症者应进行精神心理方面的治疗。

（3）激素治疗：①性激素替代疗法，常用雌激素替代疗法，雌、孕激素序贯疗法和雌、孕激素联合用药；②诱发排卵药物：下丘脑垂体性闭经而卵巢功能存在且要求生育者，可根据临床情况选用促排卵药如氯米芬、溴隐亭治疗。

（4）病因治疗及辅助生殖技术。

【常见护理诊断/问题】

1.自尊紊乱　与长期闭经及治疗效果不明显，对自我或自我能力的评价和感觉消极有关。

2.焦虑　与担心疾病对健康、性生活、生育的影响有关。

3.功能障碍性悲哀　与担心丧失女性形象有关。

【护理目标】

1. 患者能够接受闭经的事实,客观地评价自己。

2. 患者能主动诉说病情及担心的问题。

3. 患者能够积极主动配合检查、治疗和护理。

【护理措施】

（一）首要护理

1. 观察患者的病情变化,协助医生对患者进行全面体格检查及治疗。

2. 指导合理用药　说明性激素的作用、副反应、剂量、具体用药方法、时间等问题,指导其按医嘱用药。

（二）一般护理

加强营养,适当锻炼,增强体质,保持愉快心情,保证睡眠,注意劳逸结合。

（三）心理护理

建立良好的护患关系,鼓励患者表达自己的感情,对健康问题、治疗和预后提出问题。向患者提供诊疗信息,帮助其澄清一些观念,解除患者担心疾病及其影响的心理压力。促进患者与社会的交往,鼓励患者与家人多沟通交流,参与力所能及的社会活动。

【护理评价】

1. 患者是否以客观的态度评价自我。

2. 患者是否主动与他人交流病情及治疗效果。

3. 患者是否保持良好的情绪,积极遵循正规治疗方案,寻求理解和支持。

【健康教育】

1. 鼓励患者加强锻炼,注意劳逸结合,供给足够营养,维持标准体重,增强体质。

2. 促使患者多参加集体活动,多与人沟通,保持乐观心态,正确对待疾病。

3. 向患者解释闭经的原因及诊治程序,使患者积极配合检查和治疗。

第三节　痛经妇女的护理

考点提示：

原发性痛经的概念及原因

【概述】

痛经(dysmenorrhea)是指行经前后或月经期出现下腹部疼痛、坠胀、伴腰酸或其他不适,症状严重影响生活生活质量者。痛经分为原发性和继发性两类,前者指生殖器官无器质性病变的痛经,临床上多见,占痛经90%以上,原发性痛经的发生主要与月经时子宫内膜前列腺素含量增高有关。后者指由于盆腔器质性疾病如子宫内膜异位症、盆腔炎或宫颈狭窄等引起的痛经。本节只叙述原发性痛经。

【护理评估】

（一）健康史

询问患者的年龄、月经史与婚育史,询问诱发痛经相关的因素,疼痛与月经的关系,发生的时间、部位、性质及程度,是否服用止痛药缓解疼痛,用药量及持续时间,疼痛时伴随的症状以及自觉最能缓解疼痛的方法和体位。

（二）身体状况

1. 疼痛的时间　痛经常发生于初潮后1~2年内,以青春期多见。疼痛多在月经来潮后开始或最早出现在经前12小时,第一日疼痛最剧烈,持续2~3天后缓解。

2.疼痛的性质 常呈痉挛性疼痛,可放射到大腿内侧及腰骶部。

3.伴随症状 疼痛时伴有恶心、呕吐、腹泻、头晕、乏力等症状。

4.体征 妇科检查无阳性体征。

(三)辅助检查

为排除盆腔病变,可作超声检查、腹腔镜检查、子宫输卵管造影、宫腔镜检查,用于排除子宫内膜异位症、子宫肌瘤、盆腔粘连、感染等器质性疾病。

(四)心理-社会评估

由于每次月经期的严重疼痛,使患者产生恐惧来月经的心理,常常感到焦虑、害怕。因精神紧张得不到充足的睡眠和休息,进而影响身体健康、工作、学习和生活质量。

(五)诊断与治疗要点

1.诊断要点 根据病史,每次来月经严重的疼痛,妇科检查及辅助检查无阳性体征,则可诊断。

2.治疗要点

(1)一般治疗:重视心理治疗,避免激动和过度疲劳,疼痛不能忍受时使用镇痛、镇静、解痉药。

(2)药物治疗:前列腺素合成酶抑制剂,治疗有效率达80%以上;口服避孕药通过抑制排卵减少月经血前列腺素的合成含量,使用于要求避孕的痛经妇女,有效率达90%以上;还可配合中医中药治疗。

【常见护理诊断/问题】

1.疼痛:腹痛 与月经期子宫收缩、子宫肌组织缺血缺氧、刺激疼痛神经元有关。

2.恐惧 与长时期痛经造成的精神紧张有关。

3.睡眠型态紊乱 与痛经有关。

【护理目标】

1.患者的疼痛症状缓解。

2.患者月经来潮前及经期无恐惧感。

3.患者在月经期得到足够的休息和睡眠。

【护理措施】

(一)首要护理

1.配合医生治疗的护理 痛经严重时遵医嘱给予止痛药。

2.严密观察病情 观察疼痛的程度,询问疼痛出现和持续的时间,有无伴随症状。

(二)一般护理

经期避免剧烈运动,注意休息,保证充足睡眠,注意保暖,鼓励患者进高蛋白、高维生素、易消化饮食,勿食生冷和辛辣食物。

(三)心理护理

鼓励患者表达自己的情绪,向患者讲解月经的相关知识,正确对待月经期的不适,增强自我控制能力,消除患者的顾虑和恐惧情绪,增强自信心。鼓励患者与外界交往、谈心,分散注意力,有助于缓解症状。

【护理评价】

1.患者疼痛症状是否减轻,是否能够列举疼痛减轻的应对措施。

2.患者恐惧的行为表现和体征是否减少,心理和生理上的舒适感是否增加。

3.患者是否在月经期睡眠良好。

【健康教育】

1.进行月经期保健教育,注意月经期卫生,经期禁止性生活,加强经期保护,注意保暖,预防感冒,加强营养,保证休息。

2.重视心理护理,关心并理解患者的不适及恐惧心理,解除其焦虑情绪。

第四节　绝经综合征妇女的护理

【概述】

绝经综合征(menopause syndrome)是指妇女在绝经前后出现性激素波动或下降所致的一系列躯体、精神心理症状。绝经是女性生命进程中的必然过程,绝经分为自然绝经和人工绝经两种。自然绝经是由于卵巢内卵泡生理性耗竭而引起月经停止,人工绝经是指手术切除双侧卵巢或放射治疗等所致卵巢功能的丧失。人工绝经妇女更易发生围绝经期综合征。绝经前后最明显的变化是卵巢功能衰退,导致血中雌、孕激素水平降低,从而影响下丘脑、垂体的功能,是引起绝经综合征的主要原因。另外,与神经递质及种族、遗传因素也有关。

【护理评估】

（一）健康史

对40岁以上的妇女,若月经增多或不规则阴道出血,并出现精神神经症状,必须详细询问并记录病史,包括月经史、生育史、肝病、高血压及其他内分泌疾病等。

考点提示:

绝经综合征身体状况

（二）身体状况

1.近期症状

（1）月经紊乱:是绝经过渡期的常见症状,表现为月经周期不规则,经期持续时间长及经量的增多或减少,个别妇女可表现为直接闭经。

（2）血管舒缩症状:主要表现为潮热,由雌激素降低所致。其特点为反复出现短暂的面部和颈部及胸部皮肤阵阵发红,伴有潮热,继之出汗。持续时间一般为1~3分钟。每日发作数次至十余次不等,可历时1年至几年不等。潮热严重时可影响妇女的生活及工作。

（3）自助神经失调症状:常有心悸、眩晕、头痛、失眠等症状。

（4）精神神经症状:常表现为注意力不集中,情绪波动大,如易焦虑、激动,有时出现抑郁、情绪低落、记忆力减退等。也有一些妇女认为绝经后解脱了妇女生理上的烦恼,反而可以焕发出青春的活力。

2.远期症状

（1）泌尿生殖道症状:主要表现为泌尿生殖道萎缩的症状,如阴道干燥、性交困难及反复阴道感染,排尿困难、尿痛、尿急等尿路感染反复发生。

（2）骨质疏松:50岁以上妇女超半数可发生骨质疏松,一般发生在绝经5~10年内,常发生在椎体。

（3）阿尔茨海默病:患病风险比男性高,可能与绝经后内源性雌激素水平降低有关。表现为老年痴呆、记忆丧失、失语失认及性格行为改变等。

（4）心血管病变：因糖脂代谢异常增加，冠心病、动脉硬化的发病风险较绝经前明显增加。

（三）辅助检查

1. 妇科检查　发现外阴萎缩，大、小阴唇变薄，皱襞减少，阴道萎缩，如合并感染，阴道分泌物增多，味臭，子宫颈及子宫萎缩变小，尿道口因萎缩而呈红色。

2. 血常规、血小板计数、出凝血时间检查　了解贫血程度及有无出血倾向。

3. 心电图及血脂检查　胆固醇增高主要是 β 脂蛋白。

4. 宫颈刮片　排除宫颈癌。

5. 分段诊断性刮宫　除外器质性病变。

6. 其他　骨密度检查、B超、X线、阴道脱落细胞、膀胱镜检查、腹腔镜等检查。

（四）心理-社会评估

患者常因不自主的血管舒缩症状及精神神经症状的出现而影响日常工作和生活，大多会出现情绪低落、抑郁等。有些患者由于家庭和社会环境的改变而加重身体和精神负担，如子女长大离家自立、父母年迈或去世、自己容貌的改变、工作改变等引起心情不愉快、孤独、忧虑、多疑等。

（五）诊断与治疗要点

1. 诊断要点　根据病史，年龄及出现典型的血管舒缩症状和精神神经症状，则可诊断；临床症状结合激素检查及其他辅助检查可进一步明确诊断。

2. 治疗要点

（1）一般治疗：围绝经期精神症状可因神经类型不稳定或精神状态不健全而加剧，故应进行心理疏导。必要时可选用适量的镇静药以助睡眠，谷维素调节自主神经功能，治疗潮热症状。为预防骨质疏松，应坚持体格锻炼，增加日晒时间，饮食注意摄取足量蛋白质及含钙丰富食物，并补充钙剂。

（2）激素替代治疗（ hormone replacement therapy，HRT ）：激素替代治疗是一种医疗措施。当机体缺乏性激素，并由此发生或将会发生健康问题时，需要外源地给予具有性激素活性的药物，以纠正与性激素不足有关的健康问题，从而改善生活质量。

【常见护理诊断/问题】

1. 自我形象紊乱　与月经紊乱、出现精神和神经症状等绝经综合征症状有关。

2. 焦虑　与围绝经期内分泌改变、家庭和社会环境改变、个性特点、精神因素等有关。

3. 有感染的危险　与卵巢功能减退，局部抵抗力低下有关。

【护理目标】

1. 患者能够积极参与社会活动，正确评价自己。

2. 患者能够描述自己的焦虑心态和应对方法。

3. 患者在围绝经期不发生膀胱炎、阴道炎等感染。

【护理措施】

（一）首要护理

1. 配合医生治疗的护理　告知雌激素替代疗法（ HRT ）的有关知识。

（1）适应证：主要包括因雌激素缺乏所致的绝经相关症状、泌尿生殖道萎缩相关问题及低骨量和骨质疏松症。

（2）禁忌证：有7个方面问题的妇女劝其不用HRT：①雌激素依赖性肿瘤：乳癌、子宫内膜癌、黑色素瘤。②原因不明的子宫出血。③严重的肝、肾功能障碍,胆汁淤积性疾病。④近6个月内血栓栓塞性疾病。⑤妊娠。⑥血卟啉病及耳硬化症。⑦孕激素禁忌证:如脑膜瘤。

（3）制剂及剂量:原则上尽量选用天然性激素,剂量个体化。以取最小有效量为佳。

（4）用药途径:性激素可经不同途径使用,需要相应的不同制剂。口服以片剂为主;经皮肤的有皮贴、皮埋片、涂抹胶;经阴道的有露、片、栓、硅胶环及盐悬剂。

（5）用药方案:序贯给药,在雌激素治疗的后半周期加用孕激素制剂、联合用药,雌、孕激素合剂。单用雌激素只适合于已切除子宫的妇女。

（6）用药时间:根据治疗目的而不同,短期用药目的主要是为了解除围绝经期症状,待症状消失后即可停药。长期用药用于防治骨质疏松,HRT至少持续5周年以上,有人主张绝经后终身用药。

（7）副作用及危险性

1）子宫出血:多为突破性出血所致,必须高度重视,应查明原因。

2）性激素副作用:雌激素剂量过大时可引起乳房胀痛、白带多、阴道出血、头痛、水肿或色素沉着等。孕激素副作用包括抑郁、易怒、乳腺痛和浮肿。雄激素有发生高血脂、动脉粥样硬化、血栓栓塞性疾病危险,大量应用出现体重增加、多毛及痤疮,口服用药时可能影响肝功能。

3）子宫内膜癌:单一雌激素长期应用,可增加子宫内膜癌的危险性。而雌孕激素联合使用可降低风险。

4）乳癌:使用天然或接近天然的性激素可使乳腺癌的发病风险降低。

2. 指导用药　帮助病人了解用药目的、药物剂量、适应证、禁忌证、用药时可能出现的反应等,督促长期使用性激素者接受定期随访。指导病人用药期间注意观察,若子宫不规则出血,应作妇科检查并进行诊断性刮宫,刮出物送病理检查以排除子宫内膜病变。

（二）一般护理

1. 加强营养,补充足够的蛋白质、维生素、多吃含钙高的食物,防止骨质疏松症。

2. 指导患者适当锻炼,保证睡眠,保持体力。

（三）心理护理

通过护理活动与患者建立良好的护患关系,鼓励患者表达自己的情绪,护士充分发挥患者、家属及社会支持系统的积极性,使其家人了解绝经期妇女可能出现的症状,并同情、安慰、鼓励和帮助患者,向患者宣教绝经过渡期的相关知识,消除患者的顾虑和恐惧情绪,增强信心,提高生活质量。

【护理评价】

1. 患者是否认识到绝经是女性正常生理过程,能以乐观、积极的态度对待自己,积极参与社区活动。

2. 患者是否与家人、亲戚及朋友关系融洽,互相理解;是否了解相关知识,以应对各种不适。

3. 患者在绝经期是否无并发症发生。

【健康教育】

1. 向绝经过渡期患者及家属介绍绝经是一个生理过程,了解由于绝经给身体带来的不适,帮助患者消除焦虑、恐惧心理,并做好准备。

2.增加营养,多吃含钙、维生素高的食物,经常锻炼身体,积极参加集体活动,如跳广场舞、参加合唱团等;保持外阴清洁,预防泌尿系感染发生。

（吴彩琴）

思 与 练

一、选择题

A1型题

1.功能失调性子宫出血是指

　A.生育期妇女的异常子宫出血　　　　　　B.由于神经内分泌功能失调引起的异常出血

　C.更年期妇女的异常子宫出血　　　　　　D.伴有轻度子宫内膜非特异性炎症的子宫出血

　E.青春期的异常子宫出血

2.原发性闭经是指

　A.年龄已满12岁,而月经尚未来潮　　　　B.年龄已满16岁,月经尚未来潮

　C.年龄已满18岁,而月经尚未来潮　　　　D.年龄已满17岁,而月经尚未来潮

　E.年龄超过15岁及第二性征已发育而月经尚未来潮

3.有关原发性痛经的陈述,正确的是

　A.患者雌激素水平异常升高可致痛经　　　B.子宫自主神经敏感性增加易发痛经

　C.子宫内膜异位引起的痛经　　　　　　　D.子宫内膜组织缺氧引起痛经

　E.月经期子宫内膜前列腺素含量增高可致痛经

4.下列**不属于**功血患者支持疗法的内容是

　A.激素止血　　　　　　B.纠正贫血　　　　　　　C.增加营养

　D.保证休息　　　　　　E.预防感染

5.子宫内膜不规则脱落患者诊刮取内膜活检的时间为

　A.月经干净后3天　　　B.月经第8天　　　　　　C.月经第5天

　D.月经来潮6小时内　　E.两次月经之间

6.有关无排卵性功血的叙述,正确的是

　A.常见于育龄妇女　　　B.基础体温双相　　　　　C.月经周期无一定规律性

　D.经期延长,淋漓不断　E.经量少

7.下列**不适合**应用孕激素的患者是

　A.出血量多或贫血者　　B.育龄期无排卵型功血　　C.体内有一定量的雌激素

　D.需人工周期治疗患者　E.出血淋漓不断者

8.下列有关无排卵型功血的临床表现中,**不正确**的是

　A.多发生于青春期或围绝经期　B.月经周期正常　　　　　C.月经周期无一定规律性

　D.经期长短不一　　　　E.经量时多时少

9.无排卵型功血体内缺乏

　A.雌激素　　　　　　　　　　　　　　　　B.孕激素

　C.雄激素　　　　　　　　　　　　　　　　D.绒毛膜促性腺激素

　E.绒毛膜促性腺激素释放激素

10.围绝经期最常见的典型症状是

　A.精神神经症状　　　　B.骨质疏松　　　　　　　C.血压升高或波动

　D.潮红、潮热　　　　　E.性欲改变

11. 下列功血的护理措施中,**错误**的是

    A. 严密观察生命体征   B. 保留用过的会阴垫   C. 绝对卧床休息

    D. 保持外阴清洁   E. 性激素不得随意停服和漏服

12. 关于继发性闭经,正确的是

    A. 18岁未月经来潮   B. 月经周期建立后,连续停经1个月

    C. 月经周期建立后,连续停经1.5个月   D. 月经周期建立后,连续停经2个月

    E. 月经周期建立后,连续停经6个月或6个月以上

13. 下列与原发性痛经**无关**的是

    A. 处女膜闭锁   B. 无排卵型月经   C. 卵巢肿瘤

    D. 子宫肌瘤   E. 子宫内膜异位症

14. 激素应用**错误**的是

    A. 主要用于青春期功血   B. 用于内源性雌激素不足者

    C. 出血停止后应立即停药   D. 用药的最后5天加用孕激素

    E. 补充雌激素可使出血的子宫内膜修复而止血

A2型题

15. 李女士,50岁,自述近1年来月经周期不规则,行经2~3天干净,量较以前减少,自感阵发性潮热、出汗,偶有心悸、眩晕。妇科检查子宫稍小,其余正常。护士应向其提供的相关知识是

    A. 黄体功能不足   B. 排卵型功血   C. 神经衰弱

    D. 绝经综合征   E. 黄体萎缩延迟

16. 李女士,23岁,未婚,主诉月经期腹痛剧烈,需服镇痛药并卧床休息。平时月经周期规律,基础体温呈双相型。肛腹诊检查:子宫前倾前屈位,大小、硬度正常,无压痛,两侧附件(-),分泌物白色。本病例最可能的诊断是

    A. 子宫内膜炎   B. 原发性痛经   C. 子宫肌瘤   D. 子宫腺肌病   E. 输卵管炎

17. 王女士,21岁,初潮年龄13岁,近1年来月经周期不规律20~40天,经期延长10~15天,经量中等。BBT单相型,最佳的处理方法是

    A. 雌激素治疗   B. 孕激素治疗   C. 刮宫送病理

    D. 雌、孕激素序贯疗法   E. 止血药物

18. 张女士,48岁,自诉近年月经周期不定,行经2~3天干净,量极少,自感阵发性潮热,心悸,出汗,时有眩晕,妇科检查:子宫稍小,无其他特殊情况。护士应向其宣教**错误**的是

    A. 此时月经多无排卵   B. 基础体温多为双相型   C. 基础体温多为单相型

    D. 重视心理护理   E. 多参加集体活动

A3型题

(19~20题共用题干)

吕某,46岁,无排卵性功血门诊保守治疗5个月,此次停经2个月余,于4天前月经来潮,经量明显增多,今日晕倒在卫生间被同事急送医院。

19. 责任护士制订的大出血病人的护理措施,正确的是

    A. 测量体重   B. 环境介绍   C. 做好刮宫术准备

    D. 健康教育   E. 介绍病友

20. 经积极治疗,患者出院回家休养,责任护士向她介绍居家自我护理措施,患者理解**有误**的是

    A. 长年禁止性交   B. 多吃鸡蛋红枣   C. 保持充足睡眠   D. 改盆浴为沐浴   E. 绝对遵医嘱用药

二、思考题

1. 功血有哪些类型? 各类型的临床特点是什么?

2. 青春期功血该如何治疗? 应如何进行护理配合?

第二十五章

不孕症与辅助生殖技术妇女的护理

学习目标

1. 掌握不孕症、原发性不孕和继发性不孕的定义；不孕症及辅助生殖技术的护理评估内容及护理措施。
2. 熟悉引起不孕症的因素及辅助检查的内容；熟悉常用辅助生殖技术的方法、适应证及并发症。
3. 了解不孕症的治疗原则。
4. 具有协助诊断不孕症的类型；具有指导患者选择最佳辅助生殖技术方法的能力。
5. 熟练掌握与患者及家属进行沟通的技巧，帮助和指导患者配合医护的技能。

第一节 不孕症妇女的护理

案例导入

某患者,26岁,婚后2年未孕,16岁初潮,行经期7~10天,月经周期1~3个月,经量适中,无痛经及其他不适现象。经夫妇双方检查,男方精液常规正常,女性阴道通畅;宫颈红呈颗粒状,宫颈口可见透明的分泌物,子宫大小正常,宫体后位,附件未及异常,基础体温测量单向。

【概述】

凡育龄夫妇婚后未避孕、有正常性生活、同居12个月而未孕称为不孕症(infertility),在男性称为不育症。按照曾否受孕,不孕症分为原发性不孕症和继发性不孕症两大类。婚后未避孕且从未妊娠者称为原发不孕;既往有过妊娠史,而后未避孕连续12个月不孕者称为继发不孕。不孕症发病率因国家、种族和地区不同存在差别。我国不孕症发病率为7%~10%。

引起不孕的原因包括女方因素、男方因素或不明原因。据调查女方因素占40%,男方因素占30%~40%,不明原因因素占10%~20%。

受孕是一个复杂的生理过程,必须具备下列条件:

1. 卵巢排出正常的卵子。

2. 精液正常并含有相当数量正常的精子。

3. 卵子与精子能够在输卵管内相遇并结合成为受精卵,受精卵顺利地被输送进入子宫腔。

4. 子宫内膜已充分准备适合于受精卵着床。

这些环节中有任何一个不正常,便能阻碍受孕。

（一）女性不孕因素

导致女性不孕的因素包括:盆腔因素、卵巢因素、宫颈因素和阴道因素。

1. **盆腔因素**　约占不孕不育症病因35%,包括:①输卵管异常、慢性输卵管炎(如衣原体、淋菌、结核菌等引起的感染,阑尾炎或产后、术后所引起的继发感染等)引起伞端闭锁或输卵管黏膜破坏,使输卵管完全阻塞或积水,导致不孕;②盆腔粘连、盆腔炎症、子宫内膜异位症、结核性盆腔炎等均可以引起局部或广泛性的疏松或致密粘连,造成盆腔和输卵管功能、结构的破坏;③子宫内膜异位症的典型症状为盆腔痛和不孕,目前与不孕的确切关系和机制尚不完全清楚,多由盆腔和子宫腔免疫机制紊乱导致排卵、输卵管功能、受体、黄体生成和子宫内膜接受性多个环节对妊娠产生影响;④子宫内膜病变,以子宫内膜炎症、粘连、息肉等多见;⑤子宫肌瘤,包括黏膜下肌瘤、体积较大影响宫腔形态的肌壁间肌瘤可对妊娠产生影响;⑥生殖器肿瘤,与不孕的关系不确定,有内分泌功能的卵巢造成的持续无排卵可影响妊娠;⑦生殖道发育畸形,包括子宫畸形(中隔子宫和双角子宫较为常见)、先天性输卵管发育异常等,可能引起不孕和流产。

2. **卵巢因素**　包括排卵因素和内分泌因素,其中排卵因素占25%~35%。无排卵是最严重的一种导致不孕的原因。引起卵巢功能紊乱导致持续不排卵的因素有:①卵巢病变,如先天性卵巢发育不全、多囊卵巢综合征、卵巢功能早衰、功能性卵巢肿瘤、卵巢子宫内膜异位囊肿等;②下丘脑-垂体-卵巢轴功能紊乱,包括下丘脑性无排卵、垂体功能障碍引起无排卵;③全身性因素,如营养不良、压力、肥胖、甲状腺功能亢进、肾上腺功能异常、药物副作用等影响卵巢功能导致不排卵。

有些卵巢因素的病因是持久存在的,有的则是动态变化的,不能作为唯一的、持久的或绝对的病因进行界定。对于月经周期紊乱、年龄≥35岁、卵巢窦卵泡计数持续减少、长期不明原因不孕的夫妇,需要首先考虑排卵障碍的因素。

3. **宫颈因素**　宫颈管是精子上行的通道,其解剖结构和宫颈黏液的分泌性状与生育存在着密切关系。宫颈狭窄或先天性宫颈发育异常可以影响精子进入宫腔。宫颈炎症可以改变宫颈黏液量和性状,影响精子活力和进入宫腔的数量。慢性宫颈炎时,宫颈黏液变稠,含有大量白细胞,不利于精子的活动和穿透,可影响受孕。

4. **阴道因素**　先天性无阴道或阴道损伤后影响性交,阻碍精子进入。严重阴道炎时,阴道pH值发生变化,降低了精子的活力。缩短了精子存活时间或吞噬精子而影响受孕。此外有些妇女不孕的原因在于自身体内的免疫因素能破坏阴道的精子细胞。

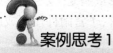

案例思考1

请结合本节的学习,思考回答

导致女性不孕的因素常见有哪些?影响该妇女不孕的主要原因是什么?

（二）男性不育因素

导致男性不育的因素主要是生精障碍与输精障碍。

1. 精液异常 许多因素可以影响精子的数量、结构和功能,有些因素是暂时的,如急性炎症; 有些因素是永久性的,如先天发育异常。导致男性不育的精液异常的诱因包括: ①急性或慢性疾病: 如腮腺炎并发睾丸炎导致睾丸萎缩、睾丸结核破坏睾丸组织、精索静脉曲张有时影响精子质量。②外生殖器感染: 如淋菌感染。③先天发育异常: 如先天性睾丸发育不全不能产生精子; 双侧隐睾导致生精小管萎缩等妨碍精子产生。④过多接触化学物质: 如杀虫剂、铅、砷等。⑤治疗性因素: 如化疗药物和放射治疗导致不育。⑥酗酒过度。⑦吸毒: 包括大麻和可卡因。⑧局部阴囊温度过高: 如长期进行桑拿浴等。

2. 输精管道阻塞及精子运送受阻 主要原因有生殖管道感染和生殖管道创伤。导致生殖管道感染的主要病原体有淋菌、梅毒、滴虫、结核病菌和白假丝酵母菌。睾丸炎和附睾炎可使输精管阻塞,阻碍精子通过。输精管感染如淋病、上尿道感染可以导致管道粘连。前列腺感染可改变精液的组成与活力而导致不育。尿道球部、尿道腹部因外伤或手术损伤造成尿道狭窄和梗阻,精液不能排出; 盆腔及腹股沟、会阴部手术容易误伤输精管或精索,导致输精管道阻塞。此外,尿道畸形如尿道下裂、尿道上裂可以阻碍精子进入宫颈口,过度肥胖同样可以导致精子输送障碍。

3. 免疫因素 在男性生殖道免疫屏障被破坏的情况下,精子、精浆在体内产生对抗自身精子的抗体可造成男性不育,射出的精子发生自身凝集而不能穿过女性宫颈黏液而致不孕。

4. 内分泌因素 男性内分泌受下丘脑—垂体—睾丸轴调节,此轴调节功能紊乱也能影响精子的产生而引起不育。

5. 勃起异常 勃起异常使精子不能进入女性阴道。男性勃起受其生理和心理因素的影响。常见生理因素有先天性外生殖器畸形、生殖器炎症、内分泌疾病、慢性肾衰竭等; 心理因素常见有精神情绪异常及家庭关系不协调。

（三）不明原因不孕

属于男女双方均可能同时存在的不孕因素,约占不孕病因10%~20%,是一种生育低下的状态,可能的病因包括免疫性因素、潜在的卵母细胞(即卵子)质量异常、受精障碍、隐性输卵管因素、植入失败、遗传缺陷等因素,但应用目前的检测手段无法确诊。

【护理评估】

（一）健康史

重点了解男女双方的个人发育史,家族遗传病史,女方的月经史,男性儿童期曾否患影响性腺发育的疾病如结核病、腮腺炎等; 双方的烟酒嗜好、结婚年龄、婚育史、性生活情况(性交频率、采用过的避孕措施、有无性交困难)等。

（二）身体状况

不孕症夫妇应进行全身性检查以排除全身性疾病,如营养不良、甲状腺功能亢进等。内、外生殖器官发育及第二性征的发育也可出现异常,如男性外生殖器畸形或病变; 女性处女膜过厚或较坚韧,阴道痉挛或纵隔、横隔、瘢痕或狭窄,子宫颈或子宫异常,子宫附件压痛或肿块等。

（三）辅助检查

1. 男方检查 除全身检查外,重点应检查外生殖器有无畸形或病变,包括阴茎、阴囊、前列腺的大小、形状等; 精液常规检查必不可少; 正常精液量为2~6ml,平均为3~4ml, pH为

7.0~7.8,在室温中放置5~30分钟内完全液化,精子总数>8000万/ml,活动数>50%,异常精子<20%。当精液量<1.5ml或精子总量<2000万/ml或精子活动数<50%或异常精子数>50%者均为异常。

2. 女方检查

（1）卵巢功能检查：包括基础体温测量、阴道脱落细胞学检查、子宫颈黏液检查、垂体促性腺激素测定,都可了解卵巢有无排卵及黄体功能状态。

（2）输卵管通畅试验：常用方法有输卵管通液术、输卵管通气术、子宫输卵管碘油造影及B超下输卵管通液术可了解输卵管是否通畅,明确阻塞部位和有无子宫、输卵管病变。

（3）性交后精子穿透力试验：夫妇双方经上述检查均未发现异常时行此试验。应选择在预测的排卵期进行,在试验前3天禁性交,避免阴道用药或冲洗。受试者在性交后2~8小时内接受检查,若每高倍视野有20个活动精子即为正常。

（4）子宫颈黏液、精液相合试验：主要监测精子活力及子宫颈黏液性状,试验选在预测的排卵期进行。如精子能穿过黏液并继续前进,提示子宫颈黏液中无抗精子抗体,表示正常。

（5）腹腔镜检查：可进一步了解盆腔情况,直接观察子宫、输卵管、卵巢有无病变或粘连;盆腔有无子宫内膜异位症、肿瘤、结核。

（6）宫腔镜检查：可了解有无子宫腔粘连、黏膜下肌瘤、内膜息肉、子宫畸形等子宫腔内情况。

（四）心理-社会评估

不孕症患者常因婚后不育而焦虑,产生自卑感、内疚感;来自家庭和社会的压力增加,甚至会影响夫妻和睦。故应仔细评估夫妇双方对不孕的心理反应。

（五）诊断与治疗要点

1. 诊断要点　通过男女双方全面检查找出不孕原因是诊断不孕症的关键,应针对病因进行治疗。

2. 治疗要点

（1）改变不良生活习惯,加强锻炼,增强体质。

（2）掌握性知识,学会预测排卵,性交次数应适当。

（3）积极治疗生殖系统器质性疾病,特别是输卵管炎症及阻塞的治疗,也可采用内分泌疗法,以支持黄体功能和改善子宫颈黏液的性状。

（4）根据具体情况采用辅助生殖技术受孕(见本章第二节)。

【常见护理诊断/问题】

1. 焦虑、忧郁　与多年不孕有关。

2. 知识缺乏：缺乏不孕症的原因、处理、治疗效果等有关信息。

3. 自尊紊乱　与不孕症繁杂的检查、无效的治疗结果有关。

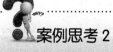

案例思考2

请结合本节的学习,思考回答：

本案例的主要护理问题是什么？

【护理目标】

1. 妇女可以表达对不孕的感受,评价其治疗效果。

2. 妇女能够寻找自我控制的方法。

3. 妇女可以正确评价自我能力。

【护理措施】

（一）首要护理

帮助妇女分析和协助选择人工辅助生殖技术　在不孕症诊治过程中,妇女对治疗方案的最佳选择,需要医护人员帮助不孕夫妇了解各种辅助生殖技术的适应证及优缺点。例如:配子输卵管内移植(gamete intrafallopian transfer, GIFT)、体外受精(in vitro fertilization, IVF)都具有较高的妊娠率,但GIFT可以导致异位妊娠的发生率升高,并且几乎所有的辅助生殖技术都可能引起多胎妊娠,成为高危妊娠,引起早产、胎盘功能低下等不良妊娠结局;同时应该考虑到辅助生殖技术经济因素,有的技术治疗费用昂贵而成功率并不高。

（二）一般护理

1. 向妇女解释诊断性检查可能引起的不适　子宫输卵管碘油造影可能引起腹部痉挛感,在术后持续1~2小时,随后可以在当天或第2天返回工作岗位而不留后遗症。腹腔镜手术后1~2小时可能感到一侧或双侧肩部疼痛,可遵医嘱给予可待因或可待因类的药物以止痛。子宫内膜活检后可能引起下腹部的不适感如痉挛、阴道流血。若宫颈管有炎症,黏液黏稠并有白细胞时,影响性交后试验的效果。

2. 指导妇女服药　如果妇女服用克罗米酚类促排卵药物,护理人员应告知此类药物的副作用。较多见的副作用如月经间期下腹一侧疼痛、卵巢囊肿、血管收缩征兆(如潮热),少见的副作用如乏力、头昏、抑郁、恶心、呕吐、食欲增加、体重增加、风疹、皮疹、过敏性皮炎、复视、畏光、视力下降、多胎妊娠、自然流产、乳房不适及可逆性的脱发等。

3. 教会妇女提高妊娠率的技巧　护理人员应教给妇女一些提高妊娠率的方法:①治疗合并症,保持健康状态,如戒烟、限酒、注重营养、减轻压力、增强体质;②与伴侣进行沟通,可以谈论自己的希望和感受;③不要把性生活单纯看作是为了妊娠而进行;④在性交前、中、后勿使用阴道润滑剂或进行阴道灌洗;⑤不要在性交后立即如厕,而应该卧床,并抬高臀部,持续20~30min,以使精子进入宫颈;⑥选择适当的日期性交,注意性交次数适当,可以在排卵期增加性交次数。

4. 正视不孕症治疗的结局　不孕症治疗可能的3个结局包括:①治疗失败,妊娠丧失,如果妊娠丧失是因为异位妊娠,妇女往往感到失去了一侧输卵管。此时妇女悲伤和疼痛的感触较多。②治疗成功,发生妊娠。此时期她们的焦虑并没有减少,常常担心在分娩前会出现不测。即使娩出健康的新生儿,她们仍需要他人帮助自己确认事实的真实性。③治疗失败,停止治疗。指导妇女可以采用放松的方式如适当的锻炼、加强营养、提出疑惑等减轻压力,获得自我控制感。护理人员应帮助不孕妇女和他们的重要家人进行沟通,提高自我评价,正确应对不孕现实。

（三）心理护理

注重心理支持,不孕症对于不孕夫妇来说是一个生活危机,将经历一系列的心理反应(震惊、否认、悲伤、孤独),护理人员应提供对夫妇双方的护理,当多种治疗措施的效果不佳时,护理人员帮助夫妇正视治疗结果,帮助他们选择停止治疗,或选择继续治疗,和不孕夫妇探讨人工辅助生殖技术。

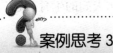

案例思考3

请结合本节的学习,思考回答:
如何对该患者实施护理?

【护理评价】

1. 不孕夫妇表示获得了正确的有关不孕的信息,焦虑、恐惧感减轻。

2. 不孕夫妇具有良性对待不孕症的态度,提高生活的信心。

3. 妇女自诉能够正确认识不孕症,能积极配合各种检查和护理。

【健康教育】

1. 引导夫妇进行交流　使用沟通交流的技巧如倾听、鼓励等方法帮助妇女表达自己的心理感受,同时鼓励男方讨论他们和女性不同的心理感受,并让男方感知妇女面对不孕可能比男性承受更多的压力,如果夫妇不能有效沟通可能会导致误解。

2. 提高妇女的自我形象　鼓励妇女维持良性的社会活动如运动、义工,如果妇女存在影响治疗效果的行为应及时提醒或督导,如节食减肥、健身运动等。

3. 积极配合医护人员　在治疗过程中保持正常心态,积极配合各种诊断、检查;如有不适及早就诊。

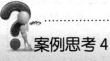

案例思考4

请结合本节的学习,思考回答:
对本案例的患者该如何进行健康教育指导?

第二节　辅助生殖技术

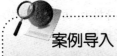

案例导入

李女士,36岁,农民,婚后10年未孕,体型肥胖,夫妇双方因不孕影响情感,来就诊时双方情绪低落,为男方检查生殖系统及精子数量和质量检查均正常,为女方行B超检查和激素水平的检查,确诊为双侧输卵管严重阻塞,已丧失正常功能,同时伴有激素水平低下,经妇科常规检查有阴道炎和宫颈Ⅲ度糜烂。

辅助生殖技术(assisted reproductive techniques,ART)也称为医学助孕,指在体外对配子和胚胎采用显微操作技术,帮助不孕夫妇受孕的一组方法,包括人工授精、体外受精和胚胎移植、配子输卵管移植以及在这些技术基础上衍生的各种新技术等。体外受精和胚胎移植技术适用于其他常规治疗无法妊娠者;而体外受精衍生技术主要用于特殊种类的不孕(育)

症或常规体外受精和胚胎移植失败者的治疗,或解决有严重遗传性疾病夫妇的生育问题。

【辅助生殖技术】

（一）人工授精

人工授精（artificial insemination，AI）是指利用器械将精液输入女性生殖道内,使妇女妊娠的方法。包括使用丈夫精液人工授精（AIH）和供精者精液人工授精（AID）。按照国家法律明确规定,目前AID精子来源一律由卫生部认定的人类精子库提供和管理。

凡具备正常发育的卵泡、正常范围的活动精子数目,健全的女性生殖道结构,至少一条通畅的输卵管的不孕（育）夫妇,均可以采用人工授精方法。

1. 人工授精的适应证

（1）AIH适应证:主要适用于①男性因少精、弱精、液化异常、性功能障碍、生殖器畸形等不育;②宫颈因素不育;③生殖道畸形及心理因素导致性交不能等不育;④免疫性不育;⑤原因不明不育。

（2）AID的适应证:主要适用于①不可逆的无精子症、严重的少精症、弱精症和畸精症;②输精管复通失败;③射精障碍;④男方和（或）家族有不宜生育的严重遗传性疾病;⑤母儿血型不合不能得到存活新生儿。

2. AID供精者的选择　宜选择:①智商高,身体素质好,已婚已育的青壮年自愿者;②无遗传性疾病和遗传性疾病家族史;③供受精双方互相不认识;④供受精双方血型最好相同;⑤供精者相貌上,五官端正,体格健壮,最好与受方夫妇双方相似。

3. AID的管理　由于供精者精液人工授精实施中存在很多伦理问题,所以卫生部规定实施AID的医疗机构需要经过特殊审批后方可实施此项技术;为了防止近亲婚配,严格控制每一位供精者的冷冻精液,最多只能使5名妇女受孕。①建立供精者档案;②人工授精前对采集的供精者精液进行常规检查;③取精前禁欲5~7天,要求24小时内禁饮含乙醇饮料;④供精者泌尿生殖道性病检查;⑤已使受精者受孕达5人次时,不能再使用此供精者的精液。

4. AID的安全性　性传播疾病是AID的主要危险。常见的沙眼衣原体可以通过AI传给受精者而造成许多不良后果,如盆腔炎、异位妊娠或输卵管梗阻性不孕,因此必须对供精者尿道取材进行沙眼衣原体检查;而HIV感染后3个月血清才呈阳性反应,故美国生殖学会禁止用新鲜精液而必须采纳冷冻精子AI技术。

5. AI的禁忌证　目前尚无统一标准。一般包括:①患有严重全身性疾病或传染病;②严重生殖器官发育不全或畸形;③严重宫颈糜烂;④输卵管梗阻;⑤无排卵。

6. 人工授精的方法　常采用宫腔内人工授精法。具体为:将精液洗涤处理,去除精浆,取0.3~0.5ml精子悬浮液,在女方排卵期间,通过导管经宫颈管注入宫腔内授精。人工授精可在自然周期和促排卵周期进行,在促排卵周期中应控制卵泡数目,但多于2个以上卵母细胞排出时,可能增加多胎妊娠的发生率,应予取消本周期受孕计划。

（二）体外受精与胚胎移植

体外受精（in vitro fertilization）与胚胎移植（embryo transfer，IVF-ET）是指从女性体内取出卵子,在体外与精子发生授精并培养3~5天,再将发育到卵裂期或囊胚期阶段的胚胎移植到宫腔内,使其着床发育成胎儿的全过程,放入试管内培养一阶段并与精子结合成受精卵,待发育成早期囊胚时,移植到母体子宫内着床并发育成胎儿。俗称试管婴儿,是现代新助孕技术中最基本的技术。

1．适应证

（1）输卵管性不孕：如双侧输卵管切除或粘连致阻塞，失去正常功能。

（2）男性有精子问题：如少精、弱精等。

（3）子宫内膜异位症经治疗后仍未受孕者。

（4）免疫性不孕及原因不明性不孕者。

2．主要技术步骤

（1）超促排卵：目前常采用克罗米酚、促性腺激素等药物诱发排卵，以获得多个成熟卵细胞供使用，使妊娠率提高。

（2）监测卵泡发育：采用阴道B超测量卵泡的数目、直径、大小，从而决定停用促排卵药的时间和注射HCG的时间，以及预测可能的排卵时限。

（3）取卵：在取卵前36小时，给妇女肌内注射HCG以使卵泡最后成熟并形成黄体。在卵泡发育成熟尚未破裂时，在阴道B超指引下经腹或经阴道穹窿处用细穿刺针抽取卵泡液，并找出卵母细胞，放入培养液中。

（4）精子的处理：在去除了精液中的有害成分后，筛选活动力良好的精子，并使精子具有体外获能的能力。

（5）体外受精与培养：卵母细胞培养3~6小时后，与经过处理的精子混合在一起，培养16小时后观察受精情况。

（6）胚胎移植：是指将体外已培养成的早期胚胎送回母体子宫内。当受精卵发育到8~16个细胞时，将胚泡通过移植管送入母体子宫底部。

（7）移植后处理：胚泡移植后通常卧床休息24小时，用黄体酮或HCG肌内注射支持黄体功能以提高妊娠率；移植后14天测血、尿HCG，若为阳性，提示妊娠成功。2~3周后再行B超检查，以确诊妊娠。

（三）配子输卵管内移植

配子输卵管内移植（GIFT）是直接将卵母细胞和洗涤后的精子移植到输卵管壶腹部的一种助孕技术，是继IVF-ET之后发展起来的比较成熟的助孕技术之一。1984年首先由美国的Asch等报告成功。适用于原因不明不孕症，男性不育（大多数为少精或弱精症）；免疫不孕；子宫内膜异位症等。

（四）宫腔内配子移植

宫腔内配子移植（gametes intrauterine transfer，GIUT）　是指将精子和卵子取出体外之后不进行体外受精，而直接将一定数量的精子和卵子移植入受方宫腔内，从而使妇女受孕的一种助孕技术，主要适用于双侧输卵管阻塞或功能丧失的不孕症妇女。

（五）供胚移植

供胚来源于IVF-ET中多余的新鲜胚胎活冻存胚胎，受者与供者的月经周期需同步。主要适用于卵巢功能不良或患有严重遗传病妇女。

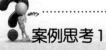

案例思考1

请结合本节的学习，思考回答：

请为该妇女选择合适的辅助生殖技术？

考点提示:

辅助生殖技术的孕产期常见的并发症有哪些?

【常见并发症】

辅助生殖技术的孕产期并发症主要是由于药物刺激超排卵过程所引起,常见的并发症有:

(一)卵巢过度刺激综合征

卵巢过度刺激综合征(ovarian hyperstimulation syndrome, OHSS)是一种由于诱发超排卵所引起的医源性并发症。卵巢过度刺激综合征的发生与超排卵药物的种类、剂量、治疗方案、患者的内分泌状态、患者的体质以及妊娠等诸多因素有关。约20%发生不同程度卵巢过度刺激综合征,重症者约1%~4%。

主要表现为:下腹不适,腹胀或腹痛,伴腹水,少量胸水,乏力,双侧卵巢增大,随着病情的发展,患者口渴多饮,但尿少,恶心、呕吐,甚至无法进食,严重者可出现急性肾衰竭、血栓形成及成人呼吸窘迫综合征,甚至死亡。如未妊娠,月经来潮前临床症状可停止发展或减轻,此后上述表现迅速缓解并逐渐消失,一旦妊娠,OHSS将趋于严重,病程延长。

(二)卵巢反应不足

与OHSS相反,卵巢反应不足(poor response)表现为卵巢在诱发超排卵下卵泡发育不良,卵泡数量或大小或生长速率不能达到用药的预期要求。

(三)多胎妊娠

多胎妊娠是诱发超排卵常见的并发症。多胎妊娠容易出现妊娠高血压综合征、羊水过多、重度贫血、早破水、流产、早产等,从而增加围生儿的病死率。

(四)自然流产

IVF-ET的流产率可达25%~30%,可能与以下因素有关:①女方的年龄偏大,其卵细胞的染色体畸变率较高;②多胎妊娠;③诱发超排卵后的内分泌激素环境对胚胎发育的影响;④黄体功能不全及胚胎自身发育异常等。

(五)卵巢或乳腺肿瘤

由于使用大剂量的促性腺激素,使患者反复大量排卵及较长时间处于高雌激素和孕激素的内分泌环境,有可能导致卵巢和乳腺肿瘤的机会增多。

【常见护理诊断/问题】

1. 焦虑、紧张　与辅助生殖技术成功率及经济费用高有关。
2. 知识缺乏:缺乏辅助生殖技术的原理、治疗效果等相关信息。

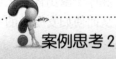

案例思考2

请结合本节的学习,思考回答:
本案例的主要护理问题是什么?

【护理目标】

1. 夫妇双方能了解辅助生殖技术治疗方法,并能接受该技术。
2. 患者能与医护人员、家属等进行沟通交流。
3. 妇女了解辅助生殖技术孕产期的并发症。

【护理措施】

（一）首要护理

积极采取预防性措施,减少辅助生殖技术并发症的发生,提高助孕的成功率。

1. 预防OHSS　注意超排卵药物应用的个体化原则,严密监测卵泡的发育,对有OHSS倾向者,于采卵日给予静脉滴注白蛋白,必要时可以放弃该周期,取卵后行体外受精,但不行胚胎移植,而是将所获早期胚胎进行冷冻保存,待自然周期再行胚胎移植。

2. 预防卵巢反应不足　增加外源性FSH的剂量,提前使用HMG等。

3. 预防自然流产　合理用药;避免多胎妊娠;充分补充黄体功能;移植前进行胚胎染色体分析,防止异常胚胎的种植;预防相关疾病。

（二）一般护理

1. 详细询问病史和表现　包括年龄、既往不孕症治疗时的并发症病史、超排卵治疗情况(促性腺激素的剂量、卵泡数量、一次助孕治疗中卵子数量、血清雌二醇峰值、使用HCG的日期、取卵的日期、胚胎移植中胚胎的数量)、症状的发生、发展以及严重程度。必须询问腹部症状、胸部症状、消化道症状、尿量、体重,并检查四肢有无凹陷性水肿。

了解血常规、凝血酶原时间、血电解质、肝功、肾功、阴道超声检查。如有气促、胸痛或胸部体检异常,遵医嘱行胸部摄片;如有呼吸症状,必须查氧饱和度,并将结果告知主管医生。

2. 遵医嘱采取治疗措施　遵医嘱对OHSS住院患者静脉滴注入白蛋白、低分子右旋糖酐、前列腺素拮抗剂。对卵巢反应不足的患者可以遵医嘱使用HMG,合用生长激素或生长激素释放激素,然后再使用诱发超排卵治疗。多胎妊娠者进行选择性胚胎减灭术。

在用药过程中注意观察病情变化情况,对OHSS住院患者每4h测量生命体征,记录出入量,每天测量体重和腹围,每天监测血细胞比容、白细胞计数、血电解质、肾功能。加强多胎妊娠产前检查的监护,要求患者提前住院观察,足月后尽早终止妊娠。

（三）心理护理

不孕症是一个影响到妇女生理、心理、社会健康的问题,严重影响了妇女的正常生活,伴随不孕出现了抑郁、孤独、内疚、愤怒等情绪。因此,除积极检查治疗不孕症外,针对不同的不孕症夫妇提供个体化的心理护理是非常必要的,以解除其顾虑,放宽心胸,保持良好的心态。

案例思考3

请结合本节的学习,思考回答:

本案例的首要的护理措施是什么?

【护理评价】

1. 夫妇双方能接受辅助生殖技术治疗,熟知治疗过程中的注意事项,并积极配合。

2. 患者能与医护人员、家属等进行沟通交流,焦虑、紧张症状减轻,树立了生活的信心和希望。

3. 妇女能认知辅助生殖技术孕产期的并发症,并能积极配合预防。

【健康教育】

1. 鼓励妇女沟通交流　使用沟通交流的技巧如倾听、鼓励等方法帮助妇女表达自己的心理感受,减少心理顾虑;同时向助孕女性宣教辅助生殖技术的成功率、可靠性及孕产期的并发症的预防。

2.积极配合医护人员　在妊娠过程中,积极配合各种诊断、检查,通过饮食、适量活动等方法保持良好的身体状况,有异常反应者立即随访就诊。

（叶　桦）

思 与 练

一、选择题

A1型题

1. 女性不孕最常见的病因是

　　A. 排卵障碍　　　　　　　　　B. 输卵管因素　　　　　　　　　C. 子宫肌瘤

　　D. 宫颈炎　　　　　　　　　　E. 子宫内膜异位症

2. 精液常规检查中下列指标**不正常**的是

　　A. 精子数>6000万/ml　　　　B. 精液液化时间在30分钟内　　C. 精液pH为7.8~8.7

　　D. 精液量2~6ml　　　　　　　E. 活动数>60%

3. 性交后试验的最佳时间是

　　A. 预测的排卵日　　　　　　　B. 两次月经中间　　　　　　　　C. 月经干净后5天

　　D. 经前5天　　　　　　　　　E. 非经期任何时间

4. 目前最常用的促排卵药是

　　A. 氯米芬　　　　B. 维生素E　　　　C. 绒促性素　　　　D. 尿促性素　　　　E. 甲状腺素

5. 子宫内膜异位症经治疗效果不佳者,应选择合适的辅助生殖技术是

　　A. 人工授精　　　　　　　　　B. 体外受精与胚胎移植　　　　　C. 配子输卵管内移植

　　D. 供胚移植　　　　　　　　　E. 宫腔内配子移植

6. 输卵管通畅检查时间是

　　A. 检查于月经来潮前14天进行　　　　　　B. 检查于月经来期前12小时内进行

　　C. 检查于月经干净当天进行　　　　　　　D. 检查于月经干净后3~7天进行

　　E. 检查于月经的任何时间进行

A2型题

7. 李女士,30岁,婚后2年未孕,男方全面检查均正常,女方诊疗中下列哪项**错误**

　　A. 先试验性服用促排卵药　　　　　　　　B. 先了解月经史、既往史、家族史,然后全面检查

　　C. 全面检查同时增强体质　　　　　　　　D. 积极治疗内科疾病

　　E. 戒烟、酒

A3型题

（8~10题共用题干）

张女士,28岁,平素身体健康,发育良好,婚后2年未孕,检查:基础体温双相,子宫内膜分泌期改变。男方精液常规检查各项指标正常。

8. 该患者需进一步进行的检查是

　　A. 女性激素测定　　　　　　　B. 阴道镜检查　　　　　　　　　C. 腹腔镜检查

　　D. B超监测卵泡发育　　　　　E. 输卵管通畅试验

9. 上述检查发现异常时,需要进行的治疗是

　　A. 抗感染治疗　　　　　　　　B. 氯米芬促排卵　　　　　　　　C. 异常部位病理活检

　　D. 输卵管通液治疗　　　　　　　　E. 肌注HCG

10. 上述检查未发现异常时,应继续进行的检查是

　　A. 宫腔镜检查　　　　　　　B. 性交后精子穿透力试验　　　　C. 阴道脱落细胞涂片检查

　　D. 宫颈刮片　　　　　　　　E. 子宫输卵管碘油造影

二、思考题

1. 简述提高妊娠率的方法。

2. 简述对接受辅助生殖技术妇女的护理要点。

第二十六章

计划生育妇女的护理

 学习目标

1. 掌握避孕的方法、适应证、禁忌证及注意事项。
2. 熟悉终止妊娠的方法、适应证、注意事项,计划生育方法的选择。
3. 了解绝育的方法及护理。
4. 具有能够指导育龄妇女选择合适的避孕方法。
5. 熟练掌握宫内节育器放取的方法及注意事项。

【概述】

计划生育是妇女生殖健康的重要内容。搞好计划生育,做好避孕工作,对妇女的生殖健康有直接影响。我国人口众多,人口问题始终是制约中国全面协调可持续发展的重大问题,也是影响社会经济发展的关键因素。科学地稳定人口数量、提高人口素质,是我国施行计划生育的一项基本国策。计划生育工作的具体内容包括:①晚婚:按国家法定年龄推迟3年以上结婚;②晚育:按国家法定年龄推迟3年以上生育;③节育:国家提倡一对夫妻生育两个子女,通过采用科学的方法实施生育调节,育龄夫妇以避孕为主,辅以绝育及避孕失败的补救措施;④优生优育:避免先天缺陷代代相传,防止后天因素影响发育,以提高人口素质。计划生育措施主要包括避孕、绝育及避孕失败后的补救措施。其中计划生育手术(宫内节育器放置与取出术、人工流产术与中期妊娠引产术、输卵管结扎术)的质量,直接关系到妇女一生的健康和家庭的幸福,护士应不断提高技术水平,以强烈的责任心、爱心和科学的态度,积极配合医师保证受术者的安全。

【护理评估】

（一）健康史

详细询问欲采取计划生育措施妇女的现病史、既往史、婚育史、月经状况等,了解有无各种计划生育措施的禁忌证,如对想采用宫内节育器者,应了解其有无月经过多或过频、有无带器脱落史;对想采用药物避孕者,应了解其有无严重心血管疾病(高血压病、冠心病等)、内分泌疾病(甲亢、糖尿病等)、肿瘤及血栓性疾病等;对欲行输卵管结扎术者,应了解其有无神经官能症及盆腔炎后遗症等。

（二）身体状况

评估欲采取计划生育措施妇女的身体状况,如有无体温升高及急、慢性疾病体征。妇科检查: 外阴、阴道有无赘生物及皮肤黏膜完整性; 宫颈有无糜烂、裂伤; 白带性状、数量和气味; 子宫位置、大小、活动度、有无压痛及脱垂; 附件有无肿块等。

（三）辅助检查

1. 血、尿常规和出凝血时间检查。

2. 阴道分泌物常规检查、心电图、肝肾功能及腹部B型超声检查等,可根据每位妇女的实际情况,选择相应的检查项目。

（四）心理-社会评估

由于缺乏相关知识,妇女对采取计划生育措施会存在一定的思想顾虑,如采用药物避孕者可能担心月经异常或增加肿瘤的发生率等,尚未生育的妇女会担心药物避孕影响以后的正常生育; 采用宫内节育器避孕者害怕节育器脱落、移位以及带器妊娠等; 采用避孕套者,担心影响性生活质量等。接受输卵管结扎术的妇女常担心术中疼痛、术后出现后遗症及影响性生活等。因此,护士必须全面评估拟实施计划生育妇女的生理及心理状况,按照个体化原则,及时为她们提供正确的个性化健康指导,使其无顾虑、自愿地采取相应有效的计划生育措施。

【常见护理诊断/问题】

1. 知识缺乏: 缺乏计划生育的相关知识。

2. 有感染的危险　与腹部手术切口及子宫腔创面有关。

【护理措施】

1. 计划生育措施的选择　育龄夫妇有对避孕节育方法的知情选择权,医护人员首先要让育龄夫妇了解常用避孕方法的种类、避孕原理、适应证、禁忌证、常见不良反应及防治,学会避孕器具或药物的正确使用方法,耐心解释其提出的具体问题,做好接受计划生育措施的育龄夫妇的心理疏导工作,并根据每对育龄夫妇的具体情况和需求,提供至少3种方法,协助其选择最适宜的避孕或节育措施。

（1）短期内不想生育的新婚夫妇: 可采用男用避孕套或女用阴道套,若避孕套破裂或脱落时需采用紧急避孕; 也可采用口服短效避孕药或女性外用避孕药。

（2）有一个孩子的夫妇: 宫内节育器是首选方法,也可采用口服避孕药物、皮下埋植避孕及适用于新婚夫妇的各种方法,一般不实施绝育手术。

（3）有两个及两个以上孩子的夫妇: 最好采用绝育措施。

（4）哺乳期妇女: 宜选用宫内节育器、男用避孕套或女用阴道套,不宜选用药物避孕。

（5）围绝经期妇女: 可选用宫内节育器、避孕套或外用避孕药。年龄超过45岁的妇女一般不用口服避孕药。

2. 减轻疼痛、预防感染　医护人员要想方设法减少受术者的疼痛,对于疼痛原因要双方共同进行讨论分析,寻找缓解疼痛的方法。术后尽量为受术者提供舒适安静的休息环境。根据手术的需要和受术者身体状况,可卧床休息2~24小时,逐渐增加活动量。住院期间定时测量受术者的生命体征,密切观察受术者的阴道流血、腹部切口和腹痛等情况。按医嘱给予镇静、止痛、抗生素等药物,以缓解疼痛、预防感染,促进康复。对于受术者放置宫内节育器后出现的疼痛,要认真了解宫内节育器的位置及大小是否合适,指导其服用抗炎及解痉药物,并督促其保持外阴部清洁。

3. 健康指导

（1）门诊可以进行宫内节育器的放置与取出术、人工流产手术等,受术者于术后稍加休息便可回家休养。医护人员有责任告诉受术者如果出现阴道流血量多、持续时间长、腹部疼痛加重等情况及时就诊。放置或取出宫内节育器者术后应禁止性生活2周,人工流产手术后应禁止性生活3周。

（2）拟行输卵管结扎术的受术者需住院,输卵管结扎术后受术者应休息3~4周,禁止性生活1个月。经腹腔镜手术者,术后静卧数小时后即可下床活动,注意观察有无腹痛、腹腔内出血或脏器损伤征象。早孕行钳刮术后的受术者应休息3~4周,注意保持外阴部清洁,禁止性生活及盆浴1个月。术后1个月到门诊复查,若有腹痛、阴道流血多者,应随时就诊。

（3）要教会采用其他工具避孕和药物避孕的妇女正确的使用方法,告知其如何观察不良反应及一般应对措施。

第一节 避　孕

避孕是指用科学的方法,在不影响正常性生活和身心健康的前提下,通过药物、器具以及利用妇女的生殖生理自然规律,使妇女暂时不受孕。目前常用的避孕方法:①药物避孕;②工具避孕;③其他避孕方法:紧急避孕、自然避孕法等。

（一）药物避孕

药物避孕(medical contraception)是指应用甾体激素达到避孕的目的,是一种高效避孕方法,大多由人工合成的雌孕激素配伍组成。

1. 避孕原理

（1）抑制排卵: 通过影响下丘脑-垂体-卵巢轴的内分泌功能,抑制下丘脑释放GnRH,从而使垂体分泌的FSH和LH减少; 同时影响垂体对GnRH的反应,使LH不出现高峰,因此不能排卵。

（2）干扰受精通过: 改变宫颈黏液的黏稠度,不利于精子的穿透,阻止受精。

（3）干扰受精卵着床: 改变子宫内膜的功能和形态,使子宫内膜分泌不典型,不利于孕卵着床。

（4）干扰输卵管的功能: 在雌孕激素的作用下,影响输卵管的正常分泌和蠕动功能,干扰受精卵的着床。

2. 适应证　有避孕要求的健康育龄妇女。

3. 禁忌证

（1）严重的心血管疾病、血栓性疾病,如高血压病、冠心病、静脉栓塞、血液病。

（2）急慢性肝炎、肾炎。

（3）内分泌疾病,如糖尿病、甲亢。

（4）恶性肿瘤、癌前病变、子宫或乳房肿块。

（5）严重精神病,生活不能自理者。

（6）月经稀少、频发、闭经或年龄大于45岁者。

（7）年龄大于35岁的吸烟者。

（8）哺乳期妇女。

4. 避孕药的种类　我国1960年开始研制避孕药,1963年成功研制出第一批甾体激素复方口服避孕药,以后不断研制出长效口服避孕药及避孕针,由于长效避孕制剂中激素含量高,现已渐趋淘汰。随着激素避孕的应用日益增多,第三代复方口服避孕药(combination oral

contraception，COC）、阴道药环、皮下埋植剂等激素避孕法应运而生。第一代复方口服避孕药的孕激素主要为炔诺酮（norethisterone; norethindrone）。第二代复方口服避孕药的孕激素为左炔诺孕酮（levonorgestrel，LNG），活性比第一代强，具有较强的抑制排卵作用。第三代复方口服避孕药的孕激素结构更接近天然黄体酮，有更强的孕激素受体亲和力，活性增强，避孕效果提高。同时几乎无雄激素作用，副作用下降。目前市场上供应的内含第三代孕激素COC有复方去氧孕烯片，复方孕二烯酮片等。目前常用的激素避孕药种类见表26-1和表26-2。

表26-1 常用的女用甾体激素复方短效口服避孕药

名称	雌激素含量（mg）	孕激素含量（mg）	剂型
复方炔诺酮片（避孕片1号）	炔雌醇0.035	炔诺酮0.6	22片/板
复方甲地孕酮片（避孕片2号）	炔雌醇0.035	甲地孕酮1.0	22片/板
复方避孕片（0号）	炔雌醇0.035	炔诺酮0.3 甲地孕酮0.5	22片/板
复方去氧孕烯片	炔雌醇0.03	去氧孕烯0.15	21片/板
复方孕二烯酮片	炔雌醇0.03	孕二烯酮0.075	21片/板
炔雌醇环丙孕酮片	炔雌醇0.035	环丙孕酮2.0	21片/板
屈螺酮炔雌醇片	炔雌醇0.03	屈螺酮3.0	21片/板
左炔诺孕酮/炔雌醇三相片			
第一相（1~6片）	炔雌醇0.03	左炔诺孕酮0.05	21片/板
第二相（7~11片）	炔雌醇0.04	左炔诺孕酮0.075	
第三相（12~21片）	炔雌醇0.03	左炔诺孕酮0.0125	

表26-2 其他女用甾体激素避孕药

类别	名称	孕激素含量（mg）	剂型	给药途径
探亲避孕片	炔诺酮探亲片	炔诺酮5.0	片	口服
	甲地孕酮探亲避孕片1号	甲地孕酮2.0	片	口服
	炔诺孕酮探亲避孕片	炔诺孕酮3.0	片	口服
	53号避孕药	双炔失碳酯7.5	片	口服
长效避孕针	醋酸甲羟孕酮避孕针	醋酸甲羟孕酮150	针	肌内注射
	庚炔诺酮注射液	庚炔诺酮200	针	肌内注射
皮下埋植剂	左炔诺孕酮硅胶棒Ⅰ型	左炔诺孕酮36/根	6根	皮下埋植
	左炔诺孕酮硅胶棒Ⅱ型	左炔诺孕酮75/根	2根	皮下埋植
	依托孕烯植入剂	依托孕烯68/根	1根	皮下埋植
阴道避孕环	甲地孕酮硅胶环	甲地孕酮200或250	只	阴道放置
	左炔诺孕酮阴道避孕环	左炔诺孕酮5	只	阴道放置

（1）口服避孕药（oral contraception）：包括复方短效口服避孕药、复方长效口服避孕药。

1）复方短效口服避孕药：是雌、孕激素组成的复合制剂。雌激素成分为炔雌醇，孕激素成分各不相同，构成不同配方及制剂。使用方法：复方炔诺酮片、复方甲地孕酮片，于月经第

5天开始服用第1片,连服药22天,停药7天后服第2周期。复方去氧孕烯片、复方孕二烯酮片、屈螺酮炔雌醇片和炔雌醇环丙孕酮片,于月经第1天服药,连服21天,停药7天后服用第2周期的药物。若有漏服应及早补服,且警惕有妊娠可能。若漏服2片,补服后要同时加用其他避孕措施。漏服3片应停药,待出血后开始服用下一周期药物。单相片在整个周期中雌、孕激素含量是固定的。三相片中每一相雌、孕激素含量,是根据妇女生理周期而制订不同剂量,药盒内的每一相药物颜色不同,每片药旁标有星期几,提醒服药者按箭头所示顺序服药。三相片的服用方法也是每天1片,连服21天。复方短效口服避孕药的主要作用为抑制排卵,正确使用避孕药的有效率接近100%。

2)复方长效口服避孕药:由长效雌激素和人工合成孕激素配伍制成,服药1次可避孕1个月。长效雌激素为炔雌醇环戊醚,简称炔雌醚(CEE)。口服后被胃肠道吸收,储存于脂肪组织内,缓慢释放起长效避孕作用。孕激素促使子宫内膜转化为分泌期引起撤退性出血。避孕有效率达96%~98%。复方长效口服避孕药激素含量大,副作用较多,如类早孕反应、月经失调等,市场上已经很少见。

(2)长效避孕针:目前的长效避孕针,有单孕激素制剂和雌、孕激素复合制剂两种。有效率达98%以上。尤其适用于对口服避孕药有明显胃肠道反应者。雌、孕激素复合制剂肌内注射1次,可避孕1个月。首次于月经周期第5天和第12天各肌内注射1支,以后在每次月经周期第10~12天肌内注射1支。一般于注射后12~16天月经来潮。复合制剂,由于激素剂量大,副作用大,很少用。单孕激素制剂:醋酸甲羟孕酮避孕针,每隔3个月注射1针,避孕效果好;庚炔诺酮避孕针,每隔2个月肌内注射1次。长效避孕针有月经紊乱、点滴出血或闭经等副作用。由于单孕激素制剂对乳汁的质和量影响小,较适用于哺乳期妇女,有效率达98%以上。

(3)探亲避孕药:探亲避孕药除双炔失碳酯外,均为孕激素类制剂或雌、孕激素复合剂。适用于短期探亲夫妇。有抑制排卵、改变子宫内膜形态与功能、宫颈黏液变稠等作用。探亲避孕药的避孕效果可靠。但是由于目前激素避孕种类不断增加,探亲避孕药的剂量又大,现已经很少使用。

(4)缓释避孕药:又称缓释避孕系统。缓释避孕药是以具备缓慢释放性能的高分子化合物为载体,一次给药在体内通过持续、恒定、微量释放甾体激素,主要是孕激素,达到长效避孕目的。目前常用的有皮下埋植剂、阴道药环、避孕贴片及含药的宫内节育器(详见"宫内节育器")。而微球和微囊则处于研究阶段。

1)皮下埋植剂:是一种缓释系统的避孕剂,有效率达99%,以上。皮下埋植剂最早用于临床是Noplant Ⅰ型,含6根以硅胶为载体的棒,每根硅胶棒含左炔诺孕酮36mg(LNG),总量216mg。使用年限5~7年。以后生产的Noplant Ⅱ型,由2根硅胶棒组成,每根含75mg,总量150mg,有效期5年。皮下埋植剂于1987年引入我国,国产皮下埋植剂称左炔诺孕酮硅胶棒Ⅰ型和Ⅱ型,Ⅰ型与国外Noplant Ⅰ型相同。Ⅱ型两根硅胶棒,每根含左炔诺孕酮75mg,总量150mg,使用年限3~5年。近年来随着皮下埋植剂的发展,单根埋植剂——依托孕烯植入剂已经在国内上市,内含依托孕烯68mg,埋植一次放置3年。其放置简单,副作用更小,有效率达99%以上。

皮下埋植剂的用法:在月经周期开始的7天内均可放置,用10号套管针将硅胶棒埋入左上臂内侧皮下,呈扇形。放置后24小时发挥避孕作用,每日释放左炔诺孕酮30μg,平均年妊娠率为0.3%使用者。由于其为单孕激素制剂,点滴出血或不规则流血为主要副作用,少数出现闭经,随放置时间延长逐步改善一般不需处理。若流血时间长而不能耐受者,可给予雌激素治疗。少数妇女可出现一些由于孕激素作用而产生的副作用,如功能性卵巢囊肿、情绪变化、头痛等。

2)缓释阴道避孕环:以硅胶为载体含孕激素的阴道环,国产阴道环内含甲地孕酮,称为甲地孕酮硅胶环,管断面直径4mm,含甲地孕酮200mg或250mg,每日释放100μg,一次放置,避孕1年,经期不需取出。避孕效果好,妊娠率0.6%。其副作用与其他单孕激素制剂基本相同。

3)避孕贴片:避孕药放在特殊贴片内,粘贴在皮肤上,每日释放一定剂量避孕药,通过皮肤吸收达到避孕目的。每周1片,连用3周,停用1周,每月共用3片。

5. 避孕药的副作用及处理

(1)类早孕反应:服药初期约10%妇女出现食欲缺乏、恶心、呕吐、乏力、头晕等类似妊娠早期的反应,一般不需特殊处理,坚持服药数个周期后副作用自然消失。症状严重需考虑更换制剂或停药改用其他措施。

(2)不规则阴道流血:服药期间阴道流血又称突破性出血。多数发生在漏服避孕药后,少数未漏服避孕药也能发生。轻者点滴出血,不用处理,随着服药时间延长而逐渐减少直至停止。流血偏多者,每晚在服用避孕药同时加服雌激素直至停药。流血似月经量或流血时间已近月经期,则停止服药,作为一次月经来潮。于出血第5天再开始服用下一周期的药物,或更换避孕药。

(3)闭经:约1%~2%妇女发生闭经,常发生于月经不规则妇女。对原有月经不规则妇女,使用避孕药应谨慎。停药后月经不来潮,需除外妊娠,停药7日后可继续服药,若连续停经3个月,需停药观察。

(4)体重及皮肤变化:早期研制的避孕药中其雄激素活性强,个别妇女服药后食欲亢进,体内合成代谢增加,体重增加;极少数妇女面部出现淡褐色色素沉着。近年来随着口服避孕药不断发展,雄激素活性降低,孕激素活性增强,用药量小,副作用也明显降低,而且能改善皮肤痤疮等。雌激素引起水钠潴留也是口服避孕药导致体重增加的原因之一,新一代口服避孕药屈螺酮炔雌醇片有抗盐皮质激素的作用,可减少水钠潴留。

(5)其他:个别妇女服药后出现头痛、复视、乳房胀痛等,可对症处理,必要时停药作进一步检查。

6. 避孕药对人体的影响

(1)对机体代谢的影响长期:应用甾体激素避孕药对糖代谢的影响与避孕药中雌、孕激素成分及剂量有关。部分使用者对胰岛功能有一定影响,可出现糖耐量改变,但无糖尿病征象,停药后恢复正常。对脂代谢的影响,目前认为雌激素使低密度脂蛋白(LDL)降低,高密度脂蛋白(HDL)升高,也可使甘油三酯升高。而孕激素可对抗甘油三酯升高,但高密度脂蛋白降低。高密度脂蛋白增高,对心脏、血管的保护作用,防止动脉硬化。低密度脂蛋白增高,可使动脉硬化,对心血管不利。因此对有心血管疾病发生存在潜在因素的妇女(如年龄较大长期吸烟者,有高血压等心血管疾病者)不宜长期用甾体激素避孕药。甾体激素避孕药对蛋白质代谢的影响较小,无临床症状。

(2)对心血管系统的影响:由于甾体激素避孕药对脂代谢的影响,长期应用甾体激素避孕药对心血管系统有一定的影响,增加卒中、心肌梗死的发病几率。目前使用的低剂量甾体激素避孕药对心血管疾病的风险明显降低,尤其是年轻(年龄<35岁)、无吸烟、无高血压史或服药期间血压不增高的妇女。

(3)对凝血功能的影响:雌激素可使凝血因子升高,使用较大剂量的雌激素可发生血栓性疾病。目前国内使用的甾体避孕药是含雌激素30~35μg,属于低剂量甾体激素避孕药,并不增加血栓性疾病的发病率。

（4）对肿瘤的影响:复方口服避孕药中孕激素成分对子宫内膜有保护作用,可减少子宫内膜癌的发病几率。长期服用复方口服避孕药也可降低卵巢癌的发病风险。长期用甾体激素避孕药是否增加乳腺癌的发生,近年仍有争议,有待进一步研究。

（5）对子代的影响:有证据显示,复方短效口服避孕药停药后,妊娠不增加胎儿畸形的发生率。由于复方短效口服避孕药,激素含量低,停药后即可妊娠,不影响子代生长与发育。长效避孕药内含激素成分及剂量,与短效避孕药有很大不同,停药后6个月妊娠安全。

【护理评估】

1. 健康史　询问年龄、婚育史、现病史及过去史,决定是否适合药物避孕,同时了解是否愿意接受药物避孕。

2. 身体状况　①做全身体格检查和妇科检查,了解能否使用药物避孕; ②辅助检查:血常规、肝肾功能检查。

3. 心理-社会评估　了解避孕的妇女和家人对药物避孕的了解情况和态度。

【常见护理诊断/问题】

1. 知识缺乏:缺乏药物避孕知识。

2. 焦虑　与担心药物副反应、避孕失败有关。

【护理目标】

1. 避孕妇女能正确叙述避孕药物的使用方法及注意事项。

2. 避孕妇女能按时服药,知道避孕药的副反应及对策。

【护理措施】

1. 耐心告知避孕药物的避孕效果、用法、副反应和对策,让有避孕要求的妇女自主选择适宜的避孕药并确定其已掌握用法为止。

2. 进行全面身心评估,排除禁忌证。

3. 妥善保管药物,防止儿童误服;存放于阴凉干燥处,药物受潮后可能影响避孕效果,不宜使用。

4. 注射避孕针时,应将药液吸尽,并做深部肌内注射。若停用时叮嘱患者要在停药后服用短效口服避孕药3个月,以免引起月经紊乱。

5. 使用长效避孕药停药6个月后再考虑妊娠。

【护理评价】

1. 育龄妇女能否根据自己情况选择合适的避孕药物避孕。

2. 避孕妇女对药物副反应能否接受并能采取相应措施。

（二）工具避孕

工具避孕是利用器具阻止精子和卵子结合或通过改变宫腔内环境达到避孕目的的方法。常用的避孕器具有阴茎套、女用避孕套及宫内节育器。

1. 阴茎套　阴茎套(condom)也称男用避孕套,性生活前将其套在阴茎上,射精时精液排在阴茎套内,精子不能进入宫腔,达到避孕的目的。

阴茎套为筒状优质薄乳胶制品,筒径有29、31、33、35ram 4种,顶端呈小囊状,容量为1.8ml,射精时精液储留在小囊内。现采用甲基硅油作隔离剂,可提高阴茎套的透明度和润滑性,减轻使用时的异物感。对乳胶过敏者,可使用生物膜阴茎套,聚氨酯阴茎套具有透明、不紧缩阴茎、不引起过敏、影响性快感程度低等优点。使用前选择合适型号的阴茎套,吹气检验证实其无漏孔,排去小囊内空气,套外涂以润滑膏。射精后在阴茎尚未软缩时即捏住套口与阴茎一起取出。事后必须检查阴茎套有无破裂,若有破裂或使用过程中发生阴茎套脱落,需采取紧急避孕措施。每次性交均应更换新的阴茎套。正确使用者避孕成功率达93%~95%。使用阴茎套还有防止艾滋病等性传播疾病的作用,故应用广泛。

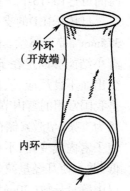

图26-1 女用避孕套

2. 女用避孕套 女用避孕套(female condom)是一种由聚氨酯(或乳胶)制成长15~17cm的宽松、柔软袋状物,又称阴道套(vaginal pouch)。开口处连接直径为7cm的柔韧"外环",套内有一直径6.5cm的游离"内环"(图26-1)。女用避孕套既有避孕作用,又有防止艾滋病等性传播疾病的作用。Ⅱ度子宫脱垂及对女用避孕套过敏者不宜应用。

3. 宫内节育器 宫内节育器(intrauterine device,IUD)是一种安全、有效、简便、经济、可逆、广大妇女易于接受的节育器具,我国占世界使用IUD避孕总人数的80%,是世界上使用IUD最多的国家(图26-2)。

(1)种类: 宫内节育器大致分为两大类。

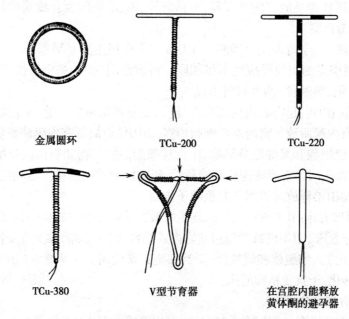

图26-2 常用的宫内节育器

1)惰性宫内节育器(第一代IUD): 由惰性材料如金属、硅胶、塑料或尼龙等制成。国内主要为不锈钢圆环,因其带器妊娠率和脱落率高,已于1993年淘汰。

2)活性宫内节育器(第二代IUD): 其内含有活性物质如金属铜、孕激素、药物(吲哚美辛、抗纤溶药等)及磁性物质等,可以提高避孕效果并减少不良反应。①带铜宫内节育器:带铜宫形宫内节育器是我国临床推荐的宫内节育器。将不锈钢圆环经热处理呈宫腔形状,在不锈钢丝螺旋腔内加入铜丝,表面积200~300mm²,具有带器妊娠率及脱落率低、能长期放置等优点。带铜T形IUD(Tcu-IUD)是我国临床最常用的IUD,按宫腔形态设计制成,以聚乙烯为支架,内含少量钡,便于X线下显影。纵杆上绕铜丝,或为防止铜丝断裂在纵杆或横臂上套以铜管。带铜IUD在子宫内持续释放具有生物活性的铜离子,增强抗生育作用,且纵杆末端系以尾丝,便于检查及取出。根据铜丝(管)暴露于宫腔的面积而分为不同类型,如铜的总面积为200mm²时,称Tcu-200,一般放置5~7年。带铜T形IUD中Tcu-380A是目前国际公认性能最佳的宫内节育器。Tcu-380Ag的铜丝内有银芯,能延缓铜的溶蚀,延长使用年限,放置时间可达10~15年。

母体乐IUD的支架为聚乙烯,呈伞状,半月形两侧臂带有小棘,纵臂绕有铜丝,表面积375mm²,带有尾丝。无支架IUD即固定式铜套串(吉妮IUD),系尼龙线上串有6个铜套,顶端有小结能够固定在子宫底部肌层内,使IUD悬挂在宫腔,减少对内膜的压迫及损伤,从而减少出血不良反应,放置时间为6年。此外,带铜V形宫内节育器,有尾丝,放置年限5~7年,也是我国常用的宫内节育器。②药物缓释宫内节育器:含孕激素T形宫内节育器采用T形聚乙烯为支架,孕激素储存在纵杆的药管中,管外包有聚二甲基硅氧烷膜控制药物释放。孕激素使子宫内膜变化,不利于受精卵着床,带器妊娠率较低。孕激素使子宫肌安静,脱落率也降低,并可使月经量减少,但易发生突破出血。目前研制出用左炔诺孕酮(LNG)代替孕酮,并以中等量释放(20μg/d),有效期为5年,具有脱落率低、带器妊娠率低、经血量少的优点,主要不良反应为闭经和点滴出血,取出IUD后不影响月经的恢复和妊娠。

也有含其他活性物质的宫内节育器,包括含锌、磁、前列腺素合成酶抑制剂吲哚美辛及抗纤溶药物等的节育器。

(2)避孕原理:至今尚未完全阐明。IUD抗生育作用主要是局部组织对异物的组织反应,IUD不同材料引发的组织反应也不尽相同。目前常用的IUD是由惰性支架(金属或聚乙烯)和活性材料(铜、孕激素)两种材料组成。

1)毒胚杀精:IUD引起宫腔内局部炎性反应,主要是机械性压迫、子宫收缩时摩擦和放置IUD时损伤子宫内膜所致。宫内炎性细胞增多,IUD压迫局部宫内膜使炎症转为慢性无菌性,巨噬细胞、淋巴细胞和浆细胞分泌物、中性粒细胞溶解产物和损伤内膜细胞溶解释放物使宫腔液有细胞毒作用。宫腔液逆流至输卵管,影响输卵管内的精子活动度、胚泡运送速度并毒杀胚泡。含铜IUD释放的铜离子有杀精子作用。

2)干扰受精卵着床:IUD使宫内膜细胞质雌激素受体停留在胞质内,导致宫内膜生物学变化,干扰受精卵着床。IUD机械性压迫使宫内膜缺血、间质萎缩、腺上皮变性和坏死。含铜IUD释放的铜离子进入细胞核和线粒体,干扰细胞正常代谢。含孕激素的IUD抑制宫内膜增生,使内膜超前转化,干扰受精卵着床。

(3)宫内节育器放置术

1)适应证:①已婚育龄期妇女无禁忌证,自愿要求放置IUD者均可放置。②无相对禁忌证,要求紧急避孕或继续以IUD避孕者。

2)禁忌证:①妊娠或可疑妊娠。②月经过频、经量过多或不规则阴道流血。③生殖器官急、慢性炎症。④生殖器官肿瘤、子宫畸形。⑤人工流产术后子宫收缩不良,疑有妊娠组织残留或感染。⑥宫颈内口过松、重度宫颈裂伤或Ⅲ度子宫脱垂。⑦严重全身性疾患。⑧有铜过敏史者,禁止放置含铜IUD。⑨宫腔<5.5cm或>9.0cm者。

3)物品准备:阴道窥器1个,宫颈钳1把,子宫探针1个,卵圆钳2把,放环器1个,剪刀1把,弯盘1个,洞巾1块,无菌手套1副,棉球若干,节育器1个,0.5%聚维酮碘液。

4)操作方法:受术者排尿后取膀胱截石位,0.5%聚维酮碘溶液消毒外阴,铺无菌洞巾。双合诊检查子宫位置、大小、形状及附件状况,阴道窥器暴露宫颈后再次消毒,以宫颈钳钳夹宫颈前唇,用子宫探针按子宫屈向探测宫腔深度。宫颈管较者可用宫颈扩张器依顺序扩至6号。用放环器将节育器推送入宫腔底部,若放置带有尾丝的节育器,应在距宫颈外口2cm处将尾丝剪断。观察无出血,取出宫颈钳和阴道窥器。

5)节育器大小的选择:T形节育器按其横臂宽度(mm)分为26、28、30号3种。护士应协助医师根据宫腔深度为育龄妇女选择合适的节育器。通常宫腔深度≤7cm者用26号,>7cm者用28号。

6)放置时间:①月经干净后3~7天内,无性交。②产后42天子宫恢复正常大小,恶露已净,会阴切口已愈合。③剖宫产术后半年,哺乳期排除早孕。④人工流产术后,宫腔深度<10cm者。

7)术前向受术者介绍宫内节育器放置术的目的、过程和避孕原理,使其理解并主动配合。

8)术后健康指导:①术后休息3天,避免重体力劳动1周。②术后2周内禁止性生活及盆浴,保持外阴清洁。③术后3个月每次行经或排便时注意有无节育器脱落。④节育器放置后3、6、12个月各复查1次,以后每年复查1次,直至取出。⑤术后可能有少量阴道出血及下腹不适,嘱若发热、下腹痛及阴道流血量多时,应随时就诊。

(4)宫内节育器取出术

1)适应证:①计划再生育者。②放置期限已满需要更换者。③改用其他避孕措施或绝育者。④因不良反应治疗无效或出现并发症者。⑤围绝经期停经1年内。

2)禁忌证:患生殖器官急性、亚急性炎症或严重全身性疾病。

3)物品准备:基本同宫内节育器放置术,将放环器换为取环钩,外加血管钳1把。

4)操作方法:取器前应通过查看尾丝、B型超声及X线检查等,确定宫腔内有无节育器及其类型。常规外阴、阴道及宫颈消毒,双合诊妇科检查,有尾丝者,用血管钳夹住后轻轻牵引取出;无尾丝者,先用子宫探针探查清IUD位置,再用取环钩或长钳牵引取出。若遇取器困难,可在B型超声、X线监视下或借助宫腔镜取器。

5)护理要点:取器时间以月经干净3~7天为宜,出血多者随时可取。术后休息1天,术后2周内禁止性生活和盆浴,并保持外阴清洁。

(5)宫内节育器的不良反应及其护理

1)阴道流血:常发生于放置IUD最初3个月内。主要表现为经量过多、经期延长和月经周期中期点滴出血。药物治疗可按医嘱给予前列腺素合成酶抑制剂吲哚美辛25mg,每天3次口服,或抗纤溶酶原蛋白制剂氨基己酸2g,每天3次口服。出血时间长者,应补充铁剂,硫酸亚铁0.3g,每天3次口服,并给予抗生素。若经上述处理无效,应考虑取出IUD,改用其他避孕方法。

2)腰腹酸胀感:IUD与宫腔大小形态不符时,可引起子宫频繁收缩而出现腰腹酸胀感。轻者无需处理,重者应考虑更换合适的节育器。

(6)宫内节育器的并发症及其护理

1)感染:放置IUD时未严格执行无菌操作、节育器尾丝过长及生殖道本身存在感染灶等,均可导致上行感染,引起宫腔炎症。有明确宫腔感染者,应在选用广谱抗生素治疗的同时取出IUD。

2)节育器嵌顿或断裂:较常见的原因有放置IUD时损伤子宫壁、放置时间过长及绝经后取出IUD过晚。一经确诊,需尽早取出。钩取时IUD大部分松动并将其拉至宫颈口外,将环丝拉直并将其剪断后缓慢抽出。若取出困难时,应在X线或B型超声监视下或借助宫腔镜取出。完全嵌入肌层者,需经腹手术取出。为防止节育器嵌顿或断裂,放置术前应注意选择合适类型、大小和优质的IUD;放置时操作应轻柔;绝经后应及时取出IUD。

3)节育器异位:多由于术前没有查清子宫位置和大小、术中操作不当而造成子宫穿孔,将IUD放于子宫外。哺乳期子宫壁薄且软,极易发生子宫穿孔,术者应慎重。当发生IUD异位时,应经腹(包括腹腔镜)或经阴道将IUD取出。

4)节育器脱落:主要是由于:①IUD与宫腔大小、形态不符。②放置时操作不规范,未将节育器放至宫底部。③宫颈内口松弛或经量过多等原因。IUD脱落容易发生在放置IUD后第一年,尤其是最初3个月。常发生在月经期,与经血一起排出,不易被察觉。

5)带器妊娠:多见于IUD嵌顿或异位或子宫发育异常者;IUD小于宫腔,子宫收缩使其下移至宫腔下段,使避孕失败;双子宫仅一侧宫腔放置IUD,另一侧妊娠。带器妊娠容易发生流产,但也有妊娠至足月分娩者。一旦发生带器妊娠,可行人工流产术终止妊娠。为减少并发症的发生,应定期随访。一旦发生IUD并发症,护士应该在征得医师同意下,向病人及其家属解释病情,告知正确处理方法,取得配合;严格按医嘱用药,做好手术前准备工作。

(三)其他避孕

1. 紧急避孕

(1)定义:紧急避孕(emergency contraception)是指在无防护性生活后或避孕失败后5天内,妇女为防止非意愿性妊娠的发生而采取的避孕方法。其避孕机制是阻止或延迟排卵,干扰受精或阻止受精卵着床。包括口服紧急避孕药和放置宫内节育器。

(2)适应证:①避孕失败,包括避孕套破裂、滑脱;体外射精失败;漏服避孕药;宫内节育器脱落;安全期计算错误。②性生活未采取任何避孕措施。③遭受性暴力。

(3)禁忌证:已确诊妊娠的妇女。

(4)方法

1)紧急避孕药:①非激素类:米非司酮在无保护性性生活后5天(120小时)之内单次服用10mg或25mg,有效率达85%以上,妊娠率2%。②激素类:左炔诺孕酮片:无保护性性生活后3天(72小时)内,首剂服1片,12小时再服1片;53号避孕药:性交后立即服1片,次晨加服1片。

2)宫内节育器:带IUD在无保护性性生活后5天(120小时)之内放入,有效率达95%以上。适合希望长期避孕而且无禁忌证者及对激素应用有禁忌证者。

(5)注意事项:①紧急避孕为临时性措施,仅用于偶尔避孕失败者;②紧急避孕药由于剂量大,容易造成女性内分泌紊乱,月经周期改变。紧急避孕药每年使用不要超过三次,每月最多使用1次为宜;③无保护措施的性生活后,服药越早,防止非意愿妊娠的效果越好;④若紧急避孕失败,应终止妊娠。

2. 安全期避孕法 安全期避孕又称自然避孕法(natural family planning,NFP),是根据女性自然生理规律,不用任何避孕方法,在易孕期禁欲而达到避孕目的。多数育龄妇女具有正常月经周期,排卵多在下次月经前14天,排卵前后4~5天内为易受孕期,其余时间不易受孕为安全期。安全期避孕需要根据本人的月经周期,结合基础体温测量和宫颈黏液变化特点来推算,排卵因受情绪、健康状况、外界环境等多种因素的影响,此法并不十分可靠,失败率高达20%,不宜推广。

3. 外用避孕药 通过阴道给药杀精或改变精子的功能,达到避孕效果。常用的有外用避孕膜、药片、栓、膏和凝胶等,由有活性的壬苯醇醚为主药加不同的基质组成。避孕药膜、片、栓,于性交前5~10分钟放入阴道深处,待其溶解后即可性交。若超过30分钟未性交必须再次放入。正确使用,避孕率达95%以上。使用失误失败率高达20%以上,不作为避孕首选方法。

4. 免疫避孕法 免疫避孕法主要分为抗生育疫苗和导向药物避孕。前者是筛选生殖系统或生殖过程的抗原成分制成疫苗,通过介导机体细胞或体液免疫反应,攻击相应的生殖靶抗原,以阻断正常生殖生理过程中的某一环节,起到避孕作用。导向药物避孕是利用单克隆抗体将抗生育药物导向受精卵透明带或滋养层细胞,引起抗原抗体反应,干扰受精卵着床和抑制受精卵发育,达到避孕目的。

5. 黄体生成激素释放激素类似物(luteinizing hormone releasing hormone analogues,LHRHa)避孕 在正常生理情况下,下丘脑释放GnRH能促进FSH、LH合成和分泌,从而促进卵泡发育和排卵,并释放性激素。当外源性非脉冲式给予大剂量LHRHa时,其作用相反,可能是其持续作用使垂体LHRH受体失去敏感性,不再对LHRHa产生反应,从而抑制卵泡发育和排卵。

第二节 输卵管绝育术

通过手术或药物的方法,阻止精子和卵子相遇,达到永久不生育的目的,称为输卵管绝育术(tubal sterilization operation)。常用的方法有经腹输卵管结扎术、腹腔镜绝育术。

经腹输卵管结扎术

1. 适应证
(1)自愿接受绝育手术而无禁忌证者。
(2)患严重的全身性疾病不宜生育者。
(3)患遗传性疾病不宜生育者。

2. 禁忌证
(1)24小时内有2次体温T>37.5℃者。
(2)各种疾病的急性期,如急性传染病。
(3)全身状况不良,如心力衰竭、血液病,不能胜任手术者。
(4)腹部皮肤有感染者或患有急、慢性盆腔炎。
(5)有严重的神经官能症者。

3. 手术时间
(1)非妊娠妇女绝育最好选择月经干净后3~4天内。
(2)剖宫产同时;人工流产术后、中期妊娠引产术后、宫内节育器取出后,可立即施行手术;足月分娩产后48小时内。
(3)哺乳期妇女、闭经者应排除妊娠后,再行绝育术。

4. 手术步骤
(1)麻醉:采用局部浸润麻醉或硬膜外麻醉。
(2)体位:受术者排空膀胱,取仰卧位,常规消毒、铺巾。
(3)选择腹部切口:取下腹正中耻骨联合上方2横指(3~4cm)作约2cm长纵切口或横切口,产妇则在宫底下方2cm处作切口,逐层进入腹腔。
(4)寻找提取输卵管:术者左手示指伸入腹腔,沿宫底后方滑向一侧,到达卵巢或输卵管后,右手持卵圆钳将输卵管夹住,轻轻提至切口,并以两把无齿镊交替依次夹取输卵管直至伞端,并检查卵巢情况。亦可用指板或吊钩法提取输卵管。

（5）结扎输卵管：结扎方法有抽心包埋法、输卵管银夹法和输卵管折叠结扎切除法。抽心包埋法因损伤小、并发症少、成功率高等优点,目前广泛应用。手术方法为在输卵管峡部浆膜下注入0.5%~1%利多卡因1ml,用尖刀切开膨胀的浆膜层,再用弯蚊钳轻轻游离该段输卵管,相距1.5cm处以4号丝线各作一道结扎,剪除其间输卵管,最后用1号丝线连续缝合浆膜层,将近端包埋于输卵管系膜内,远端留在系膜外,查无出血、渗血后,送回腹腔。同法处理对侧。

5.术后并发症及处理　经腹输卵管结扎术一般不易发生术后并发症。

（1）出血、血肿：因过度牵拉,损伤输卵管或其系膜所致。也可见于血管漏扎或结扎不紧引起出血。一旦发现须立即止血后再缝合。

（2）感染：多因手术指征掌握不严,手术中不执行无菌操作规程所致。要严格掌握手术适应证及禁忌证,加强无菌观念,规范操作程序。术后预防性用抗生素。

（3）损伤：多为操作不熟练,解剖关系辨认不清楚,损伤膀胱或肠管。术中严格执行操作规程,一旦发现误伤要及时处理。

（4）绝育：失败偶有发生,多由于绝育方法本身缺陷或手术技术误差引起。操作时手术者思想高度集中,严防误扎,漏扎输卵管,引起输卵管再通。

【护理评估】

（一）健康史

询问该妇女年龄、月经、婚育史。了解其现在和过去有无与本次手术禁忌的病史。了解末次月经干净时间或末次流产、分娩时间。

（二）身体状况

1.全身体检　了解生命体征、心、肺、肝、肾功能有无异常情况。

2.妇科检查　注意内外生殖器和盆腔,有无急、慢性炎症及肿瘤。

3.辅助检查　血、尿常规,出、凝血时间,肝肾功能检查,阴道分泌物检查,心电图胸透等。

（三）心理-社会评估

了解受术者是否害怕手术过程,担心手术效果,担心绝育术会影响女性特征及性生活。家属对绝育术是否支持。

【常见护理诊断/问题】

1.有感染的危险　与手术操作、出血有关。

2.有受伤的危险　与脏器解剖位置及术者技术水平有关。

3.恐惧　与缺乏手术知识有关。

【护理目标】

1.患者没有感染。

2.患者手术中没有损伤。

3.患者积极配合。

【护理措施】

1.术前护理

（1）心理护理：主动与受术者交流,使其消除对手术的恐惧心理。介绍手术过程,使患者轻松愉快地接受手术,并主动配合。

（2）做好术前准备：如器械、敷料，按一般妇科腹部手术备皮；做普鲁卡因、青霉素皮肤过敏试验。

2. 术后护理

（1）术后需卧床数小时，密切观察体温、脉搏变化，有无腹痛及内出血征象。鼓励受术者及早排尿。

（2）鼓励及早下床活动，以免腹腔粘连。

（3）协助医生观察切口，保持敷料保持干燥、整洁，以利切口愈合。

（4）做好健康指导，指导出院后的休息和注意事项。术后休息3~4周，禁止性生活1个月。

【护理评价】

1. 受术者术后体温正常，切口处无感染征象。

2. 受术者腹腔脏器没有损伤，也没有出血、粘连等并发症。

3. 受术者以良好的心态、积极的态度配合手术。

（二）经腹腔镜输卵管绝育术

经腹腔镜输卵管绝育术包括热损坏输卵管绝育术、内套圈结扎输卵管术、输卵管夹绝育术和输卵管硅胶圈绝育术。经腹腔镜输卵管绝育术方法简单、安全，创伤性小，术后恢复快，国内已逐渐推广选用。

1. 适应证　同经腹输卵管绝育术。

2. 禁忌证　患有腹腔粘连、心肺功能不全、膈疝等。余同经腹输卵管绝育术。

3. 物品准备　腹腔镜，气腹针，CO_2气体，单级或双极电凝钳，电凝剪，钳夹器及套管针，弹簧夹或硅胶环2个，有齿卵圆钳2把，组织镊2把，持针器1把，缝合线，圆针，角针，刀柄1把，刀片，线剪刀1把，棉球，棉签，纱布及0.5%聚维酮碘液等。

4. 操作方法　采用局麻、硬膜外麻醉或静脉全身麻醉。常规消毒腹部皮肤，于脐孔下缘行1~1.5cm横弧形切口，将气腹针插入腹腔，充气2~3L，然后换置腹腔镜。在腹腔镜直视下用弹簧夹钳夹或硅胶环套于输卵管峡部，使输卵管通道中断。也可采用双极电凝烧灼输卵管峡部1~2cm，双极电凝比单极电凝造成的组织损伤范围明显小。有学者统计比较上述3种方法的绝育失败率，电凝术最低为1.9%，硅胶环为3.3%，弹簧夹高达27.1%，但机械性绝育与电凝术相比，具有损毁组织少的优点，一旦受术者需要生育，输卵管再通术的成功率较高。

5. 术后健康指导　严密观察受术者有无发热、腹痛、内出血或脏器损伤等征象。术后静卧数小时后可下床活动。

第三节　避孕失败的补救措施——人工流产

人工流产是指因意外妊娠、疾病等原因而采用人工方法终止妊娠，是避孕失败的补救方法。人工流产对妇女的生殖健康有一定的影响，做好避孕工作，避免或减少意外妊娠是计划生育工作的真正目的。终止早期妊娠的人工流产方法包括药物流产和手术流产。

一、药　物　流　产

药物流产（medical abortion）是用药物而非手术终止早孕的一种避孕失败的补救措施。目前临床应用的药物为米非司酮和米索前列醇，米非司酮是一种类固醇类的抗孕激素制剂，具有抗孕激素及抗糖皮质激素作用。米索前列醇是前列腺素类似物，具有子宫兴奋和宫颈软化作用。两者配伍应用终止早孕完全流产率达90%以上。

1. 药物流产的适应证 ①妊娠≤49日,本人自愿、年龄<40岁的健康妇女;②血或尿HCG阳性,B型超声确诊为宫内妊娠;③人工流产术高危因素者,如瘢痕子宫、哺乳期、宫颈发育不良或严重骨盆畸形;④多次人工流产术史,对手术流产有恐惧和顾虑心理者。

2. 药物流产的禁忌证 ①有使用米非司酮禁忌证,如肾上腺及其他内分泌疾病、妊娠期皮肤瘙痒史、血液病、血管栓塞等病史;②有使用前列腺素药物禁忌证,如心血管疾病、青光眼、哮喘、癫痫、结肠炎等;③带器妊娠、宫外孕;④其他:过敏体质、妊娠剧吐、长期服用抗结核、抗癫痫、抗抑郁、抗前列腺素药等。

3. 用药方法 米非司酮分顿服法和分服法。顿服于用药第1天顿服200mg。分服法150mg米非司酮分次口服,服药第1天晨服50mg,8~12小时再服25mg;用药第2天早晚各服米非司酮25mg;第3天上午7时再服25mg。每次服药前后至少空腹1小时。顿服法于服药的第3天早上口服米索前列醇0.6mg,前后空腹1小时;分服法于第3天服用米非司酮后1小时服米索前列醇。

4. 服药注意事项

(1)用药前详细评估孕妇的健康史及身心状况,核实适应证,排除禁忌证。

(2)帮助孕妇掌握用药方法,并详细说明注意事项及可能发生的不良反应。

1)服药在空腹后进食2小时后,温水服药。

2)用药过程中会出现早孕反应加重,轻度腹痛、腹泻。

(3)药物流产必须在有紧急措施和急诊刮宫设备的医疗单位,在医务人员监护下有选择地应用。使用药物流产失败或出现大量流血者,必须行清宫术及时终止妊娠。

二、手术流产

1. 适应证

(1)妊娠14周内自愿要求终止妊娠而无禁忌证者。

(2)因各种疾病不宜继续妊娠者。

2. 禁忌证

(1)生殖器官急性炎症。

(2)各种急性传染病,或慢性传染病急性发作期。

(3)严重的全身性疾病或全身状况不良,不能耐受手术。

(4)术前相隔4小时两次体温均在37.5℃以上者。

3. 物品准备阴道窥器1个,宫颈钳1把,子宫探针1个,宫颈扩张器1套,不同号吸管各1个,有齿卵圆钳2把,刮匙1把,长镊子2个,弯盘1个,洞巾1块,无菌手套1副,纱布2块,棉球若干,0.5%聚维酮碘液,人工流产负压电吸引器。

4. 手术流产镇痛与麻醉手术流产操作时间短,一般不需要麻醉,但为了减轻受术者疼痛,也可在麻醉下进行。常用的麻醉方法有:①依托咪酯(etomidate)静注法:是目前手术流产较常用的麻醉方法。术前禁食,将依托咪酯溶液10ml(20mg)于15~60秒内静脉推注完毕,药物起效后开始手术。该麻醉方法需由麻醉师负责麻醉管理;②宫旁神经阻滞麻醉:取1%利多卡因于宫颈旁4、8点钟处各注射12.5ml,5分钟后开始手术;③宫腔、宫颈表面麻醉:用细导尿管分别向宫腔内和宫颈管内注入2%利多卡因3ml和1ml,约3分钟后开始手术;④氧化亚氮(笑气)吸入麻醉:受术者吸入后进入睡眠状态,开始施术。此法起效快,作用消失快,最大特点为镇痛作用强而麻醉作用弱。

5. 操作方法

（1）负压吸引术：适用于妊娠10周以内者。

1）体位及消毒：受术者排空膀胱后取膀胱截石位，常规消毒外阴、阴道，铺无菌洞巾。行双合诊复查子宫位置、大小及附件状况。用阴道窥器暴露宫颈并消毒。

2）探测宫腔及扩张宫颈：宫颈钳钳夹宫颈前唇或后唇中部，用子宫探针顺子宫屈度逐渐进入宫腔，探测宫腔深度。用宫颈扩张器顺探明的子宫方向扩张宫颈，自5号起逐渐扩至大于准备用的吸管半号或1号。扩张时注意用力均匀，切忌强行进入宫腔，以免发生宫颈内口损伤或用力过猛造成子宫穿孔。

3）吸管负压吸引：根据孕周选择吸管及负压大小，所用负压不宜超过；500mmHg。吸引前，将吸管末端与消毒橡皮管相连，并连接到负压吸引器橡皮管前端接头上，进行负压吸引试验，无误后，将吸管头部缓慢送入宫底，按顺时针方向吸引宫腔1~2周，当感觉子宫缩小、吸管被包紧、子宫壁有粗糙感、吸管头部移动受阻时，表示妊娠产物已被吸净，此时可捏紧橡皮管阻断负压后缓慢取出吸管。再用小刮匙轻刮宫腔一周，特别注意宫角和宫底处，确认已吸净，取下宫颈钳，用棉球擦拭宫颈及阴道血迹，观察无异常后取出阴道窥器，结束手术。

4）检查吸出物：用纱布过滤全部吸出物，仔细检查有无绒毛、胚胎组织或水泡状物，所吸出量是否与孕周相符，若肉眼未发现绒毛或见到水泡状物，应将吸出物送病理检查。

（2）钳刮术：适用于妊娠10~14周者。由于胎儿较大，为保证钳刮术顺利进行，必须要充分扩张宫颈管。可用橡皮导尿管扩张宫颈管，将无菌16号或18号导尿管于术前12小时插入宫颈管内，于手术前取出；也可于术前口服、肌注或阴道放置扩张宫颈药物，如前列腺素制剂，能使宫颈扩张、软化；术中用宫颈扩张器扩张宫颈管。先夹破胎膜，使羊水流尽，酌情应用缩宫素。用卵圆钳钳夹胎盘与胎儿组织，必要时用刮匙轻刮宫腔一周，观察有无出血，若有出血，加用缩宫素。术后注意预防出血与感染。

6. 注意事项

（1）术前应详细询问停经时间、生育史及既往病史，测量体温、脉搏和血压，根据双合诊检查、尿HCG检查和B型超声检查进一步明确早期宫内妊娠诊断，并通过血常规、出凝血时间以及白带常规等检查评估受术者。协助医师严格核对手术；适应证和禁忌证。

（2）术前告知受术者手术过程及可能出现的情况，解除其思想顾虑。

（3）术中陪伴受术者身边，指导其运用深呼吸减轻不适。

（4）术后受术者应在观察室卧床休息1小时，注意观察腹痛及阴道流血情况。

（5）遵医嘱给予药物治疗。

（6）嘱受术者保持外阴清洁，1个月内禁止性生活及盆浴，预防感染。

（7）吸宫术后休息3周，钳刮术后休息4周。若有腹痛及阴道流血增多，嘱随时就诊。

（8）告知受术者手术流产不宜经常实施，指导夫妇双方采用安全可靠的避孕措施。

7. 并发症及防治

（1）人工流产综合反应：是指在术中或手术即将结束时，部分受术者出现心动过缓、心律不齐、血压下降、面色苍白、头晕、胸闷、大汗，甚至出现昏厥和抽搐等，也称人工流产综合征（artificial abortion syndrome），发生率为12%~13%。多数人在手术停止后逐渐恢复。发生原因除与受术者精神紧张、不能耐受宫颈过度扩张、牵拉和过高负压有关外，主要还与宫体

考点提示：

人工流产综合征

及宫颈受机械性刺激导致迷走神经兴奋、冠状动脉痉挛、心脏传导功能障碍等有关。因此，术前应做好受术者的心理护理，帮助其缓解紧张焦虑的情绪；扩张宫颈时操作要轻柔，从小号宫颈扩张器开始逐渐加大号数，切忌用力过猛；吸宫时注意掌握适度负压，进出宫颈时关闭负压，吸净宫腔后不应反复吸刮宫壁；一旦出现心率减慢，静脉注射阿托品0.5~1mg，即可迅速缓解症状。

考点提示：

子宫穿孔

（2）子宫穿孔：是手术流产严重并发症，但发生率低。多见于哺乳期、子宫、瘢痕子宫、子宫过度倾屈或畸形者、术者未查清子宫位置或技术不熟练，手术器械如探针、吸管、刮匙、子宫颈扩张器及胎盘钳等均可造成子宫穿孔。当上述器械进入宫腔探不到宫底或进入宫腔深度明显超过检查时宫腔深度，提示子宫穿孔。此时应立即停止手术，给予静脉滴注缩宫素和抗生素，收住院治疗，并严密观察受术者的生命体征、有无腹痛及腹腔内出血征象。子宫穿孔后，若病人情况稳定，确认胚胎组织尚未吸净，可在B型超声或腹腔镜监护下完成手术；尚未进行吸宫操作，可以等待观察1周后再清除妊娠产物；难以排除腹腔内出血或脏器损伤时，应立即剖腹探查，修补损伤的脏器。

（3）吸宫不全：指手术流产后宫腔内有部分妊娠产物残留，是手术流产常见并发症，与术者技术不熟练或子宫位置异常有关。术后阴道流血超过10天，血量过多，或流血停止后又有多量流血，均应考虑为吸宫不全，B型超声检查有助于诊断。若无明显感染征象，应行刮宫术，刮出物送病理检查，术后用抗生素预防感染。若同时伴有感染，应在控制感染后再行刮宫术，术后继续抗感染治疗。

（4）漏吸：已确诊为宫内妊娠，但术时未能吸出胚胎或胎盘绒毛称为漏吸。与孕周过小、子宫畸形、子宫过度屈曲以及术者技术不熟练等有关。应复查子宫位置、大小及形状，并重新探查宫腔，再行吸宫术。若仍未见胚胎组织，将吸出组织送病理检查，排除宫外孕可能。

（5）术中出血：多发生在妊娠月份较大、吸管过小时，妊娠产物不能迅速排出而影响子宫收缩所致。可在扩张宫颈管后注射缩宫素，并尽快钳取或吸出妊娠产物。

（6）术后感染：多因吸宫不全、术后过早性交、敷料和器械消毒不严以及术中无菌观念不强所致。初起为急性子宫内膜炎，治疗不及时扩散至子宫肌层、附件及盆腔腹膜，严重时可导致败血症。主要表现为发热、下腹痛、白带混浊和不规则阴道流血。妇科检查时子宫或附件区有压痛。治疗为半卧位休息，全身支持疗法，应用广谱抗生素。宫腔内有妊娠产物残留者，应按感染性流产处理。

（7）羊水栓塞：偶发于钳刮术。宫颈损伤和胎盘剥离使血窦开放，此时应用缩宫素更可促进羊水进入母体血液循环而发生羊水栓塞。妊娠早、中期时羊水中有形成分极少，即使发生羊水栓塞，其症状和严重性也不如晚期妊娠发病凶猛。

三、中期引产术

孕妇患有严重疾病不宜继续妊娠或防止先天性畸形儿出生需要终止中期妊娠，可以采取依沙吖啶（利凡诺）引产和水囊引产。

（一）适应证

1. 妊娠13周至不足28周患有严重疾病不宜继续妊娠者。

2. 妊娠早期接触导致胎儿畸形因素，检查发现胚胎异常者。

（二）禁忌证

1.严重全身性疾病。肝、肾疾病能胜任手术者不作为水囊引产禁忌证。

2.各种急性感染性疾病、慢性疾病急性发作期及生殖器官急性炎症。

3.剖宫产术或肌瘤挖除术2年内。子宫壁有瘢痕、宫颈有陈旧性裂伤者慎用。

4.术前24小时内体温两次超过37.5℃。

5.前置胎盘或局部皮肤感染者。

（三）物品准备

1.羊膜腔内注入法　卵圆钳2把,7号或9号腰椎穿刺针1个,弯盘1个,5ml及50ml注射器各1个,洞巾1块,纱布4块,棉球若干,0.5%聚维酮碘液,0.2%依沙吖啶(利凡诺)液25~50ml,无菌手套1副,胶布。

2.羊膜腔外注入法　长镊子2把,阴道窥器1个,宫颈钳1把,敷料镊2把,橡皮导尿管1根,5ml及50ml注射器各1个,洞巾1块,布巾钳2把,纱布6块,棉球若干0.5%聚维酮碘液,0.5%依沙吖啶(利凡诺)液25~50ml,无菌手套1副,药杯及10号丝线。

3.水囊引产法　阴道窥器1个,宫颈钳1把,敷料镊2把,宫颈扩张器1套,阴茎套2个,14号橡皮导管1根,10号丝线,棉球若干,0.5%聚维酮碘液,0.9%,氯化钠溶液500ml,无菌手套1副。将消毒后的两个阴茎套套在一起成双层来制备水囊,再将14号橡皮导管送入阴茎套内1/3,用丝线将囊口缚扎于导尿管上。排空囊内空气后将导尿管末端扎紧,以备用。

（四）操作方法

1.依沙吖啶(利凡诺)引产　依沙吖啶是一种强力杀菌剂,将其注入羊膜腔内或羊膜外宫腔内,可使胎盘组织变性坏死,增加前列腺素的合成,促进宫颈软化、扩张,引起子宫收缩。依沙吖啶损害胎儿主要生命器官,使胎儿中毒死亡。临床常用依沙吖啶羊膜腔内注入法,引产成功率达90%~100%。依沙吖啶引产注药5天后仍未临产者,应及时报告医师,遵医嘱给予处置。

（1）羊膜腔内注入法:穿刺操作方法详见"经腹壁羊膜穿刺术"。腰椎穿刺针进入羊膜腔内后,拔出针芯,见羊水溢出,接上注射器抽出少量羊水,注入0.2%依沙吖啶(利凡诺)液25~50ml。拔出穿刺针,局部消毒,纱布压迫数分钟后,胶布固定。

（2）羊膜腔外宫腔内注入法:孕妇排尿后取膀胱截石位,常规消毒外阴阴道,铺无菌巾。阴道窥器暴露宫颈及阴道,再次消毒,用宫颈钳钳夹宫颈前唇,用敷料镊将无菌导尿管送入子宫壁与胎囊间,将0.2%依沙吖啶(利凡诺)液25~50ml由导尿管注入宫腔(图26-3)。折叠并结扎外露的导尿管,放入阴道穹窿部,填塞纱布。24小时后取出纱布及导尿管。

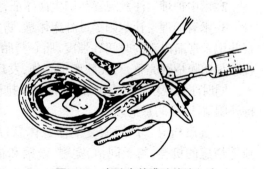

图26-3　宫腔内羊膜腔外注入法

2.水囊引产　将消毒水囊放置在子宫壁和胎膜之间,囊内注入一定量0.9%氯化钠溶液,以增加宫腔压力和机械性刺激宫颈管,诱发子宫收缩,促使胎儿和胎盘排出。孕妇排尿后取膀胱截石位,常规外阴阴道消毒,铺无菌巾。阴道窥器宫腔内羊膜腔外注入法暴露宫颈,消毒阴道和宫颈,用宫颈钳钳夹宫颈前唇,用宫颈扩张器依顺序扩张;宫颈口至8~10号。再用敷料镊将准备好的水囊逐渐全部送入子宫腔内,使其置子宫壁和胎膜之间,缓慢向水囊内注入无菌的0.9%氯化钠溶液300~500ml,并加入数滴亚甲蓝(美蓝)以利于识别羊水或注入液。折叠导尿管,扎紧后放入阴道穹窿部。

(五)注意事项

1. 依沙吖啶(利凡诺)引产

(1)依沙吖啶通常应用剂量为50~100mg,不超过100mg。

(2)宫腔内羊膜腔外注药时,避免导尿管接触阴道壁,防止感染。

2. 水囊引产

(1)水囊注水量不超过500ml。

(2)放置水囊后出现规律宫缩时应取出水囊。若出现宫缩乏力,或取出水囊无宫缩,或有较多阴道流血,应静脉点滴缩宫素。

(3)放置水囊不得超过2次。再次放置,应在前次取出水囊72小时后且无感染。

(4)放置水囊时间不应超过48小时。若宫缩过强、出血较多或体温超过38℃,应提前取出水囊。

(5)放置水囊后定时测量体温,特别注意观察有无寒战、发热等感染征象。

(六)中期妊娠引产并发症

1. 全身反应 偶见体温升高,一般不超过38℃,多发生在应用依沙吖啶后24~48小时,胎儿排出后体温很快下降。

2. 阴道流血 80%受术者出现阴道流血,量少于100ml,个别妇女可超过400ml。

3. 产道裂伤 少数受术者可有不同程度的软产道裂伤。

4. 胎盘胎膜残留 发生率低。为避免妊娠组织残留,多主张胎盘排出后即行刮宫术。

5. 感染 发生率较低,但严重感染可致死亡。

(七)注意事项

1. 术前护理 工作人员要认真做好孕妇身心状况评估,协助医师严格掌握适应证与禁忌证。告知受术者手术过程及可能出现的情况,取得其积极配合。指导受术者做到术前3天禁止性生活,依沙吖啶引产者需行B型超声检查以定位胎盘及穿刺点,做好穿刺部位皮肤准备。术前每天冲洗阴道1次。

2. 术中护理 注意观察孕妇生命体征,并识别有无呼吸困难、发绀等羊水栓塞症状。

3. 术后护理 让孕妇尽量卧床休息,防止突然破水。注意测量受术者生命体征,严密观察并记录宫缩出现的时间和强度、胎心与胎动消失的时间及阴道流血等情况。产后仔细检查胎盘胎膜是否完整,有无软产道裂伤,发现裂伤,及时缝合。胎盘胎膜排出后常规行清宫术。同时注意观察产后宫缩、阴道流血及排尿情况,指导产妇及时采取回奶措施。嘱产妇保持外阴清洁,预防感染。

4. 健康指导 产后康复期注意休息,加强营养。为其提供表达内心焦虑、恐惧和孤独等情感的机会,给予同情、宽慰、鼓励和帮助,减轻其无助感。术后6周禁止性生活及盆浴,为产妇提供避孕指导。告知产妇若出现发热、腹痛及阴道流血量多等异常情况,及时就诊。

(王风云)

思 与 练

一、选择题

A1型题

1. 宫内节育器的抗生育原理主要为
   A. 抗孕激素　　　B. 抗雌激素　　　C. 抑制排卵　　　D. 阻碍受精　　　E. 干扰着床

2. 上节育器的适应证正确的是
   A. 月经过多　　　　　　　B. 宫颈内口松弛　　　　　　C. 子宫脱垂
   D. 剖宫产术后半年　　　　E. 生殖道炎症

3. 下列情况可以放置宫内节育器的是
   A. 流产后2个月　　B. 产后4周　　　C. 宫腔<5.5cm　　D. 宫腔>9.0cm　　E. 心功能Ⅳ级

4. **不宜**放置宫内节育器的是
   A. 阴道炎治疗中　　　　　B. 月经干净后3~7天　　　　C. 哺乳期已排除早孕
   D. 人工流产术后　　　　　E. 刮宫产术后半年,月经已复潮

5. **不是**宫内节育器放置禁忌证的是
   A. 月经稀发　　　　　　　B. 生殖道急、慢性炎症　　　　C. 生殖器肿瘤
   D. 宫颈内口松弛　　　　　E. 子宫畸形

6. 宫内节育器取器适应证,**错误**的是
   A. 带器妊娠　　　　　　　B. 计划再生育　　　　　　　C. 绝经2年者
   D. 放置期已满,需要更换　　E. 副反应治疗无效,而出现发炎

7. 放置宫内节育环的时间是
   A. 月经前3~7天　　B. 月经后3~7天　　C. 月经后1天　　D. 月经前1天　　E. 无时间限制

8. 宫内节育器并发症**不包括**
   A. 感染　　　B. 出血　　　C. 子宫穿孔　　　D. 腰酸　　　E. 闭经

A2型题

9. 女,25岁。结婚2个月,月经规律,量较多。查体未见异常。近两年无生育计划,其**不宜**选择的避孕方法是
   A. 外用避孕栓　　　　　　B. 宫内节育器　　　　　　C. 短效口服避孕药
   D. 男用避孕套　　　　　　E. 阴道避孕药环

10. 女,48岁。放置宫内节育器10年,近6个月出现不规则阴道流血。妇科检查:宫颈光滑,宫体正常表面光滑,附件区未触及包块。宫颈细胞学检查无异常,对症治疗无明显改善。首选的处理措施是
    A. 止血药治疗　　　　　　B. 抗生素治疗　　　　　　C. 取出宫内节育器
    D. 人工周期治疗　　　　　E. 取出宫内节育器+分段诊刮

11. 女性,28岁。已婚,生育1子,两地分居,丈夫最近将回家探亲,拟服用探亲片(甲地孕酮)。正确的服药方法是
    A. 月经来潮第5天服1片,12天后再服1片
    B. 月经来潮第5天开始,每晚1片,连服22天
    C. 性交后服1片,次晨加服1片
    D. 探亲当天中午服1片,以后每次性交后服1片
    E. 性交前8小时服1片,当晚再服1片,以后每晚1片,至探亲结束次晨加服1片

12. 32岁,经产妇。曾足月分娩2次。月经周期正常,经量中等。查阴道前后壁明显膨出,Ⅱ级子宫颈上皮内瘤变,宫口松,子宫后倾,正常大,附件未见异常。患者要求避孕,最合适的避孕方法是
    A. 安全期避孕　　　　　　B. 阴茎套避孕　　　　　　C. 外用避孕药
    D. 宫内节育器　　　　　　E. 口服短效避孕药

13.45岁,妇女。患Ⅱ度子宫脱垂伴阴道前后壁明显膨出。2个月前患乙型肝炎住院治疗50天,现来院咨询避孕方法,应选用

　　A.宫内节育器　　　　　　　B.口服避孕药　　　　　　　C.安全期避孕

　　D.外用避孕药膜　　　　　　E.男用阴茎套

14.女,35岁,妊娠4个月。患风湿性心脏病25年,心功能Ⅳ级。G_6P_5。曾因风湿性心脏病行人工流产术4次。拟行中期剖宫取胎术,术后为防止再次妊娠,最佳的方法是

　　A.避孕套　　　　　　　　　B.宫内节育器　　　　　　　C.短效口服避孕药

　　D.长效口服避孕药　　　　　E.输卵管结扎术

A3型题

（15~16题共用题干）

女性,28岁,停经55天,伴恶心呕吐。妇科检查:子宫增大约妊娠50天,双侧附件正常。

15.该病例首选辅助检查是

　　A.B超　　　　　　　　　　B.基础体温测定　　　　　　C.宫颈黏液检查

　　D.血HCG检测　　　　　　　E.黄体酮试验

16.若确诊为妊娠,应选择最佳的终止妊娠方法是

　　A.药物流产　　　　　　　　B.人工流产吸宫术　　　　　C.人工流产钳刮术

　　D.乳酸依沙吖啶引产　　　　E.缩宫素静脉滴注

（17~18题共用题干）

28岁,女性。产后8个月,哺乳。厌食1周。妇科检查子宫软,如妊娠40天大小,人工流产术中,探针探宫腔深度14cm,患者无明显腹痛,无阴道流血。

17.应该考虑

　　A.子宫肌瘤　　　B.子宫肥大　　　C.子宫后位　　　D.子宫畸形　　　E.子宫穿孔

18.应采取的处理是

　　A.继续操作吸宫　　　　　　　　　　B.请上级大夫再次探宫腔深度

　　C.立即剖腹探查　　　　　　　　　　D.后穹窿穿刺确定有无内出血

　　E.严密观察1周后再吸宫

（19~20题共用题干）

女,24岁。人工流产术中出现血压下降,心率减慢,面色苍白。

19.应诊断为

　　A.人工流产综合征　　　　　　B.子宫穿孔　　　　　　　C.栓塞

　　D.漏吸　　　　　　　　　　　E.吸宫不全

20.处理方法应是

　　A.输液　　　　　　　　　　　B.肌注催产素　　　　　　C.立即剖腹探查

　　D.静注阿托品　　　　　　　　E.不应停止操作

二、思考题

1.避孕方法有哪些?避孕药避孕的原理是什么?

2.人工流产综合征的表现有哪些?该如何护理?

附 录

附录一 实 训 指 导

一、会 阴 擦 洗

【目的】

1. 保持局部清洁,使病人舒适。
2. 促进会阴部伤口愈合。
3. 预防泌尿道和生殖道感染。

表12-1 会阴擦洗操作方法及评分标准

项目	技术操作要求	分值	备注
操作准备 10分	护士准备: 衣帽整洁、修剪指甲	2	
	用物准备: 处置车及治疗盘、弯盘、无菌治疗碗、镊子2把、无菌镊子缸和镊子、消毒棉球缸、无菌干棉球缸、橡胶单和治疗巾或一次性臀垫、医嘱卡、洗手液	8	每缺1项扣0.5分
评估10分	病人: 1.产妇情况。2.会阴部卫生、皮肤情况、有无留置尿管 3.产妇配合程度	8	
	环境: 温度、光线适宜,利于保护病人隐私	2	
操作程序 70分	1. 备齐并检查物品,携带用物至床旁	2	
	2. 核对产妇,告知目的,评估并指导产妇,嘱咐产妇排尿	6	
	3. 遮挡产妇	2	
	4. 洗手、戴口罩	2	
	5. 铺一次性臀垫于臀下	4	
	6. 协助产妇屈膝仰卧位,双膝屈曲向外分开	4	
	7. 脱去对侧裤腿,盖在近侧腿部,并盖上浴巾,对侧腿用盖被遮盖,暴露会阴部	4	
	8. 将弯盘、无菌治疗碗置于两腿间	4	
	9. 夹消毒棉球于无菌治疗碗内	4	
	10. 两手各持一把镊子,其中一把用于夹取无菌的消毒棉球,另一把接过棉球进行擦洗	4	

续表

项目	技术操作要求	分值	备注
	11. 擦洗顺序: 会阴伤口、尿道口和阴道口、小阴唇、大阴唇、阴阜、大腿内侧1/3、会阴体至肛门,由内向外、自上而下	12	
	12. 干棉球擦干,顺序同前	8	
	13. 每个棉球限用1次,将用过的棉球放于弯盘内,镊子放于治疗碗内	4	
	14. 撤去用物.协助产妇穿好裤子整理床单位及用物,交代注意事项并记录	4	
	15. 洗手	6	
提问10分	1. 目的　2. 评估内容　3. 指导内容　4. 注意事项	10	
总分		100	
整体评价	1. 擦洗时两把镊子不可接触和混用。 2. 留置尿管者,应注意尿管是否通畅,有无脱落、扭曲等。 3. 注意观察会阴部及伤口周围组织有无红肿、炎性分泌物及伤口的愈合情况。 4. 如会阴水肿可用50%硫酸或95%酒精湿热敷。 5. 操作时注意为产妇遮挡,保暖。	10	

二、会阴湿热敷

【目的】

1. 热敷促进局部血液循环,增强白细胞的吞噬作用和组织活力。

2. 有助于局限脓肿,刺激局部组织的生长和修复。

3. 用于会阴水肿、血肿、切口硬结及早期感染的产妇。

【注意事项】

1. 操作时注意保暖和遮挡。

2. 严格无菌操作。

3. 湿热敷过程中要注意观察会阴切口及会阴肿胀情况,发现异常,应及时告知医生,遵医嘱给予相应处理。

4. 热敷面积应是病损范围的2倍,湿热敷的温度一般为41~48℃或以自我感觉舒适为宜,防止烫伤。湿热敷时间为30分钟。

5. 对休克、虚脱、昏迷及术后感觉不敏感的产妇尤应警惕烫伤。

表12-2　会阴湿热敷技术操作要求及评分标准

项目	技术操作要求	分值	备注
操作准备 10分	护士准备: 衣帽整洁、修剪指甲	2	
	用物准备: 处置车及治疗盘、弯盘、无菌治疗碗、镊子2把、无菌镊子缸和镊子、消毒棉球缸、无菌干棉球缸、医嘱卡、洗手液、橡胶单及治疗巾或一次性臀垫各1块、便盆、消毒弯盘2个、棉垫1个、消毒干纱布2块、凡士林,95%的乙醇、加热的50%硫酸镁溶液	8	每缺1项扣0.5分

续表

项目	技术操作要求	分值	备注
评估10分	病人: 1. 产妇情况。 2. 会阴部卫生、皮肤情况、有无留置尿管 3. 产妇配合程度	8	
	环境: 温度、光线适宜,利于保护病人隐私	2	
操作程序 70分	1. 备齐并检查物品,携带用物至床旁	2	
	2. 核对产妇,告知目的,评估并指导产妇,嘱咐产妇排尿	4	
	3. 遮挡产妇		
	4. 洗手、戴口罩	4	
	5. 铺一次性臀垫于臀下		
	6. 协助产妇屈膝仰卧位,双膝屈曲向外分开	4	
	7. 脱去对侧裤腿,盖在近侧腿部,并盖上浴巾,对侧腿用盖被遮盖,暴露 会阴部	4	
	8. 将弯盘、无菌治疗碗置于两腿间	2	
	9. 夹消毒棉球于无菌治疗碗内	2	
	10. 两手各持一把镊子,其中一把用于夹取无菌的消毒棉球,另一把接 过棉球进行擦洗	4	
	11. 擦洗顺序: 会阴伤口、尿道口和阴道口、小阴唇、大阴唇、阴阜、大腿 内侧1/3、会阴体至肛门,由内向外、自上而下	6	
	12. 会阴擦洗后用纱布擦干会阴,撤出便盆	4	
	13. 热敷部位先涂一薄层凡士林,盖上无菌干纱布,再轻轻敷上热敷溶 液中的湿纱布,再盖上棉垫	8	
	14. 每3~5分钟更换热敷一次,亦可将热水袋放在棉垫外,延长更换敷料 时间,一次热敷约15~30分钟	6	
	15. 热敷完毕,更换清洁会阴垫	2	
	16. 每个棉球限用1次,将用过的棉球放于弯盘内,镊子放于治疗碗内	6	
	17. 撤去用物.协助产妇穿好裤子。整理床单位及用物。交代注意事项	8	
	18. 洗手	2	
	19. 记录	2	
提问10分	1. 目的　2. 评估内容　3. 指导内容　4. 注意事项	10	
总分		100	
整体评价	1. 擦洗时两把镊子不可接触和混用。	10	
	2. 留置尿管者,应注意尿管是否通畅,有无脱落、扭曲等。		
	3. 注意观察会阴部及伤口周围组织有无红肿、炎性分泌物及伤口的愈 合情况。		
	4. 会阴水肿用50%硫酸或95%酒精湿热敷。湿热敷过程中要注意观察 会阴切口及会阴肿胀情况,发现异常,应及时告知医生,遵医嘱给予 相应处理。		
	5. 热敷面积应是病损范围的2倍,湿热敷的温度一般为41~48℃或以自 我感觉舒适为宜,防止烫伤。湿热敷时间为30分钟。		
	6. 对休克、虚脱、昏迷及术后感觉不敏感的产妇尤应警惕烫伤。		
	7. 操作时注意为产妇遮挡,保暖。		

附录二　思与练选择题参考答案

第1章

1. A　　2. B　　3. D　　4. A　　5. B　　6. B　　7. B　　8. B　　9. A　　10. E
11. A　　12. A　　13. D　　14. E　　15. E　　16. A　　17. A　　18. D

第2章

1. E　　2. D　　3. B　　4. D　　5. B　　6. C　　7. A　　8. C　　9. D　　10. B
11. B　　12. D　　13. B　　14. C　　15. A　　16. E　　17. B　　18. C　　19. B　　20. D

第3章

1. A　　2. B　　3. E　　4. E　　5. C　　6. B　　7. D　　8. A　　9. A　　10. E
11. A　　12. E　　13. E　　14. C　　15. C　　16. D　　17. D　　18. D　　19. B　　20. B

第4章

1. D　　2. E　　3. A　　4. D　　5. D　　6. E　　7. E　　8. B　　9. B　　10. B
11. E　　12. C　　13. B　　14. A　　15. C　　16. B　　17. E　　18. C　　19. C　　20. B

第5章

1. D　　2. E　　3. A　　4. B　　5. A　　6. E　　7. C　　8. B　　9. D　　10. A

第6章

1. C　　2. D　　3. E　　4. A　　5. A　　6. B　　7. B　　8. C　　9. C　　10. E
11. C　　12. B　　13. D　　14. E　　15. C　　16. C　　17. C　　18. D　　19. E

第7章

1. C　　2. D　　3. D　　4. D　　5. D　　6. E　　7. E　　8. A　　9. C　　10. A
11. B　　12. E　　13. B　　14. D　　15. D

第8章

1. B　　2. E　　3. D　　4. A　　5. D　　6. D　　7. C　　8. B　　9. D　　10. A

第9章

1. A　　2. D　　3. C　　4. C　　5. A　　6. C　　7. D　　8. D　　9. B　　10. B
11. D　　12. C

第10章

1. E　　2. B　　3. B　　4. C　　5. A　　6. D　　7. E　　8. E　　9. A　　10. A

11. B

第11章

1. A　2. B　3. D　4. D　5. C　6. A　7. D　8. B　9. A　10. E
11. D　12. D　13. C　14. A　15. B　16. A　17. A　18. E

第12章

1. D　2. B　3. B　4. D　5. E　6. D　7. B　8. E　9. D　10. C
11. C　12. C　13. C　14. C　15. D　16. C　17. A　18. C

第13章

1. A　2. E　3. B　4. C　5. E　6. E　7. C

第14章

1. B　2. B　3. B　4. D　5. E　6. C　7. B　8. A　9. C　10. E
11. D　12. A　13. C

第15章

1. A　2. E　3. D　4. D　5. D　6. B　7. E　8. A　9. D　10. B
11. A　12. B　13. B　14. E　15. C　16. C　17. A　18. B

第16章

1. E　2. B　3. C　4. B　5. A　6. D　7. C　8. C　9. D　10. E
11. C　12. B　13. E　14. A　15. A　16. A　17. A　18. B　19. C　20. B

第17章

1. B　2. C　3. D　4. D　5. C　6. B　7. C　8. E　9. C　10. C
11. B　12. C　13. D　14. D　15. C　16. B　17. C　18. E　19. C　20. C

第18章

1. B　2. A　3. C　4. A　5. D　6. A　7. A　8. A　9. A　10. A
11. B　12. E　13. E　14. C　15. C　16. B

第19章

1. C　2. B　3. D　4. D　5. B　6. D　7. B　8. A　9. E

第20章

1. A　2. A　3. D　4. E　5. A　6. A　7. A

第21章

1. C　　2. A　　3. C　　4. E　　5. D　　6. B　　7. C　　8. D　　9. D　　10. C
11. A

第22章

1. A　　2. D　　3. C　　4. B　　5. A　　6. D　　7. D　　8. A　　9. D　　10. A

第23章

1. B　　2. C　　3. D　　4. D　　5. C　　6. B　　7. C　　8. E　　9. C　　10. C

第24章

1. B　　2. E　　3. E　　4. A　　5. C　　6. C　　7. A　　8. B　　9. B　　10. D
11. C　　12. E　　13. B　　14. C　　15. D　　16. B　　17. D　　18. B　　19. C　　20. A

第25章

1. B　　2. C　　3. A　　4. A　　5. B　　6. D　　7. A　　8. E　　9. D　　10. B

第26章

1. E　　2. D　　3. A　　4. A　　5. A　　6. C　　7. B　　8. E　　9. B　　10. E
11. E　　12. E　　13. E　　14. E　　15. A　　16. B　　17. E　　18. E　　19. A　　20. D

中英文名词对照索引

参考文献

1. 谢幸. 妇产科学[M]. 8版. 北京: 人民卫生出版社, 2014.

2. 乐杰. 妇产科学[M]. 7版. 北京: 人民卫生出版社, 2007.

3. 乐杰. 妇产科学[M]. 5版. 北京: 人民卫生出版社, 2001.

4. 戴鸿英, 简雅娟. 母婴护理[M]. 北京: 高等教育出版社, 2013.

5. 南桂英. 妇产科护理学[M]. 北京: 科学出版社, 2015.

6. 郑修霞. 妇产科护理学[M]. 5版. 北京: 人民卫生出版社, 2014.

7. 郑修霞. 妇产科护理学[M]. 4版. 北京: 人民卫生出版社, 2006.

8. 郑修霞. 妇产科护理学[M]. 3版. 北京: 北京大学医学出版社, 2004.

9. 郑修霞. 妇产科护理学[M]. 5版. 北京: 北京大学医学出版社, 2012.

10. 夏海鸥. 妇产科护理学[M]. 3版. 北京: 人民卫生出版社, 2014.

11. 夏海欧. 妇产科护理学[M]. 2版. 北京: 人民卫生出版社, 2007.

12. 尚少梅. 妇产科护理学[M]. 北京: 北京出版社, 2011.

13. 周立蓉. 妇产科护理学[M]. 3版. 西安: 第四军医大学出版社, 2014.

14. 颜丽青. 产科学[M]. 北京: 高等教育出版社, 2005.

15. 刘延锦, 单伟颖. 妇产科护理学[M]. 郑州: 郑州大学出版社, 2008.

16. 罗琼, 刁桂杰. 妇产科护理技术[M]. 武汉: 华中科技大学出版社, 2010.

17. 魏碧蓉. 高级助产学[M]. 2版. 人民卫生出版社, 2009.

18. 魏碧蓉. 妇科护理学[M]. 北京: 人民卫生出版社, 2013.

19. 柳韦华. 妇产科护理学[M]. 北京: 江苏科学技术出版社, 2013.

20. 罗琼. 妇产科护理学[M]. 2版. 北京: 北京科学出版社, 2013.

21. 李丽琼. 妇产科护理学[M]. 2版. 北京: 中国医药科技出版社, 2012.

22. 张新宇, 张秀平. 妇产科护理学[M]. 3版. 北京: 人民卫生出版社, 2013.

23. 张新宇, 田小英. 妇产科护理学[M]. 北京: 高等教育出版社, 2010.

24. 王平. 护士执业资格考试护考急救包[M]. 北京: 人民军医出版社, 2014.

25. 何莉. 妇产科护理学[M]. 郑州: 河南科学技术出版社, 2012.

26. 王泽华. 妇产科学[M]. 6版. 北京: 人民卫生出版社, 2014.

27. 丁淑珍. 妇产科护理学. 全国执业护士资格考试分级考点详解与练习[M]. 北京: 清华大学出版社, 2005.